全国中医药行业高等教育"十三五"规划教材
全国高等中医药院校规划教材（第十版） 配套教学用书

·················｜易学助考口袋丛书｜·················

# 诊断学

主 编　詹华奎　（成都中医药大学）

副主编　闫平慧　（陕西中医药大学）

　　　　杨继兵　（南京中医药大学）

　　　　蒋 茹　（天津中医药大学）

　　　　王肖龙　（上海中医药大学）

编 委　（以姓氏笔画为序）

王 虹（承德医学院）　　　　张 嬿（成都中医药大学）

王慧颖（上海中医药大学）　　洪燕英（首都医科大学）

古 联（广西中医药大学）　　高燕鲁（山东中医药大学）

李 潇（云南中医药大学）　　徐 毅（浙江中医药大学）

毕 榕（成都中医药大学）　　黄 涛（长春中医药大学）

刘维琴（贵阳中医学院）　　　梁文杰（河北中医学院）

周艳丽（黑龙江中医药大学）　隋博文（黑龙江中医药大学）

赵 文（江西中医药大学）　　金 涛（上海中医药大学）

张凡雄（湖北中医药大学）　　夏 婷（成都中医药大学）

张晋岳（山西中医药大学）　　谭庆晶（广西中医药大学）

中国中医药出版社

·北 京·

**图书在版编目（CIP）数据**

诊断学／詹华奎主编．—北京：中国中医药出版社，2018.8
（易学助考口袋丛书）
ISBN 978-7-5132-4997-3

Ⅰ.①诊… Ⅱ.①詹… Ⅲ.①诊断学–中医学院–教学参考资料
Ⅳ.①R

中国版本图书馆 CIP 数据核字（2018）第 105435 号

**中国中医药出版社出版**

北京市朝阳区北三环东路 28 号易亨大厦 16 层
邮政编码　100013
传真　010-64405750
保定市西城胶印有限公司印刷
各地新华书店经销

开本 787×1092　1/32　印张 22.75　字数 670 千字
2018 年 8 月第 1 版　2018 年 8 月第 1 次印刷
书号　ISBN 978-7-5132-4997-3

定价 59.00 元
网址　www.cptcm.com

社 长 热 线　010-64405720
购 书 热 线　010-89535836
维 权 打 假　010-64405753

微信服务号　zgzyycbs
微商城网址　https://kdt.im/LIdUGr
官 方 微 博　http://e.weibo.com/cptcm
天猫旗舰店网址　https://zgzyycbs.tmall.com

如有印装质量问题请与本社出版部联系（010-64405510）
版权专有　侵权必究

# 编写说明

　　《易学助考口袋丛书·诊断学》是全国中医药行业高等教育"十三五"规划教材、全国高等中医药院校规划教材（第十版）《诊断学》的配套教学用书。本书的编写目的是帮助学生尽快掌握和使用"十三五"规划教材《诊断学》，更好地掌握本学科的基本概念、基本理论和基本技能，以便顺利通过结业考试、执业医师资格考试和研究生入学考试等。本书吸纳原书的主要编写人员，按全国高等中医药教材建设研究会组织编写的诊断学教学大纲要求，提纲挈领、删繁就简、画龙点睛地从教材中提炼出重点内容，并依据多年教学经验搜集了学生学习过程中常见的难点、疑点，进行深入浅出的阐述，以帮助学生易学易懂、融会贯通、学以致用。

　　本书以詹华奎教授主编的全国中医药行业高等教育"十三五"规划教材、全国高等中医药院校规划教材（第十版）《诊断学》为蓝本，各章节顺序及内容完全与教材同步；以戴万亨教授主编的《易学助考口袋丛书·诊断学基础》为参考，进行了补充、修改和更新。各章节的内容包括教学大纲、重点提示和难点提示。

　　教学大纲中，以"★★★"符号标示"掌握"，以"★★"符号标示"熟悉"，以"★"符号标示"了解"。

　　在重点提示中，紧扣教学大纲，将从教材中提炼出来的重点内容以"★★★""★★"和"★"符号标示，分别代表教学大纲要求的"掌握""熟悉"和"了解"内容。

　　难点提示的内容为鉴别诊断、名词解释、常考问题及难点释疑 4 部分。鉴别诊断部分，将学生容易混淆、不易区别的内容进行对比，帮助学生掌握主要鉴别点。诊断学是医学基础到临床的桥梁课程，名词概念特别多，本书挑选出部分代表性的名词加以解释，以帮助学生更好地掌握基本概念、基本知识。常考问题部分是将临床很重要的、考试常考的内容，以问题的形式提出来，让学生、考生加以重视，从书中自己找出答案。难点释疑部分，提出难点并进行全面系统的阐述，从医学基础知识开始说明，结合内科等临床课程逐步深入加以讲解，以帮助学生理解、领悟诊断学的难点，适当提高学生对诊断学知识掌握的深度和广度。

附录有 4 套诊断学模拟试题和答案，可帮助学生备考，检验自己的学习情况。

本书可供中医类、中西医结合临床类专业的在校生、自学人员、成人教育学生以及参加执业医师考试、职称考试和研究生入学考试的考生参考使用。

编委会

2017 年 12 月

# 目 录

## 第一篇　症状诊断

## 第四篇　器械诊断

# 第一篇  症状诊断

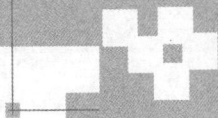

# 第一章 ▶ 常见症状

## 第一节　发　热

### 📖 教学大纲

★★★掌握发热的概念、病因及问诊要点。

★★熟悉发热的发生机制、临床表现及检查要点。

### 📖 重点提示

#### 一、病因★★★

1. **感染性发热**

2. **非感染性发热**　无菌性坏死物质吸收、抗原-抗体反应、内分泌与代谢障碍、皮肤散热减少、体温调节中枢功能失常、自主神经功能紊乱。

#### 二、发热的三个基本机制★★

①体温调定点上升（如细菌、病毒感染等）；②体温调节中枢直接受损（如颅脑外伤、出血、炎症、中暑、中毒等）；③产热过多（如癫痫持续状态、甲状腺功能亢进等）或散热减少（如广泛性皮肤病、心力衰竭等）。前者为致热原性发

热，后两者为非致热原性发热。

## 三、临床表现★★

正常成人体温相对恒定，腋下温度维持在 36 ~ 37℃，一昼夜上下波动不超过1℃。

**1. 发热的临床分度（按发热的高低分）**

低热——37.5 ~ 38℃

中等度热——38.1 ~ 39℃

高热——39.1 ~ 41℃

超高热——41℃以上

**2. 发热过程**

（1）体温上升期：产热增加，散热减少。临床表现为疲乏无力、肌肉酸痛、畏寒或寒战、皮肤苍白并干燥无汗等症状。

①骤升型 { 体温在几小时内达 39 ~ 40℃或以上
常伴有寒战，小儿易伴有惊厥
见于肺炎链球菌肺炎、疟疾、败血症、流感、急性肾盂肾炎、输液反应或某些药物反应等

②缓升型 { 体温于数日内缓慢上升达高峰，多不伴寒战
见于伤寒、结核病等

（2）高热持续期：体温处于高峰，产热与散热在较高水平上保持平衡。皮肤潮红而灼热、呼吸加快加强、心率增快、出汗持续数小时（如疟疾）、数日（如肺炎、流感）或数周（如伤寒极期）。

（3）体温下降期：由于机体的防御作用及适当治疗，内

生致热原的作用逐渐减弱、消失，产热减少，散热增多，体温开始下降，恢复到与正常调定点相适应的水平。此期表现为出汗多、皮肤潮湿。

①骤降型 { 体温于数小时内迅速下降至正常，有时甚至可低于正常，伴有大汗
见于疟疾、肺炎链球菌肺炎、急性肾盂肾炎及输液反应等

②渐降型 { 体温于数日内逐渐降至正常
见于伤寒缓解期、风湿热

## 四、热型★★★

不同时间测得的体温数值分别记录在体温单上，通过将各体温数值点连接起来的曲线可观察到热型（fever type）。

**1. 稽留热**

①体温持续在 39 ~ 40℃以上，达数日或数周。

②24 小时内体温波动范围不超过 1℃。

③见于肺炎链球菌肺炎、伤寒和斑疹伤寒高热期。

**2. 弛张热**

①体温在 39℃以上，但波动幅度大。

②24 小时内体温波动在 2℃以上，最低时仍高于正常水平。

③常见于败血症、风湿热、重症肺结核、化脓性炎症等。

### 3. 间歇热

①高热期与无热期（间歇期）交替出现。

②体温波动幅度可达数度。

③无热期（间歇期）可持续1日至数日，反复发作。

④见于疟疾、急性肾盂肾炎等。

### 4. 回归热

①体温骤然升至39℃以上，持续数日后又骤然下降至正常水平。

②高热期与无热期各持续若干日后即有规律地交替1次。

③见于回归热、霍奇金病等。

### 5. 波状热

①体温逐渐升高达39℃或以上，数天后逐渐下降至正常水平，数天后再逐渐升高，如此反复多次。

②见于布鲁菌病。

### 6. 不规则热

①发热无一定规律。

②见于结核病、风湿热、支气管肺炎、渗出性胸膜炎、感染性心内膜炎等。

## 五、问诊要点★★★

**1. 发热特点**　如起病的缓急、患病的时间与季节、发热的病程、程度（热度高低）、频度（间歇性或持续性）、病因与诱因、体温变化的规律及热型等。

**2. 诊治经过**

**3. 患病以来的一般情况**

**4. 流行病学资料**

**5. 其他**

**6. 伴随症状及体征**

（1）伴寒战：常见于肺炎链球菌肺炎、败血症、急性胆囊炎、急性化脓性胆管炎、急性肾盂肾炎、疟疾、钩端螺旋体病、急性溶血或输血反应等。

（2）伴意识障碍：常提示中枢神经系统的疾患。

（3）伴咳嗽、咯痰：多考虑肺、支气管炎症。

（4）伴腹泻：要考虑肠道感染，如肠炎、痢疾等。

（5）伴尿频、尿急、尿痛：常考虑尿路感染。

（6）伴皮疹：应注意是否为急性出疹性传染病，如水痘、麻疹、猩红热、伤寒、斑疹伤寒，或风湿热、结缔组织疾病及药物热等。

（7）伴口唇单纯疱疹：常见于肺炎链球菌肺炎、流行性脑脊髓膜炎、间日疟、流行性感冒。

（8）伴眼结膜充血：多见于麻疹、流行性出血热、斑疹伤寒、钩端螺旋体病等。

（9）伴淋巴结肿大：常见于传染性单核细胞增多症、风疹、淋巴结结核、淋巴瘤、转移癌等。

（10）伴肝脾肿大：常见于传染性单核细胞增多症、病毒性肝炎、肝及胆道感染、结缔组织病、白血病等。

难点提示

## 一、名词解释

1. **发热**——由于致热原的作用使体温调定点上移而引起调节性体温升高（超过 0.5℃）时，就称之为发热。临床上也把体温超过正常水平统称为发热。

2. **热型**——不同时间测得的体温数值分别记录在体温单上，将各体温数值点连接起来的曲线，称为热型。

3. **稽留热**——体温持续在 39～40℃以上，达数日或数周，24 小时内体温波动范围不超过 1℃。见于肺炎链球菌肺炎、伤寒和斑疹伤寒高热期。

## 二、常考问题

1. 发热的病因包括哪些?

2. 试述发热的临床分度。

3. 发热的问诊要点是什么?

## 三、难点释疑

### 1. 夏季低热

发热与气候炎热密切相关，自盛夏起发热，可持续 1～3 个月。以 6 个月至 3 岁体弱小儿为多见，无器质性病变，属于功能性发热。

### 2. 神经性低热

低热常伴有自主神经功能失调症状，如手抖、颜面易潮红、室性心动过速、打嗝、腹胀、失眠。属于功能性低热。

### 3. 回归热

回归热螺旋体经虫媒传播引起的急性传染病，临床特点为周期性高热伴全身疼痛、肝脾肿大和出血倾向，重症可出现黄疸。根据传播媒介不同，可分为虱传回归热（流行性回归热）和蜱传回归热（地方性回归热）两种类型。

### 4. 布鲁菌病

布鲁菌引起的急性或慢性传染病，属自然疫源性疾病，我国以羊为主要传染源。临床上主要表现为病情轻重不一的发热、多汗、关节痛等。本病热型为波状热。

### 5. 发热患者的检查要点

（1）观察面容：高热者可为急性热病容；伤寒为无欲状面容；休克时面容呈死灰色；结核患者为慢性面容；破伤风时则出现特殊苦笑面容。

（2）重点检查：皮肤、淋巴结、心、肺、肝、脾和神经系统。注意有无皮疹、意识障碍、周围循环衰竭等。

（3）实验室及其他检查

①血常规检查：如白细胞增加，多考虑细菌性感染、白血病等；白细胞减少，多考虑病毒感染、伤寒、系统性红斑狼疮、再生障碍性贫血、恶性肿瘤及各种慢性炎症等。

②尿常规检查：注意尿蛋白及红、白细胞，怀疑尿路感染时应做中段尿培养。

③粪常规检查：必要时做致病菌的培养。

④有指征时做血涂片查疟原虫、回归热螺旋体、狼疮细胞等，或进行伤寒、钩端螺旋体等免疫学检查。

⑤必要时做血培养、脑脊液检查、骨髓检查、结核菌素试验等。

⑥疑为呼吸道感染应摄 X 线胸片。超声波检查有助于肝、胆、胰、肾等脏器病变的诊断。浆膜腔积液或深部脓肿等可进行诊断性穿刺。

# 第二节 疼 痛

## 教学大纲

★★★掌握疼痛的概念；掌握头痛、胸痛、腹痛的概念；掌握上述症状的病因及问诊要点。

★★熟悉上述症状的发生机制、临床表现及检查要点。

## 重点提示

## 一、疼痛

### （一）疼痛概念★★★

疼痛是人脑对实际发生及潜在的急性或慢性组织损伤所引起的伤害性传入（nociceptive afferent）进行抽象和概括所形成的一种不愉快的感觉及情绪体验。

### （二）疼痛病因★★★

疼痛或痛觉过敏常由导致组织损伤的损害性刺激引起。主要有机械性刺激、理化刺激、生物活性物质刺激等。

## （三）疼痛分类方法★★

**1. 按疼痛的程度分类**　如微、轻、中、重等。

**2. 按部位深浅**

（1）皮肤痛（skin pain）：位于体表皮肤或黏膜，来自体表，定位明确，有"双重痛感"。

（2）内脏痛（visceral pain）：位于内脏、肌腱、关节、韧带、筋膜、骨膜等部位。内脏痛的痛觉感受器位于身体的深部，痛觉发生较慢而较持续，缺乏"双重痛感"，定位较不明确，痛区的边缘也难以确定。

**3. 按疼痛的表现形式分类**

（1）局部痛：指病变部位的局限性疼痛，多为感受器或神经末梢受到刺激而引起。

（2）放射痛：指神经干、神经丛、神经根或中枢神经受到病变的刺激。疼痛不仅发生于局部，并可沿受累的神经向末梢方向传导，使其分布区内也出现疼痛。

（3）扩散痛：指一个神经分支受到刺激时，疼痛除向该分支分布区放射外，尚可扩散到另一个神经分支，甚至临近脊髓节段的其他神经所支配的区域而出现疼痛。

（4）牵涉痛（referred pain）：指深部疼痛（尤其是内脏痛）扩散到远离脏器的体表，出现疼痛，为一特殊的扩散痛。常见的牵涉痛分布如下表（表1-1）：

表1-1　牵涉痛分布

| 患病器官 | 心 | 胃、胰 | 肝、胆 | 肾脏 | 阑尾 |
|---|---|---|---|---|---|
| 体表疼痛部位 | 心前区、左臂尺侧 | 左上腹、肩胛间 | 右肩胛 | 腹股沟区 | 上腹部或脐 |

## 二、头痛

### （一）头痛概念 ★★★

头痛是指局限于头颅上半部的疼痛（包括眉弓、耳轮上缘和枕外隆突连线以上），主要有额、顶、颞及枕部的疼痛，是临床常见的症状之一。

### （二）头痛分类 ★★

根据发病的缓急可分为急性头痛、亚急性头痛和慢性头痛。根据病因可分为原发性头痛、继发性头痛。

### （三）头痛病因 ★★★

**1. 颅内疾病** 感染、血管病变、占位性病变、颅脑外伤等。

**2. 颅外疾病** 颈椎病及其他颈部疾病、神经痛、头面五官病变引起的头痛。

**3. 全身性疾病** 急性感染、心血管疾病、内源性及外源性中毒、中暑、低血糖、贫血、肺性脑病、系统性红斑狼疮、月经期及绝经期头痛等。

**4. 神经症** 如神经衰弱及癔症性头痛等。

### （四）头痛问诊要点 ★★★

**1. 头痛的特点**

（1）头痛的起病方式

①急性头痛：急性起病的头痛，病程在 2 周以内。

②亚急性头痛：病程超过 2 周，在 3 个月以内。

③慢性头痛：病程长于 3 个月。

（2）头痛的部位。

（3）头痛的性质。

（4）头痛的程度：一般分微、轻、中、重。

（5）头痛发生的时间与规律。

（6）头痛加重或缓解的因素。

**2. 伴随症状及体征** ①伴发热：体温升高与头痛同时出现者，常为急性感染、中暑等。急性头痛后出现体温升高，可见于脑出血、某些急性中毒、颅脑外伤等。②伴剧烈呕吐：提示颅内压增高，如脑膜炎、脑炎、脑肿瘤等。头痛在呕吐后减轻者，可见于偏头痛。③伴剧烈眩晕：见于小脑肿瘤、椎-基底动脉供血不足、基底型偏头痛等。④伴脑膜刺激征：见于脑膜炎、蛛网膜下腔出血。⑤伴意识障碍：急性头痛伴意识障碍可见于颅内急性感染、蛛网膜下腔出血、一氧化碳中毒等。慢性头痛出现神志逐渐模糊，提示有发生脑疝的危险。⑥伴癫痫发作：可见于脑血管畸形、脑寄生虫病或脑肿瘤等。⑦伴视力障碍：多见于眼源性（如青光眼）和某些脑肿瘤。短暂的视力减退可见于椎-基底动脉供血不足发作。偏头痛发作时可伴有畏光、畏声等症状。

此外，详细询问患者的情绪、睡眠和职业状况，以及服药史、中毒史和家族史等，亦有重要意义。

## 三、胸痛

### （一）胸痛概念 ★★★

胸痛主要是指颈部与上腹之间的不适或疼痛，主要由胸部疾病所引起。有时腹腔疾病也可引起胸痛。

### （二）胸痛病因 ★★★

引起胸痛的病因主要为胸部疾病，其中以心脏疾病为多见。主要有胸壁疾病、心血管疾病、呼吸系统疾病、食管疾病、纵隔疾病、腹部疾病以及过度通气等。

### （三）胸痛问诊要点 ★★★

**1. 发病年龄**

**2. 胸痛的特点** ①胸痛的部位；②胸痛的性质；③胸痛持续时间；④胸痛的诱因与缓解因素。

**3. 伴随症状及体征** ①伴咳嗽、咳痰：见于气管、支气管、肺或胸膜疾病。②伴咯血：见于肺结核、肺炎、肺脓肿、肺梗死或支气管肺癌。③伴呼吸困难：提示肺部较大面积病变，如肺炎链球菌肺炎、自发性气胸、渗出性胸膜炎、过度换气综合征或其他重症心、肺疾病。④伴吞咽困难：提示食管疾病。⑤伴面色苍白、大汗、血压下降或休克：多考虑急性心肌梗死、主动脉夹层动脉瘤破裂、主动脉窦瘤破裂或大块肺栓塞等严重病变。⑥纵隔疾病所致胸痛常伴上腔静脉阻塞综合征。

**4. 既往史** 注意既往有无心脏病、高血压病、动脉硬化病史，有无肺及胸膜疾病史和胸部手术史，有无大量吸烟史等。

## 四、腹痛

### （一）腹痛概念 ★★★

腹痛多数由腹部器官的疾病引起，但腹腔外及全身性疾病也可引起。病变的性质有器质性和功能性之分。

### （二）腹痛分类 ★★

临床上一般分为急性腹痛与慢性腹痛。急性腹痛中属外科范围者，临床上习惯称之为"急腹症"。急腹症是一类以急性腹痛为突出表现，需要早期诊断和紧急处理的腹部疾病。其特点为发病急、进展快、变化多、病情重，如延误诊断或治疗不当，将会给患者带来生命危险。慢性腹痛起病缓慢而病程较长，或由急性起病后转变为迁延性。

## （三）腹痛病因★★★

**1. 腹部疾病** 包括腹膜炎、腹腔器官炎症、空腔脏器梗阻或扩张、脏器扭转或破裂、腹腔或脏器包膜牵拉、化学性刺激、肿瘤压迫与浸润。

**2. 胸腔疾病的牵涉痛** 疼痛可牵涉腹部，类似急腹症。

**3. 全身性疾病** 如尿毒症时毒素刺激腹腔浆膜引起的腹痛。少数糖尿病酮症酸中毒可引起腹痛，酷似急腹症。铅中毒时则引起肠绞痛。

**4. 其他原因** 如荨麻疹时胃肠黏膜水肿、腹型过敏性紫癜时的肠管浆膜下出血等。

## （四）腹痛问诊要点★★★

**1. 起病情况** 急性起病者要注意各种急腹症的鉴别，寻找线索。缓慢起病者涉及功能性与器质性及良、恶性疾病的鉴别。

**2. 发病年龄** 儿童要多考虑肠道蛔虫症及肠套叠。青壮年则以消化性溃疡、阑尾炎多见。中老年人则应警惕恶性肿瘤的可能。

**3. 腹痛特点**

（1）腹痛部位。

（2）腹痛的性质与程度。

（3）腹痛的诱发、加重或缓解因素。

**4. 伴随症状及体征** ①伴寒战、高热：提示急性炎症，可见于急性化脓性胆管炎、肝脓肿、腹腔脏器脓肿等。②伴黄疸：提示肝、胆、胰腺疾病及急性溶血等。③伴血尿：多见于尿路结石。④伴休克：常见于急性腹腔内出血、急性胃肠穿孔、急性心肌梗死、中毒性菌痢等。⑤伴呕吐、腹胀、停止排便排气：提示胃肠梗阻。⑥伴腹泻：提示为肠道炎症、吸收不良，亦见于慢性胰腺及肝脏疾病。⑦伴血便：急性者见于急性菌痢、肠套叠、绞窄性肠梗阻、急性出血性坏死性肠炎、过敏性紫癜等；慢性者可见于慢性菌痢、肠结核、结肠癌等。柏油样便提示上消化道病变；鲜血便提示下消化道病变。⑧伴反酸、嗳气：提示为慢性胃炎或消化性溃疡。

5. **既往史** 详细了解患者既往腹痛的发作情况。如反复发作的节律性上腹痛病史，有助于消化性溃疡的诊断；胆石症、泌尿道结石史，有助于胆绞痛、肾绞痛的诊断；既往的急性阑尾炎、急性胰腺炎、急性胆囊炎、急性盆腔炎等病史，有利于各种炎性腹痛的诊断等。

## 难点提示

### 一、名词解释

1. **牵涉痛**——指深部疼痛（尤其是内脏痛）扩散到远离脏器的体表，出现疼痛，为一特殊的扩散痛。

2. **头痛**——指局限于头颅上半部的疼痛（包括眉弓、耳轮上缘和枕外隆突连线以上）。主要有额、顶、颞及枕部的疼痛。

3. **急腹症**——一类以急性腹痛为突出表现，需要早期诊断和紧急处理的腹部疾病。其特点为发病急、进展快、变化多、病情重，如延误诊断或治疗不当，将会给患者带来生命危险。

## 二、常考问题

1. 头痛常见的病因有哪些?
2. 胸痛常见的病因有哪些?
3. 腹痛常见的病因有哪些?

## 三、难点释疑

### 1. 疼痛的产生机制

疼痛产生的外周机制主要表现为:伤害性刺激促使受损部位释放致痛物质,作用于痛觉感受器,经传入纤维(主要有脊髓丘脑束、脊髓网状束、脊髓中脑束 3 条主要上行传导通路),冲动传入脊髓、丘脑,最后到达大脑皮层,产生痛感。目前认为脊髓后角存在一个门控机制,它调节着神经冲动由外周向脊髓投射神经元的传入。粗纤维的活动能够抑制神经冲动上传而关闭闸门,细纤维则使闸门开放,神经冲动上传。任何使细纤维活动增强和(或)粗纤维活动减弱的因素均可招致疼痛,这就是著名的有关疼痛的"闸门控制理论"。

### 2. 原发性头痛的产生机制

原发性头痛的发生机制,有下列两种学说。血管学理论认为脑血管在头痛的产生过程中起着重要的作用。如偏头痛发作前颅内动脉收缩,随之颈外动脉系统扩张。神经学理论认为系大脑本身功能障碍所致。阈值降低、疼痛感受区域扩大等,致使出现痛觉过敏、痛觉超敏而引起头痛。

头痛主要由于头部疼痛敏感组织神经纤维的过度放电,或这些结构放电正常但心理反应异常。对疼痛敏感的头颅结构有：①颅内痛敏结构：三叉神经（V）、面神经、舌咽神经（IX）、迷走神经（X）、静脉窦、脑膜前动脉、中动脉、颅底硬脑膜、颈内动脉近端部分及邻近 *Willis* 环分支、脑干、中脑导水管周围灰质、丘脑感觉核等。②颅外痛敏结构：颅骨骨膜、帽状腱膜、头皮、皮下组织、头颈部肌肉、颅外动脉、眼、耳、牙齿、鼻旁窦、口咽部、鼻腔黏膜以及第1、2、3对颈神经。其余颅内组织对疼痛不敏感。

下列因素常导致头痛：①颅内外动脉扩张、收缩、移位；②脑膜受刺激或牵张；③头颈部肌肉持续收缩；④第V、VII、IX、X对脑神经或第1、2、3对颈神经受压、损伤、化学刺激等；⑤五官和颈椎病变；⑥生化因素及内分泌紊乱；⑦精神疾患，如神经衰弱、抑郁症、高度焦虑等常出现头痛。

**3. 胸痛常见病因的鉴别（表1-2）。**

表1-2 胸痛常见病因的鉴别

| 特点 | 胸壁疾病 | 胸膜病变 | 肺部疾病 | 心绞痛、心肌梗死 | 食管、纵隔疾病 |
|---|---|---|---|---|---|
| 部位 | 固定于病变处。带状疱疹沿神经走向，不越过正中线 | 患侧腋中线肺底部位 | 患侧胸部 | 胸骨后或心前区，可牵涉至左肩、左臂内侧 | 胸骨后 |
| 性质 | 隐痛或剧痛。带状疱疹呈刀割样痛或灼痛 | 干性胸膜炎为尖锐刺痛 | 如肺炎、肺脓肿时剧痛，肺癌时闷痛或锥痛 | 压榨样伴窒息感；心肌梗死时更剧烈 | 食管炎为烧灼痛；纵隔肿瘤为闷痛 |

续表

| 特点 | 胸壁疾病 | 胸膜病变 | 肺部疾病 | 心绞痛、心肌梗死 | 食管、纵隔疾病 |
|---|---|---|---|---|---|
| 持续时间 | 不定。带状疱疹可持续数周 | 粘连性胸膜炎为长期钝痛 | 持续存在,肺炎或肺脓肿炎症吸收后可缓解 | 心绞痛短暂(<15分钟);心肌梗死时较长(数小时或数日) | 纵隔肿瘤呈持续性且逐渐加重 |
| 影响因素 | 压迫局部或胸廓活动时加剧 | 咳嗽、深呼吸时加剧 | 咳嗽、深呼吸时加剧 | 心绞痛诱因明显,含硝酸甘油迅速缓解;心肌梗死诱因不明显,含硝酸甘油不缓解 | 吞咽食物时出现或加剧 |

**4. 胸痛的产生机制**

胸部感觉神经纤维有:①肋间神经感觉纤维;②支配主动脉的交感神经纤维;③支配气管与支气管的迷走神经纤维;④膈神经的感觉纤维。各种刺激因子如缺氧、炎症、肌张力改变、肿瘤浸润、组织坏死以及物理、化学因子都可刺激胸部的感觉神经纤维产生痛觉冲动,并传至大脑皮质的痛觉中枢引起胸痛。其中肋间神经感觉纤维传导胸壁与壁层胸膜的痛觉;交感神经纤维传导心脏大血管的痛觉;迷走神经纤维传导气管、食管的痛觉等。膈神经的感觉纤维传导膈中央部与心包壁层的痛觉。

胸痛的部位与病变部位大体一致，但内脏疾病引起的胸痛也可表现为除胸痛外其他部位同时疼痛，即前述的牵涉痛。如心绞痛时除出现心前区、胸骨后疼痛外也可表现为牵涉至左肩、左臂内侧或左颈、左侧面颊部等部分的疼痛。

**5. 腹痛的产生机制**

引起腹痛的病因不同，腹痛机制的特点也不一样。有的仅有内脏性腹痛，有的随着病程的阶段不同，涉及的腹腔内组织的炎症范围的变化，还可出现躯体痛及牵涉痛等。

（1）内脏性腹痛：主要由交感神经传入脊髓引起，其特点为：①疼痛部位不确切，接近腹中线；②疼痛感觉模糊，多为痉挛、不适、钝痛、灼痛；③常伴恶心、呕吐、出汗等其他自主神经兴奋症状。

（2）躯体痛（somatic pain）：经体神经传至脊神经根，反映到相应脊髓节段所支配的皮肤。其疼痛特点：①定位准确，可在腹部一侧；②程度剧烈；③可有局部腹肌强直；④腹痛可因咳嗽、体位变化而加重。

（3）牵涉痛：指内脏性疼痛牵涉到身体体表部位，即内脏痛觉信号传至相应脊髓节段，引起该节段支配的体表部位疼痛。特点是：①定位明确，疼痛程度剧烈持续；②有压痛、肌紧张及感觉过敏等。

**6. 头痛检查要点**

（1）体格检查：①测体温、脉搏、呼吸、血压及观察面容。②头面五官、颈椎等检查。③重点检查神经系统，注意有无偏瘫、脑膜刺激征。伴偏瘫者为一侧性脑血管病；伴脑膜刺激征为脑膜炎、脑膜脑炎与蛛网膜下腔出血。

（2）实验室及其他检查：①血常规检查、血生化检查、血气分析、血培养检查，以及脑脊液（CSF）检查有助于病因诊断。②有选择地进行如头颈部 X 线摄片、电子计算机体层扫描（CT）、磁共振成像（MRI）检查、脑血管造影、数字减影血管造影（DSA）、放射性核素脑扫描、脑超声波检查、脑电图检查，必要时进行精神或心理检查。

**7. 胸痛检查要点**

（1）体格检查：测量体温、脉搏、呼吸、血压等生命体征，注意胸腹部有无阳性体征。

（2）实验室及其他检查：①血常规及血沉检查。②肌酸激酶（CK）及其同工酶、乳酸脱氢酶（LDH）及其同工酶、肌红蛋白、肌钙蛋白 I 和 T 的测定。③胸穿或心包穿刺等。④有选择地应用 X 线胸片、胸部 CT 及 MRI 检查。选择性心血管造影，有助于心脏、血管方面疾病的确诊。⑤超声检查、超声心动图检查。⑥心电图检查。⑦放射性核素检查。⑧必要时可行治疗性诊断。

**8. 腹痛检查要点**

（1）体格检查

①体温、脉搏、呼吸、血压及一般情况检查。

②急性腹痛患者有时不应忽视急性心肌梗死、下叶肺炎、带状疱疹等病变的可能，故应注意心、肺、皮肤检查。

③腹部检查：是重点内容，以触诊为主。

④直肠检查：对诊断直肠与盆腔内疾病有重要帮助。异位妊娠破裂时，在直肠子宫凹陷处诊断性穿刺，可抽出血性液体而确定诊断。

（2）实验室及其他检查：①血常规、尿常规、血清或尿淀粉酶、大便常规及粪便培养检查。②有选择地进行腹部超声、腹部 X 线平片，必要时行 CT、胃镜、结肠镜下直视及活体组织病理学检查。

（3）剖腹探查：对疑为胃肠穿孔、脏器破裂及并发内脏出血、脏器扭转、脓肿、肿瘤及其他需手术治疗的疾病均可考虑。

# 第三节　咳嗽与咳痰

## 教学大纲

★★★掌握咳嗽咯痰的概念，咳嗽的病因及问诊要点。

★★熟悉咳嗽的发生机制、临床表现及检查要点。

★了解咳嗽的诊断流程。

## 重点提示

### 一、概念★★★

咳嗽（cough）是一种保护性生理反射，通过该反射能有效清除呼吸道内的分泌物和从外界进入的有害因子。但长期频繁咳嗽也可使含有致病原的分泌物播散，失去保护作用。

咳痰（expectoration）是将呼吸道内病理性分泌物，借助咳嗽反射而排出口腔外的动作，属病态现象。

## 二、分类方法★★★

临床上根据咳嗽病程可分为三大类：急性咳嗽，发病少于 3 周；亚急性咳嗽，发病在 3 ~ 8 周；慢性咳嗽，持续时间 8 周以上。

## 三、病因★★★

①呼吸道疾病。②胸膜疾病。③心血管疾病。④中枢性因素。⑤药物因素：见于服用血管紧张素转换酶抑制剂的部分患者。⑥胃-食管反流疾病。

## 四、问诊要点★★★

对于长期慢性咳嗽，要注意询问发病与季节更替的关系。问诊中要注意收集与首先考虑病因相关的特征性临床表现，以尽快明确基础病因和进行鉴别诊断。在询问咳嗽的非感染性因素时，不能忽视对咳嗽变异型哮喘、鼻后滴漏或胃食道反流的相关病史的采集；对长期大量吸烟或暴露于有致癌物质的工作环境的患者应问清是否有肿瘤易患因素存在；对下半夜为主的咳嗽尚需询问左心衰的相关病史和症状。主要问诊内容如下：

1. **发病年龄与性别**

2. **咳嗽的性质**　分为干性咳嗽及湿性咳嗽。

3. **咳嗽出现的时间与节律**

4. **咳嗽的音色**

5. **痰的性质与量**

**6. 伴随症状及体征** ①伴发热：多见于呼吸道感染、胸膜炎等；②伴胸痛：见于累及胸膜的疾病如肺炎、胸膜炎、支气管肺癌、自发性气胸等；③伴哮鸣音：可见于支气管哮喘、慢性阻塞性肺疾病、心源性哮喘、气管与支气管异物等，也可见于支气管肺癌引起的气管与大支气管不完全阻塞时；④伴呼吸困难：见于喉头水肿、喉肿瘤、慢性阻塞性肺疾病、重症肺炎以及重症肺结核、大量胸腔积液、气胸、肺淤血、肺水肿等；⑤伴体重减轻：需考虑肺结核、支气管肺癌；⑥伴咯血：常见于肺结核、支气管扩张、肺脓肿、支气管肺癌及风湿性二尖瓣狭窄等；⑦伴杵状指（趾）：见于支气管扩张、慢性肺脓肿、支气管肺癌等，也可见于部分先天性心脏病患者；⑧鼻塞、经常有鼻后滴漏或需经常清喉，提示可能为上气道咳嗽综合征；⑨上腹部烧灼感、反酸、餐后咳嗽明显，提示为胃-食管反流性咳嗽。

**7. 其他** 注意有否特殊职业史，有粉尘、化学物质、鸟粪及动物接触。注意有否吸烟史。注意有否血管紧张素转化酶抑制剂（ACEI）类服药史，如服用可引起咳嗽。另外，注意有否开胸手术、剖腹手术（上腹部）、甲状腺切除术、五官科手术等手术史，若有，可导致手术后咳嗽等。


## 难点提示

### 一、名词解释

1. **干性咳嗽**——指咳嗽无痰或痰量甚少。

**2. 湿性咳嗽**——指有痰的咳嗽。

**3. 粉红色泡沫痰**——见于急性左心功能不全时，患者由于肺淤血及肺水肿而咯该色质痰。

## 二、常考问题

1. 引起咳嗽的常见病因？

2. 咳嗽的问诊要点？

3. 根据咳嗽病程可将其分为哪几类？

## 三、难点释疑

**1. 咳嗽的神经反射机制**

咳嗽是由于延髓咳嗽中枢受刺激引起的。刺激可来自呼吸系统以外的器官，但大部分来自呼吸道黏膜，经迷走神经、舌咽神经和三叉神经的感觉纤维传入。传出神经纤维来自喉下神经、膈神经及脊神经，分别将冲动传到咽肌、声门、膈肌及其他呼吸肌，引起咳嗽动作。咳嗽首先是快速短促吸气，膈下降，声门关闭，随即呼吸肌、膈与腹肌快速收缩，使肺内压迅速升高，然后声门突然开放，肺内高压气流喷射而出，冲击声门裂隙而发生咳嗽动作与特别音响，呼吸道分泌物或异物随之排出。

**2. 痰的来源**

正常支气管黏膜腺体和杯状细胞只分泌少量黏液，使呼吸道黏膜保持湿润。当呼吸受某种因素（微生物性、物理性、化学性、过敏性）刺激时，使黏膜充血、水肿，毛细血管通透性增高和腺体分泌增多，渗出物（含红细胞、白细胞、巨噬细胞、纤维蛋白等）与黏液、浆液、吸入的尘埃等，一起混合成痰。在呼吸道感染时，痰中可检出病毒、细菌、肺炎支原体、立克次体、阿米巴原虫和某些寄生虫虫卵等。此外，在肺淤血和肺水肿时，因毛细血管通透性增高，肺泡和小支气管内有不同程度的浆液漏出，也会引起咳痰，肺水肿时咳痰常呈粉红色泡沫状。

### 3. 不同病因咳嗽的临床特点（表1-3）

表1-3　不同病因咳嗽的临床特点

| 咳嗽类型 | 常见病因 | 咳嗽、咯痰特点 | 伴随症状或体征 |
|---|---|---|---|
| 急性咳嗽 | 普通感冒 | 干咳或黏液痰 | 喷嚏，流涕，鼻塞，畏寒，发热，或咽痛、声哑；鼻黏膜、咽部充血，扁桃体肿大 |
| | 急性支气管炎 | 干咳或黏液痰 | 闻及干、湿啰音 |
| | 肺炎链球菌肺炎 | 咳铁锈色痰（血痰或脓痰） | 寒战、胸痛、稽留热，肺实变体征，闻及湿性啰音 |
| | 急性左心衰竭 | 咯粉红色泡沫痰，或以夜间咳嗽为主 | 胸闷、气急、心悸、端坐呼吸，唇发绀，两肺布满湿啰音或散在哮鸣音 |
| 慢性咳嗽 | 慢性支气管炎 | 反复咳嗽≥2年，每年3月左右，合并感染，痰量增多 | 逐渐加重的呼吸困难，合并感染时有发热、痰中带血，两肺闻及干、湿啰音 |
| | 上气道咳嗽综合征 | 发作性或持续性咳嗽，白天为主，入睡后较少 | 鼻窦炎、鼻息肉或慢性咽炎等病史；清喉现象，鼻后滴漏；鼻黏膜充血，咽后壁黏液附着，鹅卵石样外观 |

续表

| 咳嗽类型 | 常见病因 | 咳嗽咯痰特点 | 伴随症状或体征 |
|---|---|---|---|
| 慢性咳嗽 | 咳嗽变异性哮喘 | 干咳，夜间或凌晨加重 | 吸入冷空气、运动可诱发，或伴喘息；有明显发作期与缓解期；春秋季多见 |
| | 支气管内膜结核 | 刺激性干咳，痰少 | 低热、盗汗；可闻及局限性哮鸣音 |
| | 支气管扩张症 | 痰量多（黏液痰或脓痰）；分层现象 | 咯血、胸闷、乏力、消瘦、杵状指等；感染加重有发热，闻及固定性湿啰音 |
| | 肺结核 | 早期干咳痰少；病程发展可咯脓痰、血痰 | 低热或中等度发热、盗汗、咯血、胸痛、消瘦等；杵状指、管状呼吸音；部分患者有肺外结核表现 |
| | 肺癌 | 刺激性干咳（金属音）；痰少或持续带血（肺泡癌有大量黏液痰），继发感染呈脓痰 | 咯血、胸痛、呼吸困难、胸闷、声音嘶哑；进行性消瘦、杵状指、右锁骨上淋巴结肿大、Horner 综合征、类癌综合征等 |
| | 风湿性二尖瓣狭窄 | 夜咳较明显，痰少，呈泡沫状 | 劳力性呼吸困难；二尖瓣面容、梨形心、心尖区 DM、肝-颈静脉反流征 (+)、下肢凹陷水肿等 |
| | 胃-食道反流 | 干咳或咯少量白色黏痰；餐后或夜间阵发性咳嗽 | 反酸、胸骨后烧灼感、胸痛，可有喘息、呼吸困难、吞咽困难等；饱餐后卧位易发 |

**4. 咳嗽与咳痰患者有哪些检查要点**

（1）体格检查：需重点检查肺与心脏，亦不要漏检口腔咽喉部位。

（2）实验室及其他检查：血常规及血清学检查、痰细菌学检查（涂片、培养）、胸部 X 线透视及摄片检查，有指征时还须做胸部 CT、纤维支气管内镜、肺功能检查等。

# 第四节　咯　血

## 教学大纲

★★★掌握咯血的概念、病因及问诊要点。

★★熟悉咯血的发生机制、临床表现及检查要点。

★了解咯血的诊断流程。

## 重点提示

## 一、概念★★★

咯血（hemoptysis）是指喉部以下的呼吸器官出血，经咳嗽动作从口腔排出。咯血前常有喉部作痒，血液随咳嗽而咯出。

## 二、咯血量的估计★★

每日咯血量在 100mL 以内者，属小量咯血；咯血量在 100～500mL 者，属中等量咯血；咯血量超过 500mL 或一次咯血超过 100mL 者，属大量咯血。

大咯血危及患者生命，若血块阻塞呼吸道引起患者窒息则立即危及生命。窒息时，患者有濒死感觉，表情恐惧，喉头作响，随即呼吸浅速甚或骤停，一侧或双侧呼吸音消失，全身皮肤发绀，大汗淋漓，神志不清，大小便失禁。

## 三、常见病因★★★

引起咯血的原因很多，但以呼吸系统和循环系统疾病为主。

**1. 支气管疾病**　常见的有支气管扩张、支气管肺癌、支气管内膜结核和慢性阻塞性肺疾病等。

**2. 肺部疾病**　常见的有肺结核、肺炎链球菌肺炎、肺脓肿等；较少见的有肺梗死、恶性肿瘤转移、肺吸虫病等。

**3. 心血管疾病**　常见的是风湿性心脏病二尖瓣狭窄所致的咯血，另可见于某些先天性心脏病及急性肺水肿时。

**4. 其他**　血液系统疾病，如血小板减少性紫癜、白血病、血友病等；急性传染病，如肺出血型钩端螺旋体病、流行性出血热；全身性自身免疫性疾病肺部损害，如韦格纳（Wegener）肉芽肿、系统性红斑狼疮、慢性肾衰竭、肺出血肾炎综合征等；外伤、吸入有毒气体、子宫内膜异位症、青霉胺应用、一些医源性原因如抗凝治疗过量等均可引起肺出血。

## 四、问诊要点★★★

**1. 确定是否为咯血**　出血是来自呼吸道、消化道，还是鼻、口咽部，有无明显病因及前驱症状，出血的颜色及血中有无混合物等。

**2. 咯血的量及其性状**　大量咯血常见于空洞型肺结核、支气管扩张和肺脓肿；中等量以上咯血可见于二尖瓣狭窄；

其他原因所致的咯血量较少，或仅为痰中带血。多次反复少量咯血，要警惕支气管肺癌。

**3. 伴随症状及体征** ①伴发热：可见于肺结核、肺炎链球菌肺炎、肺脓肿、肺出血型钩端螺旋体病、肾综合征出血热、支气管肺癌等；②伴胸痛：可见于肺炎链球菌肺炎、肺梗死、肺结核、支气管肺癌等；③伴呛咳：可见于支气管肺癌、肺炎支原体肺炎等；④伴脓痰：可见于支气管扩张、肺脓肿、空洞型肺结核并发感染、化脓性肺炎等；⑤伴皮肤黏膜出血：应考虑钩端螺旋体病、流行性出血热、血液病等；⑥伴黄疸：应考虑钩端螺旋体病、肺梗死及转移性肿瘤等；⑦伴进行性消瘦：多见于活动性肺结核与支气管肺癌。支气管扩张、肺囊肿与肺吸虫患者虽有反复咯血，但全身情况尚佳。

**4. 其他** 了解患者年龄、居住地，有无心、肺、血液系统疾病，有无结核病接触史等有助于诊断。要注意咯血的诱因、既往咯血史、全身情况、有无吸烟史等。

## 难点提示

## 一、名词解释

1. **咯血**——指喉部以下的呼吸器官出血，经咳嗽动作从口腔排出。

2. **大咯血**——咯血量超过 500mL 或一次咯血超过 100mL 者。

3. **医源性咯血**——如抗凝治疗过量等引起肺出血。

## 二、常考问题

1. 引起大咯血的常见呼吸系统病因主要有哪些?

2. 如何估计咯血量?

3. 咯血的问诊要点?

## 三、难点释疑

### 1. 咯血的发生机制

肺脏血液循环的95%来自于肺动脉及其分支,5%来自支气管动脉。咯血大都来自于支气管动脉(咯血量较大)。肺动脉出血主要见于左心衰竭(咯血量较小)。由于炎症、结核、肿瘤等侵入血管,使黏膜下血管破裂或毛细血管通透性增加等均可致咯血。毛细血管损伤可引起小量咯血;病变侵袭小血管引起血管破溃常出现中量咯血;病变引起小动脉、小动-静脉瘘或曲张的黏膜下静脉破裂,或因严重而广泛的毛细血管炎造成血管破坏或通透性增加,往往表现为大咯血。

### 2. 不同病因咯血的临床特点举例 (表1-4)

表1-4 不同病因咯血的临床特点

| 咯血的特点与伴随症状 | | | 临床意义 |
|---|---|---|---|
| 咯血特点 | 咯血量 | 大量 | 空洞型结核、肺脓肿 |
| | | 量较大而骤停 | 支气管扩张 |
| | | 中等量以上 | 二尖瓣狭窄(也可见少量痰中带血) |

续表

| 咯血的特点与伴随症状 | | 临床意义 |
|---|---|---|
| 咯血特点 | 性状 | |
| | 多次反复少量咯血 | 支气管肺癌 |
| | 混有黏液或脓痰 | 支气管或肺部炎症 |
| | 粉红色泡沫痰 | 急性左心衰竭（肺水肿） |
| | 血痰相混 | 肺和深部支气管的小血管破裂，多见于肺炎 |
| | 痰中带血 | 浸润型肺结核、急性和慢性支气管炎症 |

**3. 大咯血需与呕血相鉴别（表1-5）。**

表1-5　咯血与呕血鉴别要点

| | 咯血 | 呕血 |
|---|---|---|
| 病史 | 肺结核、支气管扩张、肺癌、心脏病等 | 消化性溃疡、肝硬化等 |
| 出血前症状 | 喉部痒感、胸闷、咳嗽等 | 上腹不适、恶心、呕吐等 |
| 出血方式 | 咯出 | 呕出，可为喷射状 |
| 出血颜色 | 鲜红 | 棕黑色或暗红色，有时鲜红色 |
| 血内混有物 | 泡沫和（或）痰 | 食物残渣、胃液 |
| 黑便 | 无（如咽下血液时可有） | 有，可在呕血停止后仍持续数日 |
| 酸碱反应 | 碱性 | 酸性 |

**4. 咯血患者的检查要点**

（1）排除口腔、咽、鼻部位出血。

（2）体格检查：注意观察有无黄疸、贫血、全身皮肤黏膜出血、杵状指（趾），心、肺有无异常体征，肝、脾与淋巴结有无肿大，有无体重减轻等。

（3）实验室及其他检查

①痰液检查可发现结核杆菌、真菌、原虫、肺吸虫卵、癌细胞等。

②有指征时可做钩端螺旋体血清免疫反应、肺吸虫抗原皮内试验。

③血液常规、出凝血功能检查，必要时做骨髓检查。

④常规做胸部 X 线平片检查，必要时做 CT 检查。

⑤疑为先天性心脏病，需做超声心动图或右心导管检查。

⑥纤维支气管镜检查、经胸壁肺活检等，有时可帮助明确咯血的病因诊断。

# 第五节　呼吸困难

📖 **教学大纲**

★★★掌握呼吸困难的概念、病因及问诊要点。

★★熟悉呼吸困难的发生机制、临床表现及检查要点。

★了解呼吸困难的诊断流程。

## 📖 重点提示

### 一、概念★★★

呼吸困难（dyspnea）是指患者主观上感到空气不足，呼吸费力；客观上表现为呼吸频率、节律与深度的异常，严重时出现鼻翼扇动（nasal alae flap）、发绀（cyanosis）、端坐呼吸（orthopnea）及辅助呼吸肌参与呼吸活动。

### 二、常见病因★★★

引起呼吸困难的原因主要是呼吸系统和循环系统疾病。

#### 1. 呼吸系统疾病

（1）肺部疾病：如肺炎链球菌肺炎、肺淤血、肺水肿、肺不张、肺栓塞、细支气管肺泡癌、弥漫性肺间质纤维化、严重急性呼吸综合征（SARS）、卡氏肺囊虫肺炎（PC）等。

（2）呼吸道梗阻：如喉部炎症、水肿、肿瘤或异物所致的上呼吸道狭窄或梗阻；支气管哮喘、慢性阻塞性肺疾病所致的下呼吸道痉挛或狭窄。

（3）胸廓活动障碍：如严重胸廓脊柱畸形、气胸、大量胸腔积液、胸膜增厚和胸廓外伤等。

（4）神经肌肉疾病：如脊髓灰质炎病变累及颈髓、急性多发性神经根炎和重症肌无力累及呼吸肌、药物（如氨基糖苷类）导致呼吸肌麻痹等。

（5）膈肌运动受限：如膈麻痹、高度鼓肠、大量腹水、腹腔巨大肿瘤、胃扩张和妊娠末期。

#### 2. 心血管系统　各种原因所致的重度心力衰竭。

**3. 中毒** 各种内源性中毒（如尿毒症、糖尿病酮症酸中毒等）及外源性中毒（如吗啡中毒、巴比妥类中毒、亚硝酸盐中毒、有机磷中毒和一氧化碳中毒等）。

**4. 血液病** 如重度贫血、高铁血红蛋白血症和硫化血红蛋白血症等。

**5. 神经精神因素** 见于中枢神经系统病变，如脑出血、脑肿瘤压迫、脑外伤、脑炎、脑膜脑炎以及二氧化碳潴留所致的呼吸功能障碍。精神因素所致的呼吸困难，如癔症等。

## 三、临床分类★★

**1. 肺源性呼吸困难** 主要有吸气性呼吸困难、呼气性呼气困难、混合性呼吸困难。

**2. 心源性呼吸困难** 主要由左心衰竭引起。左心衰竭发生呼吸困难的主要原因是肺淤血、肺泡弹性及肺顺应性降低。其机制为：①肺淤血使气体弥散功能降低；②肺泡张力增高，刺激牵张感受器，通过迷走神经反射兴奋呼吸中枢；③肺泡弹性减弱，扩张与收缩能力降低，肺活量减少；④肺循环压力升高对呼吸中枢的反射性刺激。左心衰竭引起的呼吸困难，临床上主要有 3 种表现形式：劳力性呼吸困难、端坐呼吸、夜间阵发性呼吸困难。

**3. 中毒性呼吸困难**

（1）代谢性酸中毒：血中酸性代谢产物增多，强烈刺激呼吸中枢，出现深大而规则的呼吸，可伴有鼾声，称库斯莫尔（Kussmaul）呼吸，亦称酸中毒大呼吸。

（2）呼吸抑制药物：如吗啡、巴比妥类、有机磷杀虫剂中毒等引起呼吸中枢抑制、呼吸道痉挛及分泌物增加等，致呼吸减慢，也可呈潮式呼吸。

（3）急性感染：急性传染病如败血症、急性中毒性痢疾及各种原因引起的高热，由于机体代谢增加、体温增高及毒性代谢产物刺激呼吸中枢使呼吸加快。

（4）某些毒物：如一氧化碳中毒时，一氧化碳与血红蛋白结合成碳氧血红蛋白；亚硝酸盐中毒时，亚硝酸盐使血红蛋白转变为高铁血红蛋白，而失去携氧能力导致组织缺氧。氰化物中毒时，氰离子抑制细胞色素氧化酶的活性，影响细胞的呼吸作用，导致组织缺氧，引起呼吸加快。

**4. 中枢性呼吸困难** 重症颅脑疾病（如脑出血、颅内压增高、颅脑外伤），呼吸中枢因受增高的颅内压和供血减少的刺激，使呼吸变慢而深，并常伴有呼吸节律的异常，如呼吸遏止（呼吸突然停止）、双吸气（抽泣样呼吸）等。

**5. 精神或心理因素致呼吸困难** 癔症、抑郁症患者，由于精神或心理因素的影响可有呼吸困难发作。

**6. 血源性呼吸困难** 如重度贫血由于红细胞减少，红细胞携氧量降低，导致呼吸困难；在急性大出血或休克时，也可因缺血与血压下降刺激呼吸中枢而致呼吸困难。

## 四、问诊要点★★★

**1. 发病情况**

**2. 发病诱因**

**3. 伴随症状及体征** ①伴发热：见于肺炎、肺脓肿、肺结核、胸膜炎、急性心包炎、神经系统疾病（炎症、出血）等；②伴咳嗽、咳痰：见于慢性支气管炎、阻塞性肺气肿并发感染、化脓性肺炎、肺脓肿等；③伴咯粉红色泡沫样痰：见于急性肺水肿；④伴大量咯血：常见于肺结核、支气管扩张；⑤伴心悸、下肢水肿：要考虑心脏疾患；⑥伴窒息感：可见于支气管哮喘、心源性哮喘、气管内异物及癔症等；⑦伴胸痛：见于肺炎链球菌肺炎、渗出性胸膜炎、肺梗死、自发性气胸、支气管肺癌、急性心包炎、急性心肌梗死、纵隔肿瘤等；⑧伴昏迷：见于脑出血、脑膜炎、休克型肺炎、尿毒症、糖尿病酮症酸中毒、肺性脑病、急性中毒等。

4. 询问既往基础病，以及有无特殊服药物史、毒物摄入史及外伤史等。

## 📖 难点提示

### 一、名词解释

1. **呼吸困难**——是指患者主观上感到空气不足，呼吸费力；客观上表现为呼吸频率、节律与深度的异常，严重时出现鼻翼扇动、发绀、端坐呼吸及辅助呼吸肌参与呼吸活动。

2. **三凹征**——严重吸气性呼吸困难时出现呼吸肌极度紧张，胸骨上窝、锁骨上窝、肋间隙在吸气时明显凹陷，见于各种原因引起的喉、气管、大支气管的狭窄与梗阻。

3. **端坐呼吸**——心功能不全患者常表现为平卧时呼吸困难加重，端坐位时减轻，故被迫采取端坐位或半卧位以减轻呼吸困难的程度。

## 二、常考问题

1. 肺源性呼吸困难的特点。
2. 心源性呼吸困难的特点。
3. 呼吸困难的问诊要点。

## 三、难点释疑

### 1. 呼吸困难的产生机制

通气障碍、弥散障碍、通气/血流比例失调、肺内动静脉分流增加。

### 2. 肺源性呼吸困难特点

（1）吸气性呼吸困难：吸气显著困难，气道高度狭窄时呼吸肌极度紧张，胸骨上窝、锁骨上窝、肋间隙在吸气时明显凹陷，称为三凹征（three depressions sign），常伴有频繁干咳及高调的吸气性喘鸣音。见于各种原因引起的喉、气管、大支气管的狭窄与梗阻。

（2）呼气性呼气困难：呼气显著费力，呼气时间延长而缓慢，伴有广泛哮鸣音。是由于肺组织弹性减弱及小支气管痉挛、狭窄，呼气时气流在肺泡和细支气管的阻力增大。常见于支气管哮喘、慢性阻塞性肺疾病等。

（3）混合性呼吸困难：吸气与呼气均感费力，呼吸频率浅而快，常伴有呼吸音异常（减弱或消失），可有病理性呼吸音。是由于肺部病变广泛，呼吸面积减少，影响换气功能所致。见于重症肺炎、重症肺结核、肺不张、弥漫性肺间质纤维化、严重急性呼吸综合征、卡氏肺囊虫肺炎、大量胸腔积液、气胸和胸膜增厚等。

### 3. 心源性呼吸困难的产生机制

（1）劳力性呼吸困难：①体力活动时回心血量增多，加重肺淤血，造成肺毛细血管压力升高，肺顺应性降低，气道阻力增大；②体力活动时，心率加快，耗氧量增加，舒张期缩短，左心室充盈减少，加重肺淤血；③体力活动时，需氧量增加，因缺氧、二氧化碳潴留刺激呼吸中枢，发生呼吸困难。

（2）端坐呼吸：主要是体位对心输出量和肺活量的影响：①平卧时，机体下半身的血液回流到右心增多，加重肺淤血、肺水肿，而坐位时血液由于重力作用，部分（可达15%）移至腹腔和下肢，使回心血量减少，减轻肺淤血。②坐位时膈肌下移，胸腔容积变大，肺活量增加，减轻呼吸困难。③坐位时因下垂性水肿，组织液回流减少，减轻肺淤血。

（3）夜间阵发性呼吸困难：①患者平卧位时静脉血回流增多，且在白天因重力关系积聚在下垂部位组织间隙的水肿液吸收入血增多，使肺淤血、肺水肿加重；②卧位时膈肌上移，肺活量减少，发生呼吸困难；③入睡后迷走神经兴奋性相对升高，冠状动脉痉挛，支气管收缩，气道阻力增大；④入睡后中枢神经系统处于抑制状态，神经反射的敏感性降低，只有肺淤血比较严重、$PaO_2$降到一定水平时，才足以刺激呼吸中枢，使患者突感呼吸困难而憋醒。

### 4. 呼吸困难患者的检查要点

（1）体格检查：注意检查体温、脉搏、呼吸、血压等生命体征。重点检查胸、肺和心脏。此外，也应注意有无肝脾肿大、腹部包块、腹水、水肿、杵状指（趾）等，对查出引起呼吸困难的原发疾病有帮助。

（2）实验室及其他检查：①血（血糖、血尿素氮及肌酐测定、血脑利钠肽等）、尿、痰等常规检查。痰直接涂片或培养可找到致病菌，中毒患者的呕吐物或排泄物毒理学分析等可确定中毒原因。②可做动脉血气分析。③X 线胸片，必要时做 CT 检查、肺功能检查。④有指征时做纤维支气管内镜、超声心动图、心电图检查。⑤肺血管造影、放射性核素肺扫描对肺栓塞、肺肿瘤的诊断有一定帮助。⑥胸腔穿刺抽出积液或积气具有诊断与治疗的双重意义。

# 第六节　发　绀

## 教学大纲

★★★掌握发绀的概念、病因及问诊要点。

★★熟悉发绀的发生机制、临床表现及检查要点。

★了解发绀的诊断流程。

## 重点提示

## 一、概念★★★

发绀（cyanosis）是指血液中脱氧血红蛋白增多，致使皮肤与黏膜呈青紫色改变的一种表现，部分发绀是由于血液中存在异常血红蛋白衍化物导致的。发绀在皮肤较薄、色素较少和毛细血管丰富的部位（如口唇、鼻尖、颊部、耳垂）及距心脏较远的部位（手、足末梢）较易观察到。

## 二、病因与临床表现★★★

根据引起发绀的病因不同，可将发绀分为两大类。

### 1. 血液中脱氧血红蛋白增多

（1）中心性发绀（central cyanosis）：发绀的特点是全身性的，除四肢与面颊外，亦见于黏膜（包括舌及口腔黏膜）与躯干的皮肤，但皮肤温暖。它是由于心、肺疾病导致 $SaO_2$ 降低引起的。可分为肺性发绀、心性混血性发绀。

（2）周围性发绀（peripheral cyanosis）：发绀是由于周围循环血流障碍所致。发绀的特点是常见于肢体末梢与下垂部位，如肢端、耳垂与鼻尖，这些部位的皮肤冰冷，若加温或按摩使其温暖，发绀可消退。这一特点有助于与中心性发绀相鉴别。此型发绀又可分为淤血性周围性发绀、缺血性周围性发绀。

（3）混合性发绀（mixed cyanosis）：中心性发绀与周围性发绀并存。可见于心力衰竭，因肺淤血或支气管-肺病变，致肺内氧合不足以及周围血流缓慢，血液中的氧气在周围毛细血管内被组织摄取过多所致。

### 2. 血液中存在异常血红蛋白衍化物

（1）高铁血红蛋白血症：当血中高铁血红蛋白（methemoglobin）含量达 30g/L 时，即可出现发绀。此种情况可由于亚硝酸盐、氯酸钾、次硝酸铋等氧化剂中毒引起。发绀特点是急骤出现，为暂时性，病情严重，经过氧疗青紫不减，静脉注射亚甲蓝溶液、硫代硫酸钠或大剂量维生素 C 均可使青紫消退。较常见于食用含有大量硝酸盐的变质蔬菜或腌菜后，经肠道细菌将硝酸盐还原为亚硝酸盐，导致高铁血红蛋白血症，称为肠原性发绀（enterogenous cyanosis），临床上表现为患者的皮肤和黏膜呈咖啡色，类似于发绀的颜色。

自幼即有发绀，有家族史，而无心肺疾病及引起异常血红蛋白的其他原因，但分光镜检查发现高铁血红蛋白的患者，属先天性高铁血红蛋白血症。

（2）硫化血红蛋白血症（sulfhemoglobinemia）：凡能引起高铁血红蛋白血症的药物或化学物质也能引起硫化血红蛋白血症，但先决条件是患者须同时有便秘或服用含硫的氨基酸药物，药物在肠内形成大量硫化氢，作用于血红蛋白，而生成硫化血红蛋白，当血中含量达 5g/L 时，即可出现发绀。

## 三、问诊要点★★★

1. **发病年龄与起病时间**

2. **发绀部位及特点**

3. **伴随症状及体征** ①伴呼吸困难：突然发作的高度呼吸困难，常见于急性呼吸道梗阻、气胸等；活动时呼吸困难，常见于各种原因所致的心功能不全及肺部疾患。②伴杵状指（趾）：说明发绀严重，病程较长，主要见于发绀型先天性心脏病及某些慢性阻塞性肺部疾病。③伴呼吸、心力衰竭表现和意识障碍：常见于某些药物或化学物质急性中毒、休克、急性肺部感染或急性心功能不全等。

4. **询问既往史及有否先天性心脏病等**

## 难点提示

## 一、名词解释

1. **中心性发绀**——发绀的特点是全身性的，除四肢与面颊外，亦见于黏膜（包括舌及口腔黏膜）与躯干的皮肤，但皮肤温暖。它是由于心、肺疾病导致 $SaO_2$ 降低引起的。

**2. 肠源性发绀**——由于进食含亚硝酸盐的食物而引起中毒，导致高铁血红蛋白血症，临床上表现为患者的皮肤和黏膜呈咖啡色，类似于发绀的颜色。

**3. 混合性发绀**——中心性发绀与周围性发绀并存。可见于心力衰竭。

## 二、常考问题

1. 发绀常见的病因有哪些？
2. 中心性发绀与周围性发绀如何鉴别？
3. 发绀的问诊要点？

## 三、难点释疑

### 1. 发绀的产生机制

引起发绀的基本原因是由于血液中脱氧血红蛋白绝对含量增多所致。脱氧血红蛋白浓度可用血氧的未饱和度表示。正常动脉血氧未饱和度为 5%，静脉血氧未饱和度为 30%，毛细血管中血氧未饱和度约为前二者的平均数。每 1g 血红蛋白约与 1.34mL 氧气结合。当毛细血管血液的脱氧血红蛋白量超过 50g/L 时，皮肤黏膜即可出现发绀。近年来，通过观察和分析发绀与动脉血氧饱和度（$SaO_2$）的关系，发现在轻度发绀者中，血红蛋白浓度正常，如 $SaO_2$ 低于 85% 时，口腔黏膜和舌面的发绀已明确可辨，但在真性红细胞增多症时，$SaO_2$ 虽大于 85%，亦会有发绀出现；相反，重度贫血（血红蛋白低于 60g/L）患者，即使 $SaO_2$ 明显降低，亦难发现发绀，因为血红蛋白量少，即使大部分被还原，也达不到使皮肤与黏膜呈现青紫色的临界值。临床所见发绀有相当部分不能确切反映动脉血氧饱和度下降情况，应注意鉴别。

2. **血液中脱氧血红蛋白增多导致的发绀的特点**（表1-6）

表1-6　血液中脱氧血红蛋白增多导致的发绀的特点

| | 临床特点 | 分类 | 常见病因 |
|---|---|---|---|
| 中心性发绀 | 全身性，除四肢与面颊外，亦见于黏膜（包括舌及口腔黏膜）与躯干的皮肤，但皮肤温暖 | 肺性发绀 | 由呼吸功能衰竭导致，常见于各种严重呼吸系统疾病，如呼吸道（喉、气管、支气管）阻塞、肺部疾病（肺炎、阻塞性肺气肿、肺间质纤维化、肺淤血、肺水肿）和胸膜疾病（大量胸腔积液、自发性气胸）等 |
| | | 心性混血性发绀 | 发绀型先天性心脏病（如法洛四联症、艾生曼格综合征等） |
| 周围性发绀 | 常见于肢体末梢与下垂部位（如肢端、耳垂与鼻尖），且皮温低，若加温或按摩使其温暖，发绀可消退 | 淤血性周围性发绀 | 右心衰竭、缩窄性心包炎、局部静脉病变（血栓性静脉炎、上腔静脉综合征、下肢静脉曲张）等 |
| | | 缺血性周围性发绀 | 常见于重症休克、血栓闭塞性脉管炎、雷诺病等 |
| 混合性发绀 | 兼有中心性发绀和周围性发绀的特点 | | 肺淤血、心力衰竭或支气管-肺病变 |

### 3. 发绀患者的检查要点

（1）体格检查：注意体温、脉搏、呼吸、血压等生命体征情况。重点检查皮肤、黏膜，注意发绀的程度与出现的部位，有无杵状指（趾）及呼吸困难，有无心、肺、血管疾病的体征及肝脾肿大，有无意识障碍等，以确定发绀的类型。

（2）实验室检查及其他检查：①血气分析可了解动脉血氧饱和度（$SaO_2$）和动脉血氧分压（$PaO_2$）。②血中高铁血红蛋白、硫化血红蛋白可用分光镜检测。③发绀型先天性心脏病患者需做超声心动图、选择性心血管造影等检查。

# 第七节　心　悸

## 教学大纲

★★★掌握心悸的概念、病因及问诊要点。
★★熟悉心悸的发生机制、临床表现及检查要点。

## 重点提示

### 一、概念★★★

心悸是指患者自觉心跳或心慌，常伴有心前区不适感。体格检查可发现心率加快或减慢、心律规则或不规则，部分患者亦可正常。通常当心率加快时患者感到心脏跳动不适，心率缓慢时则感搏动有力。

## 二、病因★★★

心悸常见于心脏病患者,但心悸不一定有心脏病;反之,心脏病患者也可不出现心悸。

**1. 心脏搏动增强**

(1) 生理性增强:健康人在剧烈运动或精神受刺激后,或因饮酒、浓茶、咖啡、大量吸烟后,或应用某些药物如肾上腺素、麻黄素、咖啡因、阿托品、甲状腺素片等导致心脏搏动增强,但历时短暂。心悸程度与以上物品摄入量大小及个体神经敏感性有关。

(2) 病理性增强:①心室肥大,如高血压心脏病、风心病、先心病。②心脏搏出量增加,如发热、甲状腺功能亢进、贫血等。

**2. 心律失常**

$$\begin{cases} 心动过速——各种原因引起的窦性心动过速、阵发性室 \\ \qquad\qquad 上性或室性心动过速 \\ 心动过缓——严重房室传导阻滞(二度、三度房室传 \\ \qquad\qquad 导阻滞)、窦性心动过缓或病态窦房结综 \\ \qquad\qquad 合征 \\ 心律不齐——早搏、心房颤动 \end{cases}$$

**3. 心脏神经症** 心脏本身并无器质性病变,是由自主神经功能紊乱所引起的。

## 三、问诊要点★★★

**1. 病史和诱因**

**2. 发作特点**

**3. 伴随症状及体征**

（1）伴心前区痛：缺血性心脏病（如心绞痛、心肌梗死）、心肌炎、心包炎，亦可见于心脏神经官能症等。

（2）伴晕厥或抽搐：严重房室传导阻滞、心室颤动、阵发性室性心动过速、病态窦房结综合征等。

（3）伴发热：急性传染病、风湿热、心肌炎、心包炎、感染性心内膜炎等。

（4）伴面色苍白、无力：可能是严重贫血所致。

（5）伴呼吸困难：急性心肌梗死、心包炎、心肌炎、心力衰竭、慢性阻塞性肺疾病、重度贫血等。

（6）伴消瘦及出汗：甲状腺功能亢进症。

（7）伴失眠多梦：心脏神经官能症。

## 难点提示

### 一、名词解释

1. **心悸**——患者自觉心跳或心慌，常伴有心前区不适感。

2. **心脏神经官能症**——心脏本身并无器质性病变，是由自主神经功能紊乱所引起的，多见于青年女性。

### 二、常考问题

1. 心悸的病因包括哪些？

2. 什么是 β 受体功能亢进综合征？

## 三、难点释疑

### 1. 嗜铬细胞瘤

起源于肾上腺髓质、交感神经节或其他部位的嗜铬组织的肿瘤。由于肿瘤可间断性或持续性释放大量儿茶酚胺，故临床上可出现阵发性或持续性高血压、心律失常、头痛、多汗及代谢紊乱症候群。

### 2. 心悸患者有哪些检查要点

（1）体格检查：以心脏检查为重点，注意心界是否扩大，心率快慢，心律是否规则，心音强弱，各瓣膜听诊区有无杂音。还应注意体温、脉搏、呼吸、血压，有无贫血，甲状腺有无肿大及血管杂音等。

（2）实验室检查：①血常规、血沉检查。②有指征时做抗链球菌溶血素"O"测定。③血清心肌酶测定有助于心肌疾病的诊断。④血清三碘甲状腺原氨酸（$T_3$）、甲状腺素（$T_4$）、促甲状腺激素（TSH）测定有助于甲状腺功能亢进症的诊断。⑤常规做心电图，有指征时做 X 线胸部摄片、超声心动图、放射性核素、甲状腺吸$^{131}$碘率测定等。

# 第八节　水　肿

### 教学大纲

★★★掌握水肿的概念、分类、病因及问诊要点。

★★熟悉水肿的发生机制、检查要点。

★了解水肿的诊断流程。

## 重点提示

### 一、概念★★★

人体组织间隙有过量的液体积聚，使组织肿胀，称为水肿。水肿按波及的范围可分为全身性水肿（液体在体内组织间隙呈弥漫性分布为全身性水肿）、局部性水肿（液体积聚在局部组织间隙）。水肿明显下陷，不易平复，称为凹陷性水肿；反之，水肿部位受压后无明显凹陷，称为非凹陷性水肿。

### 二、病因★★★

#### 1. 全身性水肿

（1）心源性水肿：常见于右心衰竭、缩窄性心包炎。水肿的特点是下垂性、对称性、凹陷性。首先出现在身体下垂部位，最早出现于踝内侧，经常卧床者腰骶部较明显。

（2）肾源性水肿：常见于各种肾炎和肾病综合征。水肿的特点是早期晨起时眼睑及颜面水肿，以后逐渐发展为全身水肿。肾病综合征时常出现中度或重度水肿及胸、腹水，凹陷性明显。

（3）肝源性水肿：常见于各种原因引起的肝硬化失代偿期，主要表现为腹水。代偿期肝硬化除主要表现为腹水外，也可出现踝部水肿，而后逐渐向上蔓延，一般头面部及上肢不发生水肿。

（4）营养不良性水肿：见于慢性消耗性疾病、长期营养物质摄入减少、蛋白质丢失性胃肠病、重度烧伤或冻伤、慢性酒精中毒等。其特点是水肿常从足部开始，逐渐蔓延至全身，常伴有消瘦、体重减轻、皮下脂肪减少、组织松弛等表现，组织压降低可加重水肿。

（5）内分泌性水肿：常见于甲状腺功能减退症、垂体前叶功能减退症、原发性醛固酮增多症、经前期紧张综合征等。黏液性水肿，见于甲状腺功能减退症，水肿以颜面及下肢较为明显，为非凹陷性水肿。

（6）其他因素性水肿：如药物性水肿、妊娠高血压综合征、某些结缔组织病、血清病、间脑综合征、硬皮病等。

**2. 局部性水肿**

（1）局部组织炎症：多由疖、痈、丹毒、外伤等病变引起，伴有局部潮红、灼热、压痛等。

（2）局部静脉回流受阻：如血栓性静脉炎、下肢静脉曲张、上腔静脉阻塞综合征等。静脉血栓形成如未能建立有效的侧支循环，则可引起局部淤血、水肿、出血，甚至坏死。

（3）淋巴回流受阻：如丝虫病、淋巴管炎、肿瘤压迫等，常表现为象皮肿。患部皮肤粗糙、增厚，并起皱褶，皮下组织也增厚。以下肢最常见，其次为阴囊、阴唇、上肢等。

（4）血管神经性水肿：患者有对某些药物、食物或周围环境等过敏史。水肿特点是发生突然、无痛、硬而有弹性，水肿处皮肤呈苍白色或蜡样光泽，水肿的中央部微凹陷。多见于面部、舌、唇等处，声门水肿可危及生命。

## 三、问诊要点★★★

**1. 水肿特点** 水肿发生的时间、急缓、开始的部位及发展顺序，水肿为全身性还是局部性，是否对称性，有无胸、腹水，与体位变化及活动的关系。女性患者还应询问水肿与月经、体位的关系及昼夜的变化等。

2. **既往史** 有无心脏、肝脏、肾脏、内分泌、结缔组织病史，有无药物过敏史，有无应用肾上腺皮质激素、睾酮、雌激素等药物史。

3. **伴随症状及体征** ①伴呼吸困难、发绀，多见于心脏病、上腔静脉阻塞综合征等；②伴蛋白尿、高血压、血尿，常提示肾脏疾病，轻度蛋白尿也可见于心源性水肿；③伴肝脏肿大，可见于肝源性、心源性、营养不良性，同时伴颈静脉怒张者见于心源性水肿；④伴肝掌、蜘蛛痣、脾大、腹壁静脉曲张，见于慢性肝病、肝硬化；⑤伴消瘦、体重减轻，见于营养不良；⑥伴乏力、颜面水肿及眉毛、头发稀疏，舌色淡、肥大，反应迟钝、神志淡漠，见于黏液性水肿。

### 📖 难点提示

## 一、名词解释

1. **球–管平衡**——不论肾小球滤过率或增或减，近曲小管的重吸收率始终占肾小球滤过率的65%～70%，这种定比重吸收的现象称为球–管平衡。

2. **丝虫病**——是由丝虫（由吸血节肢动物传播的一类寄生性线虫）寄生在患者的淋巴系统、皮下组织、腹腔、胸腔等处所引起。

3. **肝–颈静脉回流征阳性**——右心衰竭引起肝淤血肿大

时，压迫右上腹部可观察到颈静脉怒张或怒张加重，称为肝-颈静脉回流征阳性。

## 二、常考问题

1. 水肿的病因有哪些？

2. 全身性水肿的临床特点有哪些？

3. 水肿的伴随症状有哪些？

## 三、难点释疑

### 1. 水肿的发生机制

（1）体内外液体交换异常——水、钠潴留：某些疾病使肾小球滤过率下降和（或）肾小管对水、钠重吸收增多，即球-管平衡失调，导致水、钠潴留，产生水肿。

1）肾小球滤过率下降：①肾小球滤过面积减少；②有效滤过压下降。

2）肾小管重吸收水、钠增多：①心钠素分泌减少；②肾小球滤过分数增加；③醛固酮、抗利尿激素增多。

（2）血管内外液体交换异常——组织液增多：当维持血管内外体液平衡的因素发生障碍，出现组织间液生成多于回流，则发生水肿。常见原因：①毛细血管内滤过压升高；②毛细血管通透性增高；③血浆胶体渗透压降低；④淋巴回流受阻等。

### 2. 水肿的病因鉴别

区分水肿为全身性还是局部性、凹陷性还是非凹陷性、对称性还是非对称性、组织软硬度、水肿扩散及分布情况。

### 3. 水肿患者有哪些检查要点

（1）体格检查：在全身体格检查的基础上重点检查以下

各项：①皮肤：注意皮肤色泽、湿润度及毛发的改变；②心血管系统：注意心脏大小、颈静脉及肝-颈静脉回流情况；③腹部：注意肝脾大小、腹壁静脉、肾区叩击痛等情况；④局部水肿：注意有无红、肿、热、痛等情况。

（2）实验室及其他检查：血常规检查，尿常规检查，肝、肾功能检查，血浆 B 型利钠肽、N-末端心房利钠肽检测。必要时还应进行内分泌功能及自身抗体检查。可针对性地选择心血管的 X 线检查。疑有心脏、肝脏、肾脏、血管等疾病时，可选择超声检查。

# 第九节 恶心与呕吐

## 教学大纲

★★★掌握恶心与呕吐的概念、病因及问诊要点。
★★熟悉恶心与呕吐的发生机制、检查要点。

## 重点提示

### 一、概念★★★

恶心为上腹部不适，紧迫欲呕的感觉。呕吐是指胃或部分小肠内容物逆流，经食管从口腔排出体外的一种现象。恶心与呕吐均为复杂的反射动作，恶心常为呕吐的前奏，但也可单独出现，亦可仅有呕吐而无恶心。

## 二、病因★★★

### 1. 反射性呕吐

（1）消化系统疾病：①咽部刺激；②胃、肠病变；③肝、胆、胰腺与腹膜病变。

（2）呼吸系统疾病：如百日咳、急性或慢性支气管炎、支气管扩张、肺炎、急性胸膜炎、肺梗死等刺激支气管或胸膜引起呕吐。

（3）心脏、血管系统疾病：如急性心肌梗死、充血性心力衰竭、急性心包炎、主动脉夹层分离等。

（4）泌尿生殖系统疾病：如急性肾炎、急性肾盂肾炎、泌尿系统结石、急性盆腔炎、急性输卵管炎、尿毒症等。

（5）其他：如青光眼、屈光不正、急性鼻窦炎、急性中毒、令人嫌恶的景象与气味等。

### 2. 中枢性呕吐

（1）中枢神经系统疾病：①颅内感染；②脑血管疾病；③颅脑损伤；④癫痫。

（2）全身性疾病：如各种感染、内分泌与代谢障碍性疾病（早孕反应、甲状腺危象、糖尿病酮症酸中毒、尿毒症、水电解质及酸碱平衡失调等）及其他疾病（中暑、缺氧、急性溶血、休克）。

（3）药物反应与中毒：药物反应常见于洋地黄、吗啡、雌激素、雄激素、某些抗生素及抗癌药物。中毒常见于有机磷杀虫剂中毒、毒蕈碱中毒、一氧化碳中毒、乙醇及重金属中毒等。

### 3. 前庭障碍性呕吐
常见疾病有梅尼埃病、晕动病、迷路炎等，可伴听力障碍、眩晕等症状。

4. **神经性呕吐** 见于胃神经症、癔症等，常伴头痛、失眠、焦虑、抑郁等症状。

## 三、问诊要点★★★

1. **呕吐特点** 有恶心先兆，呕吐后感觉轻松者，多见于胃源性呕吐；无恶心或很轻，呕吐后又可进食，且全身状态较好者，多见于神经性呕吐；喷射性呕吐多见于颅内高压。

2. **呕吐物的性质** 呕吐物呈咖啡色，见于上消化道出血；呕吐隔日食物，并带腐败气味者，提示幽门梗阻；呕吐物带粪臭味，提示低位小肠梗阻；呕吐物中含大量胆汁，说明梗阻平面位于十二指肠乳头以下；含大量酸性液体者，多见于胃泌素瘤或十二指肠溃疡；呕吐物中含蛔虫，见于胆道蛔虫或肠道蛔虫。

3. **伴随症状及体征** ①伴发热：见于全身或神经系统炎症、急性细菌性食物中毒；②伴剧烈头痛：见于颅内高压、青光眼、偏头痛；③伴眩晕、眼球震颤：见于前庭器官疾病；④伴腹痛、腹泻：多见于急性胃肠炎、急性细菌性食物中毒及各种中毒、霍乱等；⑤伴高热、寒战及黄疸：见于急性溶血、胆囊炎或胆石症；⑥伴贫血、水肿、蛋白尿：见于肾功能不全。

## 难点提示

### 一、名词解释

1. **食管-贲门黏膜撕裂**——是食管下端和胃连接处的黏膜纵行裂伤，并发上消化道出血，一般出血有自限性，如累及小动脉可引起严重出血。

2. **腹型过敏性紫癜**——除皮肤紫癜外，还可累及消化道黏膜及腹膜脏层毛细血管，引起恶心、呕吐、呕血、腹痛、腹泻、黏液便及血便等一系列消化道症状。

## 二、常考问题

1. 按发生机制不同，恶心与呕吐的病因有哪些？
2. 恶心与呕吐的伴随症状有哪些？

## 三、难点释疑

### 1. 呕吐的发生机制

呕吐由延髓的两个位置相邻而功能不同的中枢控制。一是神经反射中枢，位于延髓外侧网状结构的背部，接受来自消化道和身体其他部位、大脑皮质、前庭器官以及化学感受器触发带的传入冲动，产生呕吐反射；二是化学感受器触发带，位于延髓第四脑室的底面，其本身不能直接引起呕吐反射动作，但可接受各种外来的化学物质或药物（吗啡、洋地黄、依米丁、氮芥、硫酸铜）及内生代谢产物（如雌激素、酮体、氮质血症）的刺激，引发神经冲动，并将冲动传至呕吐中枢，引起呕吐。

### 2. 呕吐的病因鉴别

（1）确定有无明显的诱因（体位、精神因素、咽部刺激等），既往有无呕吐病史等。如晨间呕吐发生在育龄期妇女，要考虑妊娠反应；尿毒症、慢性酒精中毒、鼻窦炎、慢性咽炎也可引起晨间恶心、干呕；服药后引起恶心、呕吐见于药物反应；乘车、船、飞机时发生呕吐见于晕动症。

（2）呕吐与进食的关系：进食过程中或进食后呕吐为胃源性呕吐，多见于胃炎、幽门管溃疡、幽门痉挛或精神性因素；进餐6小时以后呕吐，且呕吐物中有隔夜宿食者，多见于幽门梗阻；餐后短时间内呕吐，且集体发病的，多见于急性食物中毒。

**3. 恶心与呕吐患者有哪些检查要点**

（1）体格检查：应以腹部为重点，检查时注意有无胃型与肠型及胃肠蠕动波，有无肝脾肿大、压痛、反跳痛、肌紧张、肠鸣音异常及振水音等。神经系统检查应注意意识状态、瞳孔大小、脑膜刺激征及病理反射等。另外，还应注意有无发热、呼出气味异常、黄疸。如伴有畏光、流泪、复视或鼻塞、流涕、前额部疼痛、嗅觉减退、咽部异物感等症状时，应进行五官科检查。

（2）实验室及其他检查：包括呕吐物检查及血、尿、便的常规检查。出现下列情况可做相应的检查：如肝脏病变，可做肝功能检查；肾功能衰竭，应做肾功能检查；内分泌代谢疾病，需做血液生化及内分泌功能检查；消化道疾病可选择X线钡餐、内镜、超声检查；颅内占位性病变，可做头颅CT检查；前庭器官病变，可做前庭功能检查。

# 第十节　呕血与黑便

教学大纲

★★★掌握呕血与黑便的概念、病因及问诊要点。

★★熟悉呕血与黑便的发生机制、临床表现及检查要点。

## 重点提示

### 一、病因★★★

上消化道出血的病因很多，发病率排在前三位的疾病依次是消化性溃疡、食管与胃底静脉曲张破裂、急性胃黏膜病变。

### 二、临床表现★★

呕血与黑便是上消化道出血的主要表现，但临床表现的差异取决于出血的部位、出血的量及速度。

一般说来，呕血者均伴有黑便，而黑便者不一定伴有呕血。

幽门以下的出血常无呕血，血液经肠道时，血红蛋白中的铁与肠内硫化物结合成硫化铁而表现为黑便，更由于附有黏液而发亮，呈柏油样，故又称柏油样便（tarry stool）。而幽门以上的出血则往往兼有呕血。

但是，如幽门以下的出血，量大且速度快，可反流入胃引起呕血；幽门以上的出血如量少，也可无呕血，而只表现为黑便。

出血量大时，呕吐物为暗红色，甚至鲜红色或混有血凝块。胃内出血量少时，血红蛋白经酸作用后变成酸化正铁血红蛋白，呕吐物为咖啡色或棕褐色。

尤其值得注意的是少数急性上消化道大出血的患者，早期无呕血及黑便，而表现为急性周围循环衰竭，应及时直肠指检，较早发现未排出的黑便而早期做出诊断。

其他的表现与出血量多少有关。出血量大时，可出现贫血、发热及头昏、心悸、口渴、冷汗、晕厥、尿少、血压下降、脉搏增快等急性失血症状，还可出现血清尿素氮浓度增高，即肠源性氮质血症。

## 三、问诊要点★★★

**1. 确定是否是上消化道出血**

**2. 估计出血量** 评估出血量应参考呕血及便血量、血压及脉搏情况、贫血程度等。

①> 5mL——大便隐血试验阳性。

②> 50mL——可出现黑便。

③250～300mL——可出现呕血。

④500～800mL——可出现急性失血性贫血的症状，如头昏、眼花、皮肤苍白、口干乏力、心悸不安、出冷汗。

⑤800～1000mL——可出现周围循环衰竭。

血压和心率是判断大出血的关键指标：如果患者由平卧位改为坐位时出现血压下降（下降幅度大于15～20mmHg）、心率加快（上升幅度大于10次/分），已提示血容量明显不足；如收缩压低于90mmHg、心率大于120次/分，伴有面色苍白、四肢湿冷、烦躁不安或神志不清，说明已进入休克状态，属严重大量出血。

**3. 诱因**

**4. 既往史**

**5. 伴随症状及体征**

（1）伴慢性、周期性、节律性、季节性上腹痛：消化性溃疡。

（2）伴蜘蛛痣、肝掌、黄疸、腹壁静脉曲张、腹水、脾肿大：肝硬化门静脉高压。

（3）伴皮肤黏膜出血：血液病及急性传染病。

（4）伴右上腹痛、黄疸、高热：急性梗阻性化脓性胆管炎。

## 难点提示

### 一、名词解释

1. 便血——消化道出血经肛门排出。

2. 柏油样便——幽门以下的出血常无呕血，血液经肠道时，血红蛋白中的铁与肠内硫化物结合成硫化铁而表现为黑便，更由于附有黏液而发亮，呈柏油样，故又称柏油样便。

### 二、常考问题

1. 简述呕血与黑便的关系。

2. 呕血与黑便的病因包括哪些？

3. 如何根据患者的临床表现估计出血量？

### 三、难点释疑

**1. 憩室炎**

憩室是消化道的局部囊样膨出，有真性（全层膨出）和假性（仅有黏膜和黏膜下层膨出）两种，可引起急慢性炎症，称为憩室炎。

**2. 克罗恩病**

克罗恩病一种病因不明的胃肠道慢性炎性肉芽肿。

**3. 呕血与黑便患者有哪些检查要点**

（1）体格检查：进行系统全面的体格检查。首先注意体温、呼吸、脉搏、血压等生命体征。重点检查有无肝病面容、黄疸、出血点、毛细血管扩张、蜘蛛痣、肝掌，腹部有无腹壁静脉曲张、上腹部压痛、肝脾肿大及腹水。

（2）实验室检查：大便检查有助于上消化道出血的诊断；血常规检查有助于估计出血量；肝功能检查异常应考虑肝硬化、门静脉高压。必要时做肾功能及止血、凝血功能检查。

（3）器械检查：①上消化道内镜检查是当前诊断上消化道出血的首选方法，而且可用于出血的治疗。②腹部超声检查对排除肝、胆、胰的疾病有帮助。③X线钡餐检查时间的选定仍有争议。过早可能引起再出血，过晚则阳性率下降。一般主张出血停止数天后进行。不过目前多为上消化道内镜所取代。④选择性动脉造影在经内镜检查诊断仍不明时选用。

# 第十一节　腹　泻

## 教学大纲

★★★掌握腹泻的概念、急性腹泻与慢性腹泻的病因及问诊要点。

★★熟悉腹泻的发生机制、检查要点。

## 重点提示

### 一、概念★★★

腹泻是指排便次数增多，粪质稀薄或带黏液、脓血及未消化食物。通常每日排便3次以上或粪便总量超过200g，其中含水量大于80%，即可称为腹泻。临床上分急性腹泻和慢性腹泻两大类。急性腹泻病程少于2周，起病急骤，每天排便达 10 次以上，粪便量多而稀薄，排便时常伴腹鸣、肠绞痛或里急后重；慢性腹泻是指病程在 2 个月以上的腹泻或间歇期在 2~4 周内的复发性腹泻。

## 二、病因★★★

### 1. 急性腹泻

（1）急性肠道疾病：①各种病原体引起的急性肠道炎症；②细菌性食物中毒；③其他，如克罗恩病、溃疡性结肠炎急性发作、急性缺血性肠病、放射性肠炎及抗生素使用而引起的相关性小肠、结肠炎等。

（2）急性中毒：①植物性中毒，如食用毒蕈、桐油、发芽马铃薯等；②动物性中毒，如食用河豚、鱼胆等；③化学性中毒，如有机磷、砷、铅、汞等。

（3）全身性疾病：①急性感染；②变态反应性疾病；③内分泌疾病；④药物副作用；⑤其他，如尿毒症、移植物抗宿主病等。

### 2. 慢性腹泻

（1）胃部疾病：如慢性萎缩性胃炎、胃大部切除术后导致的胃酸缺乏等。

（2）慢性肠道感染：如肠结核、慢性细菌性痢疾、慢性阿米巴痢疾、慢性血吸虫病、肠鞭毛原虫病、钩虫病、绦虫病等。

（3）肠道非感染性病变：如溃疡性结肠炎、放射性肠炎、克罗恩病、缺血性肠炎、结肠多发性息肉、肠易激综合征、尿毒症性肠炎等。

（4）胃、肠道肿瘤：如胃泌素瘤、结肠癌、直肠癌、小肠淋巴瘤、类癌综合征等。

（5）消化、吸收障碍：肝、胆、胰腺疾病，如肝硬化、胆汁淤积性黄疸、慢性胆囊炎、胆石症、慢性胰腺炎、胰腺癌、胰腺切除术后；吸收不良性腹泻，如吸收不良综合征、短肠综合征等。

（6）其他：如甲状腺功能亢进症、肾上腺皮质功能减退症、糖尿病性肠炎、结肠冗长、血管活性肠肽（VIP）瘤、类癌综合征、肠易激综合征、系统性红斑狼疮、尿毒症、艾滋病、硬皮病等；药物性影响，如抗生素及抗肿瘤药物、利血平、甲状腺素、洋地黄类、考来烯胺等。

## 三、问诊要点★★★

1. **大便情况**　水样便常见于急性胃肠炎；米泔水样便见于霍乱；黏液脓血便见于细菌性痢疾、结肠癌、直肠癌；果酱样便伴血腥臭味见于阿米巴痢疾；粪便恶臭并呈紫红色血便见于急性出血性坏死性肠炎；粪便带黏液且不含病理成分见于肠易激综合征。

2. **病史**　有无慢性肝炎、肝硬化、慢性胆囊炎、慢性胰腺炎、慢性肾病、内分泌疾病及腹部手术史。

3. **伴随症状及体征**　①伴发热：见于急性肠道感染、细菌性食物中毒、全身感染性疾病及溃疡性结肠炎急性发作期等。②伴腹痛：多见于感染引起的腹泻，小肠疾病引起的腹痛位于脐周围，结肠疾病引起的腹痛则多在下腹部。③伴里急后重：提示病变多在直肠、乙状结肠，常见于细菌性痢疾、直肠癌、结肠癌等。④伴明显消瘦：见于胃肠道恶性肿瘤、肠结核、吸收不良综合征等。⑤伴皮疹或皮下出血：见于伤寒、副伤寒、过敏性紫癜等。⑥腹泻与便秘交替：见于结肠癌、结肠过敏、肠结核等。⑦伴腹部包块：见于胃肠道肿瘤、增殖型肠结核、血吸虫性肉芽肿、克罗恩病；⑧伴关节疼痛或肿胀：见于溃疡性结肠炎、肠结核、结缔组织疾病、惠普尔（Whipple）病，即肠源性脂肪代谢障碍等。

## 难点提示

### 一、名词解释

1. 克罗恩病——是一种慢性肉芽肿性炎症病变，合并纤维化与黏膜溃疡形成，表现为肠壁全层增厚变硬，肠腔狭窄。

2. 类癌综合征——起源于胃肠道和其他器官嗜银细胞。此种肿瘤能分泌 5-羟色胺（血清素）、激肽类、组胺等生物活性因子。正常情况下这些物质调控内脏功能，然而大量分泌时，可引起血管运动障碍、胃肠道症状、心脏和肺部病变等，称为类癌综合征。

3. 肠易激综合征——是因胃肠动力学异常、内脏感觉异常、肠道感染治愈后反应、胃肠激素水平、精神心理障碍等因素导致，以腹痛和腹部不适伴排便习惯改变的功能性肠病的常见类型。

### 二、常考问题

1. 急性腹泻与慢性腹泻的病因有哪些？
2. 腹泻的发生机制是什么？

### 三、难点释疑

1. 腹泻的发生机制

（1）分泌性腹泻：胃、肠道分泌大量黏液，超过肠黏膜的吸收能力。

（2）渗透性腹泻：由肠内容物渗透压增高，影响肠腔内水与电解质的吸收所致。

（3）渗出性腹泻：肠道感染性或非感染性炎症引起的血浆、黏液、脓血等炎性渗出物增多，而致腹泻。

（4）动力性腹泻：因肠蠕动亢进引起肠内食糜在肠道中停留的时间过短，未被充分吸收所致。

（5）吸收不良性腹泻：因肠黏膜吸收面积减少或吸收障碍所致。

**2. 腹泻的病因鉴别**

（1）确定属于急性腹泻还是慢性腹泻，两者病因不尽相同：急性腹泻起病急骤，病程短，腹泻次数明显增多；慢性腹泻起病缓慢，病程长。不同的季节腹泻又有不同的原因，急性腹泻发生于夏季与秋季时多见于急性肠道感染及细菌性食物中毒。

（2）通常进食生、冷、不洁饮食可引起急性胃肠炎；进食虾、螃蟹、菠萝可引起过敏性胃肠炎；长期服用广谱抗生素，可导致真菌性肠炎及假膜性肠炎；聚餐后集体暴发要考虑食物中毒。此外，高脂肪饮食、紧张、焦虑等均可引起腹泻。

**3. 腹泻患者的检查要点**

（1）体格检查：①一般检查：包括生命体征，有无脱水，营养状态，贫血情况，皮肤有无黄染、潮红、出血，淋巴结有无肿大等；②腹部检查：注意腹部外形、腹部包块、压痛、肠鸣音改变等情况；③直肠指检：尤其是慢性腹泻伴粪便带血者；④其他检查：注意有无突眼、虹膜炎及关节红肿等。

（2）实验室及其他检查：①粪便检查：包括外观、显微镜检查、原虫、隐血试验及粪便细菌学检查、粪便脂肪检查；②小肠吸收功能试验：疑有小肠吸收不良性腹泻者，应选择此项；③血液检查：包括血常规、电解质与酸碱度测定、肝功能及肾功能检查；④血浆激素及介质检测：如甲状腺激素、前列腺素、5-羟色胺等；⑤腹部超声检查：对腹腔实质性脏器病变的诊断有辅助作用。还可选择 X 线钡餐、钡灌肠、肠镜及组织活检检查，对慢性腹泻患者尤为重要。

# 第十二节　黄　疸

## 教学大纲

★★★掌握黄疸的概念、病因及问诊要点。

★★熟悉黄疸的发生机制、检查要点。

## 重点提示

## 一、概念★★★

血清总胆红素浓度升高致皮肤、黏膜、巩膜黄染。

隐性黄疸——总胆红素在 $17.1 \sim 34.2 \mu mol/L$，虽然浓度升高，但无皮肤、黏膜、巩膜黄染

显性黄疸——总胆红素浓度超过 $34.2 \mu mol/L$，则可出现皮肤、黏膜、巩膜黄染

## 二、胆红素的正常代谢★

生成胆红素的原料主要是血红蛋白的血红素。代谢过程包括:

{
非结合胆红素的形成及运输
肝细胞对非结合胆红素的摄取、结合、转化及排泄
胆红素的肠–肝循环及排泄

## 三、黄疸分类★★★

### (一)溶血性黄疸

**1. 病因**

(1) 先天性溶血性贫血

{
遗传性球形红细胞增多症
球蛋白生成障碍性贫血
蚕豆病等

(2) 获得性溶血性贫血

{
自身免疫性溶血性贫血
同种免疫性溶血性贫血——误输异型血、新生儿溶血
非免疫性溶血性贫血——败血症、疟疾、毒蛇咬伤、毒蕈中毒、阵发性睡眠性血红蛋白尿等

**2. 发生机制** 红细胞破坏增多,非结合胆红素形成增多,超出了肝细胞的摄取、结合与排泄能力,导致血中非结合胆红素潴留,超出正常水平。

3. 临床表现

一般黄疸较轻，呈浅柠檬色

急性溶血——起病急骤，出现、高热、头痛、腰痛、呕吐，严重者出现周围循环衰竭及急性肾衰竭

慢性溶血——主要为先天性与家族性，有贫血、黄疸、脾肿大三大特征

长期溶血——可并发胆道结石及肝功能损害

4. 实验室检查

血清胆红素——总胆红素增多，以非结合胆红素为主，结合胆红素一般正常

尿二胆——尿胆原增多，尿胆红素阴性

大便颜色——变深

溶血性贫血的改变——如贫血、网织红细胞增多、血红蛋白尿、尿隐血试验阳性、骨髓红细胞系列增生旺盛等

## （二）肝细胞性黄疸

1. **病因**　病毒性肝炎、中毒性肝炎、肝硬化、肝癌、钩端螺旋体病、败血症、伤寒等。

2. **发生机制**　肝细胞广泛性损害引起肝细胞对胆红素的摄取、结合及排泄能力下降，血中非结合胆红素潴留。但肝细胞还是能将一部分非结合胆红素转变为结合胆红素，只是转化能力较正常低。形成的结合胆红素，部分可从损伤的肝细胞反流入血中，部分由于肝内小胆管阻塞而反流入血液循环，剩下的部分仍经胆道排入肠道，故血中结合胆红素也增多。

### 3. 临床表现

黄疸——浅黄至深黄，甚至橙黄色

肝功能受损——乏力、食欲下降、恶心呕吐，甚至出血等

体征——肝脾肿大

### 4. 实验室检查

血清胆红素——结合及非结合胆红素均增多

尿二胆——尿胆原增多，尿胆红素阳性

大便颜色——通常改变不明显

肝功能受损——转氨酶升高

## （三）胆汁淤积性黄疸

### 1. 病因

肝外梗阻——胆道结石、胆管癌、胰头癌、胆道炎症水肿、胆道蛔虫、胆管狭窄等

肝内梗阻——肝内胆管泥沙样结石、华支睾吸虫病、原发性硬化性胆管炎

肝内胆汁淤积——胆汁排泄障碍所致，而无机械性梗阻，常见于内科疾病，如毛细胆管型病毒性肝炎、药物性胆汁淤积、原发性胆汁性肝硬化、妊娠期特发性黄疸等

**2. 发生机制** 胆道梗阻，梗阻以上的胆管压力增高，胆管扩张，最终肝内小胆管及毛细胆管破裂，胆红素随胆汁流入血液，故血中结合胆红素增多，而非结合胆红素一般不升高。

### 3. 临床表现

黄疸——深而色泽暗，甚至呈黄绿色或褐绿色

瘙痒——胆酸盐反流入血，刺激皮肤

心动过缓——胆酸盐刺激迷走神经

胆道梗阻——寒战、发热、右上腹痛

### 4. 实验室检查

血清胆红素——结合胆红素明显增多

尿二胆——尿胆原减少或阴性，尿胆红素阳性

大便颜色——变浅

反映胆道梗阻的指标——血清碱性磷酸酶、γ-谷氨酰转移酶及总胆固醇增高

## 四、问诊要点★★★

### 1. 年龄与性别

新生儿——生理性黄疸、新生儿溶血性黄疸、新生儿败血症及先天性胆道闭锁等

儿童与青少年——先天性与遗传性疾病、病毒性肝炎

中年以后——胆道结石、肝硬化、原发性肝癌

老年人——肿瘤

女性——胆石症、原发性胆汁性肝硬化多见

男性——原发性肝癌、胰腺癌多见

### 2. 病因与诱因

（1）输血后 {早期——误输异型血 / 晚期——输血引起的病毒性肝炎

（2）有无食鲜蚕豆及毒蕈史，有无服氯丙嗪、甲基睾酮

等药物及接触锑剂、氟烷等毒物。

**3. 既往史** 有无溶血性疾病家族史、病毒性肝炎及肝硬化病史，有无胆道结石史、酗酒史、血吸虫病史等。

**4. 病程**

黄疸急起——常见于急性病毒性肝炎、急性中毒性肝
　　　　　炎、胆石症、急性溶血
黄疸病程长——见于慢性溶血、肝硬化、肿瘤
黄疸进行性加深——见于胰头癌、胆管癌、肝癌
黄疸波动较大——见于胆总管结石

**5. 伴随症状及体征**

（1）伴寒战、高热：急性胆道梗阻、急性胆道感染、急性溶血、败血症、钩端螺旋体病等。

（2）伴腹痛：右上腹阵发性绞痛，多见于胆道结石、胆道蛔虫病；右上腹持续性疼痛，多见于急性肝炎、肝脓肿、肝癌。

（3）伴腰痛、血红蛋白尿：急性溶血。

（4）伴乏力、恶心、呕吐、食欲下降：肝细胞性黄疸。

（5）伴皮肤瘙痒、心动过缓：梗阻性黄疸。

## 难点提示

## 一、名词解释

**1. 黄疸**——血清总胆红素浓度升高致皮肤、黏膜、巩膜黄染。

**2. 隐性黄疸**——总胆红素在 $17.1 \sim 34.2 \mu mol/L$，虽然浓

度升高，但无皮肤、黏膜、巩膜黄染。

**3. 显性黄疸**——总胆红素浓度超过 $34.2\mu mol/L$，则可出现皮肤、黏膜、巩膜黄染。

## 二、常考问题

1. 试述胆红素的肠-肝循环？

2. 临床常见三种类型的黄疸的鉴别要点是什么？

## 三、难点释疑

### 1. 毒蕈中毒

蕈类又称蘑菇，属于真菌植物。毒蕈又叫毒蘑菇，是指食后可引起中毒的蕈类。目前在我国已鉴定的蕈类中，可食用蕈近 300 种，毒蕈有 100 多种，其中含剧毒可致死的近 10 种，如褐鳞环柄菇、肉褐鳞环柄菇、白毒伞（白帽菌）、毒伞（绿帽菌）、鳞柄白毒伞（毒鹅膏）、秋生盔孢伞（焦脚菌）、包脚黑褶伞、毒粉褶菌（土生红褶菇）、残托斑毒伞、鹿花菌、马鞍蕈等。

### 2. 黄疸患者有哪些检查要点

（1）黄疸诊断的确立：应排除食物或药物所致的黄染。过多食用胡萝卜、南瓜、橘子等食物，或服阿的平、呋喃类等药物，可引起皮肤黄染。食物所致的黄染，多在手掌、足底皮肤，一般不发生于巩膜和口腔黏膜；药物所致的黄染虽可有巩膜黄染，但以角膜缘周围最明显，离角膜缘越远黄染越浅。实验室检查胆红素可以明确黄疸的诊断。

（2）黄疸确定后，要进一步判断黄疸的类型。通过病史、体格检查，再结合胆红素代谢的实验室检查结果，一般不难判断。

（3）确定病变部位及病因：除常规的病史询问及体格检查外，溶血性黄疸应进行相应的溶血性贫血的实验室检查；肝细胞性黄疸应重点注意检查肝功能、肝炎病毒检查、甲胎蛋白等；胆汁淤积性黄疸应注意胆囊有无肿大、γ-谷氨酰转移酶有无升高、血清碱性磷酸酶有无升高。确定梗阻部位及可能的原因需选择腹部肝、胆、胰、脾的超声、X 线、经十二指肠镜逆行胰胆管造影（ERCP）、经皮肝穿刺胆管造影、CT 等检查。

# 第十三节　尿频、尿急、尿痛

## 教学大纲

★★★掌握尿频、尿急、尿痛的概念、病因及问诊要点。

★★熟悉尿频、尿急、尿痛的发生机制、检查要点。

## 重点提示

### 一、概念★★★

正常成人白天排尿 4~6 次，夜间 0~2 次。单位时间内排尿次数增多为尿频。尿急是患者一有尿意即难以控制，急欲排尿。尿痛是指患者排尿时尿道内疼痛或有烧灼感，甚至会阴部及耻骨上区疼痛。尿频、尿急、尿痛统称为膀胱刺激征。

## 二、病因★★★

### (一) 尿频

**1. 生理性尿频** 见于饮水过多、出汗少、气候寒冷及精神紧张和习惯性的尿频。生理性尿频的特点是每次尿量无减少,且不伴尿急、尿痛等症状,尿液检查结果为阴性。

**2. 病理性尿频**

(1) 多尿性尿频:肾脏排尿量增多,常见于糖尿病、尿崩症、急性肾衰竭多尿期、原发性甲状旁腺功能亢进症、原发性醛固酮增多症、精神性多饮等。此类疾病的共同特点是多饮、多尿而无尿急、尿痛。

(2) 非多尿性尿频:多见于下尿路病变或受到异常刺激,常见以下类型:①炎症性尿频:如膀胱炎、尿路感染、前列腺炎、尿路结核、膀胱及尿道结石,特点是每次尿量少,常伴有尿急、尿痛,尿液镜检可见炎性细胞;②膀胱容量减少性尿频:见于膀胱受压、结核或严重炎症后的膀胱纤维性挛缩、膀胱占位等病变,特点是持续性尿频,药物治疗难以缓解,每次尿量减少;③下尿路梗阻性尿频:如前列腺增生症、尿道狭窄、尿道口息肉、尿道旁腺囊肿、处女膜伞等,特点是每次尿量少,常伴有排尿困难;④神经源性尿频:见于癔症、神经源性膀胱(neurogenic bladder),特点为尿频而每次尿量少,不伴尿急、尿痛,尿液镜检无炎性细胞,常伴真性尿失禁;⑤尿道综合征:如感染性尿道综合征、非感染性尿道综合征,多见于已婚的中青年女性,常由于尿道外口解剖异常(如小阴唇融合、尿道处女膜融合、处女膜伞等)、泌尿系感染以及局部化学性、机械性刺激等因素所引起。患者尿道口周围组织为慢性炎症反应，多数患者尿培养可为阳性。

**（二）尿急、尿痛**

**1. 感染性** ①上尿路感染：如肾盂肾炎、肾结核、肾积脓；②下尿路感染：如急性膀胱炎、尿道炎、膀胱结核等，尿急症状特别明显；③邻近器官感染：急性前列腺炎常有尿急，慢性前列腺炎常伴排尿困难、尿线细和尿流中断，其他还可见附件炎、阑尾炎、精囊炎等。

**2. 非感染性** 间质性膀胱炎、膀胱及尿道的结石、膀胱癌、前列腺癌、异物刺激黏膜、精神因素和神经源性膀胱产生尿急和尿痛。一般说来，排尿开始时出现的疼痛多见于尿道炎；排尿终末出现的疼痛加剧见于后尿道炎、膀胱炎和前列腺炎，前列腺炎还会出现耻骨部、腰骶部及会阴部疼痛。

## 三、问诊要点★★★

**1. 排尿情况** 注意每日排尿次数、每次排尿量、全日尿量，是否伴尿急、尿痛及排尿困难，尿液有无颜色改变等。

**2. 既往史** 有无泌尿系统感染、结核病、尿道结石、盆腔炎、糖尿病、神经系统受损等病史。

**3. 伴随症状及体征** ①伴发热：见于肾盂肾炎、肾结核、急性盆腔炎、阑尾炎。急性肾盂肾炎常表现为寒战、高热、肾区叩击痛。②伴烦渴、多饮、多尿：见于糖尿病、尿崩症、精神性多尿、原发性甲状旁腺亢进症、原发性醛固酮增多症。③伴胀尿：见于肾盂肾炎、膀胱炎及肾结核。④伴血尿：见于急性膀胱炎、膀胱肿瘤、泌尿系统结石、结核等。泌尿系统肿瘤常为无痛性血尿。⑤伴尿线细、进行性排尿困难：见于前列腺增生症。⑥伴尿流突然中断：见膀胱结石堵住出口或后尿道结石嵌顿。⑦伴尿失禁：见于神经源性膀胱，常同时伴有下肢感觉和运动障碍。

## 难点提示

### 一、名词解释

**神经源性膀胱**——正常的排尿活动由脊髓反射中枢及交感、副交感、体神经共同参与。任何与排尿有关的神经受到损害后，引起的排尿功能障碍称为神经源性膀胱。

### 二、常考问题

1. 何为尿频、尿急、尿痛？
2. 尿频、尿急、尿痛的病因有哪些？

### 三、难点释疑

#### 1. 病因鉴别

确定每日排尿次数、每次排尿量、全日尿量，是否伴尿急、尿痛及排尿困难，尿液有无颜色改变等，进一步明确病因。对疑有性传播疾病导致的下尿路感染者，应询问患者及其配偶有无不洁性交史。

#### 2. 尿频、尿急、尿痛患者的检查要点

（1）体格检查：重点是泌尿系统检查。肾区明显叩击痛及上尿路的体表处有压痛点，见于急性肾盂肾炎、肾积脓等。急性膀胱炎时，耻骨上区可有压痛。尿道口有脓性分泌物和

红肿，多见于淋球菌、沙眼衣原体感染等性传播疾病。其他如睾丸、附睾、前列腺、盆腔及附件的检查也非常必要。

（2）实验室及其他检查：常规选择血常规、尿液检查、尿细菌培养、前列腺液等检查项目。如尿频伴多饮、多尿者，需选择血糖、胰岛素、醛固酮、抗利尿激素等内分泌实验室检查。还可选择泌尿系统超声、腹部平片、静脉肾盂造影、膀胱镜等检查进一步明确诊断。

# 第十四节　皮肤黏膜出血

### 教学大纲

　　★★★掌握皮肤黏膜出血的概念、分类、病因及问诊要点。
　　★★熟悉皮肤黏膜出血的发生机制、检查要点。
　　★了解皮肤黏膜出血的诊断流程。

### 重点提示

## 一、概念★★★

皮肤黏膜出血是指因机体止血或凝血功能障碍所引起的全身或局限性皮肤黏膜自发性出血或损伤后难以止血。皮肤黏膜出血是出血性疾病的主要表现，此类出血不包括血管遭受外伤、手术、溃疡、肿瘤坏死等损伤和曲张的静脉、血管瘤等破裂所发生的局部出血。

## 二、病因★★★

### 1. 血管壁结构与功能异常

（1）先天性：如遗传性出血性毛细血管扩张症、血管性假性血友病、家族性单纯性紫癜等。

（2）获得性：过敏性紫癜、药物性紫癜、感染性紫癜、中毒性紫癜、单纯性紫癜、结缔组织疾病、维生素 C 缺乏症等。

### 2. 血小板数量与功能异常

（1）血小板减少：①生成减少：如急性白血病、再生障碍性贫血、感染或放疗及化疗后的骨髓抑制等；②破坏增多：如特发性血小板减少性紫癜、药物性免疫性血小板减少性紫癜、脾功能亢进等；③消耗过多：如弥散性血管内凝血（DIC）、血栓性血小板减少性紫癜、溶血性尿毒综合征等。

（2）血小板增多：①原发性：如原发性出血性血小板增多症；②继发性：继发于慢性粒细胞性白血病、脾切除后、感染、创伤等。此类疾病血小板数量虽然增多，因活动性凝血活酶生成迟缓或伴有血小板功能异常，仍可引起出血现象。

（3）血小板功能异常：①先天性异常：如血小板无力症、巨大血小板综合征、血小板病（血小板第 3 因子异常）；②获得性异常：继发于感染、药物（阿司匹林等）、尿毒症、肝脏疾病、多发性骨髓瘤等。

### 3. 凝血功能障碍

（1）先天性：血友病、遗传性凝血酶原缺乏症、遗传性纤维蛋白原缺乏症、低纤维蛋白原血症、凝血因子缺乏症等。

（2）获得性：严重肝功能不全、尿毒症、维生素 K 缺乏症等。

**4. 抗凝及纤维蛋白溶解异常** 循环血液中抗凝物质增多，常见于某些中毒及抗凝药物过量，主要为获得性因素引起，如毒蛇咬伤、水蛭咬伤、敌鼠钠中毒、肝素使用过量、双香豆素过量、溶栓药过量、免疫相关抗凝物质增多等。但纤维蛋白溶解功能过强，则可影响机体正常止血而致出血。

## 三、问诊要点★★★

**1. 既往史** 有无药物过敏史、外伤史、感染及中毒史、肝肾疾病史，是否接受过抗凝治疗等。

**2. 家族史** 有无家族性出血性疾病。

**3. 伴随症状及体征** ①四肢对称性紫癜伴关节痛、腹痛、血尿，见于过敏性紫癜；②紫癜伴广泛性出血，如鼻出血、牙龈出血、血尿、黑便，见于血小板减少性紫癜、弥散性血管内凝血；③自幼发病伴血肿、关节腔出血或关节畸形，见于血友病；④伴发热，见于急性白血病、再生障碍性贫血、急性原发性血小板减少性紫癜、急性传染病、重症感染性疾病；⑤伴贫血，见于白血病、再生障碍性贫血；⑥伴黄疸及肝、脾肿大，见于肝脏疾病。

## 难点提示

## 一、名词解释

**血友病**——血友病是一组遗传性凝血活酶生成障碍引起的出血性疾病，包括血友病 A 和血友病 B。血友病 A 又称遗传性 FⅧ缺乏症，是临床常见的遗传性出血性疾病；血友病 B 又称遗传性 FⅨ缺乏症。血友病的临床表现为主要出血和血肿压迫。

## 二、常考问题

1. 皮肤黏膜出血的病因有哪些？
2. 皮肤黏膜出血的临床特点有哪些？

## 三、难点释疑

### 1. 出血的发生机制

(1) 血管壁结构与功能异常：血管内皮细胞损伤后，其下胶原纤维暴露，与血液中凝血因子接触，启动内源性凝血途经；受损的内皮细胞释放组织因子，以及在血小板释放的 ADP 和血栓素 $A_2$ 等作用下，使血小板黏附于血管破损处，发挥止血作用。当毛细血管壁存在先天性缺陷或受损伤时则不能正常地收缩发挥止血作用，而致皮肤黏膜出血。

(2) 血小板数量与功能异常：血小板在止血过程中的作用：①黏附于血管损伤处，进而被激活释放 ADP 和血栓素 $A_2$（$TXA_2$），收缩血管及诱导血小板聚集；②形成血小板血栓，修复受损血管；③活化的血小板释放血小板第 3 因子（$PF_3$），形成凝血酶原激活物，参与凝血反应；④在一定的条件下，激活XI及XII因子，启动内源性凝血系统。如果血小板的数量与功能出现异常，必然导致止血及凝血功能障碍，引起皮肤黏膜出血。

(3) 凝血功能障碍：人体凝血过程复杂，是在内源性或外源性凝血途径启动后所进行的一系列凝血因子相继酶解激活的过程，最终生成凝血酶，形成纤维蛋白凝块。凝血因子在凝血的连锁反应中彼此相关，整个凝血过程迅速连续进行并受到精细调节。因此，任何凝血因子或任何凝血环节出现障碍，均可导致凝血功能障碍，从而导致皮肤黏膜出血。

(4) 抗凝及纤维蛋白溶解异常：循环血液中抗凝物质增多，

纤维蛋白溶解功能过强，则可影响机体正常止血而致出血。

**2. 出血性疾病的临床鉴别（表1-7）**

幼年起病提示先天性出血性疾病；成年后发病多见获得性出血性疾病。在遗传性出血性疾病中，血友病几乎均见于男性，年轻女性反复出现下肢瘀斑提示单纯性紫癜。此外，还包括出血情况，如出血的部位、范围及特点，有无鼻出血、牙龈出血、关节腔出血、内脏出血。注意出血过程短暂还是反复出血，亦或终生经过。

**表1-7　出血性疾病的临床鉴别**

| | 血管疾病 | 血小板疾病 | 凝血功能异常 |
|---|---|---|---|
| 家族史 | 少见 | 罕见 | 常见 |
| 性别 | 女性多见 | 女性多见 | 男性多见 |
| 病程 | 短暂、反复 | 短暂、反复 | 常为终身性 |
| 皮肤紫癜 | 常见 | 多见 | 罕见 |
| 血肿 | 罕见 | 可见 | 常见 |
| 关节腔出血 | 罕见 | 罕见 | 常见 |
| 内脏出血 | 罕见 | 常见 | 常见 |
| 月经过多 | 少见 | 常见 | 少见 |

**3. 皮肤黏膜出血患者的检查要点**

（1）**体格检查**：①注意出血的部位、范围、分布，是否对称，有无血肿、鼻出血、关节腔出血及内脏出血；②有无肝脏、脾脏及淋巴结肿大；③有无黄疸、蜘蛛痣及腹水；④有无关节畸形，皮肤及黏膜有无异常扩张的小血管；⑤有无贫血及贫血程度，有无血压、脉搏异常。

（2）**实验室检查**：①疑为血管壁、血小板异常及凝血功能障碍者,选择止血与凝血功能检测;②有肝脏、脾脏肿大及血尿患者,应进行肝、肾功能检查。

# 第十五节 关节痛

## 教学大纲

★★★掌握关节痛的概念、分类、病因及问诊要点。
★★熟悉关节痛的发生机制、检查要点。

## 重点提示

### 一、病因★★★

引起关节痛的常见病因有外伤、感染、变态反应和自身免疫因素、退行性关节病、代谢性骨病、骨关节肿瘤、血液系统疾病。

### 二、问诊要点★★★

**1. 关节疼痛出现的时间**

**2. 疼痛部位**

大关节和单关节——多见于化脓性关节炎

髋关节和脊椎——多见于结核性关节炎

对称性、游走性大关节疼痛——多见于风湿性关节炎

对称性手足小关节疼痛——多见于类风湿关节炎

负重的髋、膝关节痛——多见于骨关节炎

第一跖趾关节红、肿、热、痛——多见于痛风性关节炎

### 3. 疼痛出现的缓急程度及性质

> 起病急剧，疼痛剧烈，呈烧灼、切割样疼痛或跳痛——急
> 　　性外伤、化脓性关节炎及痛风
> 锐痛——可见于骨折和韧带拉挫伤
> 钝痛——可见于骨关节肿瘤
> 起病缓慢，疼痛程度较轻，呈酸痛、胀痛——可见于系统
> 　　性红斑狼疮、类风湿关节炎、增生性骨关节病等

### 4. 疼痛的诱因

> 饮酒或高嘌呤饮食后——痛风性关节炎
> 关节过度负重、活动过多以及天气湿冷时——骨关节炎
> 气候变冷、潮湿而发病——风湿性关节炎、类风湿关节炎

### 5. 疼痛的程度

> 疼痛剧烈——可见于急性外伤、化脓性关节炎及痛风
> 初发病时为间歇性轻痛，继而呈持续性剧痛——骨关节
> 　　恶性肿瘤
> 间歇性隐痛——良性肿瘤
> 疼痛程度较轻——系统性红斑狼疮、类风湿关节炎、增
> 　　生性骨关节病等

### 6. 加重与缓解因素

①化脓性关节炎局部冷敷可缓解疼痛；②痛风多因饮酒而加重，解热镇痛药效果不佳而秋水仙碱缓解疼痛效果显著；③关节肌肉劳损休息时疼痛减轻，活动则疼痛加重；④增生性关节炎夜间卧床休息、静脉回流不畅、骨内压力增高时疼痛增加，起床活动后静脉回流改善，疼痛缓解，但活动过多疼痛又会加重。

### 7. 职业及居住环境

长期负重、剧烈运动的职业易患关节病，如搬运工、运动员等。工作和居住在潮湿寒冷环境中的人员，关节病的患病率也明显升高。

**8. 伴随症状及体征**

（1）伴高热畏寒、局部红肿灼热：化脓性关节炎。

（2）伴低热、乏力、盗汗、消瘦、纳差：结核性关节炎。

（3）伴全身小关节对称性疼痛，伴晨僵和关节畸形：类风湿关节炎。

（4）伴关节疼痛呈游走性，伴心脏炎、舞蹈病：多发性风湿性关节炎。

（5）伴血尿酸升高、局部红肿灼热：痛风。

（6）伴皮肤红斑、光过敏、低热和多器官损害：系统性红斑狼疮。

（7）伴皮肤紫癜、腹痛腹泻：关节型过敏性紫癜。

## 难点提示

### 一、名词解释

**关节型过敏性紫癜**——过敏性紫癜的一种类型。临床特点是除了有一定程度的皮肤紫癜之外，并因关节部位受累而引起以关节疼痛与肿胀为主的临床表现。

### 二、常考问题

1. 关节痛的常见病因有哪些？

2. 风湿性关节炎和类风湿关节炎如何鉴别？

### 三、难点释疑

**1.“4”字试验**

患者仰卧，一侧下肢伸直，另一侧下肢以“4”字形状放在伸直下肢的近膝关节处，一手按压膝关节，另一手按压对侧髂嵴，两手同时下压。下压时，骶髂关节出现疼痛或屈侧膝关节不能触及床面为阳性。"4"字试验阳性见于骶髂关节病变、腰椎间盘突出症、股骨头坏死、强直性脊柱炎等。

**2. 痛风**

与嘌呤代谢障碍和（或）尿酸排泄减少所致的血尿酸增高直接相关的一组异质性疾病。

**3. 类风湿关节炎**

一种以侵蚀性关节炎为主要表现的全身性自身免疫性疾病。

**4. 关节痛的检查要点**

（1）系统检查各关节，可按颈椎、胸椎、腰椎、颌部、肩部、上肢、骨盆及下肢的顺序，注意病变是单关节还是多关节，是否对称。关节局部皮肤有无红、热、关节肿胀、压痛、波动感；有无关节变形、肌肉萎缩，并测定各关节的运动范围。膝关节疼痛者应做浮髌试验，以发现膝关节腔积液。

（2）实验室检查：血常规中白细胞升高，可能为感染性关节炎或急性风湿性关节炎。白细胞升高、降低或正常，但有幼稚细胞出现，同时伴有血红蛋白下降、血小板减少，考虑急性白血病。血沉、C反应蛋白增高，有助于诊断炎症性关节炎，如风湿性关节炎、化脓性关节炎、结核性关节炎。另外，血沉还可以反映关节炎症为活动性或非活动性，血沉持续增快说明关节炎症仍有活动性。类风湿因子测定对类风湿关节炎的诊断有意义；血清抗链球菌溶血素"O"（ASO）滴度增高者，应警惕风湿性多关节炎；抗核抗体检查对结缔组织病的关节炎有鉴别诊断价值；人类白细胞抗原Ⅰ类分子

B27（HLA-B27）阳性，支持强直性脊柱炎诊断；血尿酸增高对痛风性关节炎的诊断有重要意义。关节腔穿刺液检查、关节滑膜活检等，有利于明确关节痛的病因。

（3）X线检查：能发现关节面、关节腔、关节周围软骨组织和骨质的变化，对慢性关节病的诊断有重要意义，但许多急性关节疾病常无明显X线改变。

# 第十六节　眩　晕

## 教学大纲

★★★掌握眩晕的概念、分类、病因及问诊要点。

★★熟悉眩晕的发生机制、检查要点。

★了解眩晕的诊断流程。

## 重点提示

### 一、概念★★★

1. **眩晕**　指人体对位向（空间定向感觉）的主观体会错误，是一种并不存在的自身或外界物体的运动性或位置性幻觉或错觉，患者主观感觉自身或外界物体成旋转、摆动、直线、倾斜或升降等运动。一般无意识障碍。眩晕常伴有眼球震颤、平衡失调及恶心、呕吐、出汗、面色苍白、脉搏徐缓、血压下降等自主神经功能失调的表现。

2. **头晕** 指患者感觉头重脚轻，站立或行走不稳，无自身或外界物体的运动或旋转感。多由于贫血、感染、发热、低血容量、低血压、糖尿病、药物副作用等原因所致。

3. **头昏** 指持续的头脑昏昏沉沉、不清晰感，多伴有头重、头胀、健忘、乏力和其他神经症或慢性躯体性疾病症状，劳累时加重。系由神经衰弱或慢性躯体性疾病等所致。

## 二、病因★★★

### （一）系统性眩晕

#### 1. 前庭周围性眩晕

（1）梅尼埃病：以反复发作性眩晕、波动性感音神经性耳聋、耳鸣为典型临床表现，严重时可伴有明显的自主神经症状。

（2）良性发作性位置性眩晕：为在某种特殊的头位，经数秒的潜伏期后发生中等程度的眩晕、恶心、眼球震颤，眩晕与眼球震颤发作时间短。重复该头位，眩晕及眼震可再度发生，但眩晕程度及眼震反应都迅速减弱。

（3）药物源性眩晕：前庭损害时可伴耳鸣、听力减退，急性期可见明显的恶心、呕吐，静息状态下可减轻，运动时加重。

（4）前庭神经元炎：多数患者于病前1~2周有上呼吸道或胃肠道病毒感染史，发病突然，为强烈的旋转性眩晕，伴明显的自主神经反应。

（5）迷路炎：起病急，多为急性、慢性中耳炎并发症。表现为发热、阵发性眩晕、呕吐和眼球震颤，伴进行性耳聋、耳痛等。

**2. 前庭中枢性眩晕**

（1）脑血管病变：为突然出现的短暂性眩晕，其次为视力障碍、共济失调、头痛、意识障碍及脑干、小脑的定位体征。

（2）肿瘤：肿瘤直接浸润或压迫前庭神经核等引起眩晕。

（3）小脑或脑干感染：常急性起病，有上呼吸道或消化道等前驱感染史，有脑干或小脑损害的症状和定位体征。

（4）外伤性眩晕：在外伤急性期，眩晕的产生可能与迷路振荡有关，此种眩晕多迅速消失。

（5）多发性硬化：临床表现为持续性眩晕，被动及主动转头时可引起眩晕加重及恶心、呕吐。患者多有其他神经系统定位体征。在病史上以多次缓解与复发为特征。

## （二）非系统性眩晕

指前庭系统以外的全身或局部病变引起的眩晕。

# 三、问诊要点★★★

**1. 发作特点和持续时间**

**2. 诱因及有关病史**

**3. 伴随症状及体征** ①伴耳鸣、听力减退，考虑梅尼埃病、内耳药物中毒、桥小脑角肿瘤等。②伴恶心、呕吐等迷走神经激惹症状，多考虑周围性眩晕。③伴站立不稳或左右摇摆者，多考虑周围性眩晕。④伴脑神经和（或）肢体神经定位体征，考虑为后颅窝或颅底病变。

## 难点提示

### 一、名词解释

**1. 眩晕**——眩晕是人体对位向（空间定向感觉）的主观体会错误，是一种并不存在的自身或外界物体的运动性或位置性幻觉或错觉。患者主观感觉自身或外界物体成旋转、摆动、直线、倾斜或升降等运动。一般无意识障碍。眩晕常伴有眼球震颤、平衡失调及恶心、呕吐、出汗、面色苍白、脉搏徐缓、血压下降等自主神经功能失调的表现。

**2. 本体觉**——本体觉又称深感觉，是指来自肌、腱、关节等的位置觉、运动觉和震动觉。此传导通路受损时，患者闭目不能确定其相应部位的位置、姿势和运动的方向，震动觉消失，同时精细触觉也丧失。

**3. 前庭觉**——前庭系统是感觉系统之一，负责掌管平衡感。当个体进行加速或减速活动时，会调整头部倾斜的位置，以维持身体的平衡，在撞到东西或跌倒时能即时反应，保护身体。它的运作器官是内耳的三个半规管，里面充满了与神经细胞相连接的绒毛，当外在刺激产生时，神经细胞获得讯息，便做出反应。

### 二、常考问题

1. 如何鉴别眩晕、头昏、头晕？
2. 良性发作性位置性眩晕的临床表现是什么？
3. 如何鉴别前庭中枢性眩晕和前庭周围性眩晕？

## 三、难点释疑

### 1. 眩晕、头晕、头昏的鉴别（表1–8）

表1–8　眩晕、头晕、头昏的鉴别

| 症状 | 概念性描述 | 临床意义 |
|---|---|---|
| 头昏 | 头昏沉和不清醒感 | 多由全身性疾病或神经症等所引起，临床很常见，但非神经科关注重点 |
| 头晕 | 头重脚轻和摇晃不稳感 | 多由前庭系统、视觉或深感觉病变所引起 |
| 眩晕 | 为运动幻觉，伴恶心、呕吐、倾倒等 | 多由前庭系统病变，且由前庭系统末梢病变（内耳迷路的半规管和囊斑）所致 |

### 2. 前庭中枢性眩晕和前庭周围性眩晕的鉴别（表1–9）

表1–9　前庭中枢性眩晕和前庭周围性眩晕的鉴别

| | 周围性眩晕 | 中枢性眩晕 |
|---|---|---|
| 病变位置 | 内耳迷路、前庭神经、前庭神经核 | 小脑、脑干、大脑 |
| 眩晕特点 | 严重，发作性，病程短，多能明确描述，头部运动和睁眼加重 | 较轻，持续性，病程长，多不能明确描述，头部运动和睁眼无明显加重 |
| 位置性眼震 | 2～10秒潜伏期，短暂，较快适应 | 无潜伏期，持续性，无适应 |
| 听力检查 | 多有耳鸣 | 多正常，无耳鸣 |
| 前庭功能 | 多有前庭功能低下 | 前庭功能正常 |
| 中枢症状、体征 | 无 | 常有 |
| 自主神经症状 | 明显而严重 | 多不明显或缺如 |

### 3. 眼球震颤

是一种不自主、有节律性、往返摆动的眼球运动。方向分为水平型、垂直型、旋转型等，以水平型为常见，通常以快相方向表示眼球震颤方向，快相为代偿性恢复注视位的运动。常由视觉系统、眼外肌、内耳迷路及中枢神经系统的疾病引起。眼球震颤不是一个独立的疾病，而是某些疾病的临床表现，因此要针对病因进行治疗。

### 4. 感音神经性耳聋

感音神经性聋是指耳蜗螺旋器病变，不能将声波变为神经兴奋，或神经及其中枢途径发生障碍不能将神经兴奋传入，或大脑皮质中枢病变不能分辨语言，由于初步的听力学检查不能将感应性聋、神经性聋和中枢性聋区分开来，因此统称为感音神经性聋。如老年性耳聋、梅尼埃病、药物中毒性耳聋、迷路炎、噪声损伤、听神经瘤等。

### 5. 前庭功能试验

前庭功能试验是根据前庭系统病变时所产生的一系列症状，或以某些方法刺激前庭系统，观察其诱发的眼震、倾倒、眩晕和自主神经系统反应，以查明病变性质、程度和部位，亦用以协助诊断颅内的病变及特殊从业者的选择或锻炼前的参考。

### 6. 眼震电图

人的眼球类似于一节电池，角膜相对于视网膜带正电，视网膜相对于角膜带负电，也就是说在角膜和视网膜之间形成了一个电位差。当眼球在正视位时，角膜与视网膜间电位大约为 $1\mu V$，在眼球周围形成一个微弱的电场。当眼球运动时，该电场发生规律性变化。这种电场的变化就是眼球周围的生物电信号。这种生物电信号被采集下来后放大约 2 万倍，再以图形的方式表示出来，就是眼震电图。

### 7. 眩晕的检查要点

（1）体格检查：注意检查生命体征，耳部、眼部、颈部、心血管、血液系统、前庭功能检查有无异常。

（2）甩头试验：主要用于评估受试者两侧前庭眼反射是否对称，进一步判断是否有单侧前庭功能下降。

（3）实验室及其他检查：血液和病原学检查，将有助于颅内感染的病因诊断。听力学检查有助于鉴别诊断中枢性眩晕和周围性眩晕。眼震电图有助于诊断前庭周围性病变引起的眩晕。头颈部 X 线摄片、CT、MRI、DSA 等影像学检查，均可能为眩晕的诊断提供依据。

# 第十七节 晕 厥

### 教学大纲

★★★掌握晕厥的概念、分类、病因及问诊要点。

★★熟悉晕厥的发生机制、检查要点。

★了解晕厥的诊断流程。

### 重点提示

## 一、概念★★★

是指一过性全脑血液低灌注导致的短暂意识丧失，特点为发生迅速、一过性、自限性并能够完全恢复。晕厥是最常见的"非癫痫样"意识状态改变的原因。

典型晕厥发作前可出现面色苍白、恶心、呕吐、出汗、头晕、耳鸣等自主神经症状，持续数秒至十秒，继而感觉眼前发黑，意识丧失，肌张力消失，患者倒地或不能维持正常姿势，平卧后意识迅速（数秒至数分钟）恢复，全身软弱无力，恢复后不留任何后遗症。

## 二、病因及发生机制★★

### 1. 神经反射性晕厥

（1）血管迷走神经性晕厥：多见于年轻体弱女性，情绪紧张、饥饿、妊娠、恐惧、疲劳、疼痛、失血、医疗器械检查可诱发。一旦晕厥发生而卧倒，神志也可恢复。

（2）颈动脉窦性晕厥：是由于急剧转颈、低头、衣领过紧等，使颈动脉窦突然受压而引起交感神经抑制、副交感神经兴奋，进而致晕厥。

（3）情境性晕厥：是与某些特殊情境（如排尿、吞咽、排便、咳嗽、打喷嚏）相关联的神经调节性晕厥。常见的有排尿性晕厥、吞咽性晕厥、咳嗽性晕厥。

### 2. 直立性低血压性晕厥
是指从卧位或久蹲位突然转为直立位时发生的一种晕厥。

### 3. 心源性晕厥
由于急性心搏出量骤减，随即脑灌注急降而出现的晕厥，可发生于卧位、体力活动时或活动后。发生迅速，无任何预兆，与直立体位无关。

### 4. 脑血管性晕厥
供应脑部血液的血管发生一过性闭塞，使脑灌注压急降而引起的晕厥。

**5. 心理性假性晕厥** 焦虑、癔症、惊恐和极度沮丧可引起类似晕厥的症状。

## 三、问诊要点★★★

1. **年龄、性别** 晕厥的原因和年龄、性别密切相关。
2. **发作的诱因**
3. **发作与体位的关系**
4. **既往病史及用药史**
5. **伴随症状及体征** ①伴面色苍白、血压下降、脉搏缓弱，可见于血管迷走神经性晕厥。②伴面色苍白、呼吸困难、发绀，可见于心源性晕厥。③伴黑矇、复视、面部或肢体麻木、无力，可见于脑血管性晕厥。

### 难点提示

## 一、名词解释

**晕厥**——指一过性全脑血液低灌注导致的短暂意识丧失，特点为发生迅速、一过性、自限性并能够完全恢复。晕厥是最常见的"非癫痫样"意识状态改变的原因。

## 二、常考问题

神经反射性晕厥的分类和临床表现?

## 三、难点释疑

**1. 晕厥的病因释义和临床特点**

(1) 单纯自主神经衰竭：是一种内脏功能失调的综合征，

包括循环系统功能、消化系统功能或性功能失调的症状。多由心理、社会因素诱发人体部分生理功能暂时性失调，神经内分泌出现相关改变而组织结构上并无相应病理改变的综合征。

（2）多系统萎缩：是成年期发病、散发的神经系统变性疾病，临床表现为不同程度的自主神经功能障碍、对左旋多巴类药物反应不良的帕金森综合征、小脑性共济失调和锥体束征等症状。由于在起病时累及这三个系统的先后不同，所以造成的临床表现各不相同。但随着疾病的发展，最终出现这三个系统全部损害的病理表现和临床表现。

（3）帕金森病（PD）：是一种常见的神经系统变性疾病，老年人多见，平均发病年龄为60岁左右，40岁以下起病的青年帕金森病较少见。我国65岁以上人群PD的患病率大约是1.7%。大部分帕金森病患者为散发病例，仅有不到10%的患者有家族史。帕金森病最主要的病理改变是中脑黑质多巴胺能神经元的变性死亡，由此而引起纹状体多巴胺（DA）含量显著性减少而致病。导致这一病理改变的确切病因目前仍不清楚，遗传因素、环境因素、年龄老化、氧化应激等均可能参与多巴胺能神经元的变性死亡过程。

（4）糖尿病性神经病变：是糖尿病常见的并发症。高血糖和微血管病变是其主要的发病机制。以远侧对称性神经病为主要表现。麻木、疼痛、痛觉过敏、肌无力等可严重影响患者的生活质量。

（5）脊髓损伤：是脊柱损伤最严重的并发症，往往导致损伤节段以下肢体严重的功能障碍。

（6）病态窦房结综合征：简称病窦综合征，又称窦房结功能不全，是由窦房结及其邻近组织病变引起的窦房结起搏功能和（或）窦房传导功能障碍，从而产生多种心律失常和临床症状的一组综合征。病窦综合征时，除窦房结的病理改变外，还可合并心房、房室交界及心脏全传导系统的病理改变。其中，大多数患者在 40 岁以上出现症状，60 ~ 70 岁最多见。

（7）长 QT 综合征：又称为 QT 间期延长综合征，指以心电图上 QT 间期延长为特征，易发生室性心律失常、晕厥和猝死的一组综合征，可能伴有先天性耳聋。

（8）Brugada 综合征：是由于编码心肌离子通道的基因突变引起离子通道功能异常而导致的综合征。临床上，以 $V_1$ ~ $V_3$ 导联 ST 段抬高、$V_1$ ~ $V_3$ 导联 ST 段多变、心脏结构无明显异常、多形室性心动过速（室速）或心室颤动（室颤）和晕厥的反复发作以及心源性猝死为特征。

（9）儿茶酚胺依赖型室速：亦称为肾上腺素能依赖型尖端扭转室性心动过速、遗传性 QT 间期延长综合征等。主要表现为发作性晕厥及猝死。晕厥几乎都是发生在交感神经高度紧张或张力突然变化的情况下，如剧烈运动、劳累、排便、精神紧张、疼痛、恐惧、焦虑、噩梦、声光刺激等。心率逐渐加快并出现室性期前收缩，从而诱发尖端扭转性室性心动过速，有时可转化为心室颤动而猝死。症状轻者意识不丧失，仅出现黑矇、眩晕，可有视力模糊、忧虑、呻吟、喊叫等。重者发生晕厥、意识丧失、抽搐、尿失禁，甚至猝死。

（10）致心律失常性右室心肌病：又称致心律失常性右室发育不良。其特征为右心室心肌被进行性纤维脂肪组织所替代，临床常表现为右心室扩大、心律失常和猝死。

（11）心脏黏液瘤：是最常见的原发性心脏肿瘤，约占

50%。患者年龄大多数在 30 ~ 50 岁。女性发病率比男性略高。少数患者有家族史。心脏各个房、室均可发生黏液瘤，而位于左心房者最为多见，约占 80%；其次为右心房，约占 15%；心室黏液瘤则较少见。黏液瘤大多为单发病灶，极少数病例在同一心腔或不同心腔内出现两个或多个肿瘤。

（12）主动脉瓣狭窄：主要由风湿热的后遗症、先天性主动脉瓣结构异常或老年性主动脉瓣钙化所致。患者在代偿期可无症状，瓣口重度狭窄的患者大多有倦怠、呼吸困难（劳力性或阵发性）、心绞痛、眩晕或晕厥，甚至突然死亡。

（13）梗阻性肥厚型心肌病：特征为心室肌肥厚，典型者在左心室，以室间隔为甚，偶尔可呈同心性肥厚。左心室腔容积正常或减小。偶尔病变发生于右心室。通常为常染色体显性遗传。

（14）心包填塞：外伤性心脏破裂或心包内血管损伤造成心包腔内血液积存，称为血心包或心包填塞，是心脏创伤的急速致死原因。由于心包的弹力有限，急性心包积血达150mL 即可限制血液回心和心脏跳动，引起急性循环衰竭，进而导致心搏骤停。

（15）原发性肺动脉高压：是一少见疾病，因其病因不明，而区别于继发性肺动脉高压。常见的初始症状有呼吸困难、疲乏、胸痛、眩晕、水肿、晕厥、心悸。

（16）肺栓塞：是指体循环的各种栓子脱落阻塞肺动脉及其分支，引起肺循环障碍的临床病理生理综合征。最常见的肺栓子为血栓，由血栓引起的肺栓塞也称肺血栓栓塞。临床表现为患者突然发生不明原因的虚脱、面色苍白、出冷汗、呼吸困难、胸痛、咳嗽等，并有脑缺氧症状如极度焦虑不安、倦怠、恶心、抽搐和昏迷。

（17）预激综合征：是一种房室传导的异常现象。冲动经附加通道下传，提早兴奋心室的一部分或全部，引起部分心室肌提前激动，称为"预激"，合并室上性心动过速发作者称为预激综合征。预激是一种较少见的心律失常，其诊断主要依靠心电图。

**2. 晕厥的检查要点**

（1）体格检查：注意检查生命体征、面色有无异常。重点检查心血管系统及神经系统，将更助于晕厥病因的诊断。

（2）诊断试验：反复晕厥的年轻患者若不考虑心脏病或神经系统疾病，应首先做倾斜试验；老年患者或转头时诱发晕厥的患者应首先进行颈动脉窦按摩检查。

（3）实验室及其他检查：①血常规、血生化、血气分析检查等，有助于发现循环血容量丢失或代谢原因引起的晕厥。②心电图及超声心动图检查对于晕厥患者心电图检查是非常必要的。典型的心电图异常表现能高度提示心律失常性晕厥，也是预测心源性晕厥和死亡危险性的独立因素。③影像学检查，如颈椎 X 线片、CT、MRI 及 DSA 检查等，有助于诊断脑血管性晕厥。

# 第十八节　抽　搐

📖 **教学大纲**

★★★掌握抽搐的概念、分类、病因及问诊要点。

★★熟悉抽搐的发生机制、检查要点。

★了解抽搐的诊断流程。

📖 **重点提示**

## 一、概念★★★

抽搐指一块肌肉或一组肌肉快速的、重复性的、阵挛性或强直性、无意识性地收缩。抽搐大多是全身性的，当抽搐表现为肌群的强直性或阵挛性或二者兼有的收缩时，称惊厥。抽搐或惊厥发作时大多伴意识障碍，少数可不伴意识障碍。

## 二、病因★★★

**1. 颅脑疾病**

（1）感染性：如各种脑炎、脑膜炎、脑脓肿、脑寄生虫病等。

（2）非感染性：①外伤，如产伤、脑挫伤、脑血肿等。②肿瘤，如原发性肿瘤（如脑膜瘤、神经胶质瘤等）及转移性脑肿瘤。③血管性疾病，如脑血管畸形、高血压脑病、脑出血、脑梗死等。④癫痫。⑤其他疾病，如脑发育不全、小头畸形、脑积水、结节性硬化、多发性硬化、核黄疸等。

**2. 全身性疾病**

（1）感染性：全身的严重感染性疾病都可引起抽搐，如小儿高热惊厥、中毒性肺炎、中毒性菌痢、败血症、狂犬病、破伤风等。

（2）非感染性：①缺氧，如窒息、溺水、休克、肺心病等。②中毒。外源性中毒如药物（洛贝林、可拉明、阿托品、氨茶碱等）、化学物（苯、铅、砷、汞、乙醇、有机磷、有机氯）；内源性中毒，如尿毒症、肝性脑病等。③代谢性疾病，如低血糖、低血钙等。④心血管疾病：如阿－斯综合征（Adams–Stokes syndrome）。⑤物理损伤：如中暑、触电等。⑥其他疾病，如妊娠高血压综合征、系统性红斑狼疮、脑血管炎、突然撤停安眠药或抗癫痫药等。

**3. 癔症性抽搐**　在情绪激动或被暗示下，具有癔症人格的个体常产生癔症性抽搐。癔症人格即表现为情感丰富、有表演色彩、自我中心、富于幻想、易受暗示。

## 三、发生机制★

**1. 异常放电**　颅脑或全身疾病引起的大脑皮质运动神经元的过度同步化放电，导致肌群收缩，典型的如癫痫大发作。

**2. 其他**　如低血钙惊厥是由于低血钙导致神经肌肉兴奋性增高所致；破伤风是由破伤风杆菌痉挛毒素所致；癔症性抽搐往往有明显的精神刺激因素。

## 四、临床表现★★★

**1. 全身性抽搐**　典型的临床表现如癫痫大发作，表现为突然出现尖叫、倒地、意识丧失、全身骨骼肌强直、呼吸暂停、发绀、眼球上窜、瞳孔散大、对光反射消失，继而发生全身性阵挛性抽搐，常伴大小便失禁。一般数分钟后发作停止，也有反复发作或呈持续状态者。

**2. 癔症性抽搐**　在情绪激动或受暗示下，往往在白天、有人的场合发作，突然发作，徐徐倒下，四肢不规则地抽动或僵直呈角弓反张，或双手抓头发、捶胸或辗转翻滚，常伴有呻吟、哭泣、自语、吼叫等精神症状，意识范围缩小呈蒙眬状态，瞳孔对光反射正常，无遗尿及外伤，发作数十分钟或时断时续数小时，全身肌肉才松弛下来，进入昏睡或逐渐清醒，可有概括性的回忆。

**3. 局限性抽搐** 一般见于局限性癫痫，抽搐发作可扩散到整个半身甚至全身。也可见于三叉神经痛引起的"痛性抽搐"。

## 五、问诊要点★★★

**1. 发病年龄** 有无家族史及反复发作史。

**2. 发作情况** 有无诱因及先兆、意识丧失及大小便失禁，发作时肢体抽动次序及分布。

**3. 既往史**

**4. 伴随症状及体征** ①伴高热：见于颅内与全身的感染性疾病、小儿高热惊厥等。注意抽搐本身也可引起高热。②伴高血压：见于高血压脑病、高血压脑出血、妊娠高血压综合征、颅内高压等。③伴脑膜刺激征：见于各种脑膜炎及蛛网膜下腔出血等。④伴瞳孔散大、意识丧失、大小便失禁：见于癫痫大发作。⑤不伴意识丧失：见于低钙抽搐、癔症性抽搐、破伤风、狂犬病。⑥伴肢体偏瘫：见于脑血管疾病及颅内占位性病变。

### 难点提示

## 一、名词解释

**抽搐**——指一块肌肉或一组肌肉快速、重复性、阵挛性或强直性、无意识性地收缩。抽搐大多是全身性的，当抽搐表现为肌群的强直性或阵挛性或二者兼有的收缩时，称惊厥。抽搐或惊厥发作时大多伴意识障碍，少数可不伴意识障碍。

## 二、常考问题

简述抽搐的问诊要点。

## 三、难点释疑

### 1. 抽搐常见的病因释义和临床特点

（1）脑炎：是指脑实质受病原体侵袭导致的炎症性病变。绝大多数的病因是病毒，也可由细菌、霉菌、螺旋体、立克次体、寄生虫等感染引起，有的可能是变态反应性疾病，如急性播散性脑脊髓炎。脑炎可以发生于不同性别和年龄，多为急性或亚急性。临床上以高热、头痛、呕吐、昏迷、惊厥等症状为其特征，大多伴有脑脊液成分的改变。

（2）脑膜炎：系指软脑膜的弥漫性炎症性改变。由细菌、病毒、真菌、螺旋体、病原虫、立克次体、肿瘤与白血病等各种生物性致病因子侵犯软脑膜和脊髓膜引起。细菌性脑膜炎是一种特别严重的疾病，需及时治疗，如果治疗不及时，可能会在数小时内死亡或造成永久性脑损伤。病毒性脑膜炎虽比较严重但大多数能完全恢复，少数遗留后遗症。

（3）脑脓肿：通常所说的脑脓肿是指化脓性细菌感染引起的化脓性脑炎、脑化脓及脑脓肿包膜形成，少部分也可是真菌及病原虫侵入脑组织而致的脑脓肿。常见的致病菌为金黄色葡萄球菌、变形杆菌、大肠杆菌和链球菌。

（4）脑寄生虫病：由寄生虫虫体、虫卵或幼虫侵入脑内引起的过敏性炎症、肉芽肿形成或脑血管阻塞的脑病。原为寄生虫病患者，病程中出现脑病症状。脑寄生虫病的临床表现为急性脑膜脑炎，或为局限性癫痫发作，或伴有定位体征的颅内高压，亦可为智能衰退或精神障碍。

（5）脑膜瘤：是起源于脑膜及脑膜间隙的衍生物。许多无症状的脑膜瘤多为偶然发现；多发性脑膜瘤偶尔可见。50%的脑膜瘤位于矢状窦旁，大脑凸面、大脑镰旁者多见，其次为蝶骨嵴、鞍结节、嗅沟、小脑脑桥角与小脑幕等部位，生长在脑室内者很少，也可见于硬膜外。

（6）神经胶质瘤：简称胶质瘤，也称为胶质细胞瘤，是最常见的原发性中枢神经系统肿瘤，约占所有颅内原发瘤的一半。广义胶质瘤是指所有神经上皮来源的肿瘤；狭义胶质瘤是指源于各类胶质细胞的肿瘤。可分为星形细胞瘤、少支胶质瘤、室管膜瘤、混合性胶质瘤、脉络丛瘤、来源不肯定的神经上皮组织瘤、神经元及神经元神经胶质混合瘤、松果体实质肿瘤、胚胎性肿瘤、神经母细胞瘤。

（7）脑血管畸形：是脑血管先天性、非肿瘤性发育异常，是指脑血管发育障碍而引起的脑局部血管数量和结构异常，并对正常脑血流产生影响。其破裂出血主要表现为脑内出血或血肿。其多见于年轻人，发病年龄平均为20～40岁。

（8）高血压脑病：是指当血压突然升高超过脑血流自动调节的阈值（中心动脉压大于140mmHg）时，脑血流出现高灌注，毛细血管压力过高，渗透性增强，导致脑水肿和颅内压增高，甚至脑疝的形成，并引起的一系列暂时性脑循环功能障碍的临床表现。

（9）脑出血：是指非外伤性脑实质内的自发性出血，绝大多数是由高血压小动脉硬化的血管破裂引起。脑出血是中老年人常见的急性脑血管病，病死率和致残率都很高，是我国脑血管病中死亡率最高的临床类型。

（10）脑梗死：是缺血性卒中的总称，包括脑血栓形成、腔隙性梗死和脑栓塞等，约占全部脑卒中的70%，是脑血液供应障碍引起的脑部病变。脑梗死是由于脑组织局部供血动脉血流的突然减少或停止，造成该血管供血区的脑组织缺血、缺氧，导致脑组织坏死、软化，并伴有相应部位的临床症状和体征，如偏瘫、失语等神经功能缺失的症状。脑梗死发病24～48小时后，脑 CT 扫描可见相应部位的低密度灶，边界欠清晰，可有一定的占位效应。脑 MRI 检查能较早发现脑梗死。MRI 表现为加权图像上长 $T_1$ 和长 $T_2$ 呈高信号，能发现较小的梗死病灶。

（11）结节性硬化：大多呈常染色体显性遗传，以癫痫发作、智能障碍和面痣为其三大特征，多在10岁前起病。神经胶质增生性硬化结节多发生于大脑皮层、基底节、脑室壁。

（12）核黄疸：胆红素脑病是由于血中胆红素增高，主要是非结合胆红素增高，后者进入中枢神经系统，在大脑基底节、视丘下核、苍白球等部位引起病变。当血清胆红素大于342μmol/L（20mg/dL）就有发生核黄疸的危险。主要表现为重度黄疸、肌张力过低或过高、嗜睡、拒奶、强直、角弓反张、惊厥等，容易遗留智力低下、手足徐动、听觉障碍、抽搐等后遗症。

（13）高热惊厥：是指小儿在呼吸道感染或其他感染性疾病早期，体温升高≥39℃时发生的惊厥，并排除颅内感染及其他导致惊厥的器质性或代谢性疾病。主要表现为突然发生的全身或局部肌群的强直性或阵挛性抽搐，双眼凝视、斜视、发直或上翻，伴意识丧失。高热惊厥分为单纯性高热惊厥和复杂性高热惊厥两种。各年龄段（除新生儿）小儿均可发生，以6个月至4岁多见。单纯性高热惊厥预后良好，复杂性高热惊厥预后则较差。

（14）中毒性肺炎：是指伴有休克的一种重症肺炎，多由毒力极强的革兰阳性或阴性菌感染所致，病情严重，进展迅速。常发生各种严重并发症，如不及时救治，可危及生命。

（15）中毒性菌痢：多见于2～7岁体质好的儿童。起病急骤，全身中毒症状明显，高热达40℃以上，而肠道炎症反应极轻。这是由于痢疾杆菌内毒素的作用，并且可能与某些儿童的特异性体质有关。中毒型菌痢又可分为休克型、脑型和混合型。临床上起病急骤，表现为高热、意识障碍、抽搐。若不及时治疗，病情继续发展，可出现休克、昏迷。本病也可由于弥散性血管内凝血而致全身皮肤和各脏器出血而死亡，预后较差。

（16）尿毒症：慢性肾衰竭是指各种肾脏病导致肾脏功能渐进性不可逆性减退，直至功能丧失所出现的一系列症状和代谢紊乱所组成的临床综合征，简称慢性肾衰。慢性肾衰的终末期即为人们常说的尿毒症。尿毒症不是一个独立的疾病，而是各种晚期的肾脏病共有的临床综合征，是慢性肾功能衰竭进入终末阶段时出现的一系列临床表现所组成的综合征。

（17）肝性脑病：又称肝性昏迷，是由严重肝病引起的，以代谢紊乱为基础的中枢神经系统功能失调的综合征。其主要临床表现是意识障碍、行为失常和昏迷。有急性与慢性脑病之分。

（18）阿-斯综合征：即心源性脑缺血综合征，是指突然发作的、严重的、致命的、缓慢性或快速性心律失常，使心排出量在短时间内锐减，产生严重脑缺血、神志丧失和晕厥等症状。

（19）妊娠高血压综合征：是妊娠期特有的疾病，包括妊娠期高血压、子痫前期、子痫、慢性高血压并发子痫前期以及慢性高血压。本病严重影响母婴健康，是孕产妇和围生儿发病和死亡的主要原因之一。

（20）系统性红斑狼疮：是一种多发于青年女性的、累及多脏器的自身免疫性炎症性结缔组织病。目前，早期、轻型和不典型的病例日渐增多。有些重症患者（除患者有弥漫性增生性肾小球肾炎者外），有时亦可自行缓解。有些患者呈"一过性"发作，经过数月的短暂病程后疾病可完全消失。

（21）脑血管炎：亦称中枢神经系统血管炎，是一种在大脑中发生的血管炎，有时也出现在脊髓中。罹患脑血管炎可能导致包括头痛、协调困难、行动困难在内的多种神经系统症状，也会出现昏迷等症状。

**2. 抽搐患者的检查要点**

（1）体格检查：抽搐病因很多，各系统的疾病均可引起抽搐，因此详细的体格检查十分必要。除必须检查体温、脉搏、呼吸、血压等生命体征外，应重点检查神经系统与心脏血管系统。

（2）实验室及其他检查：血、尿、大便常规检查，脑脊液检查，生化检查，内分泌激素检查，心电图，24 小时动态心电图，超声心动图，脑电图检查，头颅 CT 或 MRI 等检查。

# 第十九节　意识障碍

## 教学大纲

★★★掌握意识障碍的概念、分类及问诊要点。

★★熟悉意识障碍的病因、发生机制。

★了解意识障碍的检查要点。

## 重点提示

### 一、意识★★

是指机体对自身状态和客观环境的识别和觉察能力，可通过言语及行动来表达，是人脑反映客观现实的最高形式。意识包含两方面的内容，即觉醒状态和意识内容。觉醒状态是指与睡眠呈周期性交替的清醒状态，能对自身状态和客观环境产生基本的反应，属皮层下中枢的功能；意识内容包括定向力、感知力、注意力、记忆力、思维、情感和行为等人类的高级神经活动，是对自身状态和客观环境做出理性的判断并产生复杂的反应，属大脑皮层的功能。意识的维持涉及大脑皮层及皮层下脑区的结构和功能完整。

### 二、意识障碍★★★

是指机体对自身状态和客观环境的识别和觉察能力出现障碍。意识障碍可分为觉醒度下降和意识内容变化。

## 三、病因 ★★

**1. 全身性疾病**

（1）急性感染性疾病：见于脓毒症、重症肺炎、中毒性菌痢、伤寒、钩端螺旋体病等严重感染引起的中毒性脑病。

（2）内分泌疾病：甲状腺危象、黏液性水肿性昏迷、糖尿病酮症酸中毒、高渗性昏迷、乳酸性酸中毒、低血糖性昏迷、垂体性昏迷等。

（3）水、电解质平衡紊乱：如低钠血症、高钠血症、低氯性碱中毒、高氯性酸中毒等。

（4）代谢性脑病：尿毒症性昏迷、肝性脑病、肺性脑病等。

（5）中毒：如急性的酒精、一氧化碳、二氧化硫、苯等毒物中毒，急性的有机磷、有机氯、有机汞等农药中毒，麻醉药、抗癫痫药、抗抑郁药、抗焦虑药等药物中毒，木薯、苦杏仁等植物类毒素中毒，以及毒蛇咬伤后蛇毒引起的动物类毒素中毒等。

（6）物理性及缺氧性损害：如热射病、日射病、体温过低、触电、淹溺等物理性损害，以及低氧血症、高原反应时的缺氧性脑损害等。

（7）心脏病：如心源性休克、房室传导阻滞等。

**2. 颅内疾病**

（1）颅内感染性疾病：如各种脑炎、脑膜炎、脑寄生虫感染（真菌、细菌、弓形虫、囊虫）等。

（2）脑血管疾病：脑桥出血、小脑出血、蛛网膜下腔出血、大面积脑梗死、脑干梗死、小脑梗死、高血压脑病及颅内静脉窦血栓形成等。

（3）颅脑占位性疾病：如脑肿瘤等。

（4）闭合性颅脑损伤：如脑震荡、脑或脑干挫裂伤、颅内血肿、硬膜下或硬膜外血肿等。

（5）癫痫发作：惊厥性或非惊厥性、全面性强直-阵挛发作、癫痫持续状态。

## 四、临床表现★★★

### 1. 以觉醒度改变为主的意识障碍

（1）嗜睡：患者表现为睡眠时间过度延长，可被唤醒，醒后勉强能配合检查及回答简单问题，停止刺激后很快继续入睡。

（2）昏睡：患者处于沉睡状态，正常外界刺激不能使其觉醒，强烈疼痛刺激或高声呼唤方可唤醒，醒后可作简短、模糊而不完全地答话，当刺激减弱后很快又陷入熟睡状态。

（3）昏迷：是最严重的意识障碍。患者意识完全丧失，各种强刺激不能使其觉醒，无有目的的自主活动，不能自发睁眼。

①浅昏迷：患者意识完全丧失，可有较少的无意识自发动作。对周围事物及声、光刺激全无反应，对强烈刺激如疼痛刺激可有痛苦表情和回避动作，但不能觉醒。脑干反射基本保留。生命体征无明显改变。

②中度昏迷：对外界的正常刺激均无反应，自发动作很少。对强刺激的防御反射、角膜反射减弱，瞳孔对光反射迟钝。可见呼吸节律紊乱等生命体征轻度改变。大小便潴留或失禁。

③深昏迷：对任何刺激全无反应。全身肌肉松弛，无任何自主运动。眼球固定，瞳孔散大，各种反射消失。生命体征显著改变，呼吸不规则，血压或有下降。大小便失禁。

**2. 以意识内容改变为主的意识障碍**

（1）意识模糊：淡漠和嗜睡是突出表现。定向力障碍通常不严重，时间定向障碍最明显，其次是地点定向障碍，自我辨认无困难，可有注意力不集中，知觉和思维错误，对声、光、疼痛等外界刺激有反应，但低于正常水平。

（2）谵妄：患者的觉醒水平自轻度嗜睡到激越，可表现为注意力、定向力、认知、逻辑和思维受损，情感紊乱，多伴有兴奋不安、焦虑和恐惧。常有视幻觉、听幻觉和片段妄想，可有睡眠觉醒周期紊乱。

**3. 特殊类型的意识障碍**

（1）去皮质综合征：是双侧大脑皮质广泛损害而导致的皮质功能减退或丧失，皮质下及脑干功能仍然保存的一种特殊状态。

（2）无动性缄默症：是丘脑、基底节、双侧扣带回或第三脑室后部受损引起的意识障碍。

# 五、问诊要点★★★

**1. 既往史** 如高血压病、心脏病、肝脏病、肾脏病、糖尿病、甲状腺功能亢进症、慢性阻塞性肺疾病、颅脑外伤、肿瘤、癫痫等既往病史。

**2. 发病诱因** 如糖尿病患者降糖药服用情况或胰岛素用

量。肝脏病患者应用巴比妥类镇静剂情况等。

**3. 伴随症状及体征**

（1）伴发热：先发热然后有意识障碍，可见于脑膜炎、脑炎、败血症等；先有意识障碍然后有发热，则见于脑出血、蛛网膜下腔出血、巴比妥类药物中毒等。

（2）伴呼吸缓慢：是呼吸中枢受抑制的表现，可见于吗啡、巴比妥类、有机磷杀虫药等中毒及银环蛇咬伤等。

（3）伴瞳孔散大：可见于脑疝、脑外伤，颠茄类、酒精、氰化物等中毒，以及癫痫、低血糖状态等。

（4）伴瞳孔缩小：可见于脑桥出血及吗啡类、巴比妥类、有机磷杀虫剂等中毒。

（5）伴心动过缓：可见于颅内高压症、房室传导阻滞、甲状腺功能减退症，以及吗啡类、毒蕈等中毒。

（6）伴高血压：可见于高血压脑病、脑梗死、脑出血、蛛网膜下腔出血、尿毒症等。

（7）伴低血压：可见于各种原因的休克。

（8）伴皮肤黏膜改变：出血点、瘀斑和紫癜等，可见于严重感染和出血性疾病；口唇呈樱桃红色提示一氧化碳中毒。

（9）伴脑膜刺激征：见于脑膜炎、蛛网膜下腔出血等。

（10）伴视盘水肿：见于高血压脑病、颅内占位性病变。

（11）伴痫性发作：见于脑炎、脑出血、脑外伤、颅内占位性病变、低血糖。

（12）伴头痛：见于脑炎、脑膜炎、蛛网膜下腔出血、脑外伤。

难点提示

## 一、昏迷程度鉴别诊断（表1-10）

表1-10　昏迷程度的鉴别

| | 浅昏迷 | 中度昏迷 | 深昏迷 |
|---|---|---|---|
| 痛刺激反应 | 有 | 重时有 | 无 |
| 对光反射 | 有 | 迟钝 | 无 |
| 角膜反射 | 有 | 迟钝 | 无 |
| 腱反射 | 有 | 减低 | 无 |
| 肌张力 | 轻度减弱 | 减弱或增强 | 减弱 |
| 病理反射 | 可有 | 有 | 可有 |
| 呼吸功能 | 正常 | 正常 | 有改变 |
| 循环功能 | 正常 | 有改变 | 明显改变 |

## 二、名词解释

**意识障碍**——意识障碍是指机体对自身状态和客观环境的识别和觉察能力出现障碍。意识障碍可分为觉醒度下降和意识内容变化。

## 三、常考问题

1. 意识障碍的病因有哪些？

2. 临床上如何判定浅昏迷和深昏迷？

## 四、难点释疑

### 1. 意识障碍的发生机制

意识清醒有赖于大脑皮质神经元的完整性及其认知功能与脑干上部上行网状激活系统觉醒机制完善的整合。机体通过各种感官和感受器接受外界刺激并产生神经冲动，通过脑干上行网状激活系统传至大脑皮层，途经脑干时发出侧支至脑干网状结构，激活上行网状激活系统，后者的兴奋冲动上传至丘脑非特异性核团，再由此弥散地投射至整个大脑皮层，对皮质诱发电位产生易化作用，使皮质处于清醒状态。意识内容则与大脑皮质功能有关。

脑干上行网状激活系统和（或）大脑皮质的广泛损害，则可导致不同程度觉醒水平的障碍。意识内容变化主要由于大脑皮质病变造成。

### 2. 意识障碍的常见病因释义及临床特点

（1）甲状腺危象：又称甲亢危象，是甲状腺毒症急性加重的一个综合征。其发生原因可能与循环中的甲状腺激素水平增高有关。多发生于较重甲亢未予治疗或治疗不充分的患者。常见诱因有感染、手术、精神刺激等。临床表现为高热、大汗、心动过速、烦躁、焦虑不安、谵妄、恶心、呕吐、腹泻，严重者可有心衰、休克和昏迷等。其诊断主要靠临床表现综合判断。临床高度疑似本症及有危象前兆者应按本症处理，其病死率在20%以上。

（2）黏液性水肿性昏迷：是由于长期缺乏甲状腺素而导致内分泌功能紊乱所引起的。昏迷前常有嗜睡的症状。昏迷时四肢松弛、反射消失、体温很低、呼吸浅慢、心动过缓、心音微弱、血压降低、休克，同时可伴随心、肾功能衰竭等症状，常威胁生命。

（3）糖尿病酮症酸中毒：指糖尿病患者在各种诱因的作用下，胰岛素明显不足，升糖激素不适当升高，造成的高血糖、高血酮、酮尿、脱水、电解质紊乱、代谢性酸中毒等病理改变的症候群，系内科常见急症之一。

（4）高渗性昏迷：高渗性非酮症糖尿病昏迷，简称高渗性昏迷，是一种较少见的、严重的急性糖尿病并发症。其主要临床特征为严重的高血糖、脱水、血浆渗透压升高而无明显的酮症酸中毒。患者常有意识障碍或昏迷。本病病死率高，应予以足够的警惕、及时的诊断和有效的治疗。

（5）乳酸性酸中毒：本病临床表现常被各种原发疾病所掩盖，尤其当患者已合并存在多种严重疾病，如肝肾功能不全、休克等；除原发病外，以代谢性酸中毒为主。本病起病较急，有不明原因的深大呼吸、低血压、神志模糊、嗜睡、木僵及昏迷等症状，有时伴恶心、呕吐、腹痛，偶有腹泻，体温可下降。

（6）低血糖性昏迷：糖尿病患者发生低血糖时表现为四肢软弱、头晕、目眩、出汗、心慌、面色苍白；可有头痛、恶心、呕吐；血压一般较低，严重者不能测得；可烦躁不安或反应迟钝；瞳孔对光反射存在，腱反射初亢进后消失，划跖试验可为阳性；可有肌张力增强或痉挛、抽搐；严重时可陷入昏迷。

（7）垂体性昏迷：是指严重的垂体前叶（腺垂体）功能

减退，伴血压、体温降低及昏迷的现象，亦称为垂体危象。垂体或下丘脑的多种疾病都可造成垂体前叶的破坏和功能减退，最常见的病因是产后大出血而导致休克者，常可引起垂体前叶缺血性坏死，称为席汉综合征。其他如肿瘤、手术、严重感染、骨折等也可导致垂体前叶的损害。部分患者原因不明。垂体性昏迷大多发生在低血糖后；感染、应用镇静药或麻醉剂、失钠、水中毒伴脑水肿、低温治疗、垂体手术后、循环衰竭、外伤、突然中断激素替代疗法等也可诱发昏迷。垂体前叶功能减退所致的昏迷除以上诱因外，主要还是因为与垂体有关的性腺、甲状腺、肾上腺等多种促激素缺乏引起的代谢紊乱所致。

（8）癫痫持续状态：癫痫持续状态或称癫痫状态，是癫痫连续发作之间意识未完全恢复又频繁再发，或发作持续30分钟以上不自行停止。长时间癫痫发作，若不及时治疗，可因高热、循环衰竭或神经元兴奋毒性损伤导致不可逆的脑损伤，致残率和病死率很高，因而癫痫持续状态是内科常见的急症。各种癫痫发作均可发生持续状态，但临床以强直-阵挛持续状态最为常见。全身性发作的癫痫持续状态常伴有不同程度的意识、运动功能障碍，严重者更有脑水肿和颅压增高的表现。

**3. 意识障碍患者的检查要点**

（1）体格检查：注意观察患者的生命体征、皮肤黏膜的变化、瞳孔变化、呼气味，重点检查神经系统，尤其是发现神经系统局灶体征、脑膜刺激征等，有助于意识障碍的病因诊断。

（2）实验室及其他检查：①对于原因不明的意识障碍，实验室检查有一定的诊断价值。如怀疑颅内感染，除非有占位性病变引起的颅压增高禁忌证，应尽可能及早进行腰椎穿刺做脑脊液检查。②影像学检查：对诊断不明的病例应做急诊 CT 或 MRI 检查，以了解颅内弥漫性或局灶性病变情况。③脑电图检查：是对大脑皮层的一项功能性检查，对癫痫、颅内占位性病变、颅内炎症等也有一定的辅助诊断价值。

# 第二章 ▶ 问 诊

## 教学大纲

★★★掌握问诊的内容和问诊技巧。

★★熟悉问诊的重要性、问诊的方法和注意事项。

## 重点提示

### 一、问诊的概念★★★

问诊又称为病史采集（history taking），是医师与患者或知情者进行交谈或讨论，通过详细询问患者症状，获得准确病史资料，并综合分析而做出临床判断的一种诊断方法。问诊是病史采集的主要方法，这是了解患者的主要症状及其时间的唯一手段和步骤。

### 二、问诊的重要性★★★

1. 问诊是确诊的重要手段
2. 问诊有利于医患沟通
3. **医患关系（doctor-patient relationship）**　是围绕人类健康目的而建立起来的一种医生与患者之间的特殊人际关系。医患沟通是达成医学目的的需要，是医学诊断和治疗的需要，是医学人文精神的需要，是医学发展、减少医疗纠纷的需要。

## 三、问诊的方法★★★

问诊时必须采取通俗易懂的语言，为便于交流和避免误解也可以使用某些俗语。对使用民族语言或在使用外语的患者，要请训练有素或熟悉患者民族文化背景的人员翻译，并要求如实翻译，不要带倾向性，更不能只是解释或总结。

1. **首先进行过渡性交流**
2. **先问简单的问题**
3. **由主诉开始，逐步深入**
4. **边提问，边思考**

## 四、问诊的注意事项★★★

1. 对危重患者，在做简要的询问和重点检查之后，应立即进行抢救；紧急情况下应先抢救，在抢救中重点询问，待病情趋于稳定后再作补充。

2. 对患者应当和蔼、亲切、体贴、耐心、周到，要有高度的同情心和责任感。避免可能对患者发生不良影响的言语和表情。

3. 语言要通俗易懂，不要采用有特定含义的医学术语。

4. 问诊时应直接询问患者，只有患者对自己的病情体会得最清楚、最深刻，只有了解患者的亲身体验和病情变化的实际过程，才能为诊断提供客观依据。

5. 患者所持的有关病情介绍或病历摘要，可能是重要的参考材料，但主要应依据医师自己的询问来获取第一手资料。

6. 要重视问诊的医德要求。在问诊过程中，医师应怀着高度的责任心，严肃认真地进行。

## 五、问诊的内容★★★

问诊的内容即住院病历所要求的内容，包括以下部分：

1. **一般项目**（general data）　包括姓名、性别、年龄、籍贯、出生地、民族、婚姻、通信地址、电话号码、工作单位、职业、入院日期、记录日期、病史陈述者及可靠程度等。

2. **主诉**（chief complaint）　为患者感受最主要的痛苦或最明显的症状或（和）体征（一个或数个），也就是本次就诊最主要的原因及其持续时间。确切的主诉可初步反映病情轻重与缓急，并提供对某系统疾病的诊断线索。

3. **现病史**（history of present illness）　是病史中的主要部分，它记述患者患病后的全过程，即发生、发展、演变和诊治经过，一般记录与主诉相关的问题，可按以下的内容和程序询问：

（1）起病情况与患病时间。

（2）主要症状的特点：包括主要症状出现的部位、性质、持续时间和程度，缓解或加剧的因素，了解这些特点对判断疾病所属的系统或器官以及病变的部位、范围和性质很有帮助。

（3）病因与诱因。

（4）病情的发展与演变。

（5）伴随症状。

（6）诊治经过。

（7）病程中的一般情况。

4. **既往史**（past history）　包括患者既往的健康状况和过去曾经患过的疾病（包括各种传染病）、外伤手术、预防注射、过敏，特别是与目前所患疾病有密切关系的情况。

**5. 系统回顾（review of systems）** 系统回顾是规范化病历不可缺少的部分，由一系列直接提问组成，用以最后一遍搜集病史资料，避免问诊过程中患者或医生忽略或遗漏的内容。它可以帮助医师在短时间内扼要地了解患者除现在所患疾病以外的其他各系统是否发生目前尚存在或已痊愈的疾病，以及这些疾病与本次疾病之间是否存在着因果关系。主要情况应分别记录在现病史或既往史中。

（1）头颅五官：注意询问有无视力障碍、耳聋、耳鸣、眩晕、鼻出血、牙痛、牙龈出血、咽喉痛、声音嘶哑等。

（2）呼吸系统：注意询问咳嗽的性质、程度、频率、与气候变化及体位改变的关系。咳痰的颜色、黏稠度和气味等。咯血的性状、颜色和量。呼吸困难的性质、程度和出现的时间。胸痛的部位、性质以及与呼吸、咳嗽、体位的关系，有无发冷、发热、盗汗、食欲不振等。

（3）循环系统：注意询问心悸发生的时间与诱因，心前区疼痛的性质、程度以及出现和持续的时间，有无放射、放射的部位，引起疼痛发作的诱因和缓解方法。呼吸困难出现的诱因和程度，发作时与体力活动和体位的关系。有无咳嗽、咯血等。水肿出现的部位和时间；尿量多少，昼夜间的改变；有无腹水、肝区疼痛、头痛、头晕、晕厥等。有无风湿热、心脏病、高血压病、动脉硬化等病史。女性患者应询问妊娠、分娩时有无高血压和心功能不全的情况。

（4）消化系统：注意询问有无腹痛、腹泻、食欲改变、嗳气、反酸、腹胀、口腔疾病，及其出现的缓急、程度、持续的时间及进展情况。

（5）泌尿系统：注意询问有无尿痛、尿急、尿频和排尿困难；尿量和夜尿量多少，尿的颜色（洗肉水样或酱油色）、清浊度，有无尿潴留及尿失禁等。有无腹痛，疼痛的部位，有无放射痛。有无咽炎、高血压、水肿、出血等。

（6）血液系统：注意询问皮肤黏膜有无苍白、黄染、出血点、瘀斑、血肿，有无淋巴结、肝、脾肿大，有无骨骼痛，有无乏力、头晕、眼花、耳鸣、烦躁、记忆力减退、心悸、舌痛、吞咽困难、恶心；询问营养、消化和吸收情况。

（7）内分泌及代谢系统：注意询问有无怕热、多汗、乏力、畏寒、头痛、视力障碍、心悸、食欲异常、烦渴、多尿、水肿等，有无肌肉震颤及痉挛。询问性格、智力、体格、性器官的发育情况及骨骼、甲状腺、体重、皮肤、毛发的改变。有无产后大出血。

（8）肌肉骨骼系统：注意询问有无肢体肌肉麻木、疼痛、痉挛、萎缩、瘫痪等，有无关节肿痛、运动障碍、外伤、骨折、关节脱位、先天畸形等。

（9）神经系统：注意询问有无头痛、失眠、嗜睡、记忆力减退、意识障碍、晕厥、痉挛、抽搐、颤动、瘫痪、视力障碍、感觉及运动异常、睡眠障碍等。

（10）精神状态：注意询问有无感觉障碍、错觉、幻觉、思维障碍、记忆障碍、定向障碍、性格改变，还应了解情绪状态、思维过程、智力、自知力等。

### 6. 个人史（personal history）

（1）社会经历：包括出生地、居住地区和居留时间（尤其是疫源地和地方病流行区）、受教育程度、经济生活和业余爱好等。不同传染病有不同潜伏期，应根据考虑的疾病，询问过去某段时间是否去过疫源地。

（2）职业及工作条件：包括工种、劳动环境、对工业毒物的接触情况及时间。

（3）习惯与嗜好：包括起居与卫生习惯、饮食的规律与质量、烟酒嗜好与摄入量，以及异嗜癖、麻醉药品、毒品的摄入情况等。

（4）其他：有无冶游史，是否患过淋病性尿道炎、尖锐湿疣、下疳等。

**7. 婚姻史（marital history）** 包括未婚或已婚、结婚年龄、配偶健康状况、性生活情况、夫妻关系等。

**8. 月经史（menstrual history）与生育史（childbearing history）**

（1）月经史：包括月经初潮的年龄、月经周期和经期天数，经血的量和颜色，经期症状，有无痛经与白带，末次月经日期，闭经日期，绝经年龄。记录格式如下：

$$初潮年龄\ \frac{行经期（天）}{月经周期（天）}\ 末次月经时间或闭经年龄$$

$$例如：初潮\ \frac{3\sim5（天）}{25\sim26（天）}\ 2016\ 年\ 4\ 月\ 22\ 日（或50岁）$$

（2）生育史：包括妊娠与生育次数，人工或自然流产的次数，有无死产、手术产、围生期感染，计划生育情况，避孕措施（安全期、避孕药、避孕环、子宫帽、阴茎套等）等。对男性患者应询问是否患过影响生育的疾病。

**9. 家族史（family history）** 询问双亲与兄弟姐妹及子女的健康与疾病情况，特别应询问是否有与患者同样的疾病，有无与遗传有关的疾病。

## 六、问诊的技巧★★★

注意仪表与礼节，友好的问诊环境。尊重患者，掌握交谈技巧。注意形体语言以及特殊情况的问诊。

## 难点提示

### 一、名词解释

1. **主诉**——为患者感受最主要的痛苦或最明显的症状或（和）体征（一个或数个），也就是本次就诊最主要的原因及其持续时间。

2. **现病史**——是病史中的主要部分。它记述患者患病后的全过程，即发生、发展、演变和诊治经过。一般记录与主诉相关的问题。

3. **医患关系**——是围绕人类健康目的而建立起来的一种医生与患者之间的特殊人际关系。

### 二、常考问题

1. 问诊的注意事项有哪些？

2. 现病史包括哪些内容？

3. 学习问诊方法与技巧的意义是什么？

### 三、难点释疑

#### 1. 问诊的学习方法

（1）学习问诊时，先预习本章内容，结合前面症状学，再联系本书前期基础课程的知识，按照问诊的内容进行学习。如问诊的重要性、问诊的方法及注意事项、问诊的内容（一般项目、主诉、现病史、既往史、系统回顾、个人史、婚姻史、月经与生育史、家族史）、问诊的技巧（仪表和礼节、问诊的环境、尊重患者、交谈技巧、注意形体语言）等。在通读后有时间一定要多看实例及临床书籍，对常见疾病有一初步印象后，将来临床实践中再进一步提高。

（2）结合老师在课堂上给出的问诊实例进行分析。

（3）课后复习，可以进行小组讨论，围绕如何运用问诊技术及如何分析才能全面地收集到有关患者疾病的信息，必要时可以在老师的带领下进入病房采集病史。

### 2. 特殊情况下问诊的注意要点

症状是患者主观感受到的异常，他人往往难以准确表述其感受，为保证病史的真实、可靠，问诊最好由患者本人陈述。特殊情况下，患者本人不能准确陈述或陈述不清楚时（如老人、儿童或患者有意识障碍、精神障碍、智力障碍、语言障碍等），可由家属代述。对缄默、焦虑、抑郁和存有敌意的患者，应充分了解其产生的原因，体谅其心情，耐心诱导、启发其陈述病情并给予宽慰。另外，危重患者的问诊需要在最短时间内弄清主要病情，做出初步诊断，提出处理意见，故要求医师重点问诊，待病情稳定后再详细补充，以免延误治疗。

### 3. 如何理解医学人文关怀的重要性

提到起医学人文关怀，不能不提起特鲁多医生的名言："有时，去治愈；常常，去帮助；总是，去安慰（To cure sometimes, to relieve often, to comfort always）"。对于这句名言，有人说它总括了医学之功，说明了医学做过什么、能做什么和该做什么；也有人说，它告诉人们，医生的职责不仅仅是治疗、治愈，更多的是帮助、安慰，即人文关怀。很多医务人员仍在践行着这句名言，表达着医学对生命的牵挂。"去治愈"需要丰富的科学知识和实践积累。"治愈"是"有时"的，不是无限的，医学不能治愈一切疾病，不能治愈每一个患者。而患者也不要盲目相信医学的"本事"，对医学产生不切实际的幻想。就算"治愈"了，医生也应该客观地评估其成效。事实上，绝大多数医生都追求精湛的技术水平，试图做一个真正能"治愈"的人。这也是医学的人文性使然。给患者以援助，是医学的经常性行为，也是医学的繁重任务，其社会意义大大超过了"治愈"。技术之外，医生常常要用温情去帮助患者。从古至今，一切医学技术都是对身处困境的人的帮助。医学的作用只是帮助而已，不必渲染夸大其"神奇"。通过医学的帮助，人们才能够找回健康、保持健康、传承健康。安慰，是一种人性的传递，是在平等基础上的情感表达。安慰也是医学的一种责任，它饱含着深深的情感，决不能敷衍了事。可以说，这句名言明确了医学是饱含人文关怀的科学。抽去医学的人文性，就抛弃了医学的本质。

# 第二篇　检体诊断

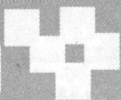

# 第三章 ▶ 基本检查法

## 教学大纲

★★★掌握视诊、触诊、叩诊、听诊和嗅诊五种体格检查方法。

★★★掌握清音、浊音、实音、鼓音和过清音五种基本叩诊音的特征及临床意义。

★★熟悉浅部触诊及深部触诊（深部滑行触诊、双手触诊、深压触诊、冲击触诊）的适应范围。

★★熟悉常见异常气味的临床意义。

★了解视诊、触诊、叩诊、听诊、嗅诊的适应范围及注意事项。

## 重点提示

### 一、视诊

#### （一）概念★★★

视诊是医师用视觉来观察患者全身或局部表现的诊断方法。视诊的适用范围很广，既能观察到全身的一般状态，又能观察到局部的体征，但对耳膜、眼底、支气管、胃肠黏膜等特殊部位，则需借助检耳镜、检眼镜、内镜等仪器帮助检查。在所有体格检查方法中，视诊使用器械最少，但是得到的体征却最多，常能提供重要的诊断资料和线索。

### （二）视诊注意事项★

1. **光源适宜**　一般在间接日光下进行，亦可借助于灯光。

2. **方法正确**　应在温暖的检查室进行。根据需要，患者取适宜的体位，全身或部分裸露，并可配合做某些动作。

3. **结合其他检查方法**　与触诊、叩诊、听诊、嗅诊等检查方法结合进行，使检查结果更具有临床意义。

## 二、触诊

### （一）概念★★★

触诊是医师通过手接触被检查部位时的感觉来进行判断的一种体格检查方法。触诊检查可遍及身体各部，肛门、直肠、阴道也可用触诊的方法进行检查，但以腹部的触诊检查最为重要。触诊可以进一步补充视诊所不能确定的体征。

### （二）触诊方法★★★

手的感觉以指腹和掌指关节掌面的皮肤较为敏感，手背皮肤对温度较为敏感，因此触诊多用这些部位。根据检查目的不同，触诊可分为浅部触诊和深部触诊。

1. **浅部触诊**　用一手轻轻平放在被检查部位，利用掌指关节和腕关节的协同配合，轻柔地进行滑动触摸。主要用于检查体表浅在病变、关节、软组织、表浅淋巴结、浅部的血管、神经、阴囊和精索等。浅部触诊不会引起肌肉紧张，患者无痛苦，因此对检查腹部有无抵抗感、压痛、搏动、包块和某些肿大脏器更为有利。

2. **深部触诊** 主要用于腹腔内病变和脏器的检查。嘱患者平卧，屈膝以松弛腹肌，与患者谈话转移其注意力有助于腹肌松弛。对怕痒易于腹肌紧张的患者，可采取"三明治"触诊法。嘱患者张口平静呼吸，检查者的手应当温暖，检查时用一手或两手重叠，由浅入深，逐渐加压以达深部。根据检查目的和手法的不同可分为以下几种：

（1）深部滑行触诊：医师以并拢的食、中、无名指末端逐渐加压到腹腔脏器或包块上，做上下、左右的滑动触摸。主要适用于腹腔深部包块和胃肠病变的检查。

（2）双手触诊：医师将左手置于被检查脏器或包块的后部，并将被检查部位推向右手方向，这样除可起到固定作用外，又可使被检查脏器或包块更接近体表以利于右手触诊。适用于肝、脾、肾、子宫及腹腔肿物的检查。

（3）深压触诊：医师以一个或两个并拢的手指逐渐按压，以探测腹部深在病变部位或确定腹腔压痛点，如阑尾压痛点、胆囊压痛点、输尿管压痛点等。检查反跳痛时，在手指深压的基础上迅速将手抬起，并询问患者疼痛感觉是否加重或观察患者面部是否有痛苦表情。

（4）冲击触诊：又称浮沉触诊法。医师以并拢的手指取 $70° \sim 90°$ 角，置于腹壁上相应部位，先做 $2 \sim 3$ 次较轻的适应性冲击动作，然后迅速有力地向下一按，在冲击时即会出现腹腔内脏器在指端浮沉的感觉。适用于大量腹水而肝、脾难以触及时。

## （三）触诊注意事项★

1. 检查前，医师应向患者说明检查目的和配合事项，检查时手要温暖、轻柔，手法要由浅而深，由轻到重，由远离病变部位开始。

2. 检查时，医师与患者应采取适宜的位置。

3. 检查下腹部时，应嘱患者先排尿，以免将充盈的膀胱误认为腹腔包块，有时还应排净大便。

4. 触诊时要手脑并用，边触边思考，密切结合解剖部位和毗邻关系，以明确病变的性质和来自何种脏器。

## 三、叩诊

### （一）概念★★★

叩诊是用手叩击身体表面某部，使之振动而产生的音响，传导至其下组织器官，然后反射回来，为检查者的触觉和听觉所接收，检查者根据振动和声响的特点来判断被检查部位的脏器有无异常的体格检查方法。

### （二）叩诊方法★★★

1. **直接叩诊法** 检查者用右手拇指以外的四指掌面直接拍击被检查部位，通过拍击的音响和指下的振动感来判断该部位病变情况的方法，称为直接叩诊法。

2. **间接叩诊法** 为最多应用的叩诊方法。叩诊时左手中指第二指节紧贴于叩诊部位，其余手指稍微抬起，勿与体表接触；右手各指自然弯曲，用右手中指指端叩击左手中指第二指节前端。叩击方向应与叩诊部位的体表垂直，以腕关节及掌指关节的活动进行叩诊，避免肘关节及肩关节参与运动。叩击时动作要灵活、短促、富有弹性。每次只需连续叩击 2～3 次，如音响分辨不清，可再连续叩击 2～3 次。叩击力量要均匀适中，使产生的音响一致，才能正确判断叩诊音的变化。

## （三）叩诊注意事项★

1. 环境应安静，以利于对叩诊音的正确判断。

2. 根据叩诊部位不同，被检者应取适当的体位并充分暴露被检查部位。

3. 叩诊时应注意对称部位的比较与鉴别。

4. 叩击力量应视不同的检查部位，病变组织的性质、范围大小、位置深浅等具体情况而定。

## （四）叩诊音★★★

叩诊时被叩击部位产生的音响称为叩诊音。叩诊音的不同取决于组织或器官的致密度、弹性、含气量以及与体表间的距离不同。临床上分为清音、浊音、实音、鼓音和过清音五种叩诊音。

1. **清音** 正常肺部的叩诊音，提示肺组织的弹性、含气量及致密度均正常。

2. **浊音** 正常情况下，叩击被少量含气组织覆盖的实质脏器时产生浊音，如叩击心脏或肝脏被肺的边缘所覆盖的部分。病理状态下，肺组织含气量减少（如肺炎）时产生浊音。

3. **实音** 叩击不含气的实质脏器，如心脏、肝脏所产生的音响。病理状态下可见于大量胸腔积液或肺实变等。

4. **鼓音** 叩击含有大量气体的空腔器官时出现。正常情况下，可见于胃泡区及腹部。病理情况下，可见于肺空洞、气胸、气腹等。

5. **过清音** 介于鼓音与清音之间，是一种正常成人不会出现的病态叩诊音。临床常见于肺组织含气量增多、弹性减弱时，如肺气肿。

# 四、听诊

## （一）概念★★★

听诊是检查者直接用耳或听诊器听取被检者体内各部分活动时发出的声音，来判断正常与否的一种检查方法。听诊对心、肺疾病的诊断尤为重要。

## （二）听诊方法★★★

**1. 直接听诊法** 检查者将耳郭直接贴附于被检查者的体表进行听诊的方法。

**2. 间接听诊法** 用听诊器进行听诊的检查方法。使用范围广泛，除心、肺、腹以外，还可以听诊身体其他部位发出的声音，如血管杂音、皮下捻发音、肌束颤动音等。

听诊器由耳件、体件（胸件）及软管三部分组成。体件有两种类型：一种是钟形体件，适用于听诊低调的声音；另一种是膜形体件，适用于听诊高调的声音。

## （三）听诊注意事项★

1. 环境应安静、温暖，被检者的位置要舒适。

2. 根据检查需要，嘱被检者采取适当的体位。

3. 切忌隔衣听诊。听诊时体件应紧贴听诊部位皮肤，避免缝隙或摩擦产生附加音。不要将冰冷的体件直接放于被检者的体表，以免因冷刺激引起肌肉震颤而影响听诊效果。

4. 听诊时要做到注意力集中于被检查部位和器官所发出的声音。

## 五、嗅诊★★★

嗅诊是通过嗅觉来判断来自患者的异常气味与疾病之间关系的一种检查方法。不同疾病产生气味的性质和特点完全不同，临床上常见的异常气味及其临床意义如下：

**1. 汗液味** 正常人汗液无强烈刺激性气味。酸性汗味见于风湿热或长期服用水杨酸、阿司匹林等解热镇痛药物者。狐臭味见于臭汗症。脚臭味见于多汗者或脚癣合并感染者。

**2. 痰液味** 正常痰液无特殊气味。如嗅到血腥味见于大咯血的患者。恶臭味提示支气管扩张或肺脓肿。

**3. 呕吐物味** 胃内容物略带酸味。呕吐物出现粪臭味见于肠梗阻。烂苹果味并混有脓液见于胃坏疽。酒味见于饮酒和醉酒者。浓烈的酸味见于幽门梗阻等。

**4. 呼气味** 浓烈的酒味见于酒后或醉酒。刺激性蒜味见于有机磷中毒。烂苹果味见于糖尿病酮症酸中毒。氨味见于尿毒症。肝臭味见于肝性脑病。

### 难点提示

## 一、鉴别诊断

### 1. 钟形听诊器与膜形听诊器的应用区别

听诊器由耳件、体件及软管三部分组成。体件分为两种类型：一是钟形体件，适用于听取低调的声音，如二尖瓣狭窄的舒张中晚期隆隆样杂音，使用时注意轻轻接触听诊部位，以免绷紧的皮肤将低调的声音过滤掉而影响听诊效果；另一种是膜形体件，适用于听诊高调的声音，如主动脉瓣关闭不全的舒张期杂音，使用时应紧贴听诊部位的皮肤。

**2. 尿毒症和肝性脑病的嗅诊鉴别**

嗅诊尿毒症患者呼气中有氨味，是由于尿毒症时体内尿素含量增高，在细菌尿素酶的作用下，尿素可分解产生过多的氨所致。肝性脑病患者的嗅诊有肝臭味，是由于肝功能严重受损时，机体内含硫氨基酸代谢中间产物（如甲硫醇、乙硫醇及二甲硫化物等）不能被肝脏代谢，经肺呼出或经皮肤散发出的一种特征性气味。

## 二、名词解释

1. **触诊**——是医师通过手接触被检查部位时的感觉来进行判断的一种体格检查方法。可以进一步补充视诊所不能确定的体征。

2. **叩诊**——是医师用手叩击被检查者身体表面某部位，使之振动而产生的音响，传导至其下组织器官，然后为医师的触觉和听觉所接收，医师根据振动和声响的特点来判断被检查部位的脏器有无异常的体格检查方法。

3. **过清音**——介于鼓音与清音之间，是一种病态叩诊音。正常成人不会出现，提示肺组织含气量增多、弹性减弱，常见于肺气肿。

## 三、常考问题

1. 简述体格检查的基本检查方法及注意事项。

2. 简述视诊的适用范围。

3. 叙述 5 种基本叩诊音的特征及临床意义。

4. 简述 4 种深部触诊的检查方法及适用范围。

5. 简述听诊的注意事项。

## 四、难点释疑

**1. 间接叩诊法的操作要点**

（1）叩诊时左手中指第二指节紧贴于叩诊部位，其余手指稍微抬起，勿与体表接触。

（2）以右手中指指端叩击左手中指第二指节的前端，右手其余各指自然弯曲。

（3）叩击方向应与叩诊部位的体表垂直。

（4）主要以腕关节与掌指关节进行叩诊，避免肘关节及肩关节参加活动。

（5）叩击动作要灵活、短促、富有弹性，叩击后右手中指应立即抬起，以免影响音响的振幅与频率。

（6）每次在一个部位只需连续叩击 2~3 次，如音响分辨不清，可再连续叩击 2~3 次。不间断地连续叩击不利于对叩诊音的分辨。

（7）叩击用力要均匀适中，使产生的音响一致，才能正确判断叩诊音的变化。

**2. 视诊能提供重要的临床诊断线索**

视诊是医师用视觉来观察患者全身或局部表现的诊断方法。视诊最直观，使用器械最少，得到的体征却最多，常能提供重要的诊断资料和线索。临床经验和医学知识丰富的医师通过对患者的视诊，能看到疾病的实质。例如，观察到患者头颈部的蜘蛛痣可考虑肝脏功能受损；双眼突出提示甲状腺功能亢进症；颈静脉怒张可以考虑右心衰竭或上腔静脉阻塞综合征。观察患者外表是否清洁整齐、头发是否梳理、指甲是否修剪等，可对判断患者的精神状态提供有用的信息。

# 第四章 ▶ 一般检查

## 教学大纲

★★★掌握体温的测量方法，各种测量法的正常值、优缺点。

★★★掌握血压测量的方法、注意事项。

★★★掌握常见典型面容的特点、蜘蛛痣与肝掌、水肿的检查法及临床意义。

★★★掌握浅表淋巴结的检查法，局部或全身浅表淋巴结肿大的临床意义。

★★熟悉体温各种测量法的应用范围及注意事项；脉搏的检查法（速率、节律、紧张度、强弱及弹性），脉搏异常的特征及临床意义；高血压的定义及分类，血压异常的临床意义（中国高血压防治指南2010）。

★★熟悉体位、步态的特点及临床意义。

★了解意识状态的检查法；发育与体型的检查法及异常的临床意义；营养状况的确定，营养不良及肥胖的常见原因。

★了解皮肤弹性、颜色、湿度的异常改变的临床意义；皮疹、紫癜、皮下结节、溃疡及瘢痕的检查法及临床意义。

★了解毛发分布异常、脱发、毛发异常增多的临床意义。

# 第一节　全身状态检查

**重点提示**

## 一、体温★★★

**1. 腋下温度**　擦干腋窝，将腋窝温度计的水银柱甩到35℃以下，温度计的水银端放在患者腋窝深处，嘱患者用上臂将温度计夹紧，放置 10 分钟后读数。正常值为 36～37℃。腋测法较安全、方便，不易发生交叉感染。

**2. 口腔温度**　将消毒过的口腔温度计的水银柱甩到35℃以下，水银端置于舌下，紧闭口唇，不用口腔呼吸，以免冷空气进入口腔，影响口腔内的体温，测量 5 分钟后读数。正常值为36.3～37.2℃。此方法准确且方便，测量前避免喝热水或冷水以免影响测温准确性。婴幼儿及意识障碍者不宜使用。

**3. 肛门温度**　患者取侧卧位，将直肠温度计的水银柱甩到35℃以下，肛表水银端涂以润滑剂，徐徐插入肛门，深达肛表的一半为止，放置 5 分钟后读数。正常值为 36.5～37.7℃。肛门温度一般较口腔温度高 0.3～0.5℃。适用于小儿及神志不清的患者。

体温的生理性波动及发热的分类见第一篇第一章第一节发热。

体温低于正常，称为体温过低，常见于周围循环衰竭、大出血后、慢性消耗性疾病、年老体弱、严重营养不良、甲状腺功能减退以及在低温环境中暴露过久等。

## 二、脉搏★★

脉搏是由心脏节律性的收缩和舒张，动脉内的压力一升一降，引起血管壁相应地扩张与回缩而形成的。临床上常用的触诊部位多选择表浅、靠近骨骼的动脉，如桡动脉、肱动脉、颞动脉、颈动脉、腘动脉、足背动脉等，最常选择的是桡动脉。检查时将一手食指、中指、无名指并拢，并将其指腹平放于桡动脉近手腕处，以适当压力触摸桡动脉搏动，至少 30 秒，并计算出每分钟搏动次数。

1. **脉率** 正常成人在安静状态下频率为 60～100 次/分，白昼较快，夜间睡眠时较慢；餐后、活动后或情绪激动时增快。病理状态下，发热、疼痛、贫血、甲状腺功能亢进症、心力衰竭、休克、心肌炎等，脉率增快；颅内高压、病态窦房结综合征、Ⅱ度以上窦房或房室传导阻滞，或服用强心苷、钙拮抗剂、β 阻滞剂等药时，脉率减慢。

2. **节律** 正常脉搏均匀规则，间隔时间相等，即节律规整。某些正常儿童、青少年和成年人，表现为吸气时脉搏增快，呼气时减慢，屏住呼吸则变整齐，称为呼吸性窦性心律不齐，属生理现象。心房颤动和过早搏动时，脉律皆不整齐。心房颤动时，脉搏节律完全无规律，同时有脉搏强弱不一和脉搏短绌，称为脉搏绝对不齐。二度房室传导阻滞时，某些心房激动不能下传至心室，使心搏出现脱漏，脉搏亦相应脱落，脉律也不规则，称为脱落脉。

3. **紧张度** 脉搏的紧张度与动脉收缩压高低有关。触诊脉搏时，以近心端的手指按压桡动脉，并逐渐用力使远心端手指触不到脉搏，近心端手指完全阻断动脉所需的压力，即为脉搏的紧张度。

4. **强弱** 正常的脉搏搏动强弱相等。心搏量增加、周围血管阻力较小时，则脉搏强而大，称为洪脉，见于高热、贫血、甲状腺功能亢进症、主动脉瓣关闭不全等。心搏量减少、脉压减少、周围动脉阻力增大时，脉搏减弱而振幅低，称为细脉或丝脉，见于心力衰竭、休克、主动脉瓣狭窄等。

5. **动脉壁弹性** 正常人的动脉管壁光滑、柔软，并有一定的弹性。检查时医师用手指压迫动脉近心端使其血流阻断，则该动脉远心端管壁之搏动不能触及。若无论如何用力压迫动脉近心端，其远心端动脉仍能触及，则提示动脉硬化。动脉硬化程度严重者，动脉管壁不仅硬，且迂曲或呈结节状。

## 三、呼吸

检测方法及临床意义见第七章第三节。

## 四、血压

### （一）测量方法

1. **直接测量法** 仅适用于危重和大手术的患者。

2. **间接测量法** 以汞柱式血压计最为常用。

（1）诊室血压★★★：裸露右上臂，肘部置于与右心房同一水平。首诊时要测量双上臂血压，以后通常测量较高读数一侧。让受检者脱下该侧衣袖，露出手臂并外展45°。将袖带紧贴缚于上臂，袖带下缘距肘窝横纹约2.5cm，松紧适宜。检查者先于肘窝处触及肱动脉搏动，再将听诊器体件置于肱动脉上（体件不应塞于袖带内），轻压听诊器体件。旋紧与袖带相连的橡皮球充气旋钮，然后用橡皮球将空气打入袖带，充气过程中应同时听诊肱动脉搏动音，观察汞柱上升高度。待动脉音消失，再将汞柱升高30mmHg后，松开充气旋钮使气囊缓慢（2～6mmHg/s）放气，心率较慢时放气速率也较慢，获取舒张压读数后快速放气至零。测压时双眼平视汞柱凸面的垂直高度，根据听诊结果读出血压值。按照Korotkoff的5期法，当听到第一个声音时所示的压力值是收缩压（第1期）；继续放气，随后声音逐渐增强为第2期；继而出现柔和吹风样杂音为第3期；再后音调突然变低钝为第4期；最终声音消失为第5期。第5期声音消失时血压计上所示的压力值是舒张压。相隔1～2分钟重复测量，重复测量时应将汞柱下降到"0"点后再向袖带内打气。取两次读数的平均值记录，如果两次测量的收缩压或舒张压相差超过5mmHg，则应再次测量，取三次读数的平均值。记录方法为收缩压/舒张压，如120/70mmHg；若仅有变音而无声音消失，记录为120/70mmHg，变音。

（2）家庭血压★★：适用于一般高血压患者的血压监测、白大衣高血压识别、难治性高血压的鉴别、评价长时血压变异、辅助降压疗效评价、预测心血管风险及评估预后等。

（3）动态血压监测★★：可诊断白大衣性高血压，发现隐蔽性高血压，检查顽固难治性高血压的原因，评估血压升高程度、短时变异和昼夜节律等，指导治疗和评价降压药物疗效。

## （二）血压水平的定义和分类★★

表4-1　血压水平的定义和分类（mmHg）

| 分类 | 收缩压 | | 舒张压 |
|------|--------|--------|--------|
| 正常血压 | < 120 | 和 | < 80 |
| 正常高值血压 | 120～139 | 和（或） | 80～89 |
| 高血压 | ≥140 | 和（或） | ≥90 |
| 1级高血压 | 140～159 | 和（或） | 90～99 |
| 2级高血压 | 160～179 | 和（或） | 100～109 |
| 3级高血压 | ≥180 | 和（或） | ≥110 |
| 单纯收缩期高血压 | ≥140 | 和 | < 90 |

注：根据《中国高血压防治指南》（2010年修订版）。收缩压与舒张压分属于不同级别时，以较高的分级为准。

## （三）血压变异的临床意义★★

收缩压主要取决于心肌收缩力的大小和心搏出量的多少；舒张压主要取决于外周血管阻力的高低。

**1. 高血压**　未使用降压药物的情况下，非同日3次测量血压，收缩压≥140mmHg和（或）舒张压≥90mmHg，即为高血压。如果只有收缩压达到高血压标准，则称为单纯收缩期高血压。高血压绝大多数见于原发性高血压；继发性高血压少见，见于肾脏疾病、肾上腺皮质或髓质肿瘤、肢端肥大症、甲状腺功能亢进症、颅内高压、妊娠高血压综合征等所致的血压增高。

**2. 低血压**　血压低于 90/60mmHg 时，称为低血压。常见于休克、急性心肌梗死、心力衰竭、心包填塞、肾上腺皮质功能减退等。

**3. 脉压增大和减小**　脉压超过 40mmHg 称为脉压增大，见于主动脉瓣关闭不全、动脉导管未闭、动-静脉瘘、高热、甲状腺功能亢进症、严重贫血、老年主动脉硬化等。脉压小于 30mmHg 称为脉压减小，见于主动脉瓣狭窄、心力衰竭、低血压、休克、心包积液、缩窄性心包炎等。

**4. 上、下肢血压差异常**　双上肢血压差大于 10mmHg，见于多发性大动脉炎、血栓闭塞性脉管炎、先天性动脉畸形等。下肢血压小于或等于上肢血压，提示相应部位动脉狭窄或闭塞，见于主动脉缩窄、闭塞性动脉硬化、胸腹主动脉型大动脉炎、髂动脉或股动脉栓塞等。

## 五、发育与体型★

发育正常与否，通常以年龄与体格成长状态（身高、体重）、智力、性征（第一、第二性征）之间的关系来判断。一般判断成人体格发育正常的指标为：头部的长度为身高的 1/7 ~ 1/8，胸围等于身高的一半，双上肢展开的长度（指距）约等于身高，身体上部长度（头顶至耻骨联合上缘的距离）与下部长度（耻骨联合上缘至足底的距离）也大致相等。

体型是身体各部发育的外观表现，包括骨骼、肌肉的成长与脂肪分布的状态等。

1. **正力型** 又称匀称型，身体各部结构匀称适中，腹上角90°左右。正常人多为此型。

2. **超力型** 又称矮胖型，按身高计，体重偏重，指距稍小，上身稍长。外形矮胖，体格粗壮，颈粗短，肩平，胸部宽阔，腹上角大于90°。原发性高血压患者中，矮胖型多见。

3. **无力型** 又称瘦长型，与矮胖型相反，体高肌瘦，颈细长，肩垂，胸廓扁平，腹上角小于90°。肺结核等慢性消耗性疾病，瘦长型较常见。

如在发育成熟前脑垂体前叶功能亢进时，体格异常高大，称为巨人症；反之，脑垂体功能减退时，体格异常矮小，称脑垂体性侏儒症。小儿患甲状腺功能亢进症时，代谢增强，食欲亢进，使体格发育超过正常；小儿患甲状腺功能减低症时，则体格矮小、智力低下，为呆小症。

## 六、营养状态★

检查营养状态最简便而迅速的方法是看皮下脂肪充实的程度，最适宜的检查部位是上臂背侧下1/3。

### （一）营养状态分级

1. **良好** 皮肤黏膜红润、弹性良好，皮下脂肪丰满，肌肉结实，指甲、毛发润泽，肋间隙及锁骨上窝平坦，肩胛部和股部肌肉丰满。

2. **不良** 皮肤黏膜干燥、弹性减低，皮下脂肪菲薄，肌肉松弛无力，指甲粗糙、无光泽，毛发稀疏，肋间隙、锁骨上窝凹陷，肩胛骨和髂骨嶙峋突出。

3. **中等** 介于良好与不良两者之间。

### （二）常见的营养异常

**1. 营养不良** 主要由摄食不足和（或）消耗增多所致，常见原因如下：①摄食障碍：多见于食管、胃肠道的病变，神经系统及肝、肾等内脏病变，引起严重的恶心、呕吐等。②消化障碍：由胃、肠、胰腺、肝、胆疾患，引起消化液或酶的生成减少，影响消化和吸收所致。③消耗增多：由于精神神经因素的影响，或活动性结核、恶性肿瘤、代谢疾病（如糖尿病）和某些内分泌疾病（如甲状腺功能亢进症）等所致的热量、脂肪和蛋白质消耗过多。长期消耗增多，体重减轻到不足标准体重的90%或体重指数 < 18.5 时，称为消瘦。极度消瘦者称恶病质。

**2. 肥胖** 肥胖是指体内脂肪堆积过多和（或）分布异常，体重增加，导致实际体重超过理想体重的20%的病理状态。其原因主要由于摄食过多、摄入量超过消耗量，过剩营养物质转化为脂肪积存于体内所致。内分泌、家族遗传、生活方式与运动、精神因素等皆对肥胖有影响。

（1）单纯性肥胖：全身脂肪分布均匀，常有一定的遗传倾向。

（2）继发性肥胖：一般由内分泌疾病引起。肾上腺皮质功能亢进症，表现为向心性肥胖，以面部（满月面）、肩背部（水牛背）、腰腹部为著，而四肢不明显。甲状腺功能低下症（黏液性水肿）则有毛发稀疏、皮肤干燥、月经异常、智能障碍。

## 七、意识状态★

意识状态的分类见第一篇第一章第十九节意识障碍。

检查意识状态，主要检查患者对周围环境和对自身所处状况的认识能力。检查者可通过与患者交谈来了解其思维、反应、情感活动、计算、记忆力、注意力、定向力等方面的情况。对较为严重者应同时做痛觉试验（如重压患者眶上缘）、瞳孔对光反射、角膜反射、腱反射等，以判断有无意识障碍及其程度。对昏迷患者，重点注意生命体征，尤其是呼吸的频率和节律，瞳孔大小，眼底有无水肿、出血，有无偏瘫、锥体束征、脑膜刺激征等。

## 八、面容与表情

面容是指面部的面貌与气色；表情是指表现在面部或姿态上的思想感情。

**1. 急性（热）病容★★**  面色潮红，兴奋不安，可有面部与发际多汗，口唇干燥，呼吸急促，表情痛苦，有时鼻翼扇动，口唇出现疱疹。常见于急性感染性疾病。

**2. 慢性病容★★**  面容憔悴，面色晦暗或苍白无华，双目无神，表情淡漠等。多见于慢性消耗性疾病，如肝硬化、严重肺结核、恶性肿瘤等。

**3. 贫血面容★★★**  面色苍白无华，唇舌色淡，表情疲惫。

**4. 肝病面容★★★**  面颊瘦削，面色灰褐，额部、鼻背、双颊有褐色色素沉着，有时可见蜘蛛痣。见于慢性肝病。

**5. 肾病面容★★★**  面色苍白，眼睑、颜面浮肿，舌质淡，边缘有齿痕。见于慢性肾脏疾病。

**6. 甲状腺功能亢进面容★★★** 简称甲亢面容。眼裂增大，眼球突出，目光闪烁，呈惊恐貌，兴奋不安，烦躁易怒。

**7. 黏液性水肿面容★★** 面色苍白，睑厚面宽，颜面浮肿，目光呆滞，反应迟钝，眉毛、头发稀疏，舌色淡、胖大。见于甲状腺功能减退症。

**8. 二尖瓣面容★★★** 面色晦暗，双颊紫红，口唇轻度发绀。见于风湿性心瓣膜病二尖瓣狭窄。

**9. 伤寒面容★★** 表情淡漠，反应迟钝，呈无欲状态。见于伤寒、脑脊髓膜炎、脑炎等。

**10. 苦笑面容★★** 发作时牙关紧闭，面肌痉挛，呈苦笑状。见于破伤风。

**11. 满月面容★★★** 面圆如满月，皮肤发红，常伴痤疮和小须。见于库欣综合征及长期应用肾上腺皮质激素的患者。

**12. 肢端肥大症面容★★** 头颅增大，脸面变长，下颌增大、向前突出，眉弓及两颧隆起，唇舌肥厚，耳鼻增大。见于肢端肥大症。

**13. 病危面容★★** 亦称 Hippocrates 面容。面色苍白或铅灰，眼窝凹陷，鼻梁、颧骨突起，表情淡漠，目光晦暗，面肌瘦削，唇干，皮肤干燥、松弛而无光泽。常见于大出血、休克、脱水及急性腹膜炎患者。

**14. 面具面容★★** 面肌运动减少，面部呆板、无表情，不眨眼，双目凝视，似面具样。常见于震颤麻痹。

## 九、体位

**1. 自动体位** 患者活动自如，不受限制。见于轻病或疾病早期。

**2. 被动体位** 患者不能随意调整或变换体位，需别人帮助才能改变体位。见于极度衰弱或意识丧失的患者。

**3. 强迫体位** 患者为了减轻疾病所致的痛苦，被迫采取的某些特殊体位。

（1）**强迫仰卧位**★★：患者仰卧，双腿蜷曲，借以减轻腹部肌肉紧张。见于急性腹膜炎等。

（2）**强迫俯卧位**★：俯卧位可减轻脊背肌肉的紧张程度。常见于脊柱疾病。

（3）**强迫侧卧位**★★：患者侧卧于患侧，以减轻疼痛，且有利于健侧代偿呼吸以减轻呼吸困难。见于一侧胸膜炎及大量胸腔积液。

（4）**强迫坐位**★★：又称端坐呼吸。患者坐于床沿上，以两手置于膝盖上或扶持床边。这种体位可使胸廓辅助呼吸肌易于运动，膈肌下降，肺容量增加，肺换气量增加，而且下肢静脉血不易回流到心脏，可以减少回心血量，减轻心脏负担和肺淤血。见于心肺功能不全的患者。

（5）**强迫蹲位**★：患者往往在步行或其他活动的进程中，由于感到呼吸困难和心悸，而采取蹲踞体位或膝胸位以缓解症状。见于发绀型先天性心脏病。

（6）**强迫停立位**★：在步行时心前区疼痛突然发作，患者常被迫立刻站立，并以右手按抚心脏部位，待稍缓解后，才离开原位。见于心绞痛。

（7）**辗转体位**★★：患者坐卧不安，辗转反侧。见于胆绞痛、肾绞痛、肠绞痛等。

（8）**角弓反张位**★★：患者颈及脊背肌肉强直，以致头向后仰，胸腹前凸，背过伸，躯干呈反弓形。见于破伤风、脑炎及小儿脑膜炎。

## 十、步态★★

某些疾病可使步态发生变化，并具有一定的特征性。

1. **痉挛性偏瘫步态** 瘫痪侧上肢内收、旋前，指、肘、腕关节屈曲，无正常摆动；下肢伸直并外旋，举步时将患侧骨盆抬高以提起瘫痪侧下肢，然后以髋关节为中心，脚尖拖地，向外划半个圆圈跨前一步，故又称划圈样步态。多见于急性脑血管疾病的后遗症。

2. **痉挛性截瘫步态** 又称剪刀步态。双下肢肌张力增高。尤以伸肌和内收肌张力明显增高。双下肢强直内收，交叉到对侧，形如剪刀。见于双侧锥体束损害及脑性瘫痪等。

3. **醉酒步态** 行路时躯干重心不稳，步态蹒跚，身体摇晃，前后倾斜，似乎随时都会失去平衡而跌到，如醉酒状。见于酒精中毒或巴比妥中毒。

4. **小脑共济失调步态** 行走时双腿分开较宽，呈阔基底步态，步态不规则，笨拙，身体左右摇晃，常向侧方倾斜，走直线困难，状如醉汉。常见于多发性硬化、小脑肿瘤、脑卒中及某些遗传性小脑疾病。

5. **慌张步态** 步行时头及躯干前倾，步距较小，起步动作慢，但行走后越走越快，有难以止步之势，向前追赶身体重心而防止跌倒，双上肢缺乏摆动动作。见于帕金森病，又称震颤麻痹。

6. **跨阈步态** 由于踝部肌腱、肌肉弛缓，患足下垂，走路时足尖离地前，先将膝关节、髋关节屈曲，使患肢抬得很高才能起步，如跨越门槛之势。见于腓总神经麻痹出现的足下垂患者。

7. **蹒跚步态** 又称鸭步。走路时身体左右摇摆似鸭行。见于佝偻病、大骨节病、进行性肌营养不良或先天性双髋关节脱位等。

8. **间歇性跛行** 休息时无症状，行走稍久后发生缺血，以致下肢麻木、无力、酸痛，难以继续行走，被迫停止行进，经休息症状好转后重新起步行走，走走歇歇，故名。见于闭塞性动脉硬化、高血压动脉硬化等。

9. **感觉性共济失调步态** 起步时一脚高抬，骤然垂落，且双目向下注视，夜间走路或闭眼时加重，两脚间距很宽，以防身体倾斜，闭目时不能保持平衡，身体摇晃易跌倒，睁眼时视觉可部分代偿。见于脊髓亚急性联合变性、多发性硬化、脊髓痨和感觉神经病等脊髓后索病变。

# 第二节　皮肤检查

## 一、皮肤弹性★

检查时，常取手背或前臂内侧部位，用拇指和食指将皮肤捏起，正常人于松手后皮肤皱褶迅速平复。弹性减弱时皱褶平复缓慢，见于长期消耗性疾病或严重脱水的患者。

## 二、皮肤颜色★

正常人黏膜红润，皮肤颜色差异虽较大，但都有光泽。

1. **发红**　生理情况下，见于饮酒、日晒、运动、情绪激动等。病理情况下，见于发热性疾病、阿托品及一氧化碳中毒等。一氧化碳中毒患者的皮肤黏膜呈樱桃红色。皮肤持久性发红可见于库欣综合征及真性红细胞增多症。

2. **苍白**　常见于贫血、寒冷、惊恐、休克、虚脱以及主动脉瓣关闭不全等。只有肢端苍白者，可能与肢体血管痉挛或阻塞有关，如雷诺病、血栓闭塞性脉管炎。

3. **黄染**　皮肤黏膜呈不正常的黄色，称为黄染。皮肤黄染主要见于因胆红素浓度增高引起的黄疸。黄疸早期或轻微时见于巩膜及软腭黏膜。

4. **发绀**　是指皮肤黏膜呈青紫色，主要因单位容积血液中还原血红蛋白增多（超过 $50g/L$）所致。发绀的常见部位为舌、唇、耳郭、面颊和指端。

5. **色素沉着**　由于表皮基底层的黑色素增多，部分或全身皮肤色泽加深，称为色素沉着。全身性色素沉着多见于慢性肾上腺皮质功能减退，也见于肝硬化、肝癌晚期、肢端肥大症、黑热病、疟疾等。妇女在妊娠期，面部、额部可发生棕褐色对称性色素斑片，称为妊娠斑；老年人全身或面部也可发生散在的斑片，称老年斑。

6. **色素脱失**　指皮肤色素局限性或全身性减少或缺失。

（1）白癜风：为多形性大小不等的色素脱失斑片，发生后可逐渐扩大，但进展较慢，无自觉症状，也不引起生理功能改变。

（2）黏膜白斑：是一种发生于口腔黏膜或女性外阴部黏膜的增生性、白色角化性损害，呈圆形、椭圆形色素脱失斑片，面积一般不大。通常认为是一种癌前病变。

（3）白化症：属常染色体隐性遗传性疾病。临床表现为皮肤呈白色或淡红色，毛发很白或为淡黄色，虹膜及瞳孔呈浅红色，并且羞明。

## 三、湿度与出汗★

病理情况下可有出汗增多，如风湿热、结核病、甲状腺功能亢进症、佝偻病、布氏杆菌病等。盗汗见于肺结核活动期。冷汗见于休克与虚脱。无汗时皮肤异常干燥，见于维生素 A 缺乏症、黏液性水肿、硬皮病和脱水等。

## 四、皮疹★

**1. 斑疹**　局部皮肤发红，一般不高出皮肤。见于麻疹初起、斑疹伤寒、丹毒、风湿性多形性红斑等。

**2. 玫瑰疹**　鲜红色的圆形斑疹，直径 2～3mm，压之褪色，松开时又复现。多出现于胸腹部。对伤寒或副伤寒具有诊断意义。

**3. 丘疹**　直径小于 1cm，除局部颜色改变外还隆起皮面，为局限、充实的浅表损害。见于药物疹、麻疹、猩红热及湿疹等。

**4. 斑丘疹**　在丘疹周围合并皮肤发红的底盘。见于风疹、猩红热、湿疹及药物疹等。

**5. 荨麻疹**　为边缘清楚的红色或苍白色的瘙痒性皮肤损害。出现得快，消退也快，消退后不留痕迹。见于各种异性蛋白性食物或药物过敏。

## 五、皮下出血★

皮肤或黏膜下出血，出血面的直径小于2mm者，称为瘀点。皮下出血直径在3~5mm者，称为紫癜。皮下出血直径超过5mm者，称为瘀斑。片状出血并伴有皮肤显著隆起者，称为血肿。皮肤黏膜出血常见于造血系统疾病、重症感染、某些血管损害的疾病，以及某些毒物或药物中毒等。

## 六、蜘蛛痣★★★

蜘蛛痣是皮肤小动脉末端分支性扩张所形成的血管痣，因形似蜘蛛而得名。蜘蛛痣出现部位多在上腔静脉分布区，如面、颈、手背、上臂、前胸和肩部等处。蜘蛛痣的发生一般认为与雌激素增多有关。肝功能障碍使体内雌激素灭活能力减退，常见于慢性肝炎、肝硬化时。健康妇女在妊娠期间、月经前或月经期偶尔也可出现蜘蛛痣。

慢性肝病患者手掌大、小鱼际处常发红，加压后褪色，称为肝掌。肝掌的发生机制与蜘蛛痣相同。

## 七、皮下结节★

位于关节附近或长骨骺端的圆形硬质小结，无压痛，对称性分布，多为风湿小结。位于皮下肌肉表层的豆状硬韧小结，圆形或椭圆形，表面光滑，可推动，无压痛，多为猪带绦虫囊尾蚴结节。如沿末梢动脉分布，且双侧发生不对称，质硬有压痛，多为结节性多动脉炎。在指尖、足趾、大小鱼际肌处出现的豌豆大小的红色或紫色的痛性结节，称为 Osler 小结，常见于亚急性感染性心内膜炎。反复出现的游走性皮下结节，边界不清而水肿明显，伴痒感，见于并殖吸虫病。无明显局部症状而生长迅速的皮下结节，见于肿瘤所致的皮下转移。

## 八、水肿★★★

轻度水肿单靠视诊不易发现，一般体重增加 5kg 后方可发现。检查有无水肿时，可用手指按压被检查部位皮肤（通常是胫骨前缘）3～5 秒。手指按压后凹陷不能很快恢复者，称为凹陷性水肿。黏液性水肿及象皮肿（丝虫病所致）指压后无组织凹陷，称非凹陷性水肿。黏液性水肿常见部位为颜面、锁骨上、胫前内侧及手背皮肤，皮肤干燥、粗糙，见于甲状腺功能减退症。象皮肿见于丝虫病，表现为下肢不对称性皮肤增厚、粗糙、毛孔增大，有时出现皮肤皱褶，也可累及阴囊、大阴唇及上肢等部位。

全身性水肿常见于肾炎和肾病综合征、心力衰竭（尤其是右心衰竭）、失代偿期肝硬化和营养不良等；局限性水肿可见于局部炎症、外伤、过敏、血栓形成所致的毛细血管通透性增加，静脉或淋巴回流受阻。

## 九、溃疡与瘢痕★

1. **溃疡** 指皮肤或黏膜深层真皮或皮下组织的局限性缺损。常见原因有创伤性、感染性及癌性，要注意溃疡大小、形状与部位、颜色、边缘、基底、分泌物及发展过程。

**2. 瘢痕** 指真皮或深部组织外伤、手术或病变愈合后，新的结缔组织和上皮细胞增生的斑块代替失去的皮肤组织。表皮低于周围正常皮肤者，为萎缩性瘢痕；高于周围正常皮肤者，为增生性瘢痕。

## 十、毛发★

病理性毛发稀少常见的原因有：①头部皮肤疾病：如脂溢性皮炎，呈不规则脱发，但以顶部为著。②神经营养障碍：如斑秃，脱发多为圆形、范围大小不等，也有全秃者，发生突然，与精神因素有关，可以再生。③某些发热性疾病后：如伤寒可致弥漫性脱发。④某些内分泌疾患：如甲状腺功能减退症、垂体前叶功能减退等。席汉综合征不仅眉毛、头发脱落，同时有腋毛、阴毛的脱落。⑤理化因素性脱发：如接受过量的放射线，某些抗癌药物（如环磷酰胺等）的使用。

某些疾病也可使毛发增多，如库欣综合征或长期使用肾上腺皮质激素者。女性患者除一般体毛增多外，还可呈男性体毛分布，生长胡须。

# 第三节　淋巴结检查

## 一、检查方法★★★

检查淋巴结的方法有视诊和触诊。视诊时不仅要注意局部征象（包括皮肤是否隆起，颜色有无变化，有无皮疹、瘢痕、瘘管等），也要注意全身状态。

触诊是检查淋巴结的主要方法。浅表淋巴结检查采用双手或单手触诊法，由浅入深进行滑动触诊，并注意使局部皮肤或组织放松。检查者将食、中、无名三指并拢，其指腹平放于被检查部位的皮肤上进行滑动触诊。这里所说的滑动是指腹按压的皮肤与皮下组织之间的滑动；滑动的方式应取相互垂直的多个方向或转动式滑动，这有助于淋巴结与肌肉和血管结节的区别。

## 二、浅表淋巴结肿大的临床意义★★★

### （一）局限性淋巴结肿大

**1. 非特异性淋巴结炎** 一般炎症所致的淋巴结肿大多有触痛，表面光滑，无粘连，质不硬。急性淋巴结炎质地柔软，有压痛，表面光滑，无粘连；慢性期则质地较硬，疼痛轻微。颌下淋巴结肿大常由口腔内炎症所致；颈部淋巴结肿大常由化脓性扁桃体炎、齿龈炎等急慢性炎症所致；腋窝淋巴结肿大常由上肢、胸壁、乳腺等部位的炎症引起；腹股沟淋巴结肿大常由下肢、会阴、臀部等部位的炎症引起。

**2. 淋巴结结核** 肿大淋巴结常发生在颈部血管周围，为多发性，质地较硬，大小不等，可互相粘连或与邻近组织、皮肤粘连，移动性稍差。如组织发生干酪性坏死，则可触到波动感。晚期破溃后形成瘘管，愈合后可形成不规则瘢痕。

**3. 转移性淋巴结肿大** 恶性肿瘤转移所致的淋巴结肿大，质硬或有橡皮样感，一般无压痛，表面光滑或有突起，与周围组织粘连而不易推动。左锁骨上窝淋巴结肿大，多为腹腔脏器癌肿（胃癌、肝癌、结肠癌等）转移所致；右锁骨上窝淋巴结肿大，多为胸腔脏器癌肿（肺癌、食管癌等）转移所致。鼻咽癌易转移到颈部淋巴结；乳腺癌最早引起同侧腋下淋巴结肿大。

## （二）全身性淋巴结肿大

常见于传染性单核细胞增多症、淋巴细胞性白血病、淋巴瘤和系统性红斑狼疮等。

### 难点提示

## 一、鉴别诊断

### 1. 皮下出血、皮疹及蜘蛛痣的区别（表4-2）

表4-2　皮下出血、皮疹及蜘蛛痣的区别

| | 皮下出血 | 皮疹 | 蜘蛛痣 |
|---|---|---|---|
| 病因 | 血管壁功能异常、血小板数量或质量异常及凝血功能障碍 | 传染病、皮肤病及过敏 | 肝脏疾病等所致的雌激素增多 |
| 体格检查特点 | 皮肤发红，压之不褪色 | 皮肤发红，压之褪色 | 形似蜘蛛，用铅笔尖或火柴杆等压迫蜘蛛痣的中心，周围辐射状的小血管随之消退，解除压迫后又复出现 |
| 出现部位 | 全身皮肤或黏膜 | 全身皮肤或黏膜 | 上腔静脉分布区 |

**2. 皮下水肿与皮下气肿的区别**

（1）皮下水肿伴随体重增加。凹陷性水肿时局部受压后可出现凹陷；非凹陷性水肿时局部受压后不出现凹陷。

（2）皮下气肿不伴随体重增加。外形肿胀如水肿，指压可凹陷，但去除压力后则迅速恢复原形，并可触诊到捻发感或握雪感，听诊时有皮下气肿捻发音。

## 二、名词解释

1. **平均动脉压**——一个心动周期中每一瞬间动脉血压的平均值，称为平均动脉压。

2. **肥胖**——是指体内脂肪堆积过多和（或）分布异常，体重增加，导致实际体重超过理想体重的20%的病理状态。

3. **体位**——是指休息状态时身体所处的位置。

4. **步态**——即走路时的频率、节律、方式和姿态。

5. **蜘蛛痣**——是皮肤小动脉末端分支性扩张所形成的血管痣，因形似蜘蛛而得名。

6. **水肿**——皮下组织的细胞内及组织间隙液体积聚过多。

## 三、常考问题

1. 简述体温测定发生误差的原因。

2. 常见脉搏节律异常的表现及临床意义。

3. 简述动脉血压的测定方法。

4. 简述意识状态的检查方法。

5. 简述浅表淋巴结的部位及检查方法。

## 四、难点释疑

### 引起脉压增大或减小的疾病

脉压是指收缩压与舒张压之差。收缩压主要取决于心肌收缩力的大小和心搏出量的多少；舒张压主要取决于外周血管阻力的高低。外周阻力高舒张压高、外周阻力低舒张压低。根据上述生理学理论我们可以对一些出现脉压改变的疾病进行解释。

主动脉瓣关闭不全时，舒张期左心室除接受来自左心房的血液外，还接受来自主动脉瓣反流的血液，导致左心室舒张末期血容量增加、收缩力增加，左室收缩时心排血量增加，从而导致收缩压增高。舒张期大动脉的弹性回缩使血液继续被射向外周，主动脉瓣关闭不全时因有一部分血液反流到左心室，从而导致主动脉内舒张压降低。

发热患者体温每增高1℃，基础代谢率增加13%，相应的心排血量也增加，故收缩压增高。发热患者，外周小血管扩张以增加散热，即外周阻力降低，舒张压降低。

同理可解释贫血、甲亢等所致的脉压增大。

主动脉瓣狭窄、心力衰竭、休克时，心排血量减少，则动脉收缩压降低，脉压减小。

心包积液、缩窄性心包炎时心脏舒张受限，舒张期静脉回心血量减少，心脏收缩时排血减少，故收缩压亦可降低，脉压减小。

# 第五章 ▶ 头部检查

## 教学大纲

★★★掌握眼睑检查的内容、方法及其异常的临床意义；瞳孔大小、对光反射的检查方法及其异常的临床意义；鼻窦压痛的检查法及临床意义；咽和扁桃体的检查方法和临床意义。

★★熟悉眼球外形和运动的检查方法及临床意义；鼻外形的检查方法及常见异常的临床意义。

★了解头部器官其他检查内容的方法及临床意义。

## 重点提示

### 一、头颅

#### （一）大小及形态★

头颅的大小以头围来表示大小。新生儿头围约34cm，出生后6个月内生长最快，可增加8cm左右，18岁后基本不再增长。

1. **小颅** 前囟于出生后12~18个月内闭合，闭合过早致小颅畸形，引起智力发育障碍。

2. **巨颅** 颅内高压使额、头顶、枕部、颞部膨大呈圆形，颜面部相对较小。见于脑积水。

3. **方颅** 前额左右突出，头顶平坦，呈方颅畸形。见于小儿佝偻病或先天性梅毒。

4. **尖颅** 由于矢状缝和冠状缝过早闭合，致头顶部尖突高起，造成颜面的比例异常。见于 Apert 综合征。

5. **前囟**

（1）凹陷：见于脱水或极度消瘦。

（2）隆起：为颅内压增高的表现，见于脑膜炎、颅内出血等。

（3）迟闭或过大：见于佝偻病、先天性甲状腺功能减退症。

## （二）头颅运动

（1）头部活动受限：见于颈椎病或颈部软组织损伤。

（2）头部不随意颤动：见于帕金森病。

（3）头部出现与颈动脉搏动节律一致的点头运动：De Musset 征，即点头征。

## 二、头部器官

### （一）眼

1. **眉毛★** 外 1/3 过于稀疏或脱落，见于黏液性水肿或脑垂体前叶功能减退症，特别稀少考虑麻风病。

2. **眼睑★★★**

（1）上睑下垂：双侧见于重症肌无力、先天性上眼睑下垂；单侧见于各种动眼神经麻痹性疾病。

（2）眼睑水肿：多见于肾炎、贫血、肝炎、血管神经性水肿、营养不良。

（3）眼睑闭合不全：双侧见于甲状腺功能亢进症；单侧见于面神经麻痹。

（4）睑内翻：是睑缘向眼球方向卷曲，睫毛随之倒向眼球的一种位置异常。当内翻达到一定程度时，睫毛刺激角膜，称为倒睫。常见于沙眼、睑结膜瘢痕形成。

**3. 泪囊★** 检查者双手拇指挤压内泪囊区，若有黏液脓性分泌物流出，应考虑慢性泪囊炎。有急性炎症时避免做此检查。

**4. 结膜★**

（1）结膜苍白：见于贫血。

（2）结膜充血：见于结膜炎、角膜炎、沙眼早期。

（3）结膜发黄：见于黄疸。

（4）结膜有散在出血点：见于感染性心内膜炎。

（5）结膜下片状出血：见于外伤、出血性疾病、高血压。

（6）结膜有滤泡或乳头：见于沙眼。

（7）球结膜透明而隆起：见于脑水肿或输液过多。

**5. 巩膜★**

（1）显性黄疸——在巩膜出现均匀一致的黄染。

（2）老年人脂肪积聚——内眦部位结膜下出现淡黄色块状且分布不均匀。

（3）血液中其他黄色素增加（如胡萝卜素和阿的平等）——仅在角膜周围出现黄染。

**6. 角膜★**

（1）角膜溃疡：常见于感染和外伤。

（2）角膜软化：常见于小儿营养不良、维生素 A 缺乏。

（3）角膜血管增生：常见于严重沙眼。

（4）凯-费环：见于肝豆状核变性。

（5）老年环：见于老年人或早老症。

**7. 虹膜★** 虹膜中央的圆形孔洞为瞳孔。虹膜纹理呈放射状排列。

{ 虹膜纹理模糊或消失——见于虹膜炎症、水肿或萎缩
{ 虹膜形态异常或有裂孔——见于虹膜后粘连、外伤、先
天性虹膜缺损

**8. 瞳孔 ★★★**　　两侧等大等圆，直径 2~5mm。

瞳孔缩小（< 2mm）——见于虹膜炎、中毒（有机磷
农药中毒、毒蕈中毒）或药
物影响（吗啡、氯丙嗪、毛
果芸香碱等）

瞳孔扩大（> 5mm）——见于外伤、青光眼绝对期、视
神经萎缩、颈交感神经刺激、
完全失明、濒死状态和药物
影响（阿托品、可卡因等）

双侧瞳孔大小不等——常见于脑外伤、脑肿瘤、脑疝及
中枢神经梅毒

双侧瞳孔大小不等且变化不定——常见于中枢神经和虹
膜支配神经病变

瞳孔不等大、对光反射减弱或消失伴意识障碍
——是中脑功能损害的表现

瞳孔呈椭圆形——常见于青光眼或眼内肿瘤

瞳孔呈不规则形——常见于虹膜粘连

瞳孔对光反射迟钝或消失——见于昏迷患者

瞳孔调节反射与聚合反射消失——见于动眼神经受损

**9. 眼球 ★★**

（1）眼球突出

双侧眼球突出——见于甲状腺功能亢进症
单侧眼球突出——见于局部炎症或眶内占位性病变，偶
可见于颅内病变

（2）眼球凹陷

双侧眼球凹陷——见于重度脱水，也可见于老年人眶内
脂肪萎缩

单眼球凹陷——见于 Horner 综合征或眶尖骨折

（3）眼球运动

眼球运动障碍伴复视——见于支配眼球运动的动眼神
经、滑车神经和展神经麻痹

麻痹性斜视——由于支配眼肌运动的神经或眼外肌本身
的器质性病变所致，多见于颅脑外伤、
脑炎、脑膜炎、脑脓肿、脑肿瘤、脑血
管病变

自发性眼球震颤——见于耳源性眩晕及小脑病变等

## （二）耳

### 1. 耳郭★

耳郭上有触痛结节——尿酸盐沉积形成的痛风结节

耳郭有牵拉痛或触痛——提示炎症

### 2. 外耳道★

痒痛并伴有黄色液体流出——外耳道炎

局部红肿、疼痛，有耳郭牵拉痛——外耳道疖肿

有脓性分泌物、耳痛及全身症状——急性中耳炎

有血液、脑脊液流出——颅底骨折

耳鸣、耳闷——注意是否有耵聍、外耳道异物以及外耳
道瘢痕狭窄

**3. 中耳★**

鼓膜内陷——常见于中耳炎

鼓膜外凸、穿孔、溢脓——常见于中耳炎化脓

溢脓伴有恶臭——可见于胆脂瘤

**4. 乳突★**　化脓性中耳炎引流不畅时，可蔓延至乳突，形成急性化脓性乳突炎，表现为乳突区皮肤红肿，有压痛，严重时可继发耳源性脑脓肿或脑膜炎。

**5. 听力★**　听力减退可见于外耳道耵聍、异物、局部或全身动脉硬化、听神经损害、中耳炎等。

## （三）鼻

**1. 鼻外形★★**

鼻梁部皮肤出现高出皮面的红色斑块，且向两侧面颊扩展，为蝶形红斑——见于系统性红斑狼疮

鼻部皮肤出现黑褐色斑点——可见于日晒或某些疾病（如肝脏疾病或黑热病）所致的色素沉着

鼻部皮肤发红并有小脓疱或小丘疹——见于痤疮

鼻尖及鼻翼处皮肤发红，并有毛细血管扩张、组织肥厚——见于酒渣鼻

鼻梁塌陷致鼻外形呈马鞍状，称为鞍鼻——见于鼻骨骨折、鼻骨发育不全或先天性梅毒

鼻梁宽平如蛙状，称为蛙状鼻——见于巨大鼻息肉者

**2. 鼻翼扇动★**　见于大叶性肺炎、支气管哮喘、心源性哮喘等引起的呼吸困难。

**3. 鼻中隔★** 鼻中隔明显向一侧或两侧偏曲，或局部有突起引起鼻功能障碍时称为鼻中隔偏曲。常见于鼻中隔外伤、鼻中隔诸骨发育不均衡或由异物或肿瘤压迫鼻中隔所致。鼻中隔穿孔多由外伤、感染、肿瘤等引起。

**4. 鼻黏膜★**

鼻黏膜肿胀伴鼻塞、流涕——多见于急性鼻炎

鼻黏膜肿胀伴组织肥厚——见于慢性鼻炎

鼻黏膜萎缩，鼻甲缩小，鼻腔宽大、干燥，分泌物减少，伴嗅觉减退或消失——见于慢性萎缩性鼻炎

鼻腔有清稀无色的分泌物——见于卡他性炎症

鼻腔有发黄或发绿的黏稠分泌物——见于鼻或鼻旁窦的化脓性炎症

**5. 鼻出血★**

单侧鼻出血——多由局部病变所致，如鼻腔感染、鼻或鼻窦外伤、鼻中隔偏曲或鼻咽癌等

双侧鼻出血——多由全身性疾病所致，如：①感染性疾病高热期、肾综合征出血热；②血液系统疾病（如血小板减少性紫癜、再生障碍性贫血、白血病、血友病等）；③高血压等血管病变；④维生素 C、K 或钙等缺乏；⑤慢性肝、肾疾病；⑥女性周期性鼻出血应排除子宫内膜异位症的可能

**6. 鼻旁窦★★★** 鼻旁窦区出现压痛见于鼻窦炎，患者可伴有慢性鼻塞、流涕、头痛。

## （四）口腔

### 1. 口唇★

口唇苍白——见于贫血、虚脱或主动脉瓣关闭不全

口唇深红——见于急性发热性疾病

口唇黏膜与皮肤交界处出现成簇半透明小水疱，伴痒或
　刺痛——为单纯疱疹病毒感染，见于感冒、肺炎链球
　菌肺炎、流行性脑脊髓膜炎、疟疾或应用某些药物
　（如磺胺）后

口唇干燥并有皲裂——见于严重脱水

口角糜烂——见核黄素缺乏

口唇发生非炎症性、无痛性肿胀——见于血管神经性水肿

口唇肥厚增大——见于黏液性水肿、肢端肥大症

### 2. 口腔黏膜★

黏膜出现蓝黑色的色素沉着——多见于肾上腺皮质功能
　　　　　　　　　　　　　减退症

黏膜下出现大小不等的出血点或瘀斑——见于各种出血
　　　　　　　　　　　　　　性疾病或维生
　　　　　　　　　　　　　　素 C 缺乏

麻疹黏膜斑——见于麻疹早期

口腔黏膜溃疡——慢性复发性口疮

无痛性黏膜溃疡——可见于系统性红斑狼疮

口腔黏膜、口角等处覆盖乳白色薄膜，为鹅口疮
　——多见于长期应用抗生素或体弱重症患者

### 3. 牙齿★

牙齿呈黄褐色——为斑釉牙，见于长期服用含氟量高的
　　　　　　　水或服用四环素等药物所致

单纯性牙间隙过宽——见于肢端肥大症

哈欠森齿——见于先天性梅毒

## 4. 齿龈 ★

牙龈萎缩——见于萎缩性牙周病

牙龈水肿、溢脓——见于慢性牙周炎和牙龈瘘管

牙龈出血——可见于牙石、牙周炎等牙龈局部病变或全身性出血性疾病

齿龈的游离缘出现灰黑色点线——见于慢性铅中毒

## 5. 舌 ★

干燥舌——见于张口呼吸、大量吸烟或服用阿托品类药物；严重时舌面出现纵向裂纹，舌体缩小，可见于严重脱水

舌体增大——暂时性舌体增大见于舌炎、口腔炎、血管神经性水肿、舌体蜂窝组织炎、脓肿等；长期舌体增大见于黏液性水肿、呆小症、先天愚型、舌肿瘤等

裂纹舌——舌面出现横向裂纹，见于先天愚型、核黄素缺乏（伴有舌痛）；出现纵向裂纹见于梅毒性舌炎

地图舌——舌面有边缘不规则的黄色隆起，数日间即可剥落恢复正常

草莓舌——舌乳头肿胀发红，似草莓，见于猩红热或长期发热的患者

牛肉舌——舌面绛红如同生牛肉，见于糙皮病（烟酸缺乏）

镜面舌——亦称光滑舌。舌体小，舌面光滑，呈粉红色或红色，无苔，见于缺铁性贫血、慢性萎缩性胃炎、恶性贫血

毛舌——舌面上出现黑色或黑褐色毛，也称为黑舌，见于长期大量应用广谱抗生素或久病虚弱的患者

运动异常——舌体不自主偏斜，见于舌下神经麻痹；舌体震颤，常见于甲状腺功能亢进症

其他——舌色淡见于营养不良或贫血；舌深红见于急性感染性疾病；舌色紫红见于心、肺功能不全

**6. 咽部及扁桃体★★★**

（1）鼻咽：鼻咽部出现血性分泌物，单侧持续性鼻塞，伴有耳鸣、耳聋、单侧颈部包块等见于早期鼻炎癌。

（2）口咽及扁桃体：嘱被检查者头稍后仰，张口并拉长音发"啊"声，此时医师用压舌板迅速压下舌前2/3与后1/3交界处，此时软腭上抬，通过照明可见口咽部组织及扁桃体是否肿大。

①根据扁桃体肿大的程度不同，将扁桃体肿大分为3度

- Ⅰ度肿大——扁桃体肿大不超过咽腭弓
- Ⅱ度肿大——扁桃体肿大超过咽腭弓，介于Ⅰ度和Ⅲ度之间
- Ⅲ度肿大——肿大的扁桃体达到或超过咽后壁中线

②口咽及扁桃体常见异常

- 咽部充血红肿，分泌物增多——常见于急性咽炎
- 咽部充血，表面粗糙并有成簇的淋巴滤泡增生——慢性咽炎
- 扁桃体红肿增大，或伴有黄白色分泌物或有易剥离苔片状假膜——见于扁桃体炎
- 扁桃体充血红肿，有不易剥离的假膜（强行剥离时出血）——见于白喉

**7. 喉★★** 疼痛、咳嗽、发音障碍为喉部病变的常见症状。

- 急性失音或声音嘶哑——多见于急性炎症或喉上神经、喉返神经受损时
- 慢性失音——应考虑喉癌或喉结核
- 突发的窒息性呼吸困难——应考虑喉头水肿

### 8. 口腔气味 ★

尿臭味——见于尿毒症

烂苹果味——见于糖尿病酮症酸中毒

刺激性大蒜味——见于有机磷杀虫剂中毒

### （五）腮腺 ★

一侧或双侧腮腺肿大，触诊有轻压痛，边缘不清，腮腺开口处红肿，见于流行性腮腺炎；单侧腮腺肿大，腮腺开口处加压后有脓性分泌物流出，见于化脓性腮腺炎；腮腺肿大，触诊质韧，呈结节状，边界清楚，可以移动，见于腮腺混合瘤；腮腺肿大并增长较快，触诊质硬、固定，有触痛，可伴有面瘫，见于腮腺恶性肿瘤。

## 难点提示

### 一、鉴别诊断

需要和黄疸相鉴别的两种情况：巩膜出现均匀的黄染，离角膜巩膜交界处越远颜色越深，为黄疸；中年以后在内眦部位出现的黄色斑块，呈不均匀分布，为脂肪沉着；仅在角膜周围出现的黄染，越接近穹窿部越不明显，为血液中其他黄色色素增多所致（如胡萝卜素、阿的平等）。

### 二、名词解释

1. 凯-费环——角膜周围出现黄色或棕褐色环，环外缘较清晰，内缘较模糊，称为凯-费环，是铜代谢障碍的结果，见于肝豆状核变性。

2. **霍纳综合征**——表现为眼睑下垂，瞳孔缩小，眼球内陷，常伴有一侧面部皮肤少汗、无汗或皮肤血管扩张。

3. **眼球震颤**——双侧眼球出现一系列快速水平或垂直的往返运动，称为眼球震颤。

4. **蝶形红斑**——鼻梁部皮肤出现红色斑块，病损处高出皮面且向两侧面颊扩展，呈蝶形红斑，见于系统性红斑狼疮。

5. **麻疹黏膜斑**——在相当于第二磨牙处的颊黏膜出现直径约1mm的灰白色小点，外有红色晕圈，为麻疹黏膜斑。

6. **鹅口疮**——口腔黏膜、口角处可见乳白色薄膜覆盖，为鹅口疮。

## 三、常见问题

1. 简述瞳孔缩小、扩大、大小不等、形状异常的临床意义。

2. 简述瞳孔对光反射、调节反射、聚合反射的检查方法及临床意义。

3. 简述眼球运动的检查方法。

4. 简述鼻窦压痛的检查方法。

5. 简述口咽及扁桃体的检查方法。

6. 简述扁桃体肿大的临床分度。

## 四、难点释疑

### 1. 凯-费环形成的原因

凯-费环是肝豆状核变性的重要体征，出现率达95%以上。正常人每天肠道摄取少量铜，铜在血液中先与白蛋白疏松结合，在肝脏细胞中铜与 $\alpha_2$ 球蛋白结合生成铜蓝蛋白，铜蓝蛋白具有氧化酶活性。疾病状态时，血清中过多的游离铜大量沉积于肝脏内，可造成小叶性肝硬化，当肝细胞无法容纳过多的铜时，铜即通过血液向各个器官散布和沉积。铜在巩膜与角膜交界处的弹力层内沉积，呈绿褐色或暗棕色，形成凯-费环。

### 2. De Musset 征为何见于严重主动脉瓣关闭不全

与颈动脉搏动节律一致的点头运动称为 De Musset 征。其原因为头部的重量主要由颈椎承担，而颈部两侧颈总动脉也起到一定的支撑作用，即相当于 3 根"支柱"支撑头部。严重主动脉瓣关闭不全时，收缩压明显增高而舒张压明显降低。心脏收缩时，主动脉内压力很高，颈总动脉绷直，两根颈总动脉支撑力量增加，头上抬；心脏舒张时，由于主动脉脉瓣关闭不全，血液反流，主动脉内压力较正常下降明显，颈总动脉突然塌陷，两根颈总动脉的支撑力突然明显下降，不能承受头部重量而使头部下垂。心脏收缩时主动脉及颈总动脉内压力又突然明显增加，将头部支撑上抬，如此反复形成与颈动脉搏动节律一致的点头运动。

# 第六章 ➠ 颈部检查

## 教学大纲

★★★掌握甲状腺、气管的检查方法及其异常的临床意义；颈部静脉、动脉的检查方法及其异常的临床意义。

★★熟悉甲状腺肿大的分度。

★了解颈部外形和活动的检查方法及其异常的临床意义。

## 重点提示

### 一、颈部外形与分区★

正常人颈部直立，左右对称。颈部一侧有包块或斜颈时，则左右不对称。安静坐位时正常人颈部血管不显露。颈部每侧可以分为两个三角区，分别为颈前三角和颈后三角。

### 二、颈部姿势和运动★

头部不能抬起，见于重症肌无力、严重消耗性疾病晚期、进行性肌萎缩等；如颈部疼痛伴活动受限，常见于颈肌扭伤、软组织炎症、颈椎骨质增生、颈椎结核和肿瘤等；颈部强直，见于各种脑膜炎、蛛网膜下腔出血等；如头向一侧固定偏斜，称为斜颈，见于先天性颈肌挛缩、颈肌外伤、瘢痕挛缩。

## 三、颈部包块★

颈部淋巴结肿大时，如质地不硬，有轻压痛，可考虑为非特异性淋巴结炎。若淋巴结质地较硬，伴有纵隔、胸腔、腹腔病变的症状或体征，则考虑恶性肿瘤的淋巴结转移。如为全身性、无痛性淋巴结肿大，多见于血液系统疾病。

## 四、颈部血管★★★

坐位或半卧位时可见明显的颈静脉充盈，称为颈静脉怒张。见于上腔静脉阻塞综合征、右心功能不全、缩窄性心包炎、心包积液。

在安静状态下可见颈动脉的明显搏动，常提示心排血量增加或脉压增大。见于主动脉瓣关闭不全、高血压、甲状腺功能亢进症及严重贫血等。

在颈部大血管区如听到收缩期杂音，应考虑颈动脉或椎动脉狭窄。如在锁骨上窝处听到杂音，提示锁骨下动脉狭窄。

## 五、甲状腺★★★

### （一）检查方法

检查甲状腺时应注意甲状腺的大小、对称性、硬度，有无压痛，表面是否光滑，有无结节、震颤及血管杂音。

甲状腺肿大临床分为 3 度：

$$\begin{cases} \text{Ⅰ度——不能看出肿大但能触及者} \\ \text{Ⅱ度——既能看出肿大又能触及，但在胸锁乳突肌以内者} \\ \text{Ⅲ度——肿大超出胸锁乳突肌外缘者} \end{cases}$$

### （二）甲状腺肿大的临床意义

**1. 生理性甲状腺肿大** 见于青春期、妊娠或哺乳期女性。

#### 2. 病理性甲状腺肿大

（1）甲状腺功能亢进症：甲状腺可呈对称性或非对称性肿大，质地多柔软，可触及震颤，可听到连续性血管杂音。

（2）慢性淋巴细胞性甲状腺炎（桥本甲状腺炎）：多为弥漫性对称性肿大，也可呈结节性肿大，表面光滑，质地坚韧而有弹性，与四周边界清楚，无粘连。

（3）单纯性甲状腺肿：多为弥漫性、对称性肿大，也可呈结节性肿大，质地柔软，不伴有甲状腺功能亢进症的表现。

（4）甲状腺腺瘤：多为单发的圆形或椭圆形肿物，也可为多发，表面光滑，质地较韧，无压痛。

（5）甲状腺癌：可为单发或多发的不规则结节，质硬，易于周围组织粘连而固定。波及颈交感神经、喉返神经时，可引起声音嘶哑及 Horner 综合征。

## 六、气管★★★

凡能引起纵隔移位的疾病均可导致气管发生移位。

$$\begin{cases} 向健侧移位——见于大量胸腔积液、气胸、纵隔肿瘤及 \\ \qquad\qquad\qquad 单侧甲状腺肿大 \\ 向患侧移位——见于肺不张、肺纤维化、胸膜粘连等 \end{cases}$$

## 难点提示

### 一、鉴别诊断

#### 1. 颈动脉搏动与颈静脉搏动的鉴别

颈动脉搏动为膨胀性，强劲有力，搏动感明显；颈静脉搏动柔和而弥散,触诊无搏动感,压迫颈外静脉下段后搏动消失。

**2. 生理性静脉血管音与血管杂音的鉴别**

如在颈静脉处闻及柔和、低调、连续性静脉哼鸣,为生理性静脉血管音,于右锁骨上窝处听诊最为明显,转为平卧位或用手指压迫颈静脉时消失。在颈部大血管区听到收缩期杂音,应考虑颈动脉或椎动脉狭窄。

**3. 单纯性甲状腺肿、甲状腺功能亢进症、甲状腺肿瘤、慢性淋巴细胞性甲状腺炎的鉴别** (表6-1)

表6-1　常见甲状腺肿大病因的鉴别

| | 对称性 | 软硬度 | 血管杂音及震颤 | 血 TSH、$T_3$、$T_4$ | 其他 |
|---|---|---|---|---|---|
| 单纯性甲状腺肿 | 对称 | 柔软 | 无 | $T_3$、$T_4$正常,$T_3/T_4$增高 | 甲状腺球蛋白水平增高 |
| 甲状腺功能亢进症 | 对称或不对称 | 多柔软 | 有 | TSH 降低,$T_3$、$T_4$增高 | 促甲状腺激素抗体及甲状腺刺激抗体阳性 |
| 甲状腺肿瘤 | 不对称 | 硬,凹凸不平,有结节 | 无 | 不一定 | 甲状腺细针穿刺活检可确诊 |
| 慢性淋巴细胞性甲状腺炎 | 对称 | 坚韧而有弹性 | 无 | 无明显变化 | 甲状腺过氧化物酶抗体及TSH 刺激阻断性抗体阳性 |

## 二、名词解释

1. **颈静脉怒张**——坐位或半卧位时（上半身与水平面成45°角）可见明显的颈静脉充盈，称为颈静脉怒张。

2. **甲状腺杂音**——如触到甲状腺肿大时，将听诊器体件直接放在肿大的甲状腺上，如听到吹风样收缩期杂音或收缩期加强的连续性血管杂音，称为甲状腺杂音。

## 三、常见问题

1. 简述甲状腺触诊的检查方法及其肿大的临床意义。
2. 简述颈静脉怒张的临床意义。
3. 简述甲状腺肿大的临床分度。
4. 简述气管移位的检查方法及其移位的临床意义。

## 四、难点释疑

### 1. 甲状腺为何随吞咽动作上下移动

甲状腺有两层被膜，其中一层为甲状腺自身的外膜，即纤维囊，又称为甲状腺真被膜，深入到腺体内部，将甲状腺分为若干小叶。纤维囊外面有气管前筋膜包绕，形成甲状腺鞘，称为甲状腺假被膜。在甲状腺左右叶的上端，假被膜增厚并连于甲状软骨，称为甲状腺悬韧带。甲状腺左右叶内侧和甲状腺峡部后面的假被膜与环状软骨和气管软骨环的软骨膜连接，形成甲状腺外侧韧带。上述韧带将甲状腺固定于喉及气管上，因此吞咽时甲状腺可随喉上下移动。

### 2. 甲状腺功能亢进症出现连续性血管杂音和震颤的机制

甲状腺功能亢进时，甲状腺内毛细血管增生、扩张，血流加速，血流量增大，故可产生连续性杂音和震颤。其他原因所致的甲状腺肿大没有上述改变。

# 第七章 ➠ 胸部检查

## 教学大纲

★★★掌握异常胸廓和脊柱畸形的类型、特点及临床意义；触觉语颤的检查方法、发生机制，触觉语颤增强、减弱或消失的临床意义；胸部的叩诊方法、正常胸部叩诊音及病理性叩诊音的发生机制和临床意义；三种呼吸音（支气管呼吸音、肺泡呼吸音、支气管肺泡呼吸音）的发生机制、听诊特点及部位，病理性肺泡呼吸音、支气管呼吸音、支气管肺泡呼吸音的发生机制和临床意义；干啰音、湿啰音、捻发音和胸膜摩擦音的发生机制、听诊特点及临床意义；听觉语音的检查方法、发生机制及其异常的临床意义；肺与胸膜常见病变的体征。

★★熟悉胸部骨骼标志、人工划定的垂直线及分区；呼吸类型、频率、节律、深度及呼吸运动异常改变的临床意义；肺下界、肺下界移动度的检查方法及其异常的临床意义。

★了解胸膜摩擦感、肺上界的检查方法及临床意义。

## 重点提示

# 第一节 胸部体表标志及分区

## 一、骨骼标志★★

1. **胸骨角** 胸骨体与胸骨柄的连接处形成的突起，称为胸骨角。胸骨角两侧与左、右两侧第 2 肋软骨相连接，以此为标记来计数前胸壁的肋骨和肋间隙。

**2. 脊柱棘突**　脊柱棘突是背部后正中线的标志。第 7 颈椎棘突最为突出，低头时更加明显。临床上以此作为计数胸椎棘突或胸椎的标志。

**3. 肩胛下角**　被检查者取直立位，两手自然下垂时，肩胛下角平第 7 肋骨或第 7 肋间隙，或相当于第 8 胸椎水平。临床上以此标志来计数背部肋骨和肋间隙。

## 二、胸部体表标志线★★

垂直线有前正中线、后正中线、左锁骨中线、右锁骨中线、腋前线、腋后线、腋中线、肩胛线。

胸部体表横向标志，前胸壁以肋间隙，背部以胸椎棘突或肋间隙为标志。胸部纵向标志则以人工划定的垂直线内、外多少厘米来表示。通过胸部的纵、横标志及分区，便可说明胸腔内脏器的位置以及阳性体征的部位、大小及范围。

# 第二节　胸廓、胸壁与乳房检查

## 一、胸廓★★★

**1. 正常胸廓**　成人胸廓前后径较横径（左右径）短，前后径与横径之比约为 1 : 1.5，小儿和老年人前后径略小于或等于横径。

#### 2. 异常胸廓

(1) 桶状胸：胸廓的前后径增大，与横径几乎相等而呈圆桶形。常见于慢性阻塞性肺气肿及支气管哮喘发作时，亦可见于一部分老年人及矮胖体型者。

(2) 扁平胸：胸廓扁平，前后径不到横径的一半。见于瘦长体型者，也可见于慢性消耗性疾病，如肺结核等。

(3) 佝偻病胸：又称鸡胸。胸骨特别是胸骨下部显著前凸，两侧肋骨凹陷，胸廓前后径增大而横径缩小，胸廓上下径较短，形似鸡胸而得名。有时肋骨与肋软骨交接处增厚隆起呈圆珠状，在胸骨两侧排列成串珠状，称为佝偻病串珠。

(4) 漏斗胸：胸骨下端剑突处内陷，有时连同依附的肋软骨一起内陷而形似漏斗，称为漏斗胸。见于佝偻病、胸骨下部长期受压者，也有原因不明者。

(5) 一侧或局限性胸廓膨隆：一侧胸廓膨隆多伴有肋间隙增宽，同时有呼吸运动受限，气管、心脏向健侧移位，见于一侧大量胸腔积液、气胸、液气胸、胸内巨大肿物等。患侧呼吸功能严重障碍者，健侧可呈代偿性肺气肿而膨隆。局限性胸壁隆起，见于心脏肥大、大量心包积液、主动脉瘤、胸内或胸壁肿瘤、胸壁炎症、皮下气肿等。肋骨软骨炎常发生在肋骨与肋软骨交接处，可有一个或多个痛性较硬包块。肋骨骨折时，可见骨折部位局部突起。

(6) 一侧或局限性胸廓凹陷：多见于肺不张、肺萎缩、肺纤维化、广泛性胸膜增厚粘连、肺叶切除术后等。

(7) 脊柱畸形所引起的胸廓变形：脊柱后凸畸形（驼背）多发生在胸椎，胸廓上下径缩短，肋骨靠拢，胸骨向内牵拉，常见于胸椎结核、强直性脊柱炎、老年人、骨质软化症。脊椎侧凸畸形时，外凸侧肩高、肋间隙增宽，而对侧肋间隙变窄，见于胸椎疾患、长期姿势不正或发育畸形。

## 二、胸壁★★

1. **皮下气肿** 气体存积于皮下组织，称为皮下气肿。临床见于肺部外伤或病变肢体有产气杆菌感染等。

2. **胸壁压痛** 胸壁软组织炎症、肿瘤浸润、肋软骨炎、肋间神经痛、带状疱疹、肋骨骨折等，可有局部压痛。骨髓异常增生时，常有胸骨压痛或叩击痛，见于白血病患者。

3. **肋间隙回缩或膨隆** 吸气时肋间隙回缩，提示呼吸道阻塞。肋间隙膨隆见于大量胸腔积液、张力性气胸或严重肺气肿。

## 三、乳房

### （一）视诊

1. **大小、对称性★★★** 一侧乳房明显增大可能为先天畸形；一侧哺乳，也可能为乳房炎症或有较大的肿物；一侧乳房明显缩小多因发育不全所致。

2. **外表★★★** 乳房外表发红、肿胀并伴疼痛、发热者，见于急性乳腺炎。乳房皮肤表皮水肿隆起，毛囊及毛囊孔明显下陷，皮肤呈"橘皮样"，多为乳腺癌。乳房溃疡和瘘管，见于乳腺炎、结核或脓肿。单侧乳房浅表静脉扩张是晚期乳腺癌或肉瘤的征象。

3. **乳头状态★★** 近期发生的乳头内陷或位置偏移，可能为癌变。乳头有血性分泌物见于乳管内乳头状瘤、乳腺癌；黄色或黄绿色溢液常是乳房囊性增生病的表现，偶见于乳腺癌；棕褐色溢液多见于乳管内乳头状瘤或乳房囊性增生病。

### （二）触诊★★★

1. 乳房较坚实而无弹性，提示皮下组织受肿瘤或炎症浸润。乳房压痛多系炎症所致，恶性病变一般无压痛。

2. 急性乳腺炎常发生于哺乳期妇女，尤其是初产妇更为多见，乳房红、肿、热、痛，常局限于一侧乳房的某一象限，触诊有明显压痛的硬块。患侧腋窝淋巴结肿大并有压痛，伴寒战、发热及出汗等全身中毒症状。

3. 良性肿块一般较小、形状规则、表面光滑、边界清楚、质不硬、无粘连而活动度大。

4. 恶性肿瘤以乳腺癌最常见，多见于中年以上的妇女。肿块形状不规则、表面凹凸不平、边界不清、压痛不明显、质坚硬。早期恶性肿瘤可活动，但晚期可与皮肤及深部组织粘连而固定，易向腋窝等处淋巴结转移，尚可有"橘皮样"乳头内陷及血性分泌物。

# 第三节　肺和胸膜检查

## 一、视诊

### （一）呼吸类型★★

以胸廓（肋间外肌）运动为主的呼吸，称为胸式呼吸；以腹部（膈肌）运动为主的呼吸，称为腹式呼吸。

一般说来，成年女性以胸式呼吸为主，儿童及成年男性以腹式呼吸为主。肺炎、重症肺结核、胸膜炎、肋骨骨折、肋间肌麻痹时，胸式呼吸变为腹式呼吸。腹膜炎、腹水、巨大卵巢囊肿、肝脾极度肿大、胃肠胀气等腹部疾病及妊娠晚期，腹式呼吸变为胸式呼吸。若部分胸壁吸气时内陷、呼气时外凸，称为反常呼吸，见于多发性肋骨、肋软骨骨折或胸骨骨折。

## （二）呼吸频率、深度及节律

正常成人呼吸频率为 12~20 次/分，呼吸与脉搏之比为 1 : 4。

**1. 呼吸频率变化★★** 成人呼吸频率超过 20 次/分，称为呼吸过速；见于剧烈体力活动、疼痛、精神紧张、发热、贫血、甲状腺功能亢进症、呼吸功能障碍、心力衰竭、肺炎、胸膜炎。成人呼吸频率低于 12 次/分，称为呼吸过缓，见于深睡、颅内高压、黏液性水肿、吗啡及巴比妥中毒。

**2. 呼吸深度变化★★** 突然发生情绪激动或紧张时，呼吸深而快，可有通气、换气过度而使动脉血 $CO_2$ 含量降低，出现呼吸性碱中毒。

库斯莫尔呼吸又称酸中毒大呼吸，见于尿毒症、糖尿病酮症酸中毒等所致的代谢性酸中毒。

呼吸浅快可见于肺气肿、胸膜炎、胸腔积液、气胸、呼吸肌麻痹、大量腹水、肥胖、鼓肠、麻醉剂或镇静剂过量等。

**3. 呼吸节律变化★★** 呼吸呈周期性暂停。

（1）潮式（陈-施）呼吸：呼吸由浅慢逐渐变为深快，再由深快逐渐变为浅慢，直至呼吸停止片刻，然后再开始上述周期性呼吸，形成如潮水涨落的节律，故称为潮式呼吸。潮式呼吸多见于中枢神经系统疾病，如脑炎、脑膜炎、颅内压增高以及某些中毒，也见于心力衰竭（肺-脑循环时间延长）、缺氧及某些脑干损伤。有些老年人在深睡时也可出现潮式呼吸，可能是脑动脉硬化、脑供血不足的表现。

（2）间停（比奥）呼吸：有规律的深度相等的呼吸几次之后，突然停止呼吸，间隔一段时间后又开始深度相同的呼吸，如此周而复始。间停呼吸较潮式呼吸更严重，多发生于中枢神经系统疾病，如脑损伤、颅内压增高、脑炎、脑膜炎等疾病，常为临终前的危急征象。

### （三）呼吸运动★★

1. **呼吸运动减弱或消失** 局限性呼吸运动减弱或消失常见于大叶性肺炎、肺结核、肺脓肿、肺不张、肺肿瘤、少量胸腔积液、局限性胸膜增厚或粘连等。一侧呼吸运动减弱或消失常见于大量胸腔积液、气胸、显著胸膜增厚及粘连、一侧肺不张、一侧膈神经麻痹等。两侧呼吸运动减弱或消失常见于慢性阻塞性肺气肿，也见于双侧肺纤维化、气胸、胸腔积液、胸膜增厚及粘连、呼吸肌麻痹等。

2. **呼吸运动增强** 局部或一侧呼吸运动增强，见于健侧的代偿性肺气肿。双侧呼吸运动增强，见于酸中毒大呼吸（深大呼吸）、剧烈运动等。

## 二、触诊

1. **胸廓扩张度★★** 胸廓扩张度增强或减弱的临床意义与视诊所见相同，但触诊的检查结果更准确。

2. **触觉语颤★★★** 语颤的强弱与发音强弱（发音强则较强）、音调高低（音调低则较强）、胸壁厚薄（越薄则越强）等因素密切相关。

（1）语颤增强常见于：①肺实变：见于肺炎链球菌肺炎、肺梗死、肺结核、肺脓肿及肺癌等。②压迫性肺不张：见于胸腔积液上方受压及受肿瘤压迫的肺组织。③较浅而大的肺空洞：见于肺结核、肺脓肿、肺肿瘤所致的空洞。

（2）语颤减弱或消失主要见于：①肺泡内含气量增多：如肺气肿及支气管哮喘发作时。②支气管阻塞：如阻塞性肺不张、气管内分泌物增多。③胸壁与肺组织距离增大：如胸腔积液、气胸、胸膜高度增厚及粘连、胸壁水肿或高度肥厚、胸壁皮下气肿。④体质衰弱：因发音较弱而语颤减弱。大量胸腔积液、严重气胸时，语颤可消失。

**3. 胸膜摩擦感★** 触诊时，检查者用手掌轻贴胸壁，令患者反复做深呼吸，此时若有皮革相互摩擦的感觉，即为胸膜摩擦感。胸膜摩擦感在腋中线第5~7肋间隙最易感觉到。

## 三、叩诊

### （一）正常胸部叩诊音★★★

正常肺部叩诊呈清音。在肺与肝或心脏交界的重叠区域，叩诊时为浊音。叩诊未被肺遮盖的心脏或肝脏时为实音。前胸左下方为胃泡区，叩诊呈鼓音。背部从肩胛上区到第9~11肋下缘，除脊柱部位外，叩诊都呈清音。

### （二）肺部定界叩诊

**1. 肺上界★** 肺尖近似圆锥形，在肩上缘叩诊呈清音，此清音带的宽度可认为是肺尖的宽度，又称Krönig峡。气胸、肺气肿、肺尖部的肺大泡时，清音带增宽且叩诊可呈鼓音或过清音。肺尖有结核、肿瘤、纤维化、萎缩或胸膜增厚时，清音带变窄或消失。

2. **肺下界**★★　平静呼吸时，右肺下界在右侧锁骨中线、腋中线、肩胛线分别为第6、8、10肋骨。左肺下界除在左锁骨中线上变动较大（因有胃泡鼓音区）外，其余与右侧大致相同。矮胖体型或妊娠时，肺下界可上移一肋；消瘦体型者，肺下界可下移一肋。卧位时肺下界可比直立时升高一肋。病理情况下，肺下界下移见于肺气肿、腹腔内脏下垂；肺下界上移见于肺不张、胸腔积液、气胸、胸膜增厚或粘连及腹压增高所致的膈肌抬高，如腹水、鼓肠、肝脾肿大、腹腔肿瘤、膈肌麻痹。

3. **肺下界移动度**★★　正常人，两侧肺下界移动度为6～8cm，表示胸腔光滑而无粘连、肺组织弹性良好。若肺组织弹性减退、胸膜粘连或膈肌移动受限，则肺下界移动度减小，见于阻塞性肺气肿、胸腔积液、气胸、肺不张、胸膜粘连、肺炎及各种原因所致的腹压增高。

## （三）胸部病理性叩诊音★★★

正常肺部清音区如出现清音以外的其他叩诊音时，称为病理性叩诊音。

1. **浊音或实音**　见于：①肺组织含气量减少：如肺炎、肺结核、肺梗死、肺不张、肺水肿等。②肺内不含气的病变：如肺肿瘤、肺包虫或囊虫病、未穿破的肺脓肿等。③胸膜腔病变：如胸腔积液、胸膜增厚粘连等。④胸壁疾病：如胸壁水肿、肿瘤等。

病灶广泛且浅表的肺实变、胸腔内巨大肿物等，叩诊呈实音；中等或中等以上胸腔积液的下部，叩诊也呈实音。病灶范围较小或较深、积液量较少时，叩诊呈浊音。

2. **鼓音** 见于气胸及直径大于 3 ~ 4cm 的浅表肺大泡、肺空洞,如空洞型肺结核、液化破溃了的肺脓肿或肺肿瘤。

3. **过清音** 见于肺内含气量增加且肺泡弹性减退者,如肺气肿、支气管哮喘发作时。

## 四、听诊★★★

听诊肺部时,被检查者取坐位或卧位。听诊顺序一般由肺尖开始,自上而下,由前胸到侧胸和背部。听诊时要上下对比、左右对称部位对比。

### (一) 正常呼吸音

1. **支气管呼吸音** 是由呼吸道吸入或呼出的气流在声门及气管、支气管内形成的湍流和摩擦所产生的声音。支气管呼吸音颇似将舌抬高后张口呼吸时所发出的“哈——”音。支气管呼吸音音强、调高,吸气时弱而短、呼气时强而长。

正常人在喉部、胸骨上窝、背部第 6 颈椎至第 2 胸椎附近,均可听到支气管呼吸音。如在肺部其他部位听到支气管呼吸音则为病理现象。

2. **肺泡呼吸音** 一般认为,肺泡壁的弹性变化和气流的振动是肺泡呼吸音的产生机制。肺泡呼吸音的声音很像上齿咬下唇呼吸时发出的“夫——”音,声音柔和而有吹风性质。肺泡呼吸音的吸气音较强,且音调更高、时限更长;反之,呼气音较弱,且音调较低、时限较短。

正常人除了上述支气管呼吸音的部位和下述的支气管肺泡呼吸音的部位外,其余肺部都可听到肺泡呼吸音。

3. **支气管肺泡呼吸音** 支气管肺泡呼吸音是支气管呼吸音与肺泡呼吸音的混合。吸气音和呼气音的强弱、音调、时限大致相等。一般说来，支气管肺泡呼吸音的吸气音与肺泡呼吸音的吸气音相似，其呼气音与支气管呼吸音的呼气音相似。

正常人在胸骨角附近、肩胛间区的第 3~4 胸椎水平及右肺尖可以听到支气管肺泡呼吸音。

## （二）病理性呼吸音

**1. 病理性肺泡呼吸音** 为肺脏发生病变时所引起的肺泡呼吸音减弱、增强或性质改变。

（1）肺泡呼吸音减弱或消失：由进入肺泡内的空气量减少，气流速度减慢或声音传导障碍引起。常见于：①呼吸运动障碍：全身衰弱、呼吸肌麻痹、腹压过高、胸膜炎、肋骨骨折、肋间神经痛等。②呼吸道阻塞：支气管炎、支气管哮喘、喉或大支气管肿瘤等。③肺顺应性降低：肺气肿、肺淤血、肺间质炎症等。④胸腔内肿物：肺癌、肺囊肿等。⑤胸膜疾患：胸腔积液、气胸、胸膜增厚及粘连等。⑥胸壁增厚：胸肌发达、胸壁水肿、肥胖等。

（2）肺泡呼吸音增强：双侧肺泡呼吸音增强见于运动、发热、甲状腺功能亢进症、贫血、代谢性酸中毒时。肺脏或胸腔病变使一侧或一部分肺的呼吸功能减弱或丧失，则健侧或无病变部分的肺泡呼吸音可出现代偿性增强。

（3）呼气音延长：双肺肺泡呼吸音的呼气音延长见于支气管哮喘、喘息型支气管炎及慢性阻塞性肺气肿。局部呼气音延长见于局限性支气管狭窄或部分阻塞，如支气管肺癌。

（4）断续性呼吸音：吸气音较强，有不规则的间歇而将吸气音分为若干节段，但每个节段的声音是均匀的。断续性呼吸音见于肺炎、肺结核、支气管肺癌、胸膜粘连等。

（5）粗糙性呼吸音：为音调较高、音响不均匀且有粗糙感的呼吸音。临床上，常见于支气管炎或肺炎早期。

**2. 病理性支气管呼吸音**　在正常肺泡呼吸音分布的区域内听到了支气管呼吸音，即为病理性支气管呼吸音，亦称管状呼吸音。常由下列病变引起：

（1）肺组织实变：主要是炎症性肺实变，如大叶性肺炎实变期、肺结核（大块渗出性病变），也见于肺脓肿、肺肿瘤及肺梗死。实变部位范围越大、越表浅，则支气管呼吸音越强。

（2）肺内大空洞：常见于肺结核、肺脓肿、肺癌形成空洞时。③压迫性肺不张：如胸腔积液上方、大量心包积液时左肩胛下区域、肺肿块周围。

**3. 病理性支气管肺泡呼吸音**　在正常肺泡呼吸音分布的区域内听到支气管肺泡呼吸音，称为病理性支气管肺泡呼吸音。见于肺实变区域较小且与正常肺组织掺杂存在，或肺实变部位较深并被正常肺组织所遮盖，亦可见于肺组织轻度或不全实变、胸腔积液上方有肺膨胀不全。

## （三）啰音

啰音是伴随呼吸音的附加音。根据声音性质不同，分为干啰音和湿啰音。

**1. 干啰音**　干啰音是一种持续时间较长的呼吸性附加音。由气流通过狭窄的支气管时发生漩涡，或气流通过有黏稠分泌物的管腔时冲击黏稠分泌物引起的振动所致。引起管腔狭窄的原因有支气管黏膜水肿、渗出或增厚，支气管平滑肌痉挛，管腔内肿瘤侵入、异物或分泌物使支气管部分阻塞，支气管外肿瘤或肿大的淋巴结压迫等。

（1）听诊特点：①呼气时更加清楚；②性质多变且部位变换不定；③音调较高，每个音响持续时间较长；④几种不同性质的干啰音可同时存在；⑤发生于主支气管以上的干啰音，有时不用听诊器都可听到，称喘鸣。

（2）分类：①鼾音：由气流通过有黏稠分泌物的较大支气管或气管时发生的振动和移动所产生，为一种粗糙的、音调较低的、类似熟睡时的鼾声的干啰音。②哨笛音：为气流通过狭窄或痉挛的小支气管时发生的一种高音调的干啰音。有的似吹口哨或吹笛声，称为哨笛音；有的呈飞箭音。

（3）临床意义：干啰音是支气管病变的表现。发生于两肺的干啰音，见于急性或慢性支气管炎、支气管哮喘、支气管肺炎、心源性哮喘等。局限性干啰音是由局部支气管狭窄所致，常见于支气管局部结核、肿瘤、异物或黏稠分泌物附着。局部而持久的干啰音，见于肺癌早期或支气管内膜结核。

**2. 湿啰音（水泡音）**　湿啰音是由于气道或空洞内有较稀薄的液体（渗出物、黏液、血液、漏出液、分泌液），呼吸时气流通过液体形成水泡并立即破裂时所产生的声音，很像用小管插入水中吹气时所产生的水泡破裂音，故也称水泡音。

（1）听诊特点：①吸气终末时多而清楚；②常有数个水泡音成串或断续发生；③部位较恒定，性质不易改变；④大、中、小湿啰音可同时存在；⑤咳嗽后可增多、减少或消失。

（2）按支气管口径大小分类：①粗湿啰音：产生于气管、大支气管或空洞内，多出现在吸气早期，见于肺结核空洞、肺水肿等。②中湿啰音：产生于中等大小的支气管内，多出现于吸气的中期，见于支气管肺炎、支气管炎等。③细湿啰音：发生在小支气管或肺泡内，多在吸气终末出现，常见于细支气管炎、支气管肺炎、肺淤血、肺水肿及肺梗死等。

（3）按音响程度分类：①响亮性湿啰音：听来清楚、响亮、近耳，见于肺炎或肺空洞。②非响亮性湿啰音：声音较弱而音调较低，提示病变周围有较多的正常肺组织。

（4）临床意义：湿啰音是肺与支气管有病变的表现。湿啰音两肺散在性分布，常见于支气管炎、支气管肺炎、血行播散型肺结核；两肺底分布，多见于肺淤血、肺水肿及支气管肺炎；一侧或局限性分布，常见于肺炎、肺结核（多在肺上部）、支气管扩张症（多在肺下部）、肺脓肿、肺癌及肺出血等。

**3. 捻发音**　捻发音是一种极细而均匀的高音调的音响，很像用手在耳边捻搓一束头发所产生的声音。一般认为，捻发音是由未展开的或液体稍增多而互相粘合的肺泡，在吸气时被气流冲开而产生的细小爆裂音。老年人、深睡或长期卧床者，因呼吸较浅，边缘部位肺泡充气不足而萎陷，深吸气时可在肺底听到捻发音，在数次深呼吸或咳嗽后可消失，一般无特殊临床意义。持续存在的捻发音为病理性的，见于肺炎或肺结核早期、肺淤血、纤维性肺泡炎。

## （四）听觉语音

当被检查者按平时说话的音调数"一、二、三"时，在胸壁上可用听诊器听到柔和而模糊的声音，即听觉语音。

听觉语音减弱见于过度衰弱、支气管阻塞、肺气肿、胸腔积液、气胸、胸膜增厚或水肿。听觉语音增强见于肺实变、肺空洞及压迫性肺不张。听觉语音增强、响亮，且字音清楚，称为支气管语音。肺组织实变时常伴触觉语颤增强、病理性支气管呼吸音等肺实变的体征，但以支气管语音出现最早。

被检查用耳语声调发"一、二、三"音，将听诊器放在胸壁上听取。正常能听到肺泡呼吸音的部位只能听到极微弱的声音，此即耳语音。耳语音增强见于肺实变、肺空洞及压迫性肺不张。耳语音增强且字音清晰者，为胸耳语音，是肺实变较广泛的体征。

### （五）胸膜摩擦音

胸膜发生炎症时，表面粗糙，呼吸时脏、壁两层胸膜相互摩擦产生振动，触诊时有胸膜摩擦感，听诊时有胸膜摩擦音。

胸膜摩擦音颇似以手掩耳，用指腹摩擦掩耳的手背时听到的声音。吸气末或呼气开始时较为明显。屏住呼吸时胸膜摩擦音消失，可与心包摩擦音区别。胸膜摩擦音最常听到的部位是胸廓下侧沿腋中线处。胸膜摩擦音是干性胸膜炎的重要体征。胸膜摩擦音见于：①胸膜炎症，如结核性胸膜炎、化脓性胸膜炎等；②原发性或继发性胸膜肿瘤；③肺部病变累及胸膜；④胸膜高度干燥；⑤其他，如尿毒症等。

## 五、常见呼吸系统病变的体征★★★

1. **肺实变** 是指终末细支气管以远的含气腔隙内的空气被病理性液体、细胞或组织所替代。主要由炎症引起，也可见于肺梗死、肺肿瘤等。

2. **肺不张** 肺泡内不含气或仅含少量气体时，肺组织萎陷，称为肺不张。阻塞性肺不张由支气管阻塞所致，最为多见；压迫性肺不张多因肺组织受到外部压迫所致，见于大量或中等量胸腔积液、大量心包积液、心脏过度肥大及肺内肿瘤等。

3. **肺水肿** 过多液体在肺组织间隙与肺泡内积聚的现象，称为肺水肿。

4. **支气管哮喘** 是多种炎症细胞参与的气道慢性炎症，发作时支气管平滑肌痉挛、黏膜水肿、腺体分泌增加。

5. **慢性阻塞性肺气肿** 是指呼吸细支气管、肺泡管、肺泡囊和肺泡因过度充气呈持久性扩张，并伴有肺泡间隔破坏，以致肺组织弹性减弱、容积增大的一种病理状态，称为肺气肿。

6. **肺空洞** 肺内病变组织发生坏死、液化，坏死组织经引流支气管而排出体外，在受损局部形成的带壁气腔，称为肺空洞。

7. **气胸** 胸膜腔内有气体存在时，称为肺气胸。

8. **胸腔积液** 胸膜腔的脏层和壁层胸膜之间有过多的液体积聚，称为胸腔积液。

9. **胸膜增厚及粘连** 胸膜增厚及粘连主要为结核性胸膜炎的后遗症，也见于肺部炎症、脓胸等。严重的胸膜增厚和粘连，胸壁有明显的塌陷，胸廓和膈肌活动受限，肺组织被压迫萎缩，纵隔被拉向患侧。

表 7 - 1 肺与胸膜常见病变的体征

| 病变 | 视诊 | | | 触诊 | 叩诊 | 听诊 | | |
|---|---|---|---|---|---|---|---|---|
| | 胸廓 | 呼吸动度 | 气管位置 | 触觉语颤 | | 呼吸音 | 啰音 | 听觉语音 |
| 肺实变 | 对称 | 患侧减弱 | 居中 | 患侧增强 | 浊音或实音 | 支气管呼吸音 | 湿啰音 | 患侧增强 |
| 阻塞性肺不张 | 患侧凹陷 | 患侧减弱 | 拉向患侧 | 患侧消失 | 浊音或实音 | 消失 | 无 | 减弱或消失 |
| 压迫性肺不张 | 不定 | 患侧减弱 | 不定 | 患侧增强 | 浊音浊鼓音 | 支气管呼吸音 | 无 | 患侧增强 |
| 肺水肿 | 对称 | 减弱 | 居中 | 正常或减弱 | 正常或浊音 | 减弱 | 湿啰音 | 正常或减弱 |
| 支气管哮喘 | 桶状 | 减弱 | 居中 | 减弱 | 过清音 | 呼气延长 | 哮鸣音 | 减弱 |
| 阻塞性肺气肿 | 桶状 | 减弱 | 居中 | 减弱 | 过清音 | 减弱、呼气延长 | 多无 | 减弱 |
| 肺空洞 | 正常或局部凹陷 | 局部减弱 | 居中或偏向患侧 | 增强 | 鼓音、破壶音、空瓮音 | 支气管呼吸音 | 湿啰音 | 增强 |
| 气胸 | 患侧饱满 | 患侧减弱或消失 | 推向健侧 | 患侧减弱或消失 | 鼓音 | 减弱或消失 | 无 | 减弱或消失 |
| 胸腔积液 | 患侧饱满 | 患侧减弱 | 推向健侧 | 患侧减弱或消失 | 实音或浊音 | 减弱或消失 | 无 | 减弱或消失 |
| 胸膜增厚 | 患侧凹陷 | 患侧减弱 | 拉向患侧 | 患侧减弱或消失 | 浊音 | 减弱或消失 | 无 | 减弱或消失 |

## 难点提示

### 一、鉴别诊断

#### 1. 乳房肿块的鉴别

乳房肿块常见于乳腺癌、乳房纤维腺瘤、乳管内乳头状瘤、乳房肉瘤、乳房囊性增生病、乳管堵塞等。乳房的良性肿块一般较小，形状规则，表面光滑，边界清楚，质不硬，无粘连而活动度大。乳房的恶性肿瘤以乳腺癌最常见，肿块形状不规则，表面凹凸不平，边界不清，压痛不明显，质坚硬。恶性肿瘤肿块早期可活动，晚期因与皮肤及深部组织粘连而固定，常伴有皮肤"橘皮样"乳头内陷、血性分泌物及腋窝等处淋巴结转移。

#### 2. 阻塞性肺不张和压迫性肺不张的鉴别

阻塞性肺不张是由支气管阻塞所致，最为多见；压迫性肺不张多因肺组织受到外部压迫所致，见于大量或中等量胸腔积液、大量心包积液、心脏过度肥大及肺内肿瘤等。

面积较大的阻塞性肺不张可出现患侧胸廓下陷，肋间隙变窄，呼吸动度减弱或消失，气管移向患侧，触觉语颤减弱或消失，叩诊呈浊音或实音，听诊呼吸音消失，听觉语音减弱或消失。

胸腔积液等因素引起的压迫性肺不张可使患侧胸廓饱满，气管向健侧移位，触觉语颤增强，叩诊呈浊音，听诊可闻及病理性支气管呼吸音，听觉语音增强。

#### 3. 捻发音有无临床意义的鉴别

捻发音是由未展开的或液体稍增多而互相粘合的肺泡，

在吸气时被气流冲开而产生的细小爆裂音。一般老年人、深睡或长期卧床者，深吸气时可在肺底听到捻发音，在数次深呼吸或咳嗽后可消失，一般无临床意义。如捻发音持续存在则多为病理性的，临床见于肺炎或肺结核早期、肺淤血、纤维性肺泡炎等。

## 二、名词解释

1. **库斯莫尔呼吸**——严重代谢性酸中毒时，可以出现节律匀齐、呼吸深大而患者不感呼吸困难的呼吸，又称酸中毒大呼吸，见于糖尿病酮症酸中毒、尿毒症酸中毒。

2. **病理性支气管呼吸音**——在正常肺泡呼吸音分布的区域内听到了支气管呼吸音，亦称管状呼吸音，见于大叶性肺炎、肺结核空洞。

3. **喘鸣**——发生于主支气管以上的干啰音，有时不用听诊器都可听到，称喘鸣。

4. **痰鸣音**——昏迷或濒死的患者，因无力将气管内的分泌物咳出，呼吸时可出现大湿啰音，有时不用听诊器都能听到，称为痰鸣音。

5. **支气管语音**——听觉语音增强、响亮，且字音清楚，称为支气管语音，见于肺实变。

6. **耳语音**——被检查者用耳语声调发"一、二、三"音，将听诊器放在胸壁上听诊，正常在肺泡呼吸音的部位只能听到极微弱的声音，此音为耳语音。

## 三、常考问题

1. 简述乳房触诊的方法及乳腺癌的体征。

2. 简述触诊呼吸运动的检查方法。

3. 简述触觉语颤的检查方法及产生机制。

4. 简述胸部叩诊的方法及正常胸部的叩诊音。

5. 简述肺下界及肺下界移动度的叩诊方法。

6. 简述干、湿啰音的产生机制及临床意义。

7. 按视、触、叩、听的顺序，叙述大叶性肺炎、支气管哮喘、阻塞性肺气肿、气胸和胸腔积液的体征。

## 四、难点释疑

1. **肺实变、压迫性肺不张及肺空洞时触觉语颤增强，出现病理性支气管呼吸音**

（1）肺实变：传导声波的能力：固体 > 液体 > 气体，故实变的肺组织传导声波的能力较正常肺组织强。当声波通过畅通的气管、支气管传到实变的肺组织，再传到胸壁时语颤增强。发炎的肺泡内充满渗出物及炎性细胞，气体无法进入肺泡则肺泡呼吸音不能形成。实变的肺组织传导声音的能力增强，使支气管呼吸音经畅通的气管、支气管以及实变的肺组织传导到胸壁表面而能听到，故可以出现病理性支气管呼吸音。

（2）压迫性肺不张：肺受压后肺泡内含气量减少，导致肺组织密度增加。畅通的气管、支气管将声波传导到含气量减少而传导声波能力增强的肺组织，再传到胸壁时语颤增强。肺组织受压发生肺不张时，肺组织致密且支气管畅通。支气管呼吸音可通过畅通的支气管、致密的肺组织传导到体表而听到。

（3）较浅而大的肺空洞：声波在空洞内产生共鸣而导致

声波的振幅增大，且空洞周围肺组织多有炎性浸润而实变，有利于声波传导，故语颤增强。当肺内大空洞与支气管相通，气流进入空洞产生漩涡振动或支气管呼吸音的音响在空腔内产生共鸣而增强，再加上空腔周围实变的肺组织有利于声波传导，因此可以听到支气管呼吸音。

2. 胸膜增厚时触觉语颤、呼吸音及听觉语音减弱

增厚的胸膜是固体，传导声音的能力应当增强，即触觉语颤、呼吸音及听觉语音应增强，可实际上触觉语颤、呼吸音及听觉语音都减弱。其原因是胸膜增厚时增加了大气道与胸壁之间的距离，使声波传导受阻，故触觉语颤、呼吸音及听觉语音均减弱。

# 第四节　心脏血管检查

**教学大纲**

★★★掌握影响心尖搏动的生理和病理因素。

★★★掌握心尖搏动的强度和范围改变、心前区其他部位搏动的临床意义。

★★★掌握震颤的发生机制、检查方法和常见震颤的临床意义。

★★★掌握心脏叩诊的方法、正常心脏浊音界及心脏浊音界改变的临床意义。

★★★掌握心脏听诊的方法、部位和顺序。

★★★掌握呼吸性窦性心律不齐、早搏、心房颤动的听

诊特点和临床意义。

★★★掌握正常心音的听诊特点、第一心音与第二心音的鉴别。

★★★掌握舒张早期奔马律和开瓣音的发生机制、听诊特点和临床意义。

★★★掌握心脏杂音的发生机制、特征和临床意义，各瓣膜听诊区收缩期、舒张期杂音的临床意义，器质性与功能性收缩期杂音的区别。

★★★掌握心包摩擦音的发生机制、听诊特点及临床意义。

★★★掌握心脏常见疾病的体征。

★★熟悉心前区隆起与饱满的临床意义。

★★熟悉心动过速、过缓，心音增强、减弱或分裂的临床意义。

★★熟悉血管检查的方法及其异常的临床意义。

★了解正常心尖搏动的位置、范围和强弱。

★了解心包摩擦感的检查方法及临床意义。

★了解收缩期三音律和收缩期前奔马律的发生机制、听诊特点及临床意义。

重点提示

一、视诊

病情允许的情况下，患者取仰卧位，完全暴露患者胸部，嘱患者平静呼吸。医生的视线与患者胸廓水平呈一定夹角（一般 30°~60°），仔细观察胸廓心脏部位。

**1. 心前区胸廓 ★★**

（1）心前区隆起：①胸骨下段及胸骨左缘第 3、4、5 肋间的局部隆起，多见于先天性心脏病法洛四联症、肺动脉瓣狭窄等导致的右心室肥大，及儿童期风湿性心瓣膜病二尖瓣狭窄所致的右心室肥大，或伴有大量心包积液的儿童慢性心包炎；②胸骨右缘第 2 肋间其附近局部饱满，多见于主动脉弓动脉瘤或升主动脉扩张。

（2）胸廓畸形：多见于先天性心脏病。另外，胸廓畸形可以导致心脏发生异常，如佝偻病的鸡胸、漏斗胸及脊柱畸形等，严重者可使心脏位置出现异常。

**2. 心尖搏动 ★★**

正常成人心尖搏动位于左侧第 5 肋间锁骨中线内侧 0.5~1.0cm 处，搏动范围直径为 2.0~2.5cm。

（1）心尖搏动移位

1）生理性因素：①体位：正常仰卧时心尖搏动略上移；左侧卧位时，心尖搏动向左移 2.0~3.0cm；右侧卧位可向右移 1.0~2.5cm。②体型：肥胖体型者、小儿及妊娠妇女，横膈位置较高，使心脏呈横位，心尖搏动向上外移，多在第 4 肋间左锁骨中线外；瘦长体型者横膈可下移，心脏呈垂位，心尖搏动移向内下方，可达第 6 肋间。

2）病理性因素：见表 7-2。

表 7-2 心尖搏动移位的常见病理因素

| | 因素 | 心尖搏动移位 | 常见病理因素 |
|---|---|---|---|
| 心脏因素 | 左心室肥大 | 向左下移位。心尖搏动向左移位至锁骨中线以外是左心室增大的敏感但非特异性体征。 | 主动脉瓣关闭不全、高血压性心脏病、左心室室壁瘤等 |
| | 右心室肥大 | 向左侧移位 | 二尖瓣狭窄、慢性肺心病等 |
| | 左、右心室扩大 | 向左下移位伴心浊音界两侧扩大 | 扩张型心肌病等 |
| | 右位心 | 心尖搏动位于右侧第5肋间锁骨中线内侧 | 先天性右位心（镜像右位心） |
| 心外因素 | 纵隔移位 | 心尖搏动向患侧移位 | 一侧胸膜增厚、肺不张等 |
| | | 心尖搏动向健侧移位 | 一侧胸腔积液、气胸等 |
| | 横膈移位 | 心尖搏动向左侧移位 | 大量腹水、气腹等 |

（2）心尖搏动强度与范围的改变

1）生理性：①胸壁软组织层较厚、乳房下垂或肋间隙狭窄时，心尖搏动较弱，搏动范围缩小；②胸壁软组织层较薄或肋间隙增宽时，心尖搏动增强；③剧烈运动与情绪激动时，心肌收缩力增强，心尖搏动也随之增强。

2）病理性：①心尖搏动增强，见于高热、严重贫血、甲状腺功能亢进症及左心室肥厚的心功能代偿期。②心尖搏动减弱，见于扩张型心肌病、急性心肌梗死及病毒性心肌炎等。

另外，可见于大量心包积液、肺气肿、左侧大量胸腔积液或气胸等。

（3）负性心尖搏动：心脏收缩时，心尖搏动与正常相反，呈现内陷，称为负性心尖搏动。见于粘连性心包炎或心包与周围组织广泛粘连时。

**3. 心前区其他搏动★★**

（1）胸骨左缘第3、4肋间搏动：见于先天性心脏病所致的右心室肥厚，如房间隔缺损等。

（2）剑突下搏动：生理性可见于正常瘦长体型者；病理性多见于肺源性心脏病、腹主动脉瘤等。

（3）心底部搏动：胸骨左缘第2肋间肺动脉瓣区收缩期搏动，多见于心脏瓣膜病二尖瓣狭窄、慢性肺心病及某些先天性心脏病等，也可见于少数正常青年人在体力活动或情绪激动时。胸骨右缘第2肋间主动脉瓣区收缩期搏动，多见于升主动脉瘤、高血压等。

## 二、触诊

心脏触诊时，检查者先用右手全手掌轻触心前区，然后用手掌尺侧（小鱼际）或和中指指腹并拢进行局部触诊，必要时也可用单指指腹触诊。

**1. 心尖搏动及心前区搏动★★★**　　触诊心尖搏动时，患者先取仰卧位，需要时转为左侧卧位。心尖区抬举性搏动是指心尖区有力的搏动，向上顶撞手指可使手指指腹有将被抬起的感觉，多伴有心尖搏动范围的增大，是左室肥厚的体征；患者取左侧卧位触诊，心尖搏动范围直径超过3cm，是左心室增厚的特异性体征，见于高血压性心脏病、肥厚性心肌病、主动脉瓣狭窄等器质性心脏病的心功能代偿期。胸骨左下缘收缩期抬举性心脏搏动是右心室肥厚的体征，见于慢性肺心病代偿期、二尖瓣狭窄、先天性心脏病房间隔缺损等。

2. **震颤★★★** 触诊心脏时，手掌触到的一种细小的震动感，与猫的呼吸震颤类似，又称为"猫喘"。震颤的发生机制是血液流经狭窄的瓣膜口或异常通路时，在局部形成涡流场，造成局部瓣膜、血管壁或心腔壁震动，传至胸壁所形成的。与心尖搏动向前凸起同时出现的震颤，为收缩期震颤；心尖搏动凸起后出现的震颤，为舒张期震颤；整个收缩期、舒张期均可触及的震颤，为连续性震颤。临床意义见表7-3。

表7-3 心前区震颤的临床意义

| 部位 | 时相 | 临床意义 |
|---|---|---|
| 胸骨右缘第2肋间 | 收缩期 | 主动脉瓣狭窄 |
| 胸骨左缘第2肋间 | 收缩期 | 肺动脉瓣狭窄 |
| 胸骨左缘第3、4肋间 | 收缩期 | 室间隔缺损 |
| 心尖区 | 收缩期 | 重度二尖瓣关闭不全 |
| 心尖区 | 舒张期 | 二尖瓣狭窄 |
| 胸骨左缘第2肋间 | 连续性 | 动脉导管未闭 |

3. **心包摩擦感★** 急性心包炎早期，心包膜纤维素性渗出致表面粗糙，随心脏收缩与舒张运动，脏层与壁层心包膜摩擦产生振动传至胸壁而产生心包摩擦感。位于心前区或胸骨左缘第3、4肋间，多呈收缩期和舒张期双相的粗糙摩擦感，以收缩期、前倾体位和呼气末更明显，若在该部位听诊可闻及心包摩擦音。随病情进展，心包腔内渗出液增多，使脏层与壁层心包膜分离，摩擦感则消失。

## 三、叩诊

心脏左、右缘被肺覆盖，叩诊呈浊音，称为心脏相对浊音界，反映心脏的实际大小；心脏未被肺覆盖的部分，叩诊呈实音（绝对浊音），称为心脏绝对浊音界。叩诊顺序：先左后右，先下后上，先外后内。

**1. 心界的构成★★★**

（1）左心界：第2肋间处相当于肺动脉段，第3肋间为左心耳，第4、5肋间为左心室，其中显著向外隆凸的左心室段与半球形突出的主动脉结之间的肺动脉段及左心耳相对较凹陷，称为心腰部。

（2）右心界：第2肋间相当于升主动脉和上腔静脉，第3肋间以下为右心房。

（3）心底部浊音区：第1、2肋间水平的胸骨部分浊音区，相当于大血管投射在胸壁上的范围（图7-1）。

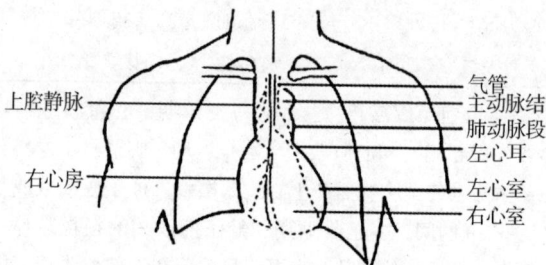

图7-1　心脏左右心界构成示意图

**2. 正常心浊音界大小★★★**　以胸骨中线至心浊音界线的垂直距离表示正常成人心相对浊音界的大小（表7-3）。

表 7-4 正常成人心脏相对浊音界

| 右心界（cm） | 肋间 | 左心界（cm） |
|---|---|---|
| 2 ~ 3 | Ⅱ | 2 ~ 3 |
| 2 ~ 3 | Ⅲ | 3.5 ~ 4.5 |
| 3 ~ 4 | Ⅳ | 5 ~ 6 |
| | Ⅴ | 7 ~ 9 |

注：左锁骨中线距胸骨中线为 8 ~ 10cm。

**3. 心浊音界改变及其临床意义 ★★★**

（1）心浊音界增大

①向左下扩大：左心室肥厚或扩大时，引起心界向左下扩大，心腰加深，心界似靴形，称为靴形心，常见于主动脉瓣关闭不全、高血压性心脏病等，亦称为主动脉型心。

②向左扩大：右心室肥厚或扩大时，心右浊音界可增大，同时由于心脏沿长轴做顺钟向转位，故左侧心浊音界向左侧扩大更为显著，常见于慢性肺心病、二尖瓣狭窄、先天性心脏病房间隔缺损等。

③心腰部浊音界向左扩大：左心房增大或合并肺动脉高压肺动脉扩张时，胸骨左缘第 2、3 肋间心界向左扩大，心腰部饱满或膨出，心界如梨形，称为梨形心，因多见于二尖瓣狭窄，又称为二尖瓣型心。

④心界向两侧扩大：大量心包积液时，心界向两侧扩大，心界外观呈球形，称为球形心。其特点是心界形态随体位改变而改变，坐位时呈三角形烧瓶样。左、右心室肥厚或扩大时，心浊音界向两侧扩大，且左心界向左下增大，称为普大心，常见于全心衰竭、心肌炎、扩张型心肌病等。

⑤心底部浊音界扩大：胸骨右缘第1、2肋间浊音界增宽，多见于升主动脉瘤、纵隔肿瘤及心包大量积液等。

（2）心浊音界位置异常

①心浊音界向病侧移位：见于肺不张、肺组织纤维化、胸膜粘连增厚及一侧肺叶切除术后等。

②心浊音界向健侧移位：见于一侧胸腔积液、气胸等。

③心浊音界向左上移位：当腹腔内压力升高时，因横膈位置抬高可将心脏推向左上方，常见于大量腹水、腹腔内巨大肿瘤等。生理情况下见于妊娠中晚期。

## 四、听诊

听诊前应向患者讲明听诊的目的及需要配合的动作。需暴露患者胸部，不能隔着衣服进行心脏听诊。听诊时，患者多取卧位或坐位，可根据诊断的需要改变体位，如疑有二尖瓣狭窄者，宜取左侧卧位；疑有主动脉瓣关闭不全者，宜取坐位且上半身前倾。

### （一）心脏瓣膜听诊区位置 ★★★

**1. 二尖瓣区（M）**　位于心尖搏动最强处，又称心尖区。

**2. 肺动脉瓣区（P）**　位于胸骨左缘第2肋间。

**3. 主动脉瓣区（A）**　位于胸骨右缘第2肋间。

**4. 主动脉瓣第二听诊区（E）**　位于胸骨左缘第3肋间。

**5. 三尖瓣区（T）**　位于胸骨下端左缘，即胸骨左缘第4、5肋间处。

**（二）听诊顺序 ★★★**

从心尖区开始，按逆时针方向依次听诊：心尖区→肺动脉瓣区→主动脉瓣区→主动脉瓣第二听诊区→三尖瓣区（图7-2）。

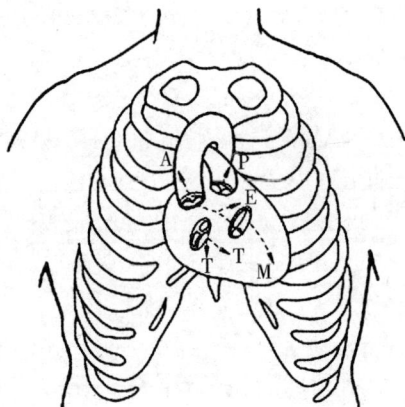

图7-2 心脏瓣膜听诊区

**（三）听诊内容 ★★★**

1. **心率** 心率指每分钟心搏的次数。正常成人在安静、清醒的状态下，心率为 60～100 次/分，3 岁以内的儿童多在 100 次/分以上。

（1）心动过速：凡成人心率超过 100 次/分，婴幼儿超过 150 次/分，称为心动过速。

①窦性心动过速：生理情况下见于情绪激动、剧烈运动、饮酒、咖啡、浓茶等交感神经张力增加时；病理情况下多为代偿性增快，见于心力衰竭、发热、缺氧、贫血、甲状腺功

能亢进症等。也可见于应用某些药物后，如肾上腺素受体激动剂、抗胆碱能药物等。

②阵发性心动过速：多呈现突发突止的特征，发作时心率在 100 次/分以上，见于阵发性室上性心动过速及室性心动过速患者。室上性者心率在 150～250 次/分，节律规整；室性者心率在 100～200 次/分，节律规整或略不规整。听诊心率在 160 次/分以上，应考虑异位性心动过速。

（2）心动过缓：心率低于 60 次/分，称为心动过缓。

①窦性心动过缓：生理情况下，见于熟睡时、长期从事重体力劳动的健康人及从事高强度运动项目的运动员；病理情况下，见于病态窦房结综合征、胆汁淤积性黄疸、颅内压升高等。也可见于应用某些药物后，如肾上腺素受体阻滞剂、拟胆碱能药物、非二氢吡啶类钙拮抗剂等。

②非窦性心动过缓：见于缓慢性心律失常患者，如二度及三度房室传导阻滞等。二度房室传导阻滞时，心动过缓，心室律多不规整；三度房室传导阻滞时，心动过缓更显著，心室律规整。

2. **心律** 心律是指心脏跳动的节律，正常人心律基本规则。

（1）**窦性心律不齐**：部分青少年心律随呼吸改变，吸气时心率增快，呼气时减慢，屏气后心律则变为较规则，称为呼吸性窦性心律不齐，一般无病理学意义。心率不受呼吸影响而呈现时快时慢，屏气后心律不齐依然存在，称为非呼吸性窦性心律不齐，可见于洋地黄类药物过量或中毒、慢性心力衰竭、缺血性心脏病等。

（2）**早搏**：是指起源于窦房结以外的异位起搏点提前发

出的激动引起的心脏搏动，亦称为期前收缩。根据早搏出现的频率，分为偶发与频发。出现超过 5 次/分者称为频发早搏。早搏规律出现形成的心律，称为联律，每 1 次窦性搏动后出现 1 次早搏，称为二联律；每 2 次窦性搏动后出现 1 次早搏或 1 个窦性心搏后出现 2 次早搏，如此连续出现 3 个及 3 个以上周期，称为三联律；以此类推，1 个窦性心搏后出现 2 次早搏，称为成对出现的早搏。根据异位起搏点的位置不同，早搏分为房性、房室交界性、室性。

早搏可见于：①正常人情绪激动、劳累、饱食、饮酒、饮浓茶过多或大量吸烟时；②各种心脏病、心脏手术、心导管检查等；③奎尼丁及强心苷等药物的毒性作用；④缺氧、酸中毒、电解质紊乱（尤其是低血钾）等病理因素；⑤自主神经功能失调。二联律、三联常见于各种心肌病变或强心苷中毒。

（3）心房颤动：简称房颤，是指心房肌发生的每分钟 350～600 次的节律绝对不规则的激动。其听诊特点是心律绝对不规则、第一心音强弱不等和脉搏短绌（是指脉搏脱漏导致的脉率小于心率的现象。其产生机制是心房颤动时，心室收缩极不规则，过早的心室收缩使心室舒张期短而充盈不足，心排血量较少，不足以引起外周血管搏动）。心房颤动多见于心脏瓣膜病、高血压、高血压合并左心室肥大、心力衰竭、冠心病、甲状腺功能亢进症等。少数心房颤动者无任何病理性原因，称为特发性房颤（亦称为孤立性房颤）。

**3. 心音**

（1）正常心音（表7-4）：在多数情况下，只能听到第一心音（$S_1$）和第二心音（$S_2$）。在儿童和青少年中有时可听到第三心音（$S_3$）。

表7-5 正常心音的鉴别

| 心音 | 产生机制 | 听诊特点 | 临床意义 |
|---|---|---|---|
| 第一心音（$S_1$） | 房室瓣关闭，心室射血引起 | 音调低，强度较响，持续较长（约0.1s），在心尖部听诊最响，与心尖搏动基本同时出现 | 标志着心室收缩开始 |
| 第二心音（$S_2$） | 主动脉瓣和肺动脉瓣关闭引起 | 音调较高而脆，强度较$S_1$弱，持续时间较短（约0.08s），在心底部最响，出现于心尖搏动之后 | 标志着心室舒张开始 |
| 第三心音（$S_3$） | 心室快速充盈期末，室壁和乳头肌突然伸展，充盈血流突然减速 | 音调轻而低，持续时间短（约0.04s），局限于心尖部及其内上方，仰卧位、呼气时较清楚 | 发生在心室快速充盈期末，部分儿童和青少年可听到 |
| 第四心音（$S_4$） | 与心房收缩有关（心房音），正常时一般听不到 | 低调、沉浊而弱，心尖部及其内侧较明显 | 出现在心室舒张晚期，多数属病理性 |

（2）心音的改变及其临床意义

1）强度改变

①$S_1$和$S_2$同时增强：见于胸壁较薄、剧烈运动、情绪激动、甲状腺功能亢进症、发热、贫血等。

②S$_1$和S$_2$同时减弱：见于肥胖、左侧胸腔积液、肺气肿、心包积液、心肌梗死、心功能不全及休克等。

③第一心音改变：一般来说，心肌收缩力强、心室充盈度小、房室瓣关闭前位置低且弹性好时，S$_1$增强，反之，则减弱。

④第二心音改变：S$_2$的强度取决于主动脉瓣和肺动脉内的压力及半月瓣的解剖结构。

表7-6　心音强度改变及其临床意义

| | 第一心音 | 第二心音 |
|---|---|---|
| 心音增强 | 二尖瓣狭窄、心动过速和心肌收缩力增强（高热、贫血、甲状腺功能亢进症） | A$_2$增强（高血压、主动脉瓣硬化）、P$_2$增强（二尖瓣狭窄、房缺、室缺、动脉导管未闭、慢性肺源性心脏病） |
| 心音减弱 | 二尖瓣关闭不全、主动脉瓣关闭不全<br>PR间期延长<br>心肌收缩力减弱（心肌炎、心肌病、心肌梗死、心力衰竭） | A$_2$减弱（低血压、主动脉瓣狭窄）<br>P$_2$减弱（肺动脉狭窄） |
| 强弱不等 | 房颤、完全性房室传导阻滞（大炮音） | 无 |

2）性质改变：心肌严重病变时，S$_1$失去原有性质且明显减弱，同时S$_2$也减弱，S$_1$、S$_2$的音调变得很相似，听诊似一个心音，形成"单音律"。单音律的收缩期与舒张期时限几乎

相等时，听诊似钟摆声，称为"钟摆律"。如伴有显著的心率增快，当超过 120 次/分时，听诊似胎心音，称为"胎心律"。见于大面积急性心肌梗死、重症心肌炎等，提示病情严重。

3）心音分裂

①$S_1$分裂：当左、右心室收缩明显不同步时，$S_1$的两个成分相距超过 0.03 秒，可出现 $S_1$ 分裂。在生理情况下，偶见于儿童及青少年。病理情况下，电活动延迟见于完全性右束支传导阻滞，机械活动延迟见于肺动脉高压等。

②$S_2$分裂：当主动脉瓣及肺动脉瓣关闭明显不同步时（超过 0.035 秒），可出现 $S_2$ 分裂，较 $S_1$ 分裂常见，以肺动脉瓣区明显。

生理性分裂：常见于青少年。吸气时 $S_2$ 分裂明显，呼气时不明显。

持续性分裂：最常见的 $S_2$ 分裂。由右室排血时间延长引起的 $S_2$ 分裂，见于完全性右束支传导阻滞、肺动脉狭窄、二尖瓣狭窄。由左室射血时间缩短，主动脉瓣关闭时间提前引起的 $S_2$ 分裂，见于二尖瓣关闭不全、室间隔缺损。

固定分裂：$S_2$ 分裂不受呼吸因素的影响，见于房间隔缺损。

反常分裂（逆分裂）：指 $S_2$ 明显分裂发生于呼气时，吸气时反而消失，与生理性 $S_2$ 相反。见于主动脉瓣狭窄、完全型左束支传导阻滞或左心功能不全。

**4. 额外心音（舒张期额外心音）**

（1）舒张早期奔马律：是最常见的奔马律，与 $S_2$ 出现的时间相同，其本质为病理性 $S_3$，又称为第三心音奔马律或室性奔马律。左室舒张早期奔马律在心尖区稍内侧明显，呼气末最响，提示左室功能低下，心肌功能严重障碍。常见于：①心室壁张力明显减弱，如心肌梗死、心肌炎、冠心病及多种心脏病所致的左心衰竭。②进入心室的血流增多、血流速度增快，如二尖瓣关闭不全、大量左至右分流（如动静脉沟通）、高心排血量状况（如甲亢、贫血、妊娠）。右室奔马律在胸骨下段左缘明显，吸气末响亮，提示右心室扩张及右心衰竭，见于肺动脉高压症、慢性肺源性心脏病等。

（2）开瓣音：又称为二尖瓣开放拍击音。出现于第二心音后 0.05～0.06 秒，音调高，历时短促而响亮、清脆，呈拍击样，在心尖区内侧较清楚。见于二尖瓣狭窄且瓣膜尚有一定弹性时。开瓣音的存在常作为二尖瓣瓣叶弹性及活动尚好的间接证据，是二尖瓣分离术适应证的重要参考指标。

**5. 心脏杂音**　心脏杂音可与心音分开或相连续，甚至完全掩盖心音。杂音对于心脏病的诊断具有重要价值，尤其对心脏瓣膜病及某些先天性心脏病的诊断有重要意义。

（1）产生机制：当心脏血管结构异常、血流动力学或血黏度改变时，层流可变为湍流（或漩涡）而冲击心壁、血管壁、瓣膜等，使之振动而产生杂音。

（2）临床意义

①血流加速：见于剧烈运动、高热、严重贫血、甲状腺功能亢进症等。

②瓣膜口、大血管通道狭窄：瓣膜口器质性狭窄见于心脏瓣膜病如二尖瓣狭窄、主动脉瓣狭窄、肺动脉瓣狭窄等。相对性狭窄是指心室腔或大血管扩张所致的瓣口相对狭窄，而瓣膜本身并无病变。大血管通道狭窄常见于先天性主动脉缩窄等。梗阻性肥厚型心肌病所致的流出道梗阻也可因类似机制导致杂音产生。

③瓣膜关闭不全：器质性关闭不全如风湿性二尖瓣关闭不全、主动脉瓣关闭不全等。相对性关闭不全时，瓣膜本身并无病变，可见于扩张型心肌病、冠心病、主动脉硬化、高血压病等。

④异常血流通道：见于室间隔缺损、动脉导管未闭及动-静脉瘘等。

⑤心腔内漂浮物：如心内膜炎时的瓣叶赘生物。

⑥大血管瘤样扩张：主要见于动脉瘤。

（3）心脏杂音的特性：听到杂音时，应根据最响部位、出现时期、性质、强度、传导方向，以及杂音与体位、呼吸、运动的关系等，来分析判断杂音的临床意义。

①最响部位：在某瓣膜听诊区最响的杂音来源于该瓣膜的病变。例如，杂音在心尖部最响，提示病变在二尖瓣；杂音在胸骨左缘第2肋间最响，则提示病变在肺动脉瓣。胸骨右缘第2肋间处的收缩期杂音常提示主动脉瓣狭窄，胸骨左缘3、4肋间听到响亮粗糙的收缩期杂音则可能为室间隔缺损。

②出现的时期：不同病变产生的杂音在心动周期中出现的时期不同。

收缩期杂音：出现在 $S_1$ 与 $S_2$ 之间的杂音

舒张期杂音：出现在 $S_2$ 与下一心动周期的 $S_1$ 之间的杂音

连续性杂音：连续出现于收缩期及舒张期的杂音，其间无间歇，杂音性质一致，且 $S_2$ 常被杂音掩盖

双期杂音：一个瓣膜听诊区同时出现收缩期与舒张期杂音，但其间有间歇，可听到 $S_2$，且杂音性质多不相同

二尖瓣关闭不全的收缩期杂音可占据整个收缩期，并可遮盖 $S_1$ 甚至 $S_2$，称全收缩期杂音。

二尖瓣狭窄的舒张期杂音常出现在舒张中晚期。

主动脉瓣关闭不全的舒张期杂音则出现在舒张早期，也可为舒张早中期或全期。

肺动脉瓣狭窄的收缩期杂音常为收缩中期杂音。

③杂音的性质

a. 心尖区粗糙的吹风样全收缩期杂音：常提示器质性二尖瓣关闭不全。

b. 心尖区舒张中晚期隆隆样杂音：二尖瓣狭窄的特征性杂音。

c. 主动脉瓣第二听诊区舒张期叹气样杂音：见于主动脉瓣关闭不全。

d. 胸骨左缘第 2 肋间及其附近连续性机器声样杂音：见于动脉导管未闭。

e. 乐音样杂音听诊时其音色如海鸥鸣或鸽鸣样：常见于感染性心内膜炎及梅毒性主动脉瓣关闭不全。

杂音的不同音色与音调，反映不同的病理变化。常用柔和、粗糙形容杂音的音调，器质性杂音多是粗糙的，功能性杂音则较柔和。

④强度与形态：杂音的强度（响度）与下列因素有关：

a. 狭窄程度：一般而言，狭窄越重则杂音越强。

b. 血流速度：血流速度越快，杂音越强。

c. 狭窄口两侧压力差：压力差越大，杂音越强。

d. 胸壁厚薄：胸壁薄者杂音较强，胸壁厚者杂音较弱。

收缩期杂音的强度一般采用 Levine 六级分级法：

1 级　很轻很弱，占时很短，初次听诊不易察觉，易被忽视，须仔细听诊才能听到。

2级 较易听到的弱杂音，初听时即可察觉。

3级 中等响亮，不太注意听时也可听到。

4级 较响亮，常伴有震颤。

5级 很响亮，震耳，但听诊器稍离胸壁则听不到，伴明显震颤。

6级 极响亮，即使听诊器稍离胸壁也能听到，有强烈的震颤。

一般而言，3级及其以上的收缩期杂音多为器质性的。

递增型杂音：杂音由弱渐强，如二尖瓣狭窄的舒张中晚期杂音

递减型杂音：杂音由较强逐渐减弱，如主动脉瓣关闭不全的舒张期杂音

递增-递减型杂音：又称菱形杂音，杂音由弱渐强，再由强渐弱，如主动脉瓣狭窄的收缩期杂音

连续型杂音：杂音在收缩期（$S_1$后）开始，先弱然后逐渐增强，到$S_2$处达最高峰，舒张期开始逐渐减弱，直到下一个$S_1$之前，形成大的菱形杂音，如动脉导管未闭的连续性杂音

一贯型杂音：强度大体保持一致，如二尖瓣关闭不全的收缩期杂音

⑤传导方向：杂音常沿着产生该杂音的血流方向传导，亦可借周围组织向外扩散。

二尖瓣关闭不全的收缩期杂音在心尖部最响，可向左腋下及左肩胛下角处传导；主动脉瓣关闭不全的舒张期杂音在

主动脉瓣第二听诊区最响,向胸骨下端或心尖部传导;主动脉瓣狭窄的收缩期杂音以主动脉瓣区最响,可向上传至颈部及胸骨上窝。

杂音传导越远,声音越弱,但杂音的性质保持不变。如果在两个瓣膜区分别听到不同性质和(或)不同时期的杂音时,应判断为两个瓣膜同有病变。如果在心前区两个部位都听到同性质和同时期的杂音时,则应辨别杂音是来自一个还是两个瓣膜听诊区。其方法是将听诊器由一个瓣膜区向另一个瓣膜区逐渐移动,若杂音逐渐减弱则可能为杂音最响处的相应瓣膜有病变(寸移法);如果杂音逐渐减弱,但当移近另一瓣膜区时杂音又增强,则可能为两个瓣膜均有病变。

⑥与体位、呼吸和运动的关系:左侧卧位可使二尖瓣狭窄的舒张中晚期隆隆样杂音更明显;上半身前倾坐位时主动脉瓣关闭不全的舒张期叹气样杂音更易于听到;从卧位或下蹲位迅速起立,使瞬间回心血量减少,从而使二尖瓣、三尖瓣、主动脉瓣关闭不全和肺动脉瓣狭窄与关闭不全的杂音均减轻。而梗阻性肥厚型心肌病的杂音则相反,迅速起立时增强,下蹲时减弱。

深吸气时使右心相关瓣膜(三尖瓣、肺动脉瓣)的杂音增强。深呼气时使左心相关瓣膜(二尖瓣、主动脉瓣)的杂音增强。深吸气后紧闭声门,用力做呼气动作(Valsalva动作)时,胸腔内压增加,回心血量减少,则经瓣膜产生的杂音一般都减弱,而梗阻性肥厚型心肌病的杂音则增强。

运动后心率加快,心搏增强,增加循环血流量及流速,在一定范围内可使瓣膜狭窄所致的杂音增强。

(4) 各瓣膜区杂音的临床意义

①收缩期杂音

a. 二尖瓣区：临床上以功能性多见。

器质性：常见于风湿性心瓣膜病（约占二尖瓣关闭不全的1/3）、冠心病乳头肌功能不全、二尖瓣环退行性变。此外，还可见于 Marfan 综合征等导致的二尖瓣脱垂、感染性心内膜炎瓣叶破坏、先天性心脏病心内膜垫缺损合并二尖瓣前叶裂等。杂音为粗糙吹风样，响亮、高调，多在 3/6 级以上，往往占据全收缩期，可掩盖 $S_1$，向左腋下传导，呼气末增强，左侧卧位时更清楚。

相对性：主要见于左心室增大或伴左心衰竭导致二尖瓣环扩大引起的相对性关闭不全，如高血压性心脏病、急性风湿热、扩张型心肌病及贫血性心脏病等。杂音为 3/6 级以下柔和的吹风样收缩期杂音，传导不明显。

功能性：见于运动、发热、贫血、妊娠、甲状腺功能亢进症等。与心肌收缩力增强和血流加速有关。一般为 2/6 级或以下柔和的吹风样收缩期杂音，较局限，不传导，病因去除后杂音消失。

生理性：部分健康人运动后也可出现二尖瓣区功能性收缩期杂音，休息后可以减弱或消失。

b. 主动脉瓣区：器质性或相对性主动脉瓣狭窄所致。

器质性：多见于各种病因的主动脉瓣狭窄。杂音为喷射性，响亮而粗糙，呈递增-递减型，沿大血管向颈部传导，常伴有收缩期震颤，可有收缩早期喷射音，伴 $A_2$ 减弱。

相对性：见于主动脉粥样硬化、高血压性心脏病等引起的主动脉扩张。杂音柔和或粗糙，常有 $A_2$ 增强。

c. 肺动脉瓣区：以功能性杂音多见。

器质性：见于肺动脉瓣狭窄，多为先天性。杂音呈喷射性，粗糙，强度在 3/6 级以上，呈递增–递减型，常伴收缩期震颤，可有收缩早期喷射音，伴 $P_2$ 减弱。

相对性：见于二尖瓣狭窄、房间隔缺损等，由于肺淤血或肺动脉高压导致肺动脉扩张引起的相对性肺动脉瓣狭窄。杂音时限较短，较柔和，伴 $P_2$ 增强。

功能性：非常多见，尤其儿童与青少年的生理性杂音，柔和，呈吹风样，强度在 2/6 级以下，时限较短。在部分发热、贫血、甲状腺功能亢进症患者亦可听到这一杂音，病因去除后杂音消失。

d. 三尖瓣区：以相对性三尖瓣关闭不全为主，器质性三尖瓣关闭不全极少见。

相对性：见于右心室扩大导致的相对性三尖瓣关闭不全，如二尖瓣狭窄伴右心衰。为吹风样全收缩期杂音，多呈递减型，吸气时增强，一般在 3/6 级以下，可随病情好转、心腔缩小而减弱或消失。右室明显扩大时杂音可传至心尖区，但一般不向左腋下传导，可与二尖瓣关闭不全的杂音相鉴别。

器质性：听诊特点同相对性杂音，可伴颈静脉搏动及肝脏收缩期搏动。

e. 其他部位收缩期杂音

室间隔缺损：胸骨左缘第 3、4 肋间响亮而粗糙的全收缩期杂音伴震颤，不向左腋下传导。

梗阻性肥厚型心肌病：胸骨左缘第 3、4 肋间闻及粗糙的喷射性收缩期杂音，心尖部也常可听到收缩期杂音。

②舒张期杂音：均为病理性，分为器质性和相对性两种。

a. 二尖瓣区：由器质性或相对性二尖瓣狭窄引起。

器质性：主要见于风湿性二尖瓣狭窄。为舒张中晚期隆隆样杂音，呈递增型，音调较低而局限，左侧卧位呼气末时较清楚，常伴有 $S_1$ 亢进、开瓣音、$P_2$ 亢进伴分裂以及心尖部舒张期震颤。

相对性：主要见于主动脉瓣关闭不全致二尖瓣开放不良时出现的相对性二尖瓣狭窄，此心尖部舒张期杂音称为奥斯汀-弗林特杂音。多为柔和的舒张中期杂音，不伴有 $S_1$ 亢进、$P_2$ 亢进、开瓣音和舒张期震颤。

b. 主动脉瓣区：见于器质性或相对性主动脉瓣关闭不全。

器质性：常见于风湿性主动脉瓣关闭不全、感染性心内膜炎，也见于梅毒、二叶式主动脉瓣、Marfan 综合征及特发性主动脉瓣脱垂等所致的主动脉瓣关闭不全。杂音为叹气样，呈递减型，主动脉瓣第二听诊区最强，可传至胸骨下端左侧或心尖部，前倾坐位、深呼气末屏住呼吸时最易听到，伴 $A_2$ 减弱及周围血管征。

相对性：常见于严重高血压和（或）动脉粥样硬化导致的升主动脉根部扩张（或升主动脉瘤）及左心室扩大导致的主动脉瓣相对性关闭不全。杂音柔和，时限较短，伴 $A_2$ 亢进，主动脉瓣区最清楚。

c. 肺动脉瓣区：器质性肺动脉瓣关闭不全极少，多由相对性肺动脉瓣关闭不全所引起，常见于二尖瓣狭窄、肺心病等，伴明显肺动脉高压。杂音呈叹气样，柔和，呈递减型，卧位吸气末增强，紧接 $S_2$ 肺动脉瓣成分出现，常伴 $P_2$ 亢进，称为格雷厄姆-斯蒂尔杂音。

d. 三尖瓣区：三尖瓣狭窄极少见。局限于胸骨左缘第4、5肋间隙，为低调隆隆样杂音。

③连续性杂音：见于先天性心脏病动脉导管未闭，亦可见于动-静脉瘘、主-肺动脉间隔缺损等。

双期杂音是指一个瓣膜区同时出现收缩期杂音和舒张期杂音。双期杂音时，收缩期杂音与舒张期杂音之间有间歇，且杂音性质多不相同；连续性杂音无间歇，杂音性质一致。

各瓣膜听诊区听到的心脏杂音可分为功能性和病理性两大类。功能性心脏杂音常发生于一些全身性疾病的高心排量状态下，如高热、严重贫血、甲状腺功能亢进症等，以及部分正常人和某些生理状况如青少年、剧烈运动后等，后者又称为"生理性杂音"。病理性心脏杂音是由瓣膜器质性损害或心血管先天性、后天性变异所产生的杂音，又分为器质性和相对性。其中器质性杂音由瓣膜器质性狭窄或关闭不全产生，相对性杂音则是由心腔、大血管扩张导致的瓣膜相对性狭窄或关闭不全所产生的，瓣膜本身是正常的。

### 6. 心包摩擦音

心包炎时，心包脏层与壁层由于生物或理化因素致纤维蛋白沉积而粗糙，以致在心脏搏动过程中互相摩擦而产生振动，传至胸壁，听诊检查到的即为心包摩擦音。

心包摩擦音与心搏一致，音质粗糙、高调，呈搔抓样，类似用指腹摩擦耳郭声，近在耳边，通常在胸骨左缘3、4肋间隙处（心包裸区）较易听到，坐位前倾及呼气末更明显。当心包积液达到一定量后，心包摩擦音即可消失。

见于结核性、化脓性等感染性心包炎和急性非特异性心包炎，也可见于风湿性病变、急性心肌梗死、尿毒症、心包原发或继发性肿瘤和系统性红斑狼疮等非感染性情况。

## 五、血管检查

### （一）视诊★★

**1. 肝-颈静脉反流征**　患者半卧位，观察其平静呼吸时的颈静脉充盈度，然后用手掌紧贴其右上腹肝区，逐渐加压，持续至少 10 秒。如见患者颈静脉充盈度持续明显增加，称为肝-颈静脉反流征阳性，提示肝脏淤血，是右心衰竭的重要早期征象，亦见于肺动脉高压、心包积液或缩窄性心包炎。

2. **毛细血管搏动征** 用手指轻压患者指甲床末端，或以干净玻片轻压患者口唇，如见到红白交替的、与患者心搏一致的节律性微血管搏动现象，称为毛细血管搏动征阳性。可见于主动脉瓣关闭不全、严重贫血、甲状腺功能亢进症等。

### （二）触诊 ★★

1. **水冲脉** 脉搏骤起骤降，急促而有力。操作时，检查者用手紧握患者手腕掌面，使自己掌指关节的掌面部位紧贴患者桡动脉，将患者的上肢高举过头，则更易触知。常见于主动脉瓣关闭不全、发热、甲状腺功能亢进症、严重贫血、动脉导管未闭等。

2. **交替脉** 为一种节律正常而强弱交替的脉搏。如测量血压可发现强弱脉搏间有 10~30mmHg 的压力差。交替脉的出现表示心肌受损，为左室衰竭的重要体征，常见于急性心肌梗死、重症心肌炎或高血压心脏病、主动脉瓣关闭不全等。

3. **重搏脉** 正常脉波的降支上可见重搏波，一般不能被触及。在某些病理情况下，此波增高而可触及，即为重搏脉。可见于败血症、严重心衰、低血容量性休克、心脏压塞等周围血管松弛、周围阻力降低的疾病。

4. **双峰脉** 重搏脉的第二次搏动发生在舒张早期，如触及的第二次搏动发生在收缩晚期时，称为双峰脉。见于梗阻性肥厚型心肌病。

5. **奇脉** 指吸气时脉搏明显减弱或消失的现象，又称"吸停脉"。奇脉常见于心包积液和缩窄性心包炎，是心包填塞的重要体征之一，亦可见于喉部狭窄和重度支气管哮喘等情况。

6. **无脉** 即脉搏消失。无脉见于严重休克及多发性大动脉炎。也可见于动脉粥样硬化闭塞症，多发生于下肢动脉，可见一侧胫后或足背动脉的脉搏减弱或消失。

### （三）听诊★★

1. **正常动脉音** 在颈动脉及锁骨下动脉上可听到相当于$S_1$与$S_2$的两个声音，称为正常动脉音。此音在其他动脉处听不到。

2. **枪击音与杜氏双重杂音** 主动脉瓣关闭不全时，将听诊器体件放在肱动脉或股动脉处，可听到与心跳一致短促如射枪的"嗒——、嗒——"音，称为枪击音。如再稍加压力，并使体件开口方向稍偏向近心端，则可听到收缩期与舒张期双期吹风样杂音，称为杜氏双重杂音。

3. **其他血管杂音** ①甲状腺功能亢进症：在肿大的甲状腺部位可听到病理性动脉杂音，常为连续性，但收缩期较强。②主动脉瘤：在相应部位可听到收缩期杂音。③动-静脉瘘：在病变部位可听到连续性杂音。④主动脉瓣狭窄：收缩期杂音可传至颈动脉处。⑤多发性大动脉炎上肢无脉症型：可在两侧锁骨上及颈后三角区听到收缩期杂音。⑥肾动脉狭窄：可在腰背部及上腹部听到收缩期杂音。⑦主动脉缩窄：可在背部脊柱左侧听到收缩期杂音。

### （四）周围血管征★★

周围血管征由脉压增大所致，包括：①头部随脉搏呈节律性的点头运动。②颈动脉搏动明显。③毛细血管搏动征。④水冲脉。⑤枪击音。⑥杜氏双重杂音。常见于主动脉瓣关闭不全，亦可见于高热、贫血及甲状腺功能亢进症等。

# 六、常见循环系统病变体征（表7-7）★★★

表7-7　常见循环系统病变体征

| 病变 | 视诊 | 触诊 | 叩诊 | 听诊 |
|---|---|---|---|---|
| 二尖瓣狭窄 | 二尖瓣面容，心尖搏动略向左移，中心性发绀 | 心尖搏动向左移，心尖部可触及舒张期震颤 | 心浊音界早期稍向左，以后向右扩大，心腰部膨出，呈梨形心 | 心尖部较局限的隆隆样舒张中晚期杂音，伴 $S_1$ 亢进、开瓣音，$P_2$ 亢进伴分裂，肺动脉瓣区 Graham-Steell 杂音，三尖瓣区收缩期杂音 |
| 二尖瓣关闭不全 | 心尖搏动向左下移位 | 心尖搏动向左下移位，常呈抬举性 | 心浊音界向左下扩大，后期亦可向右扩大 | 心尖部 3/6 级或以上较粗糙的吹风样全收缩期杂音，范围广泛，常向左腋下及左肩胛下角传导，心尖部 $S_1$ 减弱，$P_2$ 亢进伴分裂，心尖部可有 $S_3$ |
| 主动脉瓣狭窄 | 心尖搏动向左下移位 | 心尖搏动向左下移位，呈抬举性，主动脉瓣区收缩期震颤 | 心浊音界向左下扩大 | 主动脉瓣区粗糙、响亮的 3/6 级以上收缩期喷射性杂音，向右颈部传导，心尖部 $S_1$ 减弱，$A_2$ 减弱或消失，可有 $S_2$ 逆分裂 |

续表

| 病变 | 视诊 | 触诊 | 叩诊 | 听诊 |
|------|------|------|------|------|
| 主动脉瓣关闭不全 | 颜面较苍白，颈动脉搏动明显，心尖搏动向左下移位，可见点头运动及毛细血管搏动 | 心尖搏动向左下移位并呈抬举性，有水冲脉 | 心浊音界向左下扩大，靴形心 | 心尖部 $S_1$ 减弱，$A_2$ 减弱或消失，主动脉瓣第二听诊区叹气样递减型舒张期杂音，可向心尖部传导，心尖部可有柔和的吹风样收缩期杂音，也可有 Austin-Flint 杂音，可有动脉枪击音及杜氏双重杂音 |
| 心包积液 | 呼吸困难，前倾坐位，颈静脉怒张，心尖搏动减弱或消失 | 心尖搏动减弱或消失，脉搏快而小，奇脉，肝-颈静脉回流征阳性，少量积液有心包摩擦感 | 心浊音界随体位改变，坐位时呈三角烧瓶样，卧位时心底部浊音界增宽，相对与绝对心浊音界几乎一致 | 心音遥远，心率快，少量积液时可听到心包摩擦音 |

续表

| 病变 | 视诊 | 触诊 | 叩诊 | 听诊 |
|------|------|------|------|------|
| 左心衰竭 | 不同程度的呼吸急促,发绀,高枕卧位或端坐位,心尖搏动向左下移位 | 心尖搏动向左下移位(除外单纯性二尖瓣狭窄),严重者有交替脉 | 心浊音界可向左下扩大,单纯二尖瓣狭窄则表现为梨形心 | 心率增快,心尖部 $S_1$ 减弱,可闻及舒张期奔马律,$P_2$ 亢进伴分裂。双侧肺底部可听到细湿啰音(范围随心衰程度加重而扩大),可间有少量哮鸣音。急性肺水肿时,全肺可满布湿啰音 |
| 右心衰竭 | 发绀,颈静脉怒张,下垂性水肿。淤血性肝硬化者可有巩膜、皮肤黄染。心尖搏动可向左移 | 肝肿大并压痛,肝-颈静脉反流征阳性,下垂性凹陷性浮肿甚或全身浮肿 | 心浊音界向左或向右扩大,可有胸水(右侧为多)及腹水体征 | 心率快,胸骨左缘第3、4、5肋间隙或剑突下闻及右室舒张期奔马律及吹风样收缩期杂音(相对性三尖瓣关闭不全) |

**难点提示**

## 一、鉴别诊断

### 1. 第一、二心音的鉴别（表7-8）

表7-8 第一、二心音的鉴别

| 区别点 | 第一心音 | 第二心音 |
|---|---|---|
| 声音特点 | 音强，调低，时限较长 | 音弱，调高，时限较短 |
| 最强部位 | 心尖部 | 心底部 |
| 与心尖搏动及颈动脉搏动的关系 | 与心尖搏动和颈动脉的向外搏动几乎同时出现 | 心尖搏动之后出现 |
| 与心动周期的关系 | $S_1$ 和 $S_2$ 之间的间隔（收缩期）较短 | $S_2$ 到下一心动周期 $S_1$ 的间隔（舒张期）较长 |

有时也可采取"寸移法"。使用此法的先决条件是心律必须规则。当心尖部听诊难以区分 $S_1$ 和 $S_2$ 时，可先听诊心底部（较易区分），确定 $S_1$、$S_2$ 后再将听诊器的体件逐渐向心尖部移动，并默诵 $S_1$、$S_2$ 的韵律。据此可判别心尖部两心音何为 $S_1$，何为 $S_2$。

**2. 舒张早期奔马律、开瓣音、心包叩击音与第三心音的鉴别（表7-9）**

表7-9 舒张早期奔马律、开瓣音、心包叩击音与第三心音的鉴别

| 额外心音 | 听诊部位 | 性质 | 时间 | 临床意义 |
|---|---|---|---|---|
| 舒张早期奔马律 | 左室奔马律位于心尖部，右室奔马律位于胸骨下段左缘 | 音调低，强度弱 | 舒张早期 | 左室奔马律提示心肌损伤，见于心力衰竭、急性心肌梗死、重症心肌炎、扩张性心肌病等；右室奔马律提示右心室扩张及右心衰竭，见于肺动脉高压、慢性肺源性心脏病等 |
| 开瓣音 | 心尖区内侧较清楚 | 音调高，响亮清脆，呈拍击样 | 舒张早期，$S_2$后0.05～0.06秒 | 二尖瓣狭窄且瓣膜尚有一定弹性 |
| 心包叩击音 | 心尖区及胸骨下段左缘最清楚 | 较响，短促 | 舒张早期，$S_2$后0.09～0.12秒 | 缩窄性心包炎 |
| 第三心音 | 心尖区或其内上方 | 低调，音弱，占时约0.05秒 | $S_2$后约0.12～0.18秒 | 儿童及30岁以下的青年人 |

### 3. 器质性与功能性收缩期杂音的鉴别（表7-10）

表7-10　器质性与功能性收缩期杂音的鉴别

|  | 器质性 | 功能性 |
|---|---|---|
| 部位 | 任何瓣膜听诊区 | 肺动脉瓣区和（或）心尖部 |
| 持续时间 | 长，常占全收缩期，可遮盖$S_1$ | 短，不遮盖$S_1$ |
| 性质 | 吹风样，粗糙 | 吹风样，柔和 |
| 传导 | 较广而远 | 比较局限 |
| 强度 | 常在3/6级或以上 | 一般在2/6级或以下 |
| 心脏大小 | 有心房和（或）心室增大 | 正常 |

### 4. 心包摩擦音与胸膜摩擦音的鉴别（表7-11）

表7-11　心包摩擦音与胸膜摩擦音的鉴别

|  | 心包摩擦音 | 胸膜摩擦音 |
|---|---|---|
| 听诊部位 | 胸骨左缘第3、4肋间 | 胸廓下侧沿腋中线处 |
| 声音特点 | 粗糙，高声调，与心搏一致，似用指腹摩擦耳郭声，近在耳边 | 似以手掩耳，用指腹摩擦掩耳手背的声音 |
| 最强时间 | 收缩期明显 | 吸气末或呼气开始 |
| 屏住呼吸 | 不消失 | 消失 |
| 增强的方式 | 听诊器体件加压，坐位稍前倾或深呼气后屏住呼吸 | 深呼吸或听诊器体件加压 |
| 常见疾病 | 急性心包炎 | 急性胸膜炎 |

## 二、名词解释

1. **脉搏短绌**——是指脉搏脱漏导致的脉率小于心率的现象。其产生机制是心房颤动时，心室收缩极不规则，过早的心室收缩使心室舒张期短而充盈不足，心排血量较少，不足以引起外周血管搏动。

2. **钟摆律**——心肌严重病变时，心肌收缩力明显减弱，致使 $S_1$ 失去原有特征而与 $S_2$ 相似，同时因心搏加速使舒张期明显缩短而收缩期与舒张期时限几乎相等，此时听诊 $S_1$、$S_2$ 似钟摆声，称为钟摆律。

3. **心音分裂**——当 $S_1$ 或 $S_2$ 的两个主要成分之间的间距延长时，听诊可闻及原有的一个心音分裂为两个声音的现象。

4. **奔马律**——由发生在舒张期的额外心音与 $S_1$、$S_2$ 形成的三音心律，多伴有心率增快，类似马奔跑时的蹄声，故称为奔马律。

5. **开瓣音**——二尖瓣狭窄时，舒张早期血液自高压力的左房迅速流入左室，二尖瓣瓣叶迅速开放后又因狭窄而突然停止继续开放，血流冲击瓣叶，使弹性尚好的瓣叶发生振动而引起的拍击样声音。

6. **奇脉**——指吸气时脉搏明显减弱或消失的现象。

7. **肝-颈静脉反流征**——患者半卧位，观察其平静呼吸时的颈静脉充盈度，然后用手掌紧贴其右上腹肝区，逐渐加压，持续至少 10 秒，如果患者颈静脉充盈度持续明显增加，称为肝-颈静脉反流征阳性。

8. **枪击音与杜氏双重杂音**——主动脉瓣关闭不全时，将听诊器体件放在肱动脉或股动脉处，可听到与心跳一致短促如射枪的"嗒——、嗒——"音，称为枪击音。这是由于脉压增大使脉波冲击动脉壁所致。

9. **过早搏动**——简称为早搏，是指起源于窦房结以外的异位起搏点提前发出激动引起的心脏搏动，亦称为期前收缩。

10. **心脏杂音**——是出现于心脏收缩或舒张过程中的一种具有不同频率、不同强度、持续时间较长的夹杂声音。

11. **毛细血管搏动征**——用手指轻压患者指甲床末端，或以干净玻片轻压患者口唇，如见到红白交替的、与患者心搏一致的节律性微血管搏动现象，称为毛细血管搏动征。

12. **心包摩擦感**——急性心包炎早期，心包膜纤维素性渗出致表面粗糙，随心脏收缩与舒张运动，脏层与壁层心包膜摩擦产生振动，传至胸壁所致。

## 三、常考问题

1. 何谓抬举性心尖搏动？

2. 何谓震颤？试述心前区震颤的临床意义。

3. 简述心脏叩诊方法及正常成人相对浊音界的参考范围。

4. 何谓靴形心及梨形心？简述其临床意义。

5. 试述心脏瓣膜听诊区的名称及听诊部位。

6. 心房颤动的听诊特点有哪些？并说明其产生原因？

7. 心脏杂音的产生机制及常见原因？

8. 胸膜摩擦音与心包摩擦音如何鉴别？

9. 简述心尖区收缩期杂音的临床意义。

10. 什么叫水冲脉、交替脉和奇脉？各有何临床意义？

11. 何谓周围血管征？

# 四、难点释疑

### 1. 房间隔缺损时 $S_2$ 固定分裂

$S_2$ 分裂的存在及间隔时间不受呼吸时相影响而固定不变，称为 $S_2$ 固定分裂。房间隔缺损时，存在左向右的分流，呼气时右心房回心血量减少，左心房血液向右心房的分流增加，右心血流量增加，排血时间延长，肺动脉瓣关闭明显延迟，引起 $S_2$ 分裂；吸气时，右心房回心血量增加，右心房压力增高，造成左向右分流减少，抵消了吸气导致的右心血流量增加，使 $S_2$ 分裂不受呼吸时相的影响。$S_2$ 分裂的两个成分时距较固定。$S_2$ 固定分裂是无并发症的先天性心脏病房间隔缺损的特征性体征。

### 2. 舒张早期奔马律

最常见的病理性三音律，其本质为病理性 $S_3$，又称为第三心音奔马律或室性奔马律。常伴有心率增快，使 $S_2$ 和 $S_3$ 的间距与 $S_1$ 和 $S_2$ 的间距相仿，听诊音调低、强度弱。舒张早期奔马律是由于心室舒张期负荷过重，心肌张力减低与顺应性减退，心室舒张时，心房的血液充盈心室，引起室壁振动所致。舒张早期奔马律可来源于左心室或右心室，以左心室奔马律多见。左心室舒张早期奔马律在心尖区稍内侧明显，呼气时响亮，提示有严重器质性心脏病，常见于心力衰竭、急性心肌梗死、重症心肌炎及扩张性心肌病等；右心室奔马律在胸骨下段左缘明显，吸气末响亮，提示右心室扩张及右心衰竭，见于肺动脉高压、慢性肺源性心脏病等。

### 3. 奇脉的产生机制

奇脉的产生与呼吸周期中左心室搏出量的变化有关。正常人脉搏强弱不受呼吸周期影响，吸气时肺循环血容量增加，同时胸腔负压加大，体循环血液向右心的回流亦相应增加，右心排血量增加，补偿了吸气时因肺循环血容量增加而减少的肺静脉血向左心的回流，故呼气与吸气时左心充盈和搏出量无明显改变，周围脉搏的大小也无明显变化。心包填塞使心脏舒张受限，致体循环的血液向右心室回流不能相应地增加而影响右心排血量，致使肺静脉回流入左心房血量也减少，即右心室搏出量不能补偿吸气时减少的左心房回心血量，以致吸气时左心室搏出量减少而脉搏减弱甚至不能触及，故又称"吸停脉"。

### 4. 第一心音心尖部最响，第二心音心底部最响

第一心音是由房室瓣关闭产生的，二尖瓣产生的声音在心尖部最响、三尖瓣关闭产生的声音在三尖瓣区最响，故第一心音最响的部位应当在心尖区和三尖瓣区。由于左心室-左心房之间的压差，比右心室-右心房之间的压差大，二尖瓣关闭时的速度比三尖瓣关闭的速度快、碰撞的声音强，即第一心音在心尖部最响。

根据上面的推论，$S_2$ 最响的部位应当是主动脉瓣听诊区，可是教材却说 $S_2$ 最响的部位是心底部。其原因是：每个人都要经历青少年、中年和老年 3 个阶段。青少年肺动脉瓣区第二心音（$P_2$）强于主动脉瓣区第二心音（$A_2$），即 $P_2 > A_2$；中年人 $P_2 \approx A_2$；老年人 $P_2 < A_2$。主动脉瓣区及肺动脉瓣区都在心底部，故 $S_2$ 最响的部位在心底部。

为什么青少年 $P_2 > A_2$；中年人 $P_2 \approx A_2$；老年人 $P_2 < A_2$ 呢？

这是因为，胎儿时期有右室优势，即肺动脉压高于主动脉压；出生后肺动脉压逐渐降低，而主动脉压逐渐增高。也就是说，新生儿 $P_2$ 更响，$A_2$ 较弱，随着年龄的增加，$P_2$ 逐渐减弱而 $A_2$ 逐渐增强。

### 5. 解析心房颤动的 3 个听诊特点

心房颤动时，心房内 f 波的频率为 350 ~ 600 次/分，且大小、形态、时间均不等。因隐匿传导等原因，f 波能通过交界处的机会又完全没有任何规律，故心电图上表现为 RR 间期绝对不等，在听诊时即表现为节律绝对不规则，即快慢不等。

第一心音强弱取决于心肌收缩力、瓣膜弹性、心室充盈量及房室瓣关闭前位置的高低。同一患者、同一时间，心肌收缩力和瓣膜弹性不变，而心室舒张末期充盈量与瓣膜位置高低密切相关，即充盈量多，瓣膜位置高；充盈量少，瓣膜位置低。瓣膜位置低者第一心音强，高者第一心音弱。RR 间期长者舒张期长，室内充盈量多，房室瓣关闭前瓣膜位置高，故第一心音弱；RR 间期短者舒张期短，室内充盈量少，房室瓣关闭前瓣膜位置低，故第一心音强。因 RR 间期绝对不等，故第一心音强弱绝对不等。

RR 间期短者舒张期短，室内充盈量少，心室收缩时不排出或排出的血量少，以至于该次心跳脉搏不充盈或充盈微弱，而不能触及脉搏，造成脉率小于心率，即脉搏短绌。

### 6. 二尖瓣狭窄的舒张中晚期杂音

二尖瓣开放时，血流通过狭窄的瓣口进入左心室从而产生杂音，此时心脏处于舒张期，故应当出现舒张期杂音。生理学将舒张期分为等容舒张期、快速充盈期、缓慢充盈期和房缩期。等容舒张期，左心室内压大于等于左心房压而小于等于主动脉舒张压，此时二尖瓣和主动脉瓣都处于关闭状态。二尖瓣没有开放，血流并未通过狭窄的瓣膜，故没有杂音，即舒张早期没有杂音，而有舒张中晚期杂音。快速充盈期血流速度快故杂音明显；缓慢充盈期血流缓慢故杂音较弱；房缩期左心房收缩导致左心房-左心室的压差最大，故杂音最明显，即舒张晚期加强或呈递增型舒张期杂音。

### 7. 主动脉瓣关闭不全的舒张早期、早中期或全期杂音

主动脉瓣关闭时心脏处于舒张期，主动脉内压力远高于左室舒张压，由于主动脉瓣关闭不全，主动脉内的血液将反流到左室而产生舒张期杂音。舒张早期主动脉内压力高而左室内压力最低，主动脉-左室间的压差大，反流血量多、速度快，故杂音特别明显。随着主动脉内的血液继续排到外周动脉，并有一部分血液反流到左室，主动脉内的压力会越来越低，而因为主动脉反流以及随后左房的血液进入左室，左室内压力会越来越高，两者导致主动脉-左室间的压差越来越小，即反流将会越来越少，杂音也就越来越弱。这就形成了舒张期递减型杂音。在舒张早期、中期和晚期中，晚期最可能没有杂音，但一定有早期杂音。

### 8. 交替脉的产生机制

交替脉是节律正常而强弱交替的脉搏。产生机制有人认为是部分心肌恢复时间延长，也就是说一部分心肌需要更多的休息时间。心肌收缩被认为是工作，而心肌舒张被认为是

休息。心脏的激动来自窦房结，当激动传到心室后引起所有心肌收缩，心收缩力强而每搏搏出量多，脉搏强，当来自窦房结的下一次激动传到心室后，正常心肌收缩而那部分恢复时间延长依然不收缩。这样一来，只有部分健康的心肌收缩，收缩力弱，每搏搏出量少，脉搏弱，如此周而复始。这就解释了脉搏节律正常（均来自窦房结）而强弱交替（一次全体心肌收缩，一次部分心肌收缩）的现象。

# 第八章 ▶ 腹部检查

## 教学大纲

★★★掌握腹部紧张度、压痛及反跳痛的检查方法及临床意义;腹部肿块的触诊方法及临床意义。

★★★掌握肝脏、胆囊、脾脏、肾脏的触诊法及其异常的临床意义。

★★★掌握移动性浊音和叩击痛的检查方法和临床意义。

★★★掌握肠蠕动音增强和减弱的临床意义;腹部常见病变的体征。

★★熟悉腹部范围及分区,腹部外形检查方法,腹部膨隆、凹陷的临床意义。

★★熟悉腹壁皮肤改变、腹壁静脉曲张、疝、蠕动波的临床意义;正常腹部能触到的脏器。

★★熟悉腹部的叩诊音,肝脏、胃泡鼓音区、脾脏、膀胱的叩诊;震水音的检查方法及临床意义。

★了解腹部血管杂音的临床意义。

重点提示

## 一、腹部体表标志与分区★★

腹部分区：常用四区法和九区法。

## 二、视诊★★

### (一) 腹部外形

正常成人仰卧时，腹部外形对称，前腹壁大致与自胸骨下端到耻骨联合的连线相平，称为腹部平坦。前腹壁稍低于此线者称为腹部低平，常见于消瘦者。前腹壁略高于此线者称为腹部饱满，可见于小儿及肥胖者。

1. **腹部膨隆** 生理情况见于肥胖、妊娠等；病理情况可分为全腹膨隆和局部膨隆。

(1) 全腹膨隆

①腹内积气：多为胃肠道内积气，见于各种原因所致的肠梗阻或肠麻痹。积气在肠道外腹腔内者，称为气腹，见于胃肠穿孔或治疗性人工气腹。

②腹腔积液：常见于肝硬化门静脉高压症、重度右心衰竭、缩窄性心包炎、肾病综合征、结核性腹膜炎、腹膜转移癌等。腹腔内大量积液的患者，仰卧位时液体因重力作用下沉于腹腔两侧，使腹部外形呈宽而扁状，称为蛙腹；结核性腹膜炎或肿瘤浸润时，腹部膨隆则常呈尖凸状（脐部较突出），称为尖腹。

③腹腔巨大肿块：以巨大卵巢囊肿最常见，腹部呈球形

膨隆而以囊肿部位较明显。

（2）局部膨隆：腹部局部膨隆常因腹内炎性包块、胃肠胀气、脏器肿大、肿瘤和疝等所致。

**2. 腹部凹陷**

（1）全腹凹陷：常见于严重脱水、明显消瘦及恶病质等。严重者，前腹壁几乎贴近脊柱，全腹呈舟状，称为舟状腹。

（2）局部凹陷：不多见，可由腹壁瘢痕收缩引起。

## （二）呼吸运动（腹式呼吸）

正常情况下，儿童和成年男性以腹式呼吸为主，而成年女性则以胸式呼吸为主。

- 减弱：急性腹痛、腹膜炎、腹水、腹内巨大肿块或妊娠
- 消失：胃肠穿孔所致的急性腹膜炎或膈肌麻痹等
- 增强：常由胸式呼吸受限的疾病所致

## （三）腹壁静脉

正常时，脐水平线以上的腹壁静脉血流自下而上经胸壁静脉和腋静脉而进入上腔静脉，脐水平线以下的腹壁静脉血流自上而下经大隐静脉而进入下腔静脉。腹壁静脉一般不显露，或者有时隐约可见腹壁静脉显露，但不迂曲。当门静脉循环障碍或上下腔静脉回流受阻导致侧支循环形成时，腹壁静脉扩张迂曲，称为腹壁静脉曲张。

1. 门静脉高压时，由于闭锁的脐静脉再度开放，血流从脐静脉进入腹壁浅静脉。腹壁曲张的浅静脉血流方向正常，呈水母头状。

2. 上腔静脉阻塞时，上腹壁或胸壁曲张的浅静脉血流转向下方，由下腔静脉回流。

3. 下腔静脉阻塞时时，曲张的浅静脉多分布在腹壁的两侧，有时在股外侧及臀部，脐以下的腹壁浅静脉血流方向转向上方进入上腔静脉。

### （四）腹壁其他情况

**1. 皮疹** 如带状疱疹常局限在一侧的肋间、腹部或腰部且沿脊神经走行分布，常伴烧灼样疼痛。

**2. 腹纹**

$\begin{cases} 白纹：常见于经产妇（又称妊娠纹）和肥胖者 \\ 紫纹：常见于皮质醇增多症患者 \end{cases}$

**3. 脐的状态**

$\begin{cases} 脐明显凸出：见于大量腹水或高度腹胀，如伴脐组织薄 \\ \qquad\qquad\quad 弱则形成脐疝 \\ 脐分泌物：呈浆液性或脓性，有臭味，多为炎症所致； \\ \qquad\qquad\quad 分泌物呈水样，有尿臊味，是脐尿管未闭征象 \end{cases}$

**4. 疝** 任何脏器或组织离开了原来的部位，经人体正常或不正常的薄弱点或缺损、空隙进入另一部位即为疝。腹壁疝是腹腔内容物经腹壁或骨盆薄弱点或孔隙向体表突出而形成。

$\begin{cases} 脐疝：见于大量腹水者、经产妇或婴幼儿 \\ 股疝：位于腹股沟韧带中部，女性多见 \\ 腹股沟斜疝：偏于内侧，男性斜疝可下降至阴囊 \\ 白线疝：见于先天性双侧腹直肌闭合不良 \\ 切口疝：见于手术瘢痕愈合不良者 \end{cases}$

**5. 蠕动波** 当胃肠道发生机械性梗阻时，梗阻近端蠕动增强，在腹壁可见到的胃肠波浪式运动称蠕动波；在腹壁显示出的胃或肠轮廓称胃型或肠型。

> 幽门梗阻：可见胃型和胃蠕动波
> 肠梗阻：可见肠型和肠蠕动波

6. **上腹部搏动** 上腹部搏动大多由腹主动脉搏动传导而致。正常时见于较瘦者。病理时上腹部明显搏动见于腹主动脉或其分支的动脉瘤及肝血管瘤。右心室增大时，吸气时在上腹部可见右心室搏动；严重三尖瓣关闭不全时，在上腹部可见淤血肿大的肝脏搏动。

## 三、触诊

腹部检查最重要的方法是触诊。

### （一）腹壁紧张度★★★

1. **全腹壁紧张度增加** 常见于以下情况：①急性胃肠穿孔或实质脏器破裂导致急性弥漫性腹膜炎，因炎症刺激引起腹肌反射性痉挛，腹壁强直硬如木板，称为板状强直。②结核性腹膜炎时，因炎症发展缓慢，对腹膜刺激不强，且有腹膜增厚，肠管和肠系膜粘连，故合腹紧张，触之犹如揉面的柔韧之感，不易压陷，称为面团感或揉面感，亦见于腹膜肿瘤。③肠胀气、腹内大量腹水者，因腹腔内容物增加，触诊腹壁张力较大，但无腹肌痉挛和压痛。

2. **局部腹壁紧张度增加** 见于该处脏器的炎症累及腹膜。

> 急性胰腺炎——出现上腹或左上腹壁紧张
> 急性胆囊炎——可出现右上腹壁紧张
> 急性阑尾炎——常出现右下腹壁紧张

**3. 腹壁紧张度减低** 触诊腹壁松软无力，失去弹性。

（1）全腹紧张度减低：见于经产妇、老年人、慢性消耗性疾病及大量腹水放出后的患者。

（2）全腹紧张度消失：见于重症肌无力和脊髓损伤所致的腹肌瘫痪。

## （二）压痛及反跳痛★★★

**1. 压痛** 触诊时，由浅入深进行按压，如发生疼痛，称为压痛。

**2. 反跳痛** 检查到压痛后，手指稍停片刻，使压痛感趋于稳定，然后突然将手抬起，此时如患者感觉腹痛骤然加剧，并伴有痛苦表情，称为反跳痛。反跳痛的出现，提示炎症已累及到腹膜壁层。

**3. 腹膜刺激征** 腹壁紧张，同时伴有压痛和反跳痛，称为腹膜刺激征，又称腹膜炎三联征，是急性腹膜炎的重要体征。

**4. 压痛点** 压痛局限于某一部位时，即为压痛点。

（1）胆囊点：位于右侧腹直肌外缘与肋弓交界处。胆囊病变时此处有明显压痛。

（2）阑尾点：又称麦氏点，位于右髂前上棘与脐连线外1/3与中1/3交界处。阑尾病变时此处有压痛。

## （三）液波震颤★★

如腹腔内有大量游离液体（3000～4000mL以上）时，可出现液波震颤。

## （四）腹内器官触诊

**1. 肝脏触诊★★★** 正常成人的肝脏在右肋弓下缘，一般触不到，可触及者多在肋弓下 1cm 以内。剑突下如能触及肝左叶，多在 3cm 以内。正常肝脏质地柔软，边缘较薄，表面光滑，无压痛和叩击痛。触及肝脏后，应详细描述以下几点：

（1）大小：记录肝脏大小，在平静呼吸时测量右锁骨中线上肋弓下缘至肝下缘垂直距离，并注明以叩诊法叩出的肝上界位置。

①肝脏下移：可触及肝下缘，但肝上下径正常，见于内脏下垂、肺气肿、右侧大量胸腔积液等导致的膈肌下降。

②肝脏肿大

弥漫性肝脏肿大——见于肝炎、脂肪肝、肝淤血、早期肝硬化、白血病、血吸虫病等

局限性肝脏肿大——见于肝脓肿、肝囊肿、肝包虫病、肝肿瘤等，并常能触及或看到局部膨隆

③肝脏缩小：见于急性和亚急性肝坏死、晚期肝硬化。

（2）质地：肝脏质地一般分为质软、质韧（中等硬度）和质硬三级。

质柔——正常肝脏质地柔软，如触口唇

质韧——急性肝炎及脂肪肝时质地稍韧；慢性肝炎质韧，如触鼻尖

质硬——肝硬化质硬；肝癌质地最硬，如触前额

（3）表面形态及边缘

> 正常肝脏——表面光滑，边缘整齐且厚薄一致
> 肝炎、脂肪肝、肝淤血——表面光滑，边缘圆钝
> 肝硬化——表面不光滑，呈结节状，边缘不整齐且较薄
> 肝癌、多囊肝——表面不光滑，呈不均匀的粗大结节状，边缘厚薄也不一致
> 巨块型肝癌、肝脓肿及肝包虫病——表面呈大块状隆起

（4）压痛

> 正常肝脏——无压痛
> 肝包膜有炎性反应或因肝肿大被牵张——肝脏有压痛
> 急性肝炎、肝淤血——常有弥漫性轻度压痛
> 较表浅的肝脓肿——有局限性剧烈压痛

（5）搏动

> 扩张性搏动——见于三尖瓣关闭不全
> 传导性搏动——见于肿大的肝脏压在腹主动脉上（向前搏动），或右心室增大所致（向下搏动）

**2. 胆囊触诊★★★** 正常胆囊不能触及。胆囊肿大时，在右肋弓下腹直肌外缘处可触及一梨形或卵圆形、张力较高、随呼吸而上下移动的器官。质地和压痛视病变性质而定。

（1）急性胆囊炎：胆囊渗出物潴留引起胆囊肿大，呈囊性感，压痛明显，并常有墨菲征阳性。检查墨菲征时，医师将左手掌平放于患者右胸下部，先以左手拇指指腹用适度压力勾压右肋下部胆囊点处（患者感到疼痛，为胆囊触痛征阳性），同时嘱患者缓慢深吸气，胆囊下移时碰到用力按压的拇指引起疼痛而使患者突然屏气，即墨菲征阳性。此检查法对

于未明显肿大到肋缘以下的胆囊触诊更有意义。

（2）胰头癌：胰头癌压迫胆总管导致阻塞，出现黄疸进行性加深，胆囊显著肿大，但无压痛，称为库瓦西耶征（Courvoisier sign）阳性，又称无痛性胆囊增大征阳性。

**3. 脾脏触诊★★★**　　正常脾脏不能触及。内脏下垂、左侧大量胸腔积液或积气时，膈肌下降，使脾向下移而可触及，除此之外能触及脾脏则提示脾大。

（1）脾肿大分级

> 轻度肿大——深吸气时脾脏在肋下不超过 2cm 者
> 中度肿大——超过 2cm 至脐水平线以上者
> 高度肿大——超过脐水平线或前正中线，为高度肿大，
> 　　　　　　又称巨脾

中度以上脾肿大时，其右缘常可触及脾切迹，这一特征可与左肋下其他包块相区别。

（2）脾肿大的临床意义

> 轻度脾肿大——常见于慢性肝炎、粟粒型肺结核、伤寒、
> 　　　　　　　感染性心内膜炎、败血症等，一般质地
> 　　　　　　　较柔软
> 中度脾肿大——见于肝硬化、慢性溶血性黄疸、慢性淋
> 　　　　　　　巴细胞性白血病、系统性红斑狼疮、淋
> 　　　　　　　巴瘤等，一般质地较硬
> 高度脾肿大——表面光滑者见于慢性粒细胞性白血病、
> 　　　　　　　慢性疟疾等，表面不平而有结节者见于
> 　　　　　　　淋巴瘤等

**4. 肾脏触诊★★★**

（1）正常人肾脏一般不能触及，身材瘦长者有时可触及

右肾下极。肾脏代偿性增大、肾下垂及游走肾常被触及。如在深吸气时能触及 1/2 以上的肾，即为肾下垂。

（2）肾脏肿大见于肾盂积水或积脓、肾肿瘤及多囊肾等。肾盂积水或积脓时，质地柔软，富有弹性，有波动感；肾肿瘤时，质地坚硬，表面凹凸不平；多囊肾时，不规则增大的肾脏有囊性感。

（3）当肾脏和尿路疾病，尤其是炎性疾病时，可在一些部位出现压痛点：

①季肋点：相当于肾盂位置，提示肾脏病变。

②上、中输尿管点：常见于输尿管结石和炎性疾病。

③肋脊点和肋腰点：是肾脏炎性疾病经常出现的压痛点，如肾盂肾炎、肾结核或肾脓肿。

**5. 胰腺触诊★★** 胰腺位于腹膜后，位于上腹部相当于第 1、2 腰椎处，且正常胰腺质软，不能触及。

$$\begin{cases} 急性胰腺炎——在中上腹或左上腹有横行带状压痛和腹 \\ \qquad\qquad\qquad 壁紧张，并牵涉左腰部 \\ 胰腺癌——肿块巨大时，表面可触及 \\ 假性胰腺囊肿——在上腹部可触及囊性肿物，位置固定， \\ \qquad\qquad\qquad\qquad 表面光滑，无压痛 \end{cases}$$

**6. 膀胱触诊★★** 正常膀胱空虚时不易触到，膀胱只有充盈后超出耻骨上缘才能触到。

膀胱胀大常见于尿道梗阻、脊髓病变所致的尿潴留，也见于昏迷、腰椎或骶椎麻醉后、手术后局部疼痛的患者。因膀胱胀大多由积尿所致，排尿或导尿后缩小或消失，以此可与妊娠子宫、卵巢囊肿、直肠肿物等常见耻骨上区包块相鉴别。

## （五）腹部包块★★★

**1. 部位** 腹部包块多源于该区脏器的病变。

**2. 大小** 应准确测量包块的纵径、横径和前后径。前后径难以测出时可粗略估计，然后以厘米表示，如 3cm×5cm×2cm，以便进行动态观察；也可用公认大小的实物类比，如鸡蛋大小。

**3. 形态** 应注意包块的形态、轮廓、表面和边缘。如规则、圆形且表面光滑者多为良性；不规整、表面凹凸不平及坚硬者多为恶性。

**4. 质地** 实质性包块，质地可能柔软、中等硬或坚硬，见于炎症、结核和肿瘤。如为囊性，触之柔软，见于脓肿或囊肿等。

**5. 压痛** 炎性包块压痛明显。如肝炎、肝脓肿、阑尾周围脓肿。而肿瘤的压痛则轻微或不明显。

**6. 搏动** 触及腹中线附近膨胀性搏动的包块时，应考虑腹主动脉或其分支的动脉瘤。而腹主动脉附近的包块，可因传导而触及搏动，应予鉴别。

**7. 移动度** 肝、胆囊、胃、脾、肾或其包块，可随呼吸而上下移动。肝和胆囊的移动度最大，不易用手固定。如肿块能用手推动者，可能源于胃、肠或肠系膜。游走肾及带蒂的包块，移动范围广且距离大。局部脓肿、炎性包块及腹膜外的肿瘤，一般不能移动。

触及包块还应确定与邻近皮肤、腹壁和脏器的关系。

# 四、叩诊

## （一）腹部叩诊音★★★

正常情况下，腹部叩诊大部分区域均为鼓音，肝、脾、充盈的膀胱、增大的子宫以及两侧腹部近腰肌处叩诊为浊音。当肝、脾或其他脏器明显肿大，腹腔内肿瘤或大量腹水时，叩诊鼓音范围缩小，病变部位可出现浊音或实音。当胃肠胀气明显或胃肠穿孔致气腹时，则鼓音范围明显增大或出现于不应有鼓音的部位。

## （二）肝脏及胆囊叩诊★★★

肝脏通常在右锁骨中线上，其上界在第5肋间，下界位于右季肋下缘。二者之间的距离为肝上下径，为9～11cm。

肝浊音界扩大——见于肝炎、肝癌、肝脓肿、肝淤血和多囊肝等

肝浊音界缩小——见于肝硬化、急性重型肝炎和胃肠胀气等

肝浊音界消失，代之以鼓音者——是急性胃肠穿孔的一个重要征象，亦可见于腹部大手术后数日内、间位结肠（结肠位于肝与横膈之间）及全内脏转位等

肝浊音界向上移——见于右肺纤维化、右下肺不张及气腹、肠胀气等

肝浊音界向下移——见于肺气肿、右侧张力性气胸等

肝区叩击痛对于诊断肝炎、肝脓肿或肝癌有一定的诊断意义。

胆囊位于深部，且被肝脏遮盖，难以用叩诊检查其大小，一般只检查胆囊区有无叩击痛。胆囊区叩击痛为胆囊炎的重要体征。

## （三）胃泡鼓音区★★

胃泡鼓音区明显扩大——见于幽门梗阻等

胃泡鼓音区明显缩小或消失——可见于中重度脾肿大、左侧胸腔积液、心包积液、肝左叶肿大（不会使鼓音区完全消失），也见于急性胃扩张或溺水患者

## （四）脾脏叩诊★★

当脾脏触诊不满意或在左肋下触到很小的脾缘时，宜用脾脏叩诊进一步检查脾脏大小。

正常脾浊音区——位于该线上第9~11肋间，宽4~7cm，前方不超过腋前线

脾浊音区扩大——见于脾肿大

脾浊音区缩小或消失——见于左侧气胸、胃扩张及肠胀气等

## （五）肾脏叩诊★★

主要检查肾脏有无叩击痛。正常时肋脊角（肾区）处无叩击痛。当有肾炎、肾盂肾炎、肾结石、肾结核及肾周围炎时，肾区有不同程度的叩击痛。

## （六）膀胱叩诊★★

当膀胱充盈时，耻骨上方叩诊呈圆形浊音区。妊娠期增大的子宫、子宫肌瘤或卵巢囊肿时，该区叩诊也呈浊音。排尿或导尿后复查，如浊音区转为鼓音，即为尿潴留所致。

## （七）腹水叩诊★★★

当腹腔内游离腹水在1000mL以上时，如患者仰卧位，腹

中部由于含气的肠管在液面浮起，叩诊呈鼓音，两侧腹部因腹水积聚叩诊呈浊音。检查者自腹中部脐水平面开始向患者左侧叩诊，发现浊音时，板指固定不动，嘱患者右侧卧位，再度叩诊，如呈鼓音，表明浊音移动。可用同样方法叩患者对侧腹部，这种因体位不同而出现浊音区变动的现象，称为移动性浊音。

## 五、听诊

腹部听诊内容主要有肠鸣音、振水音、血管杂音、摩擦音和搔弹音等。妊娠 5 个月以上的妇女还可在脐下方听到胎心音（130～160 次/分）。

### （一）肠鸣音★★

正常——肠鸣音每分钟 4～5 次，其频率声响和音调变异较大

肠鸣音活跃——肠鸣音达每分钟 10 次以上，但音调不特别高亢，见于急性胃肠炎、服泻药后或胃肠道大出血时

肠鸣音亢进——如肠鸣音次数多且响亮、高亢，甚至呈叮当声或金属音，见于机械性肠梗阻

肠鸣音减弱——数分钟才听到 1 次，称为肠鸣音减弱，见于老年性便秘、腹膜炎、电解质紊乱（低血钾）及胃肠动力低下等

肠鸣音消失——如持续听诊 3～5 分钟未听到肠鸣音，用手指轻叩或搔弹腹部仍未听到肠鸣音，称为肠鸣音消失，见于急性腹膜炎或麻痹性肠梗阻

## （二）振水音★★

餐后 6 ~ 8 小时以上仍有此音，则提示胃内有液、气潴留，见于胃扩张、幽门梗阻等。

# 六、腹部常见疾病的体征★★★

## （一）肝硬化

主要症状：代偿期以乏力、纳差为主要表现。失代偿期主要表现为门脉高压，出现脾肿大、侧支循环形成和腹水。

视诊：面色萎黄，颈部及上胸部可见毛细血管扩张、蜘蛛痣，并可见肝掌。晚期面色灰暗，缺少光泽，皮肤、巩膜可有黄染，大量腹水时腹部膨隆呈蛙状腹，脐突出，甚至形成脐疝，腹部可见静脉曲张，男性常有乳房发育。

触诊：早期肝脏轻度肿大，质地偏硬，表面光滑，压痛不明显，脾脏可触及。晚期肝脏缩小而不能触及，腹壁紧张度增加，脾脏轻中度肿大。大量腹水时液波震颤阳性，下肢出现浮肿。

叩诊：早期肝浊音区轻度扩大，晚期肝浊音区缩小，如有腹水，则移动性浊音阳性。

听诊：肠鸣音可减弱，脐周腹壁静脉曲张处可听到静脉连续性潺潺声。

## （二）幽门梗阻

主要症状：上腹胀痛，餐后加重，反复呕吐大量发酵的隔日食物（宿食），呕吐后感觉舒适。严重呕吐可致水、电解质紊乱。

视诊：一般表现为消瘦和脱水，严重者出现恶液质，可见上腹部膨隆、胃蠕动波、胃型及逆蠕动波。

触诊：上腹部紧张度增加。

叩诊：上腹部浊音或实音。

听诊：可出现振水音。

### （三）急性腹膜炎

视诊：呈急性危重病容，表情痛苦，强迫体位，腹式呼吸明显减弱或消失。当腹腔内炎性渗出液增多或肠管发生麻痹明显扩张时，可见腹部膨隆。

触诊：出现典型腹膜刺激征——腹壁紧张、压痛及反跳痛。急性弥漫性腹膜炎呈板状腹；局限性腹膜炎局部形成脓肿，或炎症与周围大网膜和肠管粘连成团时，触诊时可在局部扪及有明显压痛的肿块。

叩诊：鼓肠或有气腹时，肝浊音区缩小或消失；腹腔有多量渗液时，可叩出移动性浊音。

听诊：肠鸣音减弱或消失。

### （四）急性阑尾炎

视诊：急性病容，腹式呼吸减弱。

触诊：右下腹 Mc Burney 点（阑尾点）有显著而固定的压痛，有时伴有反跳痛。如无明显压痛，可做诊断性试验：①结肠充气试验：患者仰卧位，右手加压其左下腹降结肠区，再用左手挤压近侧结肠，如患者诉右下腹痛，称为结肠充气征（Rovsing sign）阳性。这是由于结肠内气体倒流可传至盲肠和阑尾，刺激发炎的阑尾所致；②腰大肌试验：患者左侧卧位，两腿伸直，当右下肢被动向后过伸时发生右下腹痛，称为腰大肌征（iliopsoas sign）阳性。此征提示炎症阑尾位于盲肠后位。低位或盆腔内阑尾炎症时，肛指检查可有直肠右前壁触痛或触及肿块。

叩诊：右下腹可有叩击痛。

听诊：肠鸣音可有变化。

## （五）急性胆囊炎

视诊：多呈急性病容，常取右侧卧位，腹式呼吸受限，呼吸表浅而不规则。

触诊：右上腹部稍膨隆，右肋下胆囊区有腹壁紧张、压痛及反跳痛，墨菲征阳性。伴胆囊积脓或胆囊周围脓肿者，于右上腹部可触及包块。如引起胆囊穿孔或胆汁性腹膜炎，可出现急性弥漫性腹膜炎的表现。

叩诊：右肋下胆囊区有叩击痛。

听诊：肠鸣音无明显变化。

## （六）急性胰腺炎

视诊：呈急性病容，表情痛苦，少数患者因胰酶及坏死组织液穿过筋膜与肌层，渗入腹壁皮下，可见胁腹皮肤呈青紫色，称为 Grey–Turner 征阳性；脐周皮肤呈青紫色，称为 Cullen 征阳性。部分有胆总管下端梗阻、肝损伤或以胰头病变为主者可出现黄疸。

触诊：上腹部有明显腹壁紧张、压痛或反跳痛。出现弥漫性腹膜炎时，则全腹有典型的腹膜刺激征。当胰腺及胰周围大片坏死、渗出或并发脓肿时，上腹部可触及包块。

叩诊：由于炎症渗出可叩出移动性浊音。

听诊：肠麻痹患者肠鸣音减弱或消失。

## （七）肠梗阻

视诊：呈痛苦重病面容，眼球凹陷呈脱水貌，呼吸急促，腹部膨隆，小肠梗阻可见脐周不规则、呈梯形、多层排列的肠型和蠕动波，结肠梗阻可见腹部周明显膨隆。

触诊：腹部有压痛，绞窄性肠梗阻患者腹肌紧张且伴压痛，可出现反跳痛。

叩诊：当腹腔有渗液时，出现移动性浊音。

听诊：机械性肠梗阻患者可听到肠鸣音明显亢进，呈金属音调。麻痹性肠梗阻患者肠鸣音减弱或消失。

## 难点提示

### 一、鉴别诊断

#### 1. 如何鉴别腹部局部肿块是位于腹壁上还是腹腔内

为鉴别局部肿块是位于腹壁上还是腹腔内，可嘱患者双手置于枕部，做仰卧起坐，使腹壁肌肉紧张，如肿块更为明显（被紧张的腹肌托起），提示在腹壁上；如肿块变得不清楚或消失（被紧张的腹肌遮盖），提示在腹腔内。

#### 2. 如何从腹壁静脉血流方向区分上腔静脉阻塞、下腔静脉阻塞和门脉高压

正常状态脐水平线以上的腹壁静脉血流自下而上分别经过胸壁静脉和腋静脉而进入上腔静脉；脐水平线以下的腹壁静脉血流自上而下分别经大隐静脉而进入下腔静脉。

上腔静脉阻塞时，腹壁脐以上正常静脉回流受限，血流转向下方由下腔静脉回流，所以胸壁及腹部可见曲张静脉，所有血流方向自上而下。

下腔静脉阻塞时，腹壁脐以下正常静脉回流受限，血流转向上方由上腔静脉回流，曲张的浅静脉多分布在腹壁的两侧，有时在股外侧及臀部，所有血流方向自下而上。

门脉高压形成侧支循环时，由于闭锁的脐静脉再度开放，血流从脐静脉进入腹壁浅静脉，腹壁曲张的浅静脉血流方向正常，但增多、增粗、扭曲，呈水母头状。

### 3. 巨大卵巢囊肿与大量腹水的区别

巨大卵巢囊肿患者，腹部亦可出现大面积浊音。卵巢囊肿所致的浊音，于仰卧位时常在腹中部，鼓音区则在腹部两侧，与腹水相反。这是由于肠管被卵巢囊肿压挤至两侧腹部所致。卵巢囊肿所致浊音不呈移动性。大量腹水时，患者出现蛙状腹，移动性浊音呈阳性。尺压试验也可鉴别，即当患者仰卧时，用一硬尺横置于腹壁上，检查者两手将尺下压，如为卵巢囊肿，则腹主动脉的搏动可经囊肿传到硬尺，使尺发生节奏性搏动；如为腹水，则硬尺无此种搏动。

### 4. 临床常见的肝脏肿大，通过触诊如何区别

通过触诊了解肝脏下缘的位置、表面、质地、边缘及搏动等，综合判断其临床意义。

急性肝炎时，肝脏可轻度肿大，质稍韧，表面光滑，边缘钝，有压痛。

慢性肝炎时，肝脏肿大较明显，质韧或稍硬，压痛较轻。

肝硬化早期肝常肿大，晚期则缩小变硬，表面呈结节状，边缘较薄，无压痛。

肝癌时，肝脏进行性肿大，质坚硬如石，表面呈大小不等的结节状或巨块状，高低不平，边缘不整，压痛明显。

脂肪肝所致的肝肿大，质软或稍韧，表面光滑，无压痛。

肝淤血时，肝脏可明显肿大，质韧，表面光滑，边缘圆钝，有压痛，以肝-颈静脉反流征阳性为其特征。

**5. 机械性肠梗阻和麻痹性肠梗阻的区别**

机械性肠梗阻和麻痹性肠梗阻的共同临床表现为腹痛、腹胀、呕吐，排便、排气停止。患者都可以表现为痛苦重病面容，眼球凹陷呈脱水貌，呼吸急促，腹部膨隆，可见肠型。

机械性肠梗阻是由于各种原因导致的肠腔狭小，体检可出现肠鸣音活跃、亢进，呈金属音样，腹部平片提示梗阻以上肠管扩张。麻痹性肠梗阻是由于各种原因所致的肠蠕动消失，肠内容物无法通过，肠腔无明显狭窄，腹胀明显，肠鸣音减弱或消失，腹部平片提示所有肠管均扩张。

## 二、名词解释

1. **舟状腹**——全腹凹陷严重者，前腹壁几乎贴近脊柱，全腹呈舟状，称为舟状腹，见于恶性肿瘤、结核等慢性消耗性疾病晚期。

2. **蛙状腹**——腹腔内大量积液的患者，仰卧位时液体因重力作用下沉于腹腔两侧，使腹部外形呈宽而扁状，称为蛙状腹。常见于肝硬化门脉高压症、重度右心衰竭、缩窄性心包炎、肾病综合征、结核性腹膜炎、腹膜转移癌等。

3. **球状腹**——多为胃肠道内积气。大量积气可致全腹膨隆，腹部呈球形，变换体位时其形状无明显改变。见于各种原因所致的肠梗阻或肠麻痹。

4. **腹膜刺激征**——腹痛患者腹壁紧张，同时伴有压痛和反跳痛，称为腹膜刺激征，又称腹膜炎三联征，是各种原因所致急性腹膜炎的重要体征。

5. **反跳痛**——检查到腹部压痛后，手指稍停片刻，使压痛感趋于稳定，然后突然将手抬起，此时如患者感觉腹痛骤然加剧，并伴有痛苦表情，称为反跳痛。反跳痛的出现，提示炎症已累及到腹膜壁层。

6. **板状强直（板状腹）**——急性弥漫性腹膜炎时，因炎症刺激腹膜引起腹肌反射性痉挛，腹壁常有明显紧张，甚至强直硬如木板，称为板状强直，见于胃肠穿孔及实质性脏器破裂。

7. **揉面感**——结核性腹膜炎时，因炎症发展缓慢，对腹膜刺激不强，且有腹膜增厚、肠管和肠系膜粘连，故全腹紧张，触之犹如揉面的柔韧之感，不易压陷，称为面团感或揉面感。此征还见于腹膜肿瘤。

8. **麦氏点压痛**——麦氏点（Mc Burney），又称阑尾点，位于右髂前上棘与脐连线外 1/3 与中 1/3 交界处。阑尾病变时此处有压痛，如急性阑尾炎。

9. **墨菲征（Murphy sign）**——急性胆囊炎时，医师将左手掌平放于患者右胸下部，先以左手拇指指腹用适度压力钩压右肋下部胆囊点处（患者感到疼痛，为胆囊触痛征阳性），同时嘱患者缓慢深吸气，胆囊下移时碰到用力按压的拇指，引起疼痛而使患者突然屏气，即墨菲征阳性。

10. **库瓦西耶征（Courvoisier sign）**——胰头癌压迫胆总管导致阻塞，出现黄疸进行性加深，胆囊显著肿大，但无压痛，称为库瓦西耶征阳性。

11. **振水音**——患者仰卧，医师用耳凑近患者上腹部或将听诊器体件放于此处，然后用稍弯曲的手指连续迅速冲击患者上腹部，如听到胃内液体与气体相撞击的声音，称为振水音。见于各种原因所致的幽门梗阻、胃潴留。

12. **移动性浊音**——腹腔内较多液体存留时多潴积于腹腔低处，故在此处叩诊呈浊音。如患者仰卧位，腹中部由于含气的肠管集聚而叩诊呈鼓音，两侧腹部因腹水积聚叩诊呈浊音。检查者自腹中部脐水平面开始向患者左侧叩诊，发现浊音时，板指固定不动，嘱患者右侧卧位，再度叩诊，如呈鼓音，表明浊音移动，称移动性浊音，表明腹腔内游离腹水在 1000mL 以上。

## 三、常考问题

1. 如何确定静脉血流方向？

2. 简述肝脏的触诊方法。

3. 腹部包块的触诊要点有哪些？

4. 患者体检时发现右肋下肝脏 4cm，分析可能的原因。

5. 简述脾脏的触诊方法及脾脏肿大的记录方法（轻、中、重）。

6. 简述腹部可正常触及的结构。

7. 简述腹腔大量积液时腹部体征及常见原因。

8. 简述急性弥漫性腹膜炎时的腹部体征。

9. 简述机械性肠梗阻患者的临床体征。

10. 简述麻痹性肠梗阻患者的临床体征。

11. 简述肝硬化患者的临床体征。

12. 简述急性胰腺炎患者的临床体征。

13. 简述急性胆囊炎患者的临床体征。

14. 简述幽门梗阻患者的临床表现。

## 四、难点释疑

### 1. 反跳痛的出现，提示炎症已经累及到腹膜壁层

正常腹部无压痛及反跳痛，重按时仅有压迫感。触诊时，由浅入深进行按压，如发生疼痛，称为压痛。检查到压痛后，手指稍停片刻，使压痛感趋于稳定，然后突然将手抬起，此时如患者感觉腹痛骤然加剧，并伴有痛苦表情，称为反跳痛。反跳痛的出现，提示炎症已累及到腹膜壁层，当突然松手时腹膜被牵拉引起疼痛，腹膜脏层无此痛感。

### 2. 胆囊点压痛及 Murphy 征阳性均见于急性胆囊炎，两者之间有何区别

胆囊点压痛意味着发炎肿大的胆囊就在右侧肋缘下，用手指下压时触及胆囊并有压痛。如果发炎肿大的胆囊不太大，或者位置较深，在胆囊点下无法触及胆囊，压痛就有可能引不出。此时让患者深吸气，使胆囊下移被深压的拇指触及而产生疼痛。两者的差别就是胆囊点压痛时的胆囊更大，位置更表浅，而 Murphy 征阳性时胆囊要小一些，位置较深。

### 3. 大量腹水时，液波震颤阳性

正常人，腹腔内只有少量液体起润滑作用。肠腔内有液体和气体，肠腔之间、液体与气体之间、气体与肠壁之间、液体和肠壁之间，都存在很多界面。当叩击的震动波传到这些界面时，大量被反射或散射，最终震动波能量耗损，在对侧腹壁的手不能感觉到震动。大量腹水时，腹腔内脏器浸泡在液体中，震动波可通过液体直接传递到对侧腹壁而没有沿途的损耗，到达对侧壁时震动依然明显而被感觉到。

### 4. 急、慢性肝炎都有肝脏压痛，而肝硬化反而没有压痛

肝脏压痛属于内脏性疼痛。内脏感觉纤维少，且多为细

纤维，痛阈较高，一般强度刺激不引起主观疼痛感觉。引起内脏痛的主要刺激是内脏器官过度膨胀受到牵拉，平滑肌痉挛或强烈收缩（特别是伴有局部缺血时），以及化学刺激或机械性刺激。发炎的脏器或组织对引起疼痛的刺激尤为敏感。急、慢性肝炎时，肝脏肿大，包膜牵张绷紧而感到疼痛，压迫肝脏时包膜牵张更明显，疼痛加重。肝硬化时，可以没有活动性炎症，更重要的是肝脏缩小，肝包膜不仅没有牵拉反而松弛、皱缩，故患者没有疼痛，压迫肝脏时也不能使之牵张。

# 第九章 ▶ 肛门、直肠和外生殖器检查

### 教学大纲

★了解男性、女性外生殖器的检查方法和内容；了解肛门和直肠的检查方法和内容。

### 重点提示

对有指征的患者应说服其配合检查。男医师检查女患者时，注意须有女医务人员或家属在场。

## 一、肛门和直肠检查★

### （一）体位

1. **膝胸位（肘膝位）** 患者双膝关节屈曲成直角跪于检查床上，双前臂屈曲于胸前，置于检查床上，臀部抬高。此位最常用。

2. **左侧卧位** 患者臀部靠近检查台边缘取左侧卧位，右腿屈曲贴近腹部，左腿略屈。检查者位于患者背后进行检查。该体位适用于病重、年老体弱或女性患者。

3. **截石位** 患者仰卧于专用检查床上，臀部垫高，两腿

屈曲、抬高并外展。适用于病重、体弱、女性患者。

### （二）视诊

应观察肛门周围有无脓血、黏液、肛裂、外痔、瘘管口或脓肿等。

**1. 肛门闭锁与狭窄** 多见于新生儿先天性畸形。若因感染、外伤或手术引起的肛门狭窄，则常可在肛周发现瘢痕。

**2. 肛门外伤与感染** 肛门有创口或瘢痕，多见于外伤、感染或手术后；肛门周围有红肿压痛，见于肛门周围炎症或脓肿。

**3. 肛裂** 是指齿状线以下肛管皮肤全层纵行及梭形裂口。患者自觉排便时剧痛或伴有出血，疼痛有典型的周期性。检查时常可见与肛门纵轴平行的裂口，触诊时有明显触压痛。多见于中青年人。

**4. 痔** 是由多种因素导致直肠下端黏膜下或肛管边缘皮下的静脉丛病理性扩张所形成的静脉团。多见于成年人，患者常有大便带血、痔块脱出、疼痛或瘙痒感。根据其发生部位不同分为内痔、外痔和混合痔。

**5. 肛门直肠瘘** 简称肛瘘，是直肠、肛管与肛门周围皮肤相通的瘘管。由内口、瘘管、外口三部分组成。肛瘘多由肛管或直肠周围脓肿所致。

**6. 直肠脱垂** 直肠脱垂又称脱肛，是指直肠壁部分或全层向外翻而脱出于肛门外。分为直肠部分脱垂（黏膜脱垂）和直肠完全脱垂（直肠壁全层脱垂）。

### （三）触诊

肛门或直肠触诊通常称为肛诊或直肠指诊。

剧烈触痛——见于肛裂及感染

触痛伴波动感——提示肛门、直肠周围脓肿

触及柔软光滑、有弹性的包块——常为直肠息肉

触及坚硬不平的包块——应考虑直肠癌

指诊后指套带有黏液、脓液或血液时，说明存在炎症并有组织破坏。取出物应做涂片镜检或细菌培养，以协助诊断。

## 二、男性生殖器检查 ★

检查时应让患者充分暴露下身，双下肢取外展位，先检查外生殖器，然后用直肠指诊法检查内生殖器。

### （一）阴茎

**1. 包皮**　包皮覆盖尿道口，但能上翻露出阴茎头，称为包皮过长。包皮口狭小，使包皮不能上翻露出阴茎头，称为包茎，可由先天性包皮口狭窄或炎症、外伤后粘连造成。

**2. 阴茎头与冠状沟**　如有红斑、硬结，伴暗红色溃疡或呈菜花样，易出血，分泌物有恶臭者，应考虑阴茎癌；冠状沟处如发现单个椭圆形质硬溃疡，称为下疳，愈后遗留瘢痕，见于梅毒患者。阴茎部单个或多个淡红色小丘疹，湿润而柔软，融合成蕈样，呈乳突状、指状、菜花状或鸡冠状，应考虑为尖锐湿疣。

**3. 尿道口**　尿道口红肿，有分泌物或溃疡，并沿尿道有压痛者，见于尿道炎。尿道口狭窄多因先天性畸形或炎症粘连所致。

**4. 阴茎大小**　成年人阴茎过小，见于垂体、性腺功能不全患者；在儿童期阴茎过大呈"性早熟"现象，见于肾上腺

皮质肿瘤或睾丸间质细胞瘤。

## （二）阴囊

**1. 阴囊水肿**　见于全身性水肿，也可由炎症、过敏反应、下腔静脉阻塞等所致。

**2. 精索**　精索自腹股沟管深环延至附睾上方，由输精管、提睾肌、动脉、静脉、精索神经及淋巴管等组成。

**3. 附睾**　急性炎症时，附睾肿痛明显；慢性附睾炎则附睾肿大而压痛轻，并可摸到结节。附睾结核时，附睾肿胀而无压痛，可触到结节状硬块，与周围组织紧密相连，常伴有输精管增粗且呈串珠状。

**4. 睾丸**　外伤或炎症，如流行性腮腺炎、淋病等可引起睾丸急性肿痛，治疗不及时，可导致睾丸萎缩。结核可致睾丸慢性肿痛。一侧睾丸肿大、质硬并有结节，应考虑睾丸肿瘤或白血病细胞浸润。

**5. 前列腺**　前列腺增大，中间沟消失，但表面光滑者，见于前列腺增生。前列腺增大，并有明显压痛，多见于急性前列腺炎。前列腺增大，质硬，表面凹凸不平，有结节者，多为前列腺癌。

**6. 精囊**　正常精囊质地柔软、光滑，直肠指诊不易触及。如触及则视为病理状态。如触及精囊呈索条状肿胀并有触压痛，应考虑精囊炎。

## 三、女性外生殖器检查★

女性外生殖器是指生殖器的外露部分。一般女性患者不做常规生殖器检查。

## 难点提示

### 一、名词解释

1. **包皮过长**——包皮覆盖尿道口，但能上翻露出阴茎头，称为包皮过长。

2. **痔**——是由多种因素导致直肠下端黏膜下或肛管边缘皮下的静脉丛病理性扩张所形成的静脉团。

3. **膝胸位（肘膝位）**——患者双膝关节屈曲成直角跪于检查床上，双前臂屈曲于胸前，置于检查床上，臀部抬高。此位在肛门直肠检查中最常用。

### 二、常考问题

1. 简述肛门直肠检查的要点。

2. 简述常见男性外生殖器检查的要点。

# 第十章 ▶ 脊柱与四肢检查

## 教学大纲

★★★掌握杵状指、匙状甲的特点及临床意义。

★★熟悉脊柱弯曲度、活动度、叩击痛及压痛的检查法及临床意义。

★了解四肢形态异常、运动功能障碍的临床意义。

## 重点提示

### 一、脊柱检查

#### （一）脊柱弯曲度★★

**1. 生理弯曲度** 正常人直立时，从侧面观察脊柱似"S"形，有4个生理弯曲：颈段稍向前凸，胸段稍向后凸，腰段明显前凸，骶段明显后凸。从后面观察脊柱无侧弯。

**2. 病理性变形**

（1）脊柱前凸：脊柱过度向前弯曲称为脊柱前凸，多发生于腰椎，腹部明显向前突出，臀部明显向后突出，见于妊娠晚期、腹腔巨大肿瘤、大量腹水、髋关节结核及先天性髋关节后脱位。

（2）脊柱后凸：脊柱过度后弯称为脊柱后凸，多发生于脊柱胸段，又称驼背，见于佝偻病、脊柱结核、强直性脊柱炎、脊柱退行性变、外伤导致脊椎压缩性骨折、发育期姿势不良、脊椎骨软骨炎等。

（3）脊柱侧弯：脊柱离开后正中线向左或向右偏曲称为脊柱侧弯。

①姿势性侧弯：无脊柱结构的异常，改变体位（如平卧位或向前弯腰）可使侧弯得以纠正。多见于儿童发育期坐立姿势不良、下肢长短不一、椎间盘突出、脊髓灰质炎后遗症等。

②器质性侧弯：脊柱结构有器质性改变，改变体位不能纠正侧弯。

> 颈段脊柱侧弯——常见于先天性斜颈、颈椎病或单侧颈肌麻痹
>
> 胸段脊柱侧弯——常见于特发性脊柱侧凸症、脊柱损伤、佝偻病、肺纤维化、胸膜肥厚
>
> 腰段脊柱侧弯——常见于腰椎间盘突出症、腰椎损伤、一侧腰肌瘫痪

## （二）脊柱活动度

**1. 检查方法**★★　脊柱活动度检查时，嘱受检者放松肌肉，最大限度做前屈、后伸、侧弯、旋转等动作，观察其脊柱的活动范围。

**2. 正常活动度**★★　正常脊柱有一定的活动度，但各部的活动范围有差别。颈段和腰段活动范围最大，胸段活动范围较小，骶、尾椎各节已融合，几乎不能活动。正常人各段活动范围参考值见表10-1。

表 10-1　正常人脊柱各段活动范围参考值

|  | 前屈 | 后伸 | 侧弯（左右） | 旋转度（一侧） |
|---|---|---|---|---|
| 颈段 | 35°~45° | 35°~45° | 45° | 60°~80° |
| 胸段 | 30° | 20° | 20° | 35° |
| 腰段 | 75°~90° | 30° | 20°~35° | 30° |

注意：受年龄、运动训练以及脊柱结构差异等因素的影响，脊柱活动范围有较大的个体差异。

**3. 活动受限**　见于肌肉、软组织炎症、损伤、脊柱骨折或关节脱位、骨质退行性变、骨质破坏、椎间盘突出。

## （三）脊柱压痛 ★★

受检者端坐位，身体稍向前倾，医师以右手拇指从枕骨粗隆开始自上而下逐个按压受检者脊椎棘突及椎旁肌肉，了解是否有压痛。正常人脊柱棘突及椎旁肌肉均无压痛。脊柱压痛或椎旁肌肉压痛的出现，提示压痛部位的脊柱或肌肉可能有病变。

## （四）脊柱叩击痛 ★★

**1. 直接叩击法**　受检者取坐位，医师用右手手指或叩诊锤直接叩击各椎体棘突，了解受检者有无疼痛。

**2. 间接叩击法**　受检者取坐位，头部直立，医师将左手掌置于受检者头顶，掌面向下，右手半握拳，以小鱼际肌部叩击左手手背，了解受检者有无疼痛。

正常人脊柱无叩击痛。脊柱叩击痛常见于脊柱结核、脊椎骨折、椎间盘突出等。叩击痛出现部位往往是病变所在部位。

## 二、四肢与关节检查

### (一) 形态

#### 1. 手

(1) 匙状甲★★★：又称反甲，多见于缺铁性贫血、高原病。

(2) 杵状指（趾）★★★：一般认为与肢体末端慢性缺氧、代谢障碍及中毒性损害等有关。常见于：

呼吸系统疾病——慢性肺脓肿、支气管扩张、支气管肺癌

心血管疾病——发绀型先天性心脏病，亚急性感染性心内膜炎

营养障碍性疾病——肝硬化

(3) 指关节变形★★

1）梭形关节：双侧近端指间关节对称性增生、肿胀，呈梭形畸形。早期局部红肿、疼痛；晚期关节明显强直、活动受限，手指及手腕向尺侧偏斜。见于类风湿关节炎。

2）爪形手：手指关节呈鸟爪样变形。见于进行性肌萎缩、脊髓空洞症等。第4、5指爪形手见于尺神经损伤。

#### 2. 腕★

(1) 局部肿胀与隆起：腕关节背面和掌面结节性隆起、压痛，常见于引起腱鞘、滑膜炎症的病变，如关节结核、类风湿关节炎等。腕关节背面或桡侧圆形无痛隆起，质坚韧，可向肌腱的垂直方向推移，是腱鞘囊肿的特点。

(2) 腕垂症：常见于桡神经损伤。

（3）猿掌：常见于正中神经损伤。

（4）餐叉样畸形：常见于 Colles 骨折。

**3. 肘★** 肘部外形改变常见于肘部骨折、肘关节脱位、肘关节积液和滑膜增生。

**4. 肩★** 双侧肩关节一高一低，颈短耸肩，常见于先天性肩胛高耸症、脊柱侧弯。"方肩"，常见于肩关节脱位或三角肌萎缩。肩部突出畸形如戴肩章状，常见于外伤性肩锁关节脱位。

**5. 髋★**

（1）臀部外形异常：臀部皱褶不对称，常见于一侧髋关节脱位。臀肌萎缩时，病变侧臀肌不丰满。

（2）髋关节畸形：多见于髋关节脱位、股骨干及股骨头骨折错位等。常见的髋关节畸形有内收畸形、外展畸形和髋关节内旋（外旋）畸形。

（3）髋关节脱位、积液：腹股沟韧带中点后下 1cm，再向外 1cm 处硬韧饱满，常见于髋关节前脱位；若该处空虚，多为髋关节后脱位；若触及波动感，见于髋关节积液。

**6. 膝**

（1）膝外翻、膝内翻★★★：多见于佝偻病及大骨节病。

（2）膝关节肿胀★：见于膝关节积液。髌骨上方明显隆起，多为髌上囊积液；膝关节呈梭形膨大，常见于膝关节结核；关节间隙附近有突出物，常为半月板囊肿。

（3）浮髌试验★★★：受检者取仰卧位，下肢伸直放松，医师左手拇指和其余四指分开分别固定髌骨上极两侧，并加压压迫髌上囊，使关节液集中于髌骨底面，右手垂直按压髌骨并迅速松开，按压时髌骨与关节面有碰触感，松手时髌骨浮起，即为浮髌试验阳性。当关节腔积液超过 50mL 时，浮髌试验阳性。

**7. 踝与足**

（1）扁平足★：又称平跖、外翻足，患者足弓低平或消失。

（2）弓形足★：足纵弓高起，横弓下陷，足背隆起，足趾分开。

（3）马蹄足★：踝关节跖屈，前半足着地，常因跟腱挛缩或腓总神经麻痹引起。

（4）足内翻、足外翻★★★：正常人膝关节固定时，足掌部活动受限，呈固定性内翻、内收畸形，称为足内翻。若呈固定性外翻、外展畸形，称为足外翻。见于先天畸形、小儿麻痹后遗症等。

**8. 肢端肥大★**　　肢体末端异常粗大。见于肢端肥大症。

**9. 肌萎缩★**　　指肢体肌肉体积缩小、松弛无力。见于脊髓灰质炎、周围神经损害、肌炎和长期肢体废用等。

**10. 下肢静脉曲张★★★**　　表现为下肢浅静脉明显显露，如蚯蚓状怒张、弯曲，立位加重，卧位或抬高下肢可减轻。其形成原因多为下肢浅静脉瓣膜功能不全或下肢浅静脉血液回流受阻。常见于长期从事站立性工作者或血栓性静脉炎患者。

**11. 水肿★**　　单侧肢体水肿多因静脉血或淋巴液回流受阻所致，多见于血栓性静脉炎、肿瘤压迫、偏瘫、神经营养不良、丝虫病等。

**12. 痛风性关节炎★★**　　痛风急性关节炎表现为受累关

节红、肿、热、痛和功能障碍，多见于单侧拇趾及第一跖趾关节。慢性关节炎期常在远端关节有痛风石，常多关节受累，表现为关节肿胀、僵硬、畸形及周围组织纤维化和变形，严重时患处皮肤发亮、菲薄，破溃后有白色豆腐渣样物排出，甚至形成瘘管，经久不愈。

### （二）压痛★

肢体压痛多见于相应部位的骨折、关节脱位、软组织损伤、炎症等。

### （三）运动功能★

**1. 关节活动检查法** 让受检者做各关节、各方向的主动运动或被动运动，观察其活动范围及有无疼痛。

**2. 关节活动异常** 见于相应部位骨折、脱位、炎症、肿瘤、关节退行性变及肌腱、软组织损伤等。

（1）冻结肩：肩关节向各方向的活动均受限，称冻结肩。常见于肩关节周围炎。

（2）搭肩试验阳性：嘱受检者用一侧手掌平放于对侧肩关节前方，如不能搭上，前臂不能自然贴紧胸壁为阳性。见于肩肱关节脱位或肩锁关节脱位。

## 难点提示

### 一、鉴别诊断

#### 1. 姿势性侧弯与器质性侧弯

姿势性侧弯：无脊柱结构异常，改变体位（如平卧位或向前弯腰）可使侧弯得以纠正。

器质性侧弯：脊柱结构有器质性改变，改变体位不能纠正侧弯。

**2. 膝外翻与膝内翻**

膝外翻：受检者双脚并拢直立时，当双侧膝关节并拢时，如双侧内踝分离，称为膝外翻，又称"X形腿"。

膝内翻：受检者双脚并拢直立时，当双侧内踝并拢时，如双侧膝关节分离，称为膝内翻，又称"O形腿"。

**3. 足内翻与足外翻**

足内翻：受检者膝关节固定时，足掌部活动受限，呈固定性内翻、内收畸形，称为足内翻。

足外翻：受检者膝关节固定时，足掌部活动受限，呈固定性外翻、外展畸形，称为足外翻。

## 二、名词解释

1. **匙状甲**——指甲变薄，指甲中央凹陷，边缘翘起，表面粗糙，有条纹，由于其外形似匙状，故称为匙状甲，又称反甲。

2. **杵状指（趾）**——手指或足趾末端指节增宽、增厚，指甲从根部到末端拱形隆起，使指端背面皮肤与指甲构成的基底角≥180°，呈杵状，称为杵状指（趾），又称鼓槌指（趾）。

3. **象皮肿**——淋巴管长期阻塞，可使淋巴管扩张、破裂，淋巴液外溢致纤维组织大量增生，皮肤增厚，按压无凹陷，称为象皮肿。

## 三、常考问题

1. 简述脊柱压痛及叩击痛的检查方法及临床意义。

2. 简述匙状甲及杵状指（趾）的表现及临床意义。

3. 叙述浮髌试验的检查方法及其阳性的临床意义。

4. 怎样检查肩关节、肘关节和髋关节的运动功能?

## 四、相关疾病释义与临床特点

### 1. 佝偻病

即维生素 D 缺乏性佝偻病，是由于婴幼儿、儿童、青少年体内维生素 D 不足，引起钙、磷代谢紊乱，产生的一种以骨骼病变为特征的全身慢性营养性疾病。这一疾病的高危人群是 3 岁以内（尤其是 3～18 个月）的婴幼儿，可以通过摄入充足的维生素 D 预防。

### 2. 强直性脊柱炎（AS）

是以骶髂关节和脊柱附着点炎症为主要症状的一种慢性迁延性疾病。本病属血清阴性反应的结缔组织疾病，有明显家族史，男性多见，极少见于女性，病因尚不明确，以椎间盘纤维环及其附近结缔组织纤维和骨化、关节强直为病变特点。本病起病隐袭，进展缓慢，全身症状较轻。早期常有下背痛和晨起僵硬，活动后减轻。开始时疼痛为间歇性，数月或数年后发展为持续性，晚期炎性疼痛消失，脊柱由下而上部分或全部强直，出现驼背畸形。

### 3. 脊髓灰质炎

是由脊髓灰质炎病毒引起的严重危害儿童健康的急性传

染病。患者多为 6 岁以下小儿，又称小儿麻痹症。病变主要在脊髓灰质，表现为弛缓性肌肉麻痹。病情轻重不一，轻者无瘫痪出现，严重者可累及生命中枢而死亡，大部分患者可治愈，仅小部分留下瘫痪后遗症。口服减毒活疫苗推广后，发病率明显降低。

### 4. 高原病

是指人体进入高原低氧环境下发生的一种特发性疾病，又称高山病或高原适应不全。返回平原后迅速恢复为其特点。可分为急性高原病和慢性高原病。急性高原病常见症状有头痛、头晕、胸闷、气短、心悸、食欲减退、恶心、呕吐、记忆力和思维能力减退等；少数人症状急剧加重，发展为高原肺水肿或高原脑水肿。急性高原反应患者症状迁延不愈、移居高原长期生活者以及少数世居者，由于某种原因失去对缺氧的适应能力，均可发生慢性高原病。慢性高原病由于机体长期慢性缺氧，体内的红细胞和血红蛋白代偿性增高，肺循环阻力增加，从而出现一系列相关临床表现。常见的有头痛、头晕、嗜睡、记忆力减退、失眠。

### 5. 腱鞘囊肿

是发生于关节部腱鞘内的囊性肿物，是由于关节囊、韧带、腱鞘中的结缔组织退变所致的病症。囊内含有无色透明或橙色、淡黄色的浓稠黏液。囊壁为致密硬韧的纤维结缔组织。囊肿以单房性为多见。多发于腕背和足背部。患者多为青壮年，女性多见。病因尚不清楚，可能与慢性外伤有一定关系。一些需要长期重复关节活动的职业，如打字员、货物搬运工，或需要长时间操作电脑的人员等都会引发或加重此病。本病起病缓慢，发病部位可见一圆形肿块，有轻微酸痛感，严重时会出现一定的功能障碍。

### 6. Colles 骨折

是指桡骨下端的骨松质骨折。骨折发生在桡骨下端3cm范围内的骨松质部位，为人体最常发生的骨折之一，占所有骨折的10%，以成年人居多。多为平地跌倒，手掌撑地，腕关节处于背伸及前臂内旋位时，以致暴力集中于桡骨远端松质骨处而引起骨折。在此种状态下，骨折远端必然出现向背侧及桡侧的移位。

### 7. 大骨节病

又称卡斯钦-贝克病（Kaschin-Beckdisease），是一种地方性软骨骨关节畸形病，是以软骨坏死为主的变形性骨关节病。多发生于儿童和青少年，主要侵犯儿童和青少年的骨骼与关节系统，导致软骨内成骨障碍、管状骨变短和继发的变形性关节病，致管状长骨发育障碍，关节增粗、疼痛，肌肉松弛、萎缩和运动障碍。患者以身材矮小、短指、关节畸形、步态异常（呈典型跛行、鸭步）等为特征。

### 8. 丝虫病

是由丝虫寄生在脊椎动物终宿主的淋巴系统、皮下组织、腹腔、胸腔等处所引起。急性期的临床症状表现为淋巴管炎、淋巴结炎及丹毒样皮炎和发热；慢性期阻塞性病变由于阻塞部位不同，患者产生的临床表现也因之而异，可见象皮肿、睾丸鞘膜积液、乳糜尿等。

# 第十一章 ▶ 神经系统检查

## 教学大纲

★★★掌握脑神经检查的要点及临床意义；掌握浅反射、深反射、病理反射、脑膜刺激征的检查方法及临床意义；掌握中枢性与周围性面瘫的鉴别要点。

★★★掌握神经系统常见疾病的体征。

★★熟悉感觉障碍的类型及主要特点；熟悉中枢性瘫痪的类型及主要特点；熟悉震颤、舞蹈症、手足搐搦症的临床意义；熟悉肌力的分级。

★了解感觉功能及运动功能检查方法；了解共济运动的检查方法及临床意义；了解自主神经功能检查。

## 重点提示

### 一、脑神经检查★★★

12 对脑神经口诀：一嗅二视三动眼，四滑五叉六外展，七面八听九舌咽，迷副舌下顺序连。

12 对脑神经的检查对脑神经损害的定位诊断极有意义。检查脑神经应按顺序先后进行，避免重复和遗漏。

## 脑神经分类

> 单纯感觉神经——Ⅰ、Ⅱ、Ⅷ
> 单纯运动神经——Ⅲ、Ⅳ、Ⅵ、Ⅺ、Ⅻ
> 混合神经（含运动、感觉功能）——Ⅴ、Ⅶ、Ⅸ、Ⅹ
> 含副交感纤维神经——Ⅲ、Ⅶ、Ⅸ、Ⅹ

要点提示：12 对脑神经中，除舌下神经核、面神经核下部外，其余脑神经核的中枢支配均为双侧支配。

### （一）嗅神经

1. **功能** 传导嗅觉。

2. **感受器** 鼻黏膜。

3. **嗅皮质中枢** 大脑颞叶。

4. **嗅觉异常的临床意义**

> 一侧嗅觉丧失——多见于创伤、蝶鞍附近占位性病变，亦可见于同侧嗅球或嗅丝病变
> 两侧嗅觉丧失——多见于颅底脑膜结核或鼻黏膜病变，如感冒、萎缩性鼻炎等
> 嗅幻觉——多见于颞叶肿瘤或癫痫先兆
> 嗅觉过敏——多见于癔症患者

### （二）视神经

1. **功能** 传导视觉。

2. **感受器** 视网膜。

3. **视皮质中枢** 大脑枕叶。

4. **检查** 包括视力（中心）、视野（周边）、眼底检查。

**5. 临床意义**

（1）视野缺损

一侧全盲——同侧视神经损伤

两颞侧偏盲——视交叉中部损伤

同向性偏盲——一侧视束损伤。常见于脑血管病

同侧 1/4 视野缺损——部分视放射及视中枢受损

皮质盲——枕叶视中枢损伤。常见于枕叶肿瘤、脑血管病

（2）眼底异常

视乳头水肿——常见于颅内压增高

视神经萎缩——球后视神经炎、肿瘤等

视网膜动脉变细——视网膜动脉硬化

视网膜出血——见于高血压和出血性疾病

## （三）动眼神经、滑车神经、展神经

这三对脑神经核分别位于中脑（动眼神经、滑车神经）和脑桥（展神经）。动眼神经还支配提上睑肌、瞳孔括约肌和睫状肌。

检查包括：眼裂、眼睑、眼球、复视、眼球震颤、瞳孔、对光反射、调节和聚合反射。

**1. 瞳孔大小异常的临床意义**

双侧瞳孔缩小——常见于吗啡、有机磷中毒等

双侧瞳孔散大——常见于青光眼、使用阿托品、外伤、颈交感神经刺激、视神经萎缩

双侧瞳孔散大伴有对光反射消失——为频死状态的表现

**2. 瞳孔对光反射** ①直接对光反射；②间接对光反射。

**3. 调节与辐辏反射** ①调节反射；②辐辏反射（聚合反射）。

## 4. 眼球外形异常的临床意义

双侧眼球突出——见于甲状腺功能亢进症
单侧眼球突出——多由于局部炎症或眶内占位性病变所致
双侧眼球下陷——常见于严重脱水
单侧眼球下陷——常见于 Horer 综合征和眶尖骨折等

## 5. 眼球运动异常的临床意义

（1）动眼神经麻痹：动眼神经受损时，上睑下垂，眼球向外、下斜视、复视，瞳孔散大，对光反射及调节、辐辏反射消失。

（2）滑车神经麻痹：单独麻痹者少见。眼球向外、向下运动减弱，向下看时出现复视，但患者多无斜视。

（3）展神经麻痹：展神经受损时，眼球不能外展，出现内斜视、复视。颅内压增高时可出现双侧展神经麻痹。

（4）Horner 综合征：患侧上眼睑下垂，瞳孔缩小，眼球内陷，同侧面部少汗或无汗。Horner 综合征常见于同侧脑干、颈 8 至胸 1 的脊髓侧角及颈交感神经通路上的交感神经麻痹；见于肺尖部的病变。

上述脑神经损害，多见于颅底肿瘤、结核性脑膜炎、脑出血、脑疝等。

## （四）三叉神经

**1. 功能** 三叉神经核位于脑桥，共分 3 支（眼支、上颌支、下颌支），主要支配面部感觉和咀嚼运动。

**2. 检查** 包括面部感觉、反射（角膜反射、下颌反射）、运动功能检查。

## 3. 面部感觉异常的临床意义

（1）毁损性症状：面部感觉减退、丧失。

周围性与中枢面部感觉障碍的鉴别 {周围性：三支分布区域各种感觉缺失 中枢性：分离性洋葱皮样感觉障碍

（2）刺激性症状：面部疼痛，可在三叉神经三个分支的出面骨孔（眶上孔、上颌孔、颏孔）处有压痛点，且按压时常可诱发疼痛。常见于牙龈脓肿、龋齿、鼻窦炎、下颌关节病变、颅脑损伤或肿瘤。

**4. 反射异常的临床意义**

（1）角膜反射异常

$$\begin{cases} 直接、间接角膜反射消失——见于患侧三叉神经病变\\ \qquad\qquad\qquad\qquad\qquad（传入障碍）\\ 直接角膜反射消失，间接角膜反射存在——见于患侧面神\\ \qquad\qquad\qquad\qquad\qquad\qquad经瘫痪（传出\\ \qquad\qquad\qquad\qquad\qquad\qquad障碍）\\ 直接、间接角膜反射均消失——见于深昏迷患者 \end{cases}$$

（2）下颌反射异常：上运动神经元病变时此反射可出现或增强。

**5. 运动功能异常的临床意义**

（1）当一侧三叉神经运动支受损时，患侧咀嚼肌力减弱或出现萎缩，患侧咬合无力，张口时下颌偏向患侧。

（2）当两侧三叉神经运动支均受损时，患者口半张，不能咀嚼。

## （五）面神经

**1. 功能**　面神经核位于脑桥，分上、下两部分。上部受双侧大脑皮质运动区支配，发出的运动纤维支配同侧颜面上半部的肌肉；下部仅受对侧大脑皮质运动区支配，发出的运动纤维支配同侧颜面下半部的肌肉。面神经主要支配面部表情肌和传导舌前2/3的味觉。

**2. 面神经损害的临床意义**　面神经损害时，可出现舌前2/3味觉减退，可有面部表情肌麻痹。面神经麻痹有周围性及中枢性面瘫的区别（表11-1）。

表11-1　周围性与中枢性面瘫的鉴别要点

| 瘫痪类型 | 受损部位 | 临床表现 | 病因 |
|---|---|---|---|
| 中枢性面瘫 | 由面神经核上部位（大脑皮层、皮质脑干束、内囊或脑桥）受损引起 | 皱额、闭眼不受影响。只出现病变对侧下半部面瘫：鼻唇沟变浅，口角下垂，口角偏向健侧，不能吹口哨、鼓腮 | 常见于脑血管病变、肿瘤或炎症等 |
| 周围性面瘫 | 由面神经核或面神经受损引起 | 瘫痪侧面肌全瘫：额纹变浅或消失，眼裂变大，不能皱额、闭眼，角膜反射消失，病侧鼻唇沟变浅，口角下垂，口角偏向健侧，不能吹口哨及鼓腮；还可有舌前2/3味觉丧失，舌下腺、下颌下腺及泪腺等分泌障碍 | 寒冷刺激、耳部或脑膜感染、听神经纤维瘤等引起 |

## （六）位听神经

1. **功能**　传导听觉（蜗神经）、平衡觉（前庭神经）。

2. **感受器**　内耳。

3. **听觉中枢**　大脑颞叶。

4. **检查**　包括听力及前庭功能检查。

5. **临床意义**

（1）耳蜗神经功能受损：患侧耳鸣、耳聋。耳聋分为传导性耳聋、感音神经性耳聋、混合性耳聋、功能性耳聋。

传导性耳聋——多见于外耳道与中耳的病变，如外耳道
　　　　　　异物或耵聍、鼓膜穿孔和中耳炎
感音性耳聋——见于内耳、蜗神经、蜗神经核、核上听
　　　　　　觉通路的病变，如迷路炎、药物（如链
　　　　　　霉素、丁胺卡那霉素）中毒、脑肿瘤及
　　　　　　炎症等
混合性耳聋——见于老年性耳聋、慢性化脓性中耳炎
功能性耳聋——患者自觉有耳聋，检查时无听力丧失或
　　　　　　与自觉症状程度不符。见于癔症

（2）前庭神经功能受损：出现眩晕、恶心呕吐、平衡失调和眼球震颤等。常见于梅尼埃病（Meniere disease）等。

### （七）舌咽神经和迷走神经

1. **功能**　舌咽神经核、迷走神经核均位于延髓。舌咽神经传导舌后1/3味觉和咽部一般感觉，并支配软腭和咽肌运动。迷走神经支配咽、喉部感觉与运动，以及内脏器官平滑肌运动。

2. **临床意义**

（1）延髓性麻痹（周围性延髓麻痹）：一侧或双侧舌咽神经、迷走神经或其核受损引起咽、腭、舌和声带麻痹或肌肉本身的无力称为延髓性麻痹或球麻痹。双侧受损时出现声音嘶哑、吞咽困难、咽部感觉丧失、咽反射消失，常伴舌肌萎缩；一侧受损时症状较轻，表现为病侧软腭不能上举、悬雍垂偏向健侧、病侧咽反射消失。常见于脑干脑炎、多发性神经炎、脊髓灰质炎和鼻咽癌转移等。

（2）假性延髓性麻痹（中枢性延髓麻痹）：病变部位在两侧脑干延髓以上，包括两侧皮质、皮质脑干束等受损。但只有两侧都受损才出现临床表现，软腭能上抬，咽反射存在，

不伴舌肌萎缩，常伴强哭强笑等情感障碍、下颌反射亢进等，称为假性延髓性麻痹或假性球麻痹。见于两侧脑血管病和脑炎等。

## （八）副神经

**1. 功能**　副神经核位于延髓。副神经主要支配胸锁乳突肌、斜方肌。

**2. 临床意义**　一侧副神经或副神经核受损时，该侧斜方肌萎缩，垂肩，耸肩无力，头不能转向对侧或转头无力。见于副神经损伤和颈椎骨折等。一侧副神经核以上部位损伤时，仅有对侧肩下垂和耸肩困难，而转头正常。常见于脑外伤、脑肿瘤和脑血管病等。

## （九）舌下神经

**1. 功能**　舌下神经核位于延髓。舌下神经支配舌肌运动。

**2. 临床意义**

（1）中枢性：病变部位在一侧舌下神经核以上，包括皮质、皮质脑干束等受损。临床表现为病变对侧舌肌瘫痪，如伸舌时舌偏向病变对侧，无舌肌萎缩或肌束颤动。见于脑外伤、脑肿瘤和脑血管病等。

（2）周围性：一侧舌下神经或舌下神经核受损。临床表现为病变侧舌肌瘫痪，如伸舌时舌偏向病变侧，伴舌肌萎缩及肌束颤动。两侧麻痹时表现为两侧舌肌均有萎缩和肌束颤动，舌肌不能运动，可有构音障碍、吞咽困难等。见于多发性神经炎、脊髓灰质炎等。

## 二、感觉功能检查

检查感觉功能时，患者必须是意识清晰的。让患者了解检查的目的和方法，以取得充分配合。因感觉系统检查的主观性很强，容易产生误差，检查时嘱患者闭目。如果感觉减退，检查时宜从感觉缺失区向健处移行；如果感觉过敏，检查时宜从健处向感觉过敏区移行，并注意左右两侧对比及近端与远端对比。

### （一）检查方法★

**1. 浅感觉检查**　①痛觉；②触觉；③温度觉。

**2. 深感觉检查**　①运动觉；②位置觉；③振动觉。

**3. 复合感觉检查**　①皮肤定位觉；②两点辨别觉；③实体觉；④体表图形觉。

**4. 临床意义**

浅感觉障碍——见于脊髓丘脑束受损

深感觉障碍——见于脊髓后索损害

复合感觉障碍——常见于皮质病变

### （二）感觉障碍的主要特点★★

**1. 疼痛**　指无外界刺激而产生的自发性疼痛。

（1）局部痛：疼痛部位即是病变所在，因感受器或神经末梢受损而引起。

（2）放射痛：疼痛不仅存在于病变局部，且沿神经根或神经干向末梢方向放射。如三叉神经痛、坐骨神经痛。

（3）牵涉痛：指在内脏病变中，患者除感觉患病的局部疼痛外，尚可出现在同一脊髓节段所支配的远离该器官皮肤区的疼痛。

（4）烧灼样神经痛：疼痛呈烧灼样，可见于交感神经不完全损伤时，多发生于正中神经或坐骨神经，尚可伴有局部皮肤潮红、毛发增加、指甲增厚等营养障碍的表现。

**2. 感觉减退、感觉缺失**  为感觉神经遭受破坏性损害，使冲动部分或全部不能传导。

**3. 感觉异常**  指无外界刺激的情况下产生的主观异常感觉，如针刺感、蚁走感、麻木感、肿胀感、沉重感、电击感、束带感、冷热感或吹凉风感等。常见于感觉神经不完全损害。

**4. 感觉过敏**  指轻微刺激而出现强烈感觉，如棉花刺激皮肤就能引起不适或疼痛，是由感觉神经受到刺激性损害所致。常见于多发性神经炎和带状疱疹等。

**5. 感觉分离**  指在同一区域内一种或数种感觉缺失而其他感觉存在。如脊髓空洞症或脊髓内肿瘤时出现痛觉、温度觉缺失而触觉存在。

**（三）感觉障碍的类型★★**

**1. 末梢型**  肢体远端对称性完全性感觉缺失，呈手套、袜状分布。常见于多发性神经病。

**2. 神经根型**  感觉障碍区与某神经根的节段分布一致，呈节段型或带状，在躯干呈横轴走向，在四肢呈纵轴走向。常见于颈椎病、椎间盘突出症和神经根炎等。

**3. 脊髓型**

（1）脊髓横贯型：脊髓完全被横断，因损害了上升的脊髓丘脑束及后索，引起损伤平面以下各种感觉均缺失，并伴有四肢瘫或截瘫，尿便障碍。常见于脊髓外伤、急性脊髓炎等。

（2）脊髓半横贯型：又称为布朗-塞卡尔综合征，仅脊髓一半被横断，引起病变同侧损伤平面以下深感觉障碍、痉挛性瘫痪，对侧躯体痛觉、温度觉障碍。见于髓外肿瘤、脊髓外伤等。

4. **内囊型** 因感觉、运动传导通路都经过内囊，故内囊病变时可出现对侧偏身感觉障碍，并常伴对侧偏瘫和同向性偏盲。常见于脑血管疾病。

5. **脑干型** 延髓与脑桥下部的一侧病变可产生交叉性偏身感觉障碍，表现为病变同侧面部感觉障碍，对侧躯体痛觉、温度觉障碍。常见于脑血管疾病、炎症和肿瘤等。

6. **皮质型** 感觉中枢位于大脑皮质中央后回及中央旁小叶后部，由于大脑皮质的感觉分布较广，故一侧局部有病变时仅出现对侧上肢或下肢单肢体感觉障碍，并有复合感觉障碍；如一侧有广泛病变时可出现对侧偏身感觉障碍，但常是上肢重于下肢，肢体远端重于近端，复合感觉和深感觉重于浅感觉。

## 三、运动功能检查

运动功能检查包括随意运动、不随意运动、被动运动和共济运动的检查。

### （一）随意运动

随意运动是受意识支配的动作，是大脑皮质通过锥体束由骨骼肌来完成，用肌力来衡量。

肌力是指肢体随意运动时肌肉收缩的力量，是检查的重点。

1. **检查方法**★ 以关节为中心检查肌群的伸、屈、内收、外展、旋前和旋后。检查者从相反方向给予阻力，测试患者对阻力的克服力量，并注意两侧比较。

### 2. 肌力分为 0~5 级 ★★★

0 级　完全瘫痪，无肢体活动，测不到肌肉收缩。

1 级　仅测到肌肉收缩，但不能产生动作。

2 级　肢体在床面上能水平移动，但不能抵抗自身重力。即不能抬离床面。

3 级　肢体能抬离床面，但不能抗阻力。

4 级　肢体能做抗阻力动作，但较正常差。

5 级　完全正常肌力。

### 3. 临床意义

由运动神经元和周围神经病变造成的骨骼肌随意运动障碍，称为瘫痪。根据病变部位不同，分为中枢性瘫痪（上运动神经元瘫痪）和周围性瘫痪（下运动神经元瘫痪）；根据病损程度不同，分为完全性瘫痪和不完全性瘫痪；根据瘫痪形式不同，分为单瘫、偏瘫、交叉瘫、四肢瘫、截瘫等。

（1）中枢性瘫痪和周围性瘫痪的区别 ★★

①中枢性瘫痪：病变在上运动神经元（包括中央前回、皮质脑干束和皮质脊髓束的受损）。正常时，高位中枢的下行纤维对下运动神经元有控制作用，当上运动神经元受损时，解除了对下运动神经元的控制，下运动神经元的兴奋性增高，从而出现肌张力增高、腱反射亢进、病理征阳性的特点。通常无肌肉萎缩，但可有废用性肌萎缩。

②周围性瘫痪：病变在下运动神经元（包括脊髓前角细胞及周围神经受损，在脑干为各脑神经核及神经纤维受损）。因神经反射弧遭到破坏，故瘫痪肌肉出现肌张力降低、腱反射减弱或消失、病理反射未引出的特点，同时伴有较明显的

肌肉萎缩和肌束颤动。

（2）不同形式瘫痪的区别，见表11-2。

**表11-2 不同形式瘫痪的区别**

| 瘫痪类型 | 临床表现 | 病因 |
| --- | --- | --- |
| 偏瘫 | 为一侧肢体（上、下肢）瘫痪，并伴有同侧中枢性面瘫及舌瘫 | 多见于脑血管疾病、中枢神经系统感染或脑肿瘤等 |
| 单瘫 | 为单一肢体的瘫痪 | 多见于脊髓灰质炎 |
| 截瘫 | 为双侧下肢瘫痪 | 是脊髓横贯性损伤的结果，多见于脊髓外伤、炎症等 |
| 交叉瘫 | 为一侧周围性脑神经麻痹及对侧肢体的中枢性偏瘫 | 常见于脑干病变 |

## （二）不随意运动

不随意运动是指患者意识清楚时由随意肌不自主收缩产生的无目的的异常动作。

不随意运动是由锥体外系和小脑系支配。包括震颤、舞蹈症、手足搐搦、手足徐动症。

**1. 震颤★★**

（1）静止性震颤：静止时震颤明显，而在意向性动作时减轻，睡眠时消失，动作如搓丸样（又称搓丸样震颤），常伴肌张力增高。见于帕金森病。

（2）意向性震颤：又称动作性震颤。震颤在休息时消失，动作时发生，愈接近目的物愈明显。见于小脑病变。

（3）**姿势性震颤**：又称细震颤或小震颤。于身体主动保持某种姿势时出现，而在运动及休息时消失。检查时可让患者两臂向前平伸，手掌向下，手指稍分开，可出现手指细微震颤。常见于甲状腺功能亢进症、焦虑状态等。

（4）**老年性震颤**：静止时震颤，表现为点头、摇头或手抖，主要累及头部及手部，下肢一般不受累，肌张力无明显改变。多见于老年动脉硬化症患者。

（5）**扑翼样震颤**：将患者两臂向前平举，手和腕部悬空时，出现两手快落慢抬的震颤动作，与鸟扑翼相似。主要见于肝性脑病，也可见于尿毒症和肺性脑病。

2. **舞蹈症**★★　为面部肌肉及肢体的快速、不规则、无目的、粗大、不对称、不能随意控制的动作，表现为做鬼脸、转颈、耸肩、手指间断性伸屈、摆手和伸臂等舞蹈样动作，睡眠时可减轻或消失。多见于儿童脑风湿病。

3. **手足搐搦**★★　手足搐搦发作时手足肌肉呈紧张性痉挛，上肢表现为屈腕，掌指关节屈曲，指间关节伸直，拇指对掌，似助产士手；在下肢表现为跖、趾关节跖屈，似芭蕾舞样足。常见于低钙血症和碱中毒。

发作间歇期可做激发试验，即在患者前臂缠以血压计袖带，然后充气使水银柱达舒张压以上，持续4分钟，出现搐搦时称为低钙束臂征（+）。

4. **手足徐动症**　为手指或足趾的一种缓慢、持续的伸展扭曲动作，可重复出现，较有规则。见于脑性瘫痪、肝豆状核变性和脑基底节变性等。

## （三）被动运动

被动运动是检查肌张力强弱的方法。肌张力是指静息状态下的肌肉紧张度和被动运动时遇到的阻力。

1. **检查方法★** 持住被检查者完全放松的肢体，以不同的速度和幅度做各个关节的被动运动，注意所感受到的阻力，并注意两侧对比；触摸肌肉，注意其硬度，以测其肌张力。

2. **临床意义**

（1）肌张力减低或缺失：指肌肉松软，伸屈肢体时阻力低，可表现为关节过伸。常见于周围神经疾病、脊髓灰质炎和小脑疾病等。

（2）肌张力增高：指肌肉坚实，伸屈肢体时阻力增加。

①痉挛性：指在被动运动开始时阻力较大，终末时阻力突然下降，有如打开折刀的感觉，称为"折刀状"肌张力增高。见于锥体束损害。

②强直性：指做被动运动时伸肌与屈肌肌张力均匀一致的增强，肢体可保持在一定位置上固定不动，有如弯曲铅管的感觉，称为"铅管状"肌张力增强；如在此基础上伴有震颤，肌张力增强可呈断续现象，有如齿轮转动的感觉，称为"齿轮状"肌张力增强。见于锥体外系损害。

## （四）共济运动★

主要检查患者的平衡及协调功能。

1. **检查方法** ①指鼻试验；②对指试验；③轮替动作；④跟膝胫试验；⑤闭目难立征。

2. **临床意义** 正常人动作协调、稳准。如动作笨拙和不协调时，称为共济失调。按病损部位分为小脑性共济失调、感觉性共济失调、前庭性共济失调。

（1）小脑性共济失调：有共济失调体征，但与视觉无关，不受睁眼与闭眼影响，不伴有感觉障碍，但有肌张力降低、眼球震颤等。常见于小脑疾病，如小脑肿瘤、小脑炎等。

（2）感觉性共济失调：有共济失调体征，并与视觉有关，即睁眼时减轻，闭眼时加剧，伴有深感觉障碍。常见于感觉系统病变，如多发性神经炎、亚急性脊髓联合变性、脊髓空洞症和脑部病变等。

（3）前庭性共济失调：有共济失调体征，以平衡障碍为主，伴有眩晕、恶心、呕吐及眼球震颤。常见于梅尼埃病、脑桥小脑角综合征等。

## 四、神经反射检查

神经反射是神经系统活动的基本形式，是对刺激的非自主反应。反射是通过反射弧来完成的。反射弧由感受器→传入神经→中枢神经→传出神经→效应器5部分组成，并受高级中枢控制。根据感受器部位的不同，将反射分为浅反射和深反射，为正常人可引出的生理反射。

反射活动受高级中枢控制，如锥体束有病变，反射活动失去抑制，而出现深反射亢进。某些神经系统疾病时引出一些正常人不能出现的反射称为病理反射。

检查反射时应注意两侧对比，两侧反射不对称是神经系统损害的重要定位体征。

### （一）浅反射★★★

**1. 角膜反射**

（1）检查方法

①直接角膜反射：正常时可见被检查者眼睑迅速闭合。

②间接角膜反射：刺激一侧角膜，对侧也出现眼睑闭合

反应。

（2）反射弧：反射由三叉神经和面神经共同完成。刺激角膜（感受器）→三叉神经眼支（传入神经）→脑桥（反射中枢）→两侧面神经（传出神经）→两侧眼轮匝肌（效应器）→引起眼睑闭合。

（3）临床意义

①直接、间接角膜反射消失，见于受刺激侧三叉神经病变（传入障碍）。

②直接角膜反射消失、间接角膜反射存在，见于受刺激侧面神经病变（传出障碍）。

③直接角膜反射存在、间接角膜反射消失，见于受刺激对侧面神经病变（传出障碍）。

④深昏迷患者直接、间接角膜反射均消失（传入、传出均障碍）。

**2. 腹壁反射**

（1）检查方法：检查时，嘱患者仰卧，下肢稍屈曲，使腹壁松弛，然后用钝头竹签分别沿肋缘下、脐平及腹股沟上的三个方向，由外向内轻划两侧皮肤，分别称为上、中、下腹壁反射。正常时受刺激部位腹肌收缩。

（2）反射弧：刺激腹壁皮肤（感受器）→脊髓感觉神经（传入神经）→脊髓丘脑束→大脑皮层（反射中枢）→锥体束→脊髓运动神经（传出神经）→腹部肌肉（效应器）→引起肌肉收缩。

上、中、下腹壁反射分别通过胸髓 7～8 节、9～10 节、11～12 节。

（3）临床意义

①一侧上、中、下腹壁反射全消失，见于同侧锥体束损害。

②上、中、下某一水平腹壁反射消失，见于同侧相应胸髓和脊神经的损害。

③双侧上、中、下腹壁反射消失，见于昏迷和急性腹膜炎患者。

④肥胖、老年人、腹壁松弛的经产妇及明显腹胀等，可出现腹壁反射减弱或消失。

**3. 提睾反射**

（1）检查方法：嘱被检查者仰卧位，双下肢伸直，检查者用火柴杆或钝头竹签由下向上轻划男性大腿内侧上方皮肤。正常时可引起同侧提睾肌收缩，使睾丸上提。

（2）反射弧：刺激大腿内侧皮肤（感受器）→闭孔神经（传入神经）→腰髓1~2节（反射中枢）→生殖股神经（传出神经）→提睾肌（效应器）→引起睾丸上提。

（3）临床意义

①一侧提睾反射消失，见于同侧锥体束损害。

②双侧提睾反射消失，见于腰髓1~2节和脊神经的损害。

③局部病变可引不出反射，见于腹股沟疝、阴囊水肿、睾丸炎、附睾炎等。

## （二）深反射 ★★★

**1. 检查方法**　检查时嘱患者尽量放松肢体才易引出，注意双侧对比。常用的深反射检查法及临床意义，见表11-3。

表11-3　深反射的传导通路及其临床表现

| 深反射 | 感受器 | 传入神经 | 神经中枢 | 效应器 | 临床表现 |
|---|---|---|---|---|---|
| 肱二头肌反射 | 肱二头肌肌腱 | 肌皮神经 | C5~6 | 肱二头肌 | 前臂快速屈曲 |
| 肱三头肌反射 | 肱三头肌肌腱 | 桡神经 | C6~7 | 肱三头肌 | 前臂伸展 |

续表

| 深反射 | 感受器 | 传入神经 | 神经中枢 | 效应器 | 临床表现 |
|--------|--------|----------|----------|--------|----------|
| 桡骨膜反射 | 桡骨茎突 | 桡神经 | C5~6 | 肱桡肌 | 屈肘和前臂旋前 |
| 膝反射 | 股四头肌肌腱 | 股神经 | L2~4 | 股四头肌 | 小腿伸展 |
| 跟腱反射 | 跟腱 | 胫神经 | S1~2 | 腓肠肌 | 足向距面屈曲 |
| 霍夫曼征 | 中指指盖 | 正中神经 | C7~T1 | 指深屈肌 | 中指以外其余各指掌曲 |

**2. 临床意义**

（1）深反射减弱或消失：见于下运动神经元病变，如末梢神经炎、脊髓灰质炎、神经根炎等所致的反射弧损害。当脑、脊髓有急性病变时，可致脑或脊髓处于休克状态，由于损伤病灶的超限抑制，致使低级反射弧受到抑制，引起深反射减弱或消失，见于脑血管病、急性脊髓炎等急性期。

（2）深反射增强或亢进：见于上运动神经元病变（锥体束损害），如急性脑血管病、急性脊髓炎休克期（3周左右）过后等。

当锥体束损害时，出现浅反射减弱或消失而深反射增强或亢进的现象，称为反射分离。

## （三）病理反射★★★

锥体束病损时，失去了对脑干和脊髓的抑制作用而释放出的原始保护反射。

1岁半以内的婴幼儿由于锥体束尚未发育完善，也可出现上述反射，且为双侧，不属于病理性反射。

## 1. 常见病理反射，见表 11-4。

表 11-4　常见的病理反射

| 病理反射 | 检查方法 | 阳性表现及其临床意义 |
|---|---|---|
| Babinski 征 | 嘱患者仰卧，髋及膝关节伸直，医师以手持患者踝部，用钝竹签沿患者足底外侧缘，由后向前至小趾近跟部并转向内侧蹈趾侧 | 阳性表现：蹈指背伸，其余四指呈扇形展开临床意义：提示锥体束损害。其中，以 Babinski 征意义最大。成年人一旦出现，且为单侧，则为病理反射 |
| Chaddock 征 | 嘱患者仰卧，髋及膝关节伸直，医师以手持患者踝部，用钝竹签沿患者足背外侧缘，由后向前至小趾近跟部并转向内侧蹈趾侧 | |
| Oppenheim 征 | 检查者用拇指及食指或中指及食指沿患者胫骨前缘用力由上向下滑压 | |
| Gordon 征 | 检查者用手以一定力量捏压腓肠肌 | |

**2. 阵挛**　包括髌阵挛、踝阵挛。阳性反应通常提示锥体束损害。

（1）髌阵挛：患者仰卧，下肢伸直，医师用拇指与食指掐住髌骨上缘，用力向下快速推动数次，保持一定的推力。阳性反应为股四头肌节律性收缩使髌骨上下运动。

（2）踝阵挛：患者仰卧，医师用左手托住腘窝，使髋、膝关节稍屈曲，右手握足前部脚掌，突然推向背屈并用手维持压于足底。阳性表现为该足呈节律性持续的屈伸。

## （四）脑膜刺激征★★★

当脑膜或其附近病变波及脑膜时，可刺激神经根，使相应肌群发生痉挛，当牵扯这些肌肉时，患者可出现防御性反射，这种反射称为脑膜刺激征。常见的脑膜刺激征见表11-5。

表11-5 常见的脑膜刺激征

| 脑膜刺激征 | 检查方法及阳性表现 | 临床意义 |
|---|---|---|
| 颈强直 | 检查方法：患者仰卧，去枕平卧，下肢伸直，检查者以一手托患者枕部，另一只手置于胸前使患者做屈颈动作<br>阳性表现：被动曲颈时，颈部抵抗力增强。在除外颈椎或颈部肌肉局部病变后，即可认为脑膜刺激征阳性 | 脑膜刺激征阳性，多见于脑膜炎、蛛网膜下腔出血和脑水肿、颅内压增高等 |
| Kernig征 | 检查方法：患者仰卧，一腿伸直，另一侧下肢曲髋、屈膝成直角，检查者将患者小腿抬高伸膝。正常人膝关节可伸达135°以上<br>阳性表现：伸不到135°时就感到抵抗，且伴疼痛与屈肌痉挛，或引起对侧下肢屈曲，为阳性 | |
| Brudzinski征 | 检查方法：患者仰卧，去枕平卧，下肢自然伸直，医生一手托患者枕部，一手置于患者胸前，然后使头部前屈<br>阳性表现：两侧膝关节和髋关节屈曲（缩腿） | |

## （五）拉塞格征

1. **检查方法**　患者仰卧，两下肢伸直，医师一手压在一侧膝关节上，使下肢保持伸直，另一手将下肢抬起，正常可抬高70°以上。如不到30°即出现由上而下的放射性疼痛为阳性。以同样方法再查另一侧。

2. **临床意义**　拉塞格征阳性是坐骨神经根受刺激的表现，常见于坐骨神经痛、腰椎间盘突出或腰骶神经根炎。

# 五、自主神经功能检查★

自主神经可分为交感与副交感两个系统。

1. **功能**　调节内脏、血管与腺体等的活动。

2. **临床常用检查方法**　眼心反射、卧立位试验、皮肤划痕试验、竖毛反射、发汗试验、Valsalva 动作。

# 六、神经系统常见疾病的主要体征★★★

## （一）多发性神经病

多发性神经病是由各种原因引起的四肢周围神经的轴突变性、神经元病变以及节段性脱髓鞘病变所致。

（1）运动障碍：肢体远端对称性迟缓性瘫痪，主要表现为肌张力减低、肌力下降、腱反射减弱或消失，同时可伴有肌肉萎缩、肌束颤动，通常远端重于近端。

（2）感觉障碍：主要表现为肢体远端对称性感觉减退或缺失，呈手套–袜套样分布。

（3）自主神经障碍：肢体远端皮肤菲薄、发凉，多汗或无汗，干燥或脱屑，指（趾）甲松脆，高血压或体位性低血压，手足肿胀等。

## （二）急性脊髓炎

急性脊髓炎是脊髓白质脱髓鞘或坏死所致的急性横贯性脊髓损害。

（1）运动障碍：早期常表现为脊髓损害平面以下肢体的瘫痪，呈迟缓性瘫痪，主要表现为肌张力减低、肌力下降、深浅反射均消失，病理反射未引出，处于"脊髓休克"状态，通常持续数日至数周，甚至更长时间的休克期后，肢体张力开始逐渐增高，腱反射亢进，出现病理反射，但脊髓受损平面以下的运动功能尚不能恢复。

（2）感觉障碍：主要表现为脊髓损害平面以下所有感觉均缺失，有时可在受损节段平面以上 1~2 节段出现感觉过敏带或有束带样感觉异常。

（3）自主神经障碍：早期表现为尿潴留、便秘、充盈性尿失禁。损害平面以下少或无汗，皮肤脱屑及水肿，指（趾）甲松脆和角化过度等。

## （三）结核性脑膜炎

结核性脑膜炎是由结核杆菌引起的脑膜和脊髓膜的非化脓性炎症，可侵犯脑实质和脑神经。

（1）一般状态：早期常表现为低中度热、盗汗、头晕头痛、心慌、面色潮红，伴咳嗽咳痰、消瘦等；后期可表现为头痛、呕吐、意识障碍，甚至伴癫痫发作、精神行为异常。

（2）脑膜刺激征：颈项强直、Kernig 征、Brudzinski 征可阳性。

（3）脑神经损害：常累及视神经、动眼神经、展神经和面神经。表现为视力下降、上眼睑下垂、瞳孔散大、对光反射消失、斜视、复视、眼球活动障碍、周围性面神经麻痹等。

（4）脑实质损害：后期可出现偏瘫、交叉瘫、四肢瘫以及截瘫。

## （四）脑血栓形成

脑血栓形成是指脑动脉主干或皮质支动脉粥样硬化导致的血管增厚、管腔狭窄闭塞和血栓形成，引起脑局部血流减少或供血中断，脑组织缺血缺氧坏死出现的局灶性神经系统症状。

1. 颈内动脉闭塞颈内动脉系统占脑血流量的前 3/5，又称为前循环。

（1）大脑中动脉闭塞：可出现"三偏征"，即病灶对侧偏瘫、偏盲、偏身感觉障碍，以内囊受累常见。如优势半球受损时可伴有失语。

（2）大脑前动脉闭塞：可出现病灶对侧中枢性面瘫、舌瘫及单肢瘫（一侧上肢或一侧下肢瘫痪），以下肢为重，可伴有感觉障碍、精神障碍以及尿失禁、尿潴留等。如优势半球受损时还可出现失语、失用。

（3）大脑后动脉闭塞：可出现病灶对侧偏瘫、偏盲、偏身感觉障碍、共济失调和不自主运动。如优势半球受损时还可出现失语、失认、失读。

2. 椎-基底动脉闭塞椎-基底动脉系统占脑血流量的后2/5，又称为后循环。椎-基底动脉闭塞可出现眩晕、呕吐、共济失调、构音障碍、饮水呛咳、吞咽困难、肢体瘫痪等，并可伴有眼球震颤、瞳孔缩小、一过性黑朦、复视等。重症者可出现高热、昏迷、肺部感染、消化道出血等。

**（五）帕金森病★★★**

帕金森病是一种常见的中老年人神经系统变性病，主要累及锥体外系黑质-纹状体系统，以运动迟缓为核心，伴有静止性震颤、肌强直、姿势步态异常等临床表现的疾病。症状常自一侧上肢开始，波及同侧下肢，再累及对侧上肢及下肢，呈"N"字型进展。

（1）静止性震颤：节律4～6Hz，如"搓丸样"。安静时出现，随意运动后减轻或消失，紧张时加重，入睡后消失。

（2）肌强直：可表现为面具脸、肌张力增高[齿轮样强直（伴有震颤）、铅管样强直（不伴有震颤）两种]。

（3）运动迟缓：因肌张力增高、姿势反射障碍所致的起床、翻身、步行、变换方向等运动迟缓，随意运动减少、启动困难。

（4）姿势步态异常：表现为站立时屈曲、平衡障碍、小步态、起步困难、慌张步态、行走时上肢摆臂动作减少或消失。

## 难点提示

## 一、鉴别诊断

### 1. 周围性与中枢性面瘫的鉴别要点

| 瘫痪类型 | 受损部位 | 临床表现 | 病因 |
|---|---|---|---|
| 中枢性面瘫 | 由面神经核上部位（大脑皮层、皮质脑干束、内囊或脑桥）受损引起 | 皱额、闭眼不受影响。只出现病变对侧下半面瘫：鼻唇沟变浅，口角下垂，口角偏向健侧，不能吹口哨、鼓腮 | 常见于脑血管病变、肿瘤或炎症等 |
| 周围性面瘫 | 由面神经核或面神经受损引起 | 瘫痪侧面肌全瘫：额纹变浅或消失，眼裂变大，不能皱额、闭眼，角膜反射消失，病侧鼻唇沟变浅，口角下垂，口角偏向健侧，不能吹口哨及鼓腮；还可有舌前2/3味觉丧失，舌下腺、下颌下腺及泪腺等分泌障碍 | 寒冷刺激、耳部或脑膜感染、听神经纤维瘤等引起 |

## 2. 锥体系与锥体外系损害的鉴别要点

| 部位 | 支配运动 | 临床表现 |
|------|----------|----------|
| 锥体系 | 随意运动 | 折刀样增高：上肢屈肌、下肢伸肌张力增高 |
| 锥体外系 | 不随意运动 | 齿轮状增高（伴有震颤）：伸肌、屈肌张力均匀一致增高，伴有震颤，规律而断续<br>铅管样增高（不伴震颤）：伸肌、屈肌张力均匀一致增高，不伴有震颤，停顿，犹如齿轮滚动般 |

## 3. 中枢性瘫痪与周围性瘫痪的鉴别要点

|  | 中枢性瘫痪 | 周围性瘫痪 |
|------|----------|----------|
| 病损部位 | 上运动神经元（包括中央前回、皮质脑干束和皮质脊髓束受损） | 下运动神经元（包括脊髓前角细胞及周围神经受损，在脑干为各脑神经核及神经纤维受损） |
| 瘫痪类型 | 范围较广，可表现为单瘫、偏瘫、截瘫 | 范围较局限，以肌群瘫痪为主 |
| 肌张力 | 增高 | 降低 |
| 肌萎缩 | 无或不明显 | 有，通常较明显 |
| 肌束颤动 | 无 | 可有 |
| 腱反射 | 亢进 | 减弱或消失 |
| 病理征 | （+） | （-） |

### 4. 中枢性瘫痪常见类型及其临床特点鉴别

| 瘫痪类型 | 病变部位 | 临床特点 |
|---|---|---|
| 皮质型 | 中央前回 | 病灶对侧单瘫（上肢或下肢）或面瘫 |
| 内囊型 | 内囊 | 病灶对侧"三偏征" |
| 脑干型 | 脑干 | 交叉瘫。即病灶同侧脑神经周围性瘫痪，病灶对侧肢体中枢性瘫痪 |
| 脊髓型 | 脊髓半切综合征 | 病变以下同侧中枢性肢体瘫痪、深感觉障碍、对侧痛温觉障碍 |
| | 脊髓横贯性损害 | 病变平面以下肢体中枢性瘫痪、深浅感觉缺失、括约肌功能障碍 |
| | 高颈髓（C1~4） | 四肢中枢性瘫痪，括约肌功能障碍，四肢和躯干多无汗。病变平面以下各种感觉均缺失 |
| | 颈膨大（C5~T2） | 双上肢周围性瘫痪，双下肢中枢性瘫痪。病灶平面以下各种感觉缺失，尿便障碍 |
| | 胸髓（T3~12） | 双下肢中枢性瘫痪。病灶平面以下各种感觉缺失，尿便障碍。受损节段常伴有束带感 |
| | 腰膨大（L1~S2） | 受损平面以下双下肢周围性瘫痪，双下肢及会阴部各种感觉缺失，括约肌功能障碍 |

**5. 周围性与中枢性面部感觉障碍的区别**

周围性：三支（眼支、上颌支、下颌支）分布区域各种感觉缺失。

中枢性：分离性、洋葱皮样感觉障碍。

## 二、名词解释

1. **视野**——为眼前固定不动，遮蔽一眼，被检眼球正视前方时余光所能看见的空间范围。

2. **Horner 综合征**——患侧上眼睑下垂，瞳孔缩小，眼球内陷，同侧面部少汗或无汗。Horner 综合征常见于 C8 ~ T1 交感神经节受损。

3. **直接对光反射**——请受检者双眼平视前方，右手持手电筒从眼外侧迅速将光线移向一侧瞳孔部位，可见该侧瞳孔立即缩小，移开光线，瞳孔迅速扩大。

4. **间接对光反射**——检查者用一手置于双眼中部，挡住光线，将光线照射一侧瞳孔，对侧未受照射的瞳孔立即缩小，移开光线，瞳孔迅速复原。

5. **调节反射**——右手食指置于受检者眼前约 1m 米处，请受检者注视指尖，然后将食指迅速移近距眼球 10cm 左右处，正常反应是两侧瞳孔缩小，称为调节反射。

6. **辐辏反射**——右手食指置于受检者眼前约 1m 处，请受检者注视指尖，然后将食指缓慢移近被检者眼球 10cm 左右处，此时两侧眼球同时向内聚合，称为辐辏反射（聚合反射）。

7. **延髓性（球）麻痹**——舌咽神经、迷走神经或其神经核受损时，出现声音嘶哑、饮水呛咳、吞咽困难、咽部感觉丧失、咽反射消失，常伴舌肌萎缩，称延髓性（球）麻痹，又称真性球麻痹。

**8. 假延髓性（球）麻痹**——双侧舌咽神经核、迷走神经核以上受损时出现咽反射亢进，伴强哭、强笑，无舌肌萎缩，称假延髓性（球）麻痹。

**9. 不随意运动**——指意识清楚时，随意肌不自主收缩产生的无目的的异常动作。

**10. 偏瘫**——为一侧肢体（上、下肢）瘫痪，并伴有同侧中枢性面瘫及舌瘫。

**11. 交叉瘫**——为病灶同侧脑神经周围性瘫痪，病灶对侧肢体中枢性瘫痪，常见于脑干病变。

**12. 三偏征**——病灶对侧偏瘫、偏盲、偏身感觉障碍。

**13. 震颤**——两组拮抗肌交替收缩引起的肢体不自主抖动。

**14. 浅反射**——是刺激皮肤或黏膜引起的反射，属生理反射。

**15. 深反射**——刺激骨膜、肌腱，通过深部感应器引起的反射，又称为腱反射。

**16. 病理反射**——锥体束病损时，失去对脑干和脊髓的抑制作用而释放出的原始保护反射。

**17. 脊髓半切综合征**——脊髓半横贯性损害时，病变平面以下同侧中枢性肢体瘫痪、深感觉障碍、对侧痛温觉障碍。

**18. 脑膜刺激征**——当脑膜或其附近病变波及脑膜时，可刺激神经根，使相应肌群发生痉挛，当牵扯这些肌肉时，患者可出现防御性反射，这种反射称为脑膜刺激征。

## 三、常考问题

1. 简述视野的检查方法。

2. 简述动眼神经、滑车神经、展神经的检查方法及其损害后相应的临床意义。

3. 简述面神经的检查方法及其异常的临床意义。

4. 请指出中枢性面瘫与周围性面瘫的鉴别要点。

5. 简述位听神经的检查方法及其异常的临床意义。

6. 简述三叉神经的检查方法及其异常的临床意义。

7. 请指出中枢性与周围性面部感觉障碍的区别。

8. 简述舌咽神经、迷走神经的检查方法及其异常的临床意义。

9. 简述副神经的检查方法及其异常的临床意义。

10. 简述舌下神经的检查方法及其异常的临床意义。

11. 什么叫肌力？临床上肌力检查如何分级？

12. 什么叫瘫痪？中枢性瘫痪与周围性瘫痪的主要鉴别点在哪里？

13. 简述共济运动的检查方法？如何区分小脑性、感觉性与前庭性共济失调？

14. 请简述临床中常用的浅反射与深反射的检查方法。

15. 请简述临床中病理反射包括哪些？各自如何检查？其阳性的临床意义是什么？

16. 脑膜刺激征有哪些？如何检查？其阳性的临床意义是什么？

17. Lasegue 征与 Kernig 征的检查方法有何不同？其阳性的临床意义是什么？

## 四、难点释疑

### 1. 真性球麻痹与假性球麻痹的区别

真性球麻痹指的是一侧或双侧延髓病变所致后组颅神经，如舌咽神经和迷走神经的周围性瘫痪（舌咽、迷走神经核性或核下性损害所致）。患者主要表现为声音嘶哑、饮水呛咳、吞咽困难，体征上存在一侧或双侧咽反射减弱或消失、咽部感觉缺失，常伴有舌肌萎缩、纤颤，故真性球麻痹又名为延髓性麻痹。

假性球麻痹指的是延髓本身并无问题，并非位于延髓上的后组脑神经的核性损害，而为核上性损害，病变位于核上。一侧舌咽和迷走神经的核上损害（大脑皮层上运动神经元或皮质延髓束）时，患者并不会出现症状，因为它接受来自双侧皮质延髓束的支配；而当患者两侧大脑半球反复多次发生脑血管病、颅内感染或其他相关病变时，双侧大脑皮层上运动神经元或皮质延髓束同时受损，患者便会出现声嘶、饮水呛咳、吞咽困难、强哭、强笑等假性球麻痹表现。

### 2. 锥体束损害时，为什么会出现深反射亢进而浅反射减弱或消失

当锥体束损害时，肱二头肌、肱三头肌、桡骨膜、膝反射、跟腱反射等深反射会亢进，而腹壁反射、提睾反射等浅反射会减弱或消失，其根本原因在于深浅反射的反射弧不一致。

浅反射是刺激皮肤、黏膜及角膜引起的肌肉快速收缩反应。其反射弧相对比较复杂，由感受器→传入神经（感觉纤维）→脊神经节后根→脊髓后角细胞→经白质前连合交叉到对侧→脊髓丘脑侧束传入纤维→大脑中央后回感觉中枢（大脑皮层中央后回、前回）→皮质脊髓束（锥体束）传出纤维→延髓交叉至对侧→皮质脊髓侧束→脊髓前角细胞→脊神经节前根→传出神经（运动纤维）→效应器组成。

深反射是刺激肌腱、骨膜的本体感受器所引起的肌肉迅速收缩反应。其反射弧是由感觉神经元和运动神经元直接连接组成的单突触反射弧。主要由感受器→传入神经（感觉纤维）→脊髓后角细胞→脊髓前角细胞→传出神经（运动纤维）→效应器组成。

锥体束损害时，造成浅反射的基本反射弧通路障碍，因而浅反射减弱或消失；而锥体束并不在深反射的基本反射弧通路中，故锥体束的损害并未对深反射造成影响，相反，还可能因为上运动神经元对基本反射弧的抑制作用解除而出现反射亢进现象。

**3. 急性脑血管病早期或急性脊髓损伤早期，患者为何会出现肌张力减低、深浅反射消失、病理征阴性的所谓"脊髓休克"现象**

所谓"脊髓休克"是指与高位中枢神经离断的脊髓暂时丧失反射活动的能力，进入无反应状态的现象。其主要表现为受损脊髓横断面以下肌力下降、肌张力减低、腱反射减弱或消失、病理征不能引出（软瘫表现）；横断面以下所有感觉均缺失，伴括约肌功能障碍（大小便障碍）、血管舒缩功能下降、排汗减少甚至无汗等。此后，一些以脊髓为基本中枢的反射活动可以逐渐恢复。

而急性脑血管疾病所引起的瘫痪为中枢性瘫痪，当锥体束受损后理应出现肌力下降、肌张力增高、腱反射活跃、病理征阳性等硬瘫表现。这是因为病变早期患者处于"脊髓休克"期，因而出现肌力下降、肌张力减低、腱反射减弱或消失、病理征不能引出等软瘫表现。待度过"脊髓休克"期后，一些以脊髓为基本中枢的反射活动逐渐恢复，患者随即逐渐出现肌张力增高、腱反射活跃、病理征阳性等硬瘫表现。

# 第十二章 ➠ 全身体格检查

## 教学大纲

★★★掌握全身体格检查的基本要求、检查顺序及基本项目。

## 重点提示

全身体格检查是指医师对受检者进行全面、系统、有序的体格检查。

## 一、全身体格检查的基本要求及注意事项

1. 内容全面系统、突出重点。

2. 顺序规范、合理。

3. 注意个体差异，灵活检查。

4. 手脑并用。

5. 加强沟通，注重人文关怀。

6. 控制好进度和时间（全身体格检查一般应尽量在40分钟内完成）。

7. 防止交叉感染及医源性感染。

8. 注重自我保护（男医师检查女患者时，须有其他医护

人员陪同；女医师检查男患者隐私部位时，也须有其他医护
人员陪同）。

## 二、全身体格检查的顺序

全身体格检查不是各系统检查简单的先后叠加，既要保
证体格检查的全面系统，又要尽量避免受检者频繁更换体位
带来的不适，因此全身体格检查时可将某系统检查在不同体
位下分段进行。检查顺序如下：

1. **坐位患者**　一般情况和生命体征→头颈部→后背部
（包括肺、脊柱、肾区、骶部）→（受检者取仰卧位）前胸
部、侧胸部→腹部→上肢、下肢→肛门、直肠→外生殖器→
神经系统（最后站立位）。

2. **卧位患者**　一般情况和生命体征→上肢→头颈部→
前、侧胸部→（受检者取坐位）后背部（包括肺、脊柱、肾
区、骶部）→（受检者取卧位）腹部→下肢→肛门、直肠→
外生殖器→神经系统（最后站立位）。

## 三、全身体格检查的基本项目★★★

全身体格检查之前，医师需准备好需要的器械（体温计、
血压计、听诊器、叩诊锤、手表、棉签、大头针、音叉等），
确认器械状态正常，并在受检者在场时洗手。

### （一）一般检查及生命体征

1. 与受检者简短交谈并做自我介绍（姓名、职称等）。

2. 观察面容、表情、发育、营养、意识等一般状态。

3. 生命体征检查（4 项）　体温、脉搏、呼吸、血压。

## （二）头颈部

4. 头部检查（4项） 头部外形、毛发分布、异常运动、触诊头颅。

5. 眼检查（11项） 检查眼外形、视力、上睑、下睑、结膜巩膜、泪囊，检查角膜反射、眼球运动、瞳孔直接对光反射、瞳孔间接对光反射、调节反射、聚合反射。

6. 耳检查（3项） 观察、触诊双侧外耳及耳后区，检查双耳听力。

7. 触诊颞颌关节及其运动。

8. 鼻检查（5项） 观察鼻外形、鼻前庭、鼻中隔，触诊外鼻，检查左右鼻道通气状态。

9. 鼻窦检查（3项） 检查额窦、筛窦、上颌窦。

10. 口部检查（12项） 观察口唇、牙、上腭、舌质和舌苔，借助压舌板检查颊黏膜、牙、牙龈、口底、口咽部、悬雍垂及扁桃体。

11. 检查舌下神经（伸舌）。

12. 检查面神经运动功能（皱额、闭目、露齿、鼓腮或吹口哨）。

13. 三叉神经检查（2项） 三叉神经运动支、三叉神经感觉支。

14. 颈部检查（4项） 暴露颈部，观察外形和血管，触诊左、右颈动脉，听诊颈部（甲状腺、血管）杂音。

15. 检查副神经（耸肩及对抗头部旋转）。

16. 头、颈部淋巴结检查（9项） 检查耳前淋巴结、耳后淋巴结、乳突区淋巴结、枕后淋巴结、颌下淋巴结、颏下淋巴结、颈前淋巴结浅组、颈后淋巴结、锁骨上淋巴结。

17. 触诊甲状软骨。

18. 甲状腺检查（3 项）　观察甲状腺，触诊甲状腺峡部、甲状腺侧叶。

19. 触诊气管位置。

20. 脑膜刺激征检查（3 项）　颈强直、Brudzinski 征、Kernig 征。

## （三）前、侧胸部

21. 胸部检查（5 项）　暴露前、侧胸部，观察胸部外形、对称性、皮肤、双侧乳房及呼吸运动等，触诊胸壁弹性，有无压痛，检查双侧乳房、双侧腋窝淋巴结。

22. 肺部触诊（3 项）　检查双侧呼吸动度、双侧触觉语颤，有无胸膜摩擦感。

23. 肺部叩诊（2 项）　叩诊双侧肺尖、双侧前胸和侧胸。

24. 肺部听诊（3 项）　听诊双侧肺尖、双侧前胸和侧胸，检查双侧听觉语音。

25. 心脏视诊（2 项）　观察心前区、心尖搏动。

26. 心脏触诊（2 项）　触诊心前区、心尖搏动。

27. 心脏叩诊（2 项）　叩诊左侧、右侧心脏相对浊音界。

28. 心脏听诊（5 项）　听诊二尖瓣区、肺动脉瓣区、主动脉瓣区、主动脉瓣第二听诊区、三尖瓣区，听诊主要内容包括心率、心律、心音、额外心音、杂音、心包摩擦音等。

## （四）背部

29. 背部检查（2 项）　请受检者坐起，充分暴露背部，观察脊柱、胸廓外形及呼吸运动。

30. **肺部触诊（3 项）** 检查胸廓活动度、双侧触觉语颤、胸膜摩擦感。

31. 请受检者双上肢交叉抱肘。

32. **肺部叩诊（3 项）** 叩诊双侧后胸部、双侧肺下界、双侧肺下界移动度。

33. **肺部听诊（3 项）** 听诊双侧后胸部，有无胸膜摩擦音，检查双侧听觉语音。

34. **脊柱检查（2 项）** 触诊脊柱有无畸形、压痛，检查脊柱有无叩击痛（直接、间接叩诊法）。

35. 检查双侧肋脊点、肋腰点有无压痛。

36. 检查双侧肋脊角有无叩击痛。

37. 触诊骶部有无水肿。

## （五）腹部

38. 受检者低枕仰卧位，正确暴露腹部。

39. **腹部视诊** 腹部外形、对称性、皮肤、腹壁静脉、胃肠型、蠕动波、脐及腹式呼吸等。

40. **腹部听诊（3 项）** 听诊肠鸣音、血管杂音、振水音。

41. **腹部叩诊（5 项）** 叩诊全腹、肝上界、肝下界，检查肝脏叩击痛，检查移动性浊音。

42. **腹部触诊（11 项）** 浅触诊全腹部，深触诊全腹部，训练患者做加深的腹式呼吸 2~3 次、单手法触诊肝脏、双手法触诊肝脏，检查肝-颈静脉回流征、胆囊有无肿大、胆囊点有无压痛及墨菲征，双手法触诊脾脏，双手法触诊双侧肾脏，检查肾脏、各输尿管压痛点有无压痛。

43. 检查腹部触觉（或痛觉）。

44. 检查腹壁反射。

## （六）上肢

45. 正确暴露双上肢及肩部。

46. 观察上肢外形、皮肤、关节、双手及指甲、肩部外形。

47. 触诊指间关节及掌指关节、腕关节、双肘鹰嘴和肱骨髁状突、肩关节及其周围、滑车上淋巴结。

48. 检查指关节、腕关节、肘关节、肩关节运动。

49. 上肢肌力检查。

50. 检查上肢触觉（或痛觉）。

51. 检查肱二头肌反射、肱三头肌反射、桡骨骨膜反射、Hoffmann 征。

## （七）下肢

52. 正确暴露下肢。

53. 观察双下肢外形、皮肤、趾甲。

54. 触诊腹股沟区有无肿块、疝、腹股沟淋巴结纵组和横组、股动脉搏动（必要时听诊）、膝关节，检查髌阵挛、浮髌试验、踝关节及跟腱、双足背动脉。

55. 检查髋关节、膝关节、踝关节及足趾的运动。

56. 下肢肌力检查。

57. 检查有无凹陷性水肿。

58. 检查下肢痛觉（或触觉）。

59. 检查膝腱反射、跟腱反射、踝阵挛、Babinski 征、Chaddock 征、Oppenheim 征、Gordon 征。

60. 检查跟-膝-胫试验（睁眼、闭眼）。

61. 检查 Lasegue 征。

## （八）肛门直肠（仅必要时检查）

62. 嘱受检者左侧卧位，右腿屈曲，观察肛门、肛周、会阴区，行直肠指检，观察指套有无分泌物。

## （九）外生殖器（仅必要时检查）

63. 跟受检者解释检查的目的、方法和必要性，注意保护隐私，确认膀胱已排空，受检者取仰卧位。

64. 男性外生殖器检查　观察阴毛、阴茎、冠状沟、龟头、包皮；观察尿道外口；观察阴囊，必要时检查提睾反射；触诊双侧睾丸、附睾、精索。

65. 女性外生殖器检查　观察阴毛、阴阜、大小阴唇、阴蒂；观察尿道口及阴道口；触诊阴阜、大小阴唇、尿道旁腺、巴氏腺。

## （十）共济运动、步态与脊柱活动度

66. 请受检者站立。

67. 观察步态。

68. 共济运动检查（3 项）　指鼻试验（睁眼、闭眼）、双手快速轮替运动（睁眼、闭眼）、闭目难立征。

69. 脊柱活动度检查（2 项）　颈椎活动度、腰椎活动度。

## 难点提示

## 四、常考问题

1. 怎样才能全面、顺序地进行全身体格检查？
2. 全身体格检查的注意事项有哪些？

# 第三篇　实验诊断

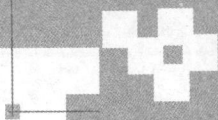

# 第十三章 ➡ 血液学检查

## 教学大纲

★★★掌握红细胞计数、血红蛋白、白细胞计数、白细胞分类计数和血小板计数增多、减少的临床意义。

★★★掌握中性粒细胞核左移的临床意义。

★★★掌握血沉增快的临床意义。

★★熟悉核右移、网织红细胞计数的临床意义。

★★熟悉常见血液病的血液学特点及骨髓细胞学检查的临床应用。

★★熟悉 ABO、Rh 血型系统的鉴定原则、抗体筛检及交叉配血的临床意义。

★了解红细胞、白细胞和血小板形态改变的临床意义。

★了解血细胞比容、红细胞平均值测定，红细胞、白细胞体积分布直方图以及溶血性贫血实验室检查的临床意义。

★了解血细胞的发育体系和发育规律；骨髓细胞检查的结果分析。

## 重点提示

### 实验诊断概念★★★

实验诊断是指运用物理学、化学和生物学等实验技术，对患者的血液、体液、分泌物、排泄物及组织细胞等进行检验，以获得病原体、病理变化及脏器功能状态等资料，从而协助临床进行诊断、观察病情、制定防治措施和判断预后的常用诊断方法。

# 第一节 血液的一般检测

血液的一般检测包括血红蛋白测定、红细胞计数、红细胞平均值测定、红细胞形态、白细胞计数及分类计数、血小板计数、血小板平均值测定和血小板形态检测等。

## 一、红细胞检测

### （一）血红蛋白测定和红细胞计数★★★

【参考区间】

1. **血红蛋白** 男 130～175g/L；女 115～150g/L；新生儿 180～190g/L。

2. **红细胞计数** 男（4.3～5.8）×$10^{12}$/L；女（3.8～5.1）×$10^{12}$/L；新生儿（6.0～7.0）×$10^{12}$/L。

【临床意义】血红蛋白与红细胞计数临床意义基本相同，但判断贫血的程度时血红蛋白优于红细胞计数。在某些贫血时血红蛋白与红细胞数量的减少程度可不一致。

1. **红细胞和血红蛋白减少**

（1）生理性：主要见于妊娠中后期、6个月至2岁婴幼儿、老年人。

（2）病理性：①红细胞生成减少，如缺铁性贫血、巨幼细胞贫血、再生障碍性贫血、白血病、慢性系统性疾病。②

红细胞破坏过多，如异常血红蛋白病、珠蛋白生成障碍性贫血、阵发性睡眠性血红蛋白尿、葡萄糖-6-磷酸脱氢酶缺乏症、免疫性溶血性贫血和脾功能亢进等。③失血。

**2. 红细胞和血红蛋白增多**

（1）相对性红细胞增多：大量出汗、连续呕吐、反复腹泻、大面积烧伤、糖尿病酮症酸中毒、尿崩症等。

（2）绝对性红细胞增多：①继发性：生理性增多见于新生儿、高山居民、登山运动员和重体力劳动者；病理性增多见于慢性阻塞性肺气肿、肺源性心脏病、发绀型先天性心脏病、异常血红蛋白病及某些肿瘤（如肝细胞癌、卵巢癌、肾癌、肾胚胎瘤等）。②原发性：如真性红细胞增多症。

## （二）红细胞的异常形态检查 ★

**1. 红细胞大小改变** ①小红细胞见于小细胞低色素性贫血、遗传性球性红细胞增多症；②大红细胞见于溶血性贫血、急性失血性贫血及巨幼细胞贫血；③巨红细胞、超巨红细胞常见于巨幼细胞贫血；④红细胞大小不均见于增生性贫血（溶血性贫血、失血性贫血）。

**2. 红细胞形态改变** ①球形红细胞主要见于遗传性球形红细胞增多症；②椭圆形红细胞主要见于遗传性椭圆形红细胞增多症；③靶形红细胞常见于珠蛋白生成障碍性贫血等血红蛋白病，也见于缺铁性贫血；④口形红细胞主要见于遗传性口形红细胞增多症，也见于 DIC 及乙醇中毒；⑤镰形细胞见于血红蛋白 S 病；⑥泪滴形细胞为骨髓纤维化的特点；⑦红细胞形态不整常见于微血管病性溶血性贫血如 DIC、血栓性血小板减少性紫癜、恶性高血压等，严重烧伤患者亦可见。

**3. 红细胞内的异常结构** ①碱性点彩红细胞见于增生性贫血、骨髓纤维化及铅等重金属中毒；②有核红细胞在正常成人外周血不能见到，血涂片中出现此类细胞是一种病理现象，见于各种溶血性贫血、珠蛋白生成障碍性贫血、白血病、骨髓纤维化及其他部位癌肿转移到骨髓；③卡波环、染色质小体见于溶血性贫血及巨幼细胞贫血等。

## 二、白细胞计数及白细胞分类计数★★★

【参考区间】

1. **白细胞总数** 成人（3.5～9.5）×$10^9$/L；儿童（5～12）×$10^9$/L；新生儿（15～20）×$10^9$/L。

2. **分类计数** 中性杆状核 0.01～0.05；中性分叶核 0.40～0.70；嗜酸性粒细胞 0.004～0.08；嗜碱性粒细胞 0～0.01；淋巴细胞 0.20～0.50；单核细胞 0.03～0.10。

【临床意义】白细胞数高于 9.5×$10^9$/L（9500/$mm^3$）称白细胞增多；低于 3.5×$10^9$/L（3500/$mm^3$）称白细胞减少。

1. **中性粒细胞**

（1）中性粒细胞增多：中性粒细胞生理性增多见于新生儿、妊娠末期、分娩时，剧烈运动、劳动后、饱餐、沐浴后及寒冷等。

1）反应性增多：①感染：化脓性感染，如流行性脑脊髓膜炎、肺炎、阑尾炎等；某些病毒感染，如乙型脑炎、狂犬病等；某些寄生虫感染，如急性血吸虫病、肺吸虫病等。②严重组织损伤：如较大手术后、急性心肌梗死后。③急性大出血、溶血：如脾破裂、宫外孕输卵管破裂后等。④中毒：如糖尿病酮症酸中毒、安眠药中毒、有机磷农药中毒、毒蕈中毒等。⑤恶性肿瘤：如胃癌、肝癌。⑥其他：如类风湿关节炎等自身免疫性疾病、痛风、严重缺氧及应用糖皮质激素等。

2）异常增生性粒细胞增多：见于急慢性粒细胞性白血病、

真性红细胞增多症、原发性血小板增多症和骨髓纤维化等。

（2）中性粒细胞减少：①某些感染：病毒感染，如流行性感冒、麻疹、病毒性肝炎、水痘、风疹等；也见于革兰阴性杆菌感染和原虫感染，如伤寒、疟疾、黑热病等。②某些血液病：如再生障碍性贫血、粒细胞缺乏症、骨髓纤维化、白细胞不增多性白血病及恶性组织细胞病等。③药物及理化因素的作用：如氯霉素、抗肿瘤药物（噻替哌、环磷酰胺）、抗结核药物（利福平、氨硫脲）、抗甲状腺药物（甲巯咪唑、卡比马唑）、解热镇痛药、抗糖尿病药、磺胺药，X线、放射性核素及化学物质如苯、铅、汞等。④自身免疫性疾患：如系统性红斑狼疮等。⑤单核-吞噬细胞系统功能亢进：如肝硬化、班替综合征、淋巴瘤等引起的脾功能亢进。

（3）中性粒细胞的核象变化

1）核左移：周围血白细胞分类中性粒细胞杆状核大于5%或出现杆状核以前阶段的幼稚粒细胞，称为核左移。常见于各种病原体所致的感染、大出血、大面积烧伤、大手术、恶性肿瘤晚期等，特别是急性化脓性感染。

核左移伴白细胞总数增高者，称为再生性左移。核左移程度与感染轻重及机体抗感染反应能力密切相关。仅有杆状核粒细胞增多（0.05～0.10）称轻度核左移，表示感染轻，机体抵抗力较强；如杆状核粒细胞为 0.10～0.25，并伴有少数晚幼粒细胞甚至中幼粒细胞时，称为中度核左移，表示感染严重；如杆状核粒细胞超过 0.25 并出现更幼稚的粒细胞（早幼粒、原粒）时，称为重度核左移或类白血病反应，表示感染更为严重。

核左移而白细胞总数不增高，甚至减少，称为退行性左移。再生障碍性贫血、粒细胞缺乏症出现这一情况提示骨髓造血功能减低，粒细胞生成和成熟受阻。严重感染出现退行性左移，表示机体反应性低下，病情极为严重。

2）核右移：正常人血中的中性粒细胞以 3 叶者为主，若中性粒细胞核出现 5 叶或更多分叶，其百分率超过 3% 者，称为核右移。核右移常伴白细胞总数减少，为骨髓造血功能减退或缺乏造血物质所致。常见于巨幼细胞贫血、恶性贫血，也可见于应用抗代谢药物（阿糖胞苷、6-巯基嘌呤）之后。在炎症恢复期出现一过性核右移是正常现象；若在疾病进行期突然发现核右移，表示预后不良。

（4）中性粒细胞的形态异常

1）中性粒细胞的中毒性改变：大小不均、中毒颗粒、空泡变性、核变性等，常见于各种严重感染、中毒、恶性肿瘤及大面积烧伤等，空泡变性尤以败血症最常见。中毒性粒细胞出现的程度可反应病情的程度及与预后的关系。

2）棒状小体：见于急性粒细胞、单核细胞白血病。

**2. 嗜酸性粒细胞**

（1）嗜酸性粒细胞增多见于：①变态反应性疾病：如支气管哮喘、药物过敏反应、食物过敏、过敏性间质性肾炎、热带嗜酸性粒细胞增多症以及某些皮肤病，如荨麻疹、血管神经性水肿、剥脱性皮炎、湿疹、天疱疮、银屑病等。②寄生虫病：如钩虫病、蛔虫病、肺吸虫病、血吸虫病、丝虫病等。③某些血液病：如慢性粒细胞白血病、嗜酸性粒细胞白血病、霍奇金病等。④其他：某些恶性肿瘤、传染病恢复期、肾上腺皮质功能减退症及高嗜酸性粒细胞综合征等。

（2）嗜酸性粒细胞减少：见于伤寒、副伤寒、应激状态（如严重烧伤、急性传染病的极期）、休克、库欣综合征或长期应用肾上腺皮质激素后等。

3. **嗜碱性粒细胞**　嗜碱性粒细胞增多可见于过敏性疾病、慢性粒细胞白血病、嗜碱性粒细胞白血病、转移癌、骨髓纤维化、慢性溶血、糖尿病、传染病等。其减少一般无临床意义。

4. **淋巴细胞**

（1）淋巴细胞增多见于：①感染性疾病：主要为病毒感染，如麻疹、风疹、水痘、流行性腮腺炎、传染性单核细胞增多症、病毒性肝炎、肾综合征出血热等。也可见于某些杆菌感染，如结核病、百日咳、布氏杆菌病。②某些血液病：如急性和慢性淋巴细胞白血病、淋巴瘤等。③急性传染病的恢复期。④移植排斥反应。⑤再生障碍性贫血、粒细胞缺乏症时，淋巴细胞比例相对增高。

（2）淋巴细胞减少：主要见于应用糖皮质激素、烷化剂，接触放射线，免疫缺陷性疾病及抗淋巴细胞球蛋白的治疗等。

（3）异形淋巴细胞增多：主要见于病毒感染性疾病，如传染性单核细胞增多症和肾综合征出血热可高达 0.10 以上；病毒性肝炎、风疹、某些细菌性感染、螺旋体病、立克次体疾病或过敏性疾病轻度增多。

5. **单核细胞**　单核细胞增多见于：①生理性：2 周内婴儿可达 0.15 或更多，儿童平均为 0.09。②某些感染：如感染性心内膜炎、活动性结核病、疟疾及急性感染的恢复期。③某些血液病：如单核细胞白血病、粒细胞缺乏症恢复期。

# 三、血小板的检测

## （一）血小板计数 ★★★

【参考区间】　$(125 \sim 350) \times 10^9 / L$。

**【临床意义】**

1. **血小板减少** 见于：①生成障碍：如再生障碍性贫血、急性白血病、急性放射病、骨髓纤维化晚期。②破坏或消耗增多：如原发性血小板减少性紫癜、SLE、淋巴瘤、脾功能亢进、进行体外循环时、DIC、血栓性血小板减少性紫癜。③分布异常：如脾肿大（肝硬化、斑替综合征）、血液被稀释（输入大量库存血或血浆）等。

2. **血小板增多** 见于脾摘除术后、急性溶血及大失血之后、真性红细胞增多症、原发性血小板增多症、慢性粒细胞白血病、骨髓纤维化早期等。

## （二）平均血小板体积和血小板体积分布宽度测定★★

血小板平均体积（MPV）增加见于血小板破坏增加，是骨髓造血功能恢复的较早期指征。减低见于骨髓造血功能损伤、白血病等，如 MPV 随血小板数减少而持续下降，是骨髓造血功能衰竭的指标之一。

血小板分布宽度（PDW）增高见于急性髓系白血病、巨幼细胞贫血、慢性粒细胞白血病、脾切除、巨大血小板综合征、血栓性疾病等。

## （三）外周血血小板形态★★

血小板大小不均，见于原发性血小板减少性紫癜、粒细胞白血病及某些反应性骨髓增生旺盛的疾病。幼稚型血小板增多见于急性失血后。

## 四、网织红细胞计数及红细胞沉降率的测定

## （一）网织红细胞计数★★

**【参考区间】**成人 0.005～0.015（0.5%～1.5%），绝对

值（24 ~ 84）×10$^9$/L；新生儿 0.03 ~ 0.06（3% ~ 6%）。

**【临床意义】**

**1. 反映骨髓造血功能状态** 网织红细胞增多表示骨髓红细胞系增生旺盛。溶血性贫血、急性失血性贫血时网织红细胞显著增多；缺铁性贫血及巨幼细胞贫血时网织红细胞轻度增多。网织红细胞减少表示骨髓造血功能减低，见于再生障碍性贫血、骨髓病性贫血（如白血病）。

**2. 贫血疗效观察** 贫血患者，给予有关抗贫血药物后，网织红细胞增高说明治疗有效；反之，说明治疗无效。

**3. 观察病情变化** 溶血性贫血及失血性贫血患者病程中，网织红细胞逐渐降低，表示溶血或出血已得到控制；反之，持续不减低，甚至增高者，表示病情未得到控制。

## （二）红细胞沉降率测定★★★

血沉是指在一定条件下红细胞沉降的速度。正常情况下，因红细胞膜表面的唾液酸带有负电荷，红细胞间相互排斥，当血浆中含正电荷的物质增多时，会促使红细胞聚集，致血沉加快。纤维蛋白原是最有力的促红细胞聚集的物质，其次为 γ 球蛋白（尤其是巨球蛋白），再次为 α、β 球蛋白及免疫复合物等。白蛋白则相反，具有抑制红细胞聚集的作用。红细胞数量越多，血沉越慢；反之，贫血则血沉加速。

**【参考区间】** 成年男性 0 ~ 15mm/h；成年女性 0 ~ 20mm/h。

**【临床意义】**

**1. 生理性增快** 可见于妇女月经期、妊娠 3 个月直到分娩后 3 周内、60 岁以上的高龄者。

**2. 病理性增快** 见于：①各种炎症：如细菌性急性炎症、风湿热和结核病活动期。②损伤及坏死：如较大的手术创伤、心肌梗死。③恶性肿瘤：恶性肿瘤血沉常增快，良性肿瘤血沉多正常。④高球蛋白血症：多发性骨髓瘤、感染性心内膜炎、系统性红斑狼疮、肾炎、肝硬化等。⑤贫血。

## 五、血细胞比容测定和红细胞有关参数的应用★

### （一）血细胞比容测定

血细胞比容增加，见于真性红细胞增多症和各种原因所致的血液浓缩，如脱水、大面积烧伤。测定红细胞比容可了解血液浓缩程度，作为计算补液量的参考。血细胞比容减少见于贫血和稀血症。

### （二）红细胞平均值测定

其临床意义见表 13-1。

表 13-1　贫血的形态学分类及病因

| 类型 | MCV<br>（fL） | MCH<br>（pg） | MCHC<br>（g/L） | 病因 |
|---|---|---|---|---|
| 正常细胞性贫血 | 82～100 | 27～34 | 315～354 | 再生障碍性贫血、急性失血性贫血、多数溶血性贫血、白血病等 |
| 大细胞性贫血 | ＞100 | ＞34 | 315～354 | 巨幼细胞贫血、恶性贫血、骨髓增生异常综合征 |
| 小细胞低色素性贫血 | ＜82 | ＜27 | ＜315 | 缺铁性贫血、珠蛋白生成障碍性贫血、铁粒幼细胞性贫血 |
| 单纯小细胞性贫血 | ＜82 | ＜27 | 315～354 | 慢性炎症、肝病、尿毒症、恶性肿瘤、内分泌疾病等 |

## （三）红细胞体积分布宽度测定

红细胞体积分布宽度（RDW）是反映红细胞体积（大小）变异性（离散程度）的参数。红细胞体积正常、大小均一，RDW 正常；红细胞体积大小不均一，RDW 增高。

主要用于贫血的形态学分类，从而有助于某些贫血的诊断和鉴别诊断。见表 13-2。

**表 13-2　根据 MCV、RDW 的贫血形态学分类**

| 贫血类型 | MCV | RDW | 病因 |
|---|---|---|---|
| 大细胞均一性贫血 | 增高 | 正常 | 部分再生障碍性贫血 |
| 大细胞非均一性贫血 | 增高 | 增高 | 巨幼细胞性贫血、骨髓增生异常综合征 |
| 正常细胞均一性贫血 | 正常 | 正常 | 急性失血性贫血 |
| 正常细胞非均一性贫血 | 正常 | 增高 | 再生障碍性贫血、阵发性睡眠性血红蛋白尿、G-6-PD 缺乏症等 |
| 小细胞均一性贫血 | 减低 | 正常 | 珠蛋白生成障碍性贫血、球形细胞增多等 |
| 小细胞非均一性贫血 | 减低 | 增高 | 缺铁性贫血 |

## 六、血细胞直方图★

血细胞分析仪能提供以血细胞的体积（大小）为横坐标（X 轴）、以细胞的相对数量（某些细胞出现的频率）为纵坐标（Y 轴）的曲线图，即血细胞直方图。

## （一）白细胞体积分布直方图

淋巴细胞减少使第一峰明显降低，单核细胞或嗜酸性、嗜碱性粒细胞增多使第二峰明显增大，中性粒细胞增多使第三峰明显增大。白细胞直方图的变化只是粗略判断细胞比例的变化或有无明显的异常细胞出现。

## （二）红细胞体积分布直方图

对某些贫血的诊断和鉴别诊断有重要价值。缺铁性贫血时，主峰曲线的波峰左移，波峰基底增宽，显示为小细胞非均一性贫血特征。珠蛋白生成障碍性贫血时，波峰左移，基底变窄，呈小细胞均一性贫血。铁粒幼细胞性贫血时，小细胞低色素性红细胞与正常红细胞同时存在，波峰左移，峰增宽，呈双峰。巨幼细胞贫血时，波峰右移，峰底增宽，呈大细胞非均一性。

## （三）血小板体积分布直方图

曲线峰右移，MPV 增高，曲线峰左移，MPV 减低。当血小板聚集或有小红细胞干扰等情况时可出现血小板直方图异常。

# 第二节　溶血性贫血的实验室检测

## 一、溶血性贫血的筛查检测★

1. **红细胞寿命测定**　小于 15 天提示溶血性贫血。

2. **血浆游离血红蛋白测定**　血浆游离血红蛋白明显增

高是判断血管内溶血的指征，血管外溶血时正常。自身免疫性溶血性贫血、珠蛋白生成障碍性贫血可轻至中度增高。

3. **血清结合珠蛋白测定** 各种溶血时血清结合珠蛋白均有减低，以血管内溶血减低为显著，甚至测不出。感染、创伤、恶性肿瘤、红斑狼疮、糖皮质激素治疗等结合珠蛋白可增高。

4. **血浆高铁血红素白蛋白** 血管内溶血时，血浆中可检出高铁血红素白蛋白。

5. **血红蛋白尿测定** 血红蛋白尿通常见于急性血管内溶血发作后的第一、二次尿中。

6. **含铁血黄素尿试验** 慢性血管内溶血可呈阳性，常见于阵发性睡眠性血红蛋白尿，也可见于溶血性输血反应患者的尿中。

## 二、红细胞膜缺陷的检测★

**红细胞渗透脆性试验** 脆性增高主要见于遗传性球形细胞增多症、某些自身免疫性溶血性贫血及遗传性椭圆形细胞增多症。脆性减低常见于珠蛋白生成障碍性贫血、缺铁性贫血、肝脏疾病等。

## 三、红细胞酶缺陷的检测★

**高铁血红蛋白还原试验** G-6-PD 缺乏时，高铁血红蛋白还原率明显下降。

## 四、珠蛋白生成异常的检测★

**血红蛋白电泳及 HbA₂ 定量测定** 对诊断血红蛋白病有重要意义。$HbA_2$ 增高是 β-轻型珠蛋白生成障碍性贫血基因携带者的特征性标志。$HbA_2$ 减低见于缺铁性贫血。

## 五、自身免疫性溶血性贫血检测★

**抗人球蛋白试验** ①直接试验阳性：见于自身免疫性溶血性贫血、新生儿同种免疫溶血病、冷凝集素综合征、阵发性寒冷性血红蛋白尿症、药物致免疫性溶血性贫血、输血引起溶血性贫血。②间接试验阳性：常见于 Rh 或 ABO 血型不合新生儿溶血病。③直接和（或）间接试验阳性：可见于系统性红斑狼疮、类风湿关节炎、淋巴瘤、恶性肿瘤、甲基多巴及青霉素型药物诱发的免疫性溶血性贫血等。

## 六、阵发性睡眠性血红蛋白尿症检测★

**酸化溶血试验（Ham 试验）** 阳性主要见于 PNH，某些 AIHA 发作严重时也可呈阳性。

# 第三节　骨髓细胞学检查

## 一、骨髓细胞学检查的临床价值★★

1. **诊断或协助诊断造血系统疾病** 可以确诊各型白血病、恶性组织细胞病、巨幼细胞贫血、再生障碍性贫血、多发性骨髓瘤、典型的缺铁性贫血等；可协助诊断增生性贫血如溶血性贫血、原发性血小板减少性紫癜、粒细胞缺乏症、骨髓增生异常综合征、骨髓增殖性疾病、类白血病反应等。

**2. 协助诊断其他非造血系统疾病** 如黑热病、感染性心内膜炎、伤寒、戈谢病、尼曼－匹克病、某些骨髓转移癌（瘤）等。

**3. 鉴别诊断的应用** 有助于鉴别原因不明的发热、恶病质，肝、脾、淋巴结肿大，骨痛，关节痛，以及周围血细胞异常是否由造血系统疾病引起的。

## 二、血细胞的起源、发育体系及发育规律 ★

**1. 血细胞的起源及发育体系** 血细胞来源于骨髓的造血多能干细胞，具有高度自我更新和多向性分化能力。

**2. 血细胞的发育规律** 见表13-3。

表13-3 血细胞发育成熟中的形态演变规律

| 项目 | 原始→幼稚→成熟 | 备注 |
|------|----------------|------|
| 细胞大小 | 大→小 | 原粒细胞比早幼粒细胞小，巨核细胞由小到大 |
| 核质比例 | 大→小 | |
| 核大小 | 大→小 | 成熟红细胞核消失 |
| 核形状 | 圆→凹陷→分叶 | 有的细胞不分叶 |
| 核染色质结构 | 细致→粗糙，疏松→紧密 | |
| 核膜 | 不明显→明显 | |
| 核仁 | 有→无 | |
| 胞质量 | 少→多 | 小淋巴细胞胞质较少 |
| 胞质颜色 | 蓝→红 | 或深蓝→浅蓝 |
| 胞质颗粒 | 无→少→多 | 粒细胞分化为3种颗粒，小淋巴细胞无颗粒 |

## 三、骨髓血细胞检查结果分析 ★

**1. 骨髓增生程度**  见表13-4。

表13-4  骨髓增生程度的分级

| 增生程度 | 成熟红细胞与有核细胞比值（平均比值） | 有核细胞占全部细胞百分率 | 常见病因 |
|---|---|---|---|
| 极度活跃 | 1∶1 | 50%以上 | 各型白血病，特别是慢性粒细胞白血病 |
| 明显活跃 | 10∶1 | 10%~50% | 增生性贫血、白血病、骨髓增殖性疾病 |
| 活跃 | 20∶1 | 1%~10% | 正常骨髓、某些贫血 |
| 减低 | 50∶1 | 0.5%~1% | 非重型再障、粒细胞减少或缺乏症 |
| 极度减低 | 200∶1 | 0.5%以下 | 重型再障、骨髓坏死 |

**2. 粒细胞系与有核红细胞的比例**  正常人为2∶1~4∶1。粒红比值正常见于正常人、再生障碍性贫血、多发性骨髓瘤、淋巴瘤、恶性组织细胞病，以及非原发于造血系统的其他恶性与非恶性疾病；粒红比值增高见于各种粒细胞白血病、类白细胞反应、化脓性感染、纯红细胞再生障碍性贫血等；粒红比值减低或倒置见于粒细胞缺乏症、增生性贫血、脾功能亢进、真性红细胞增多症、骨髓增生异常综合征等。

# 四、常见血液病的细胞学特点★★

## （一）缺铁性贫血

①骨髓增生活跃或明显活跃。②红细胞系统增生活跃，粒红比值减低，增生的红系细胞以中、晚幼红细胞为主，细胞体积减小，胞质量少，着色偏嗜碱性。③粒系细胞和巨核细胞数量和形态均正常；④骨髓铁染色异常，表现为细胞外铁阴性，铁粒幼细胞小于 15%。

## （二）巨幼细胞贫血

①骨髓增生活跃或明显活跃。②红细胞系统明显增生，粒红比值减低或倒置，细胞核发育落后于胞质，呈"核幼质老"，成熟红细胞明显大小不均。③本病早期巨粒细胞先于巨幼红细胞出现，以巨晚幼粒细胞及巨杆状核粒细胞为多见，分叶核粒细胞有分叶过多现象，具有早期诊断意义。④巨核细胞数大致正常或增多。

## （三）再生障碍性贫血

1. **急性再障**　①骨髓增生极度低下。②粒、红、巨核系三系细胞均明显减少，且不见早期幼稚细胞，巨核细胞常缺如；淋巴细胞相对增高。③浆细胞、肥大细胞（组织嗜碱细胞）、网状细胞增高。

2. **慢性再障**　不同部位骨髓穿刺结果差异较大。①骨髓多为增生减低。②巨核细胞、粒细胞、红细胞三系均不同程度减少，其中幼红细胞和巨核细胞减少明显。③巨核细胞减少常早期出现。④淋巴细胞、浆细胞、肥大细胞和网状细胞增高，但均比急性型为少。⑤可有中性粒细胞核左移及粒细胞退行性变等现象。

## （四）白血病

**1. 急性白血病** ①骨髓有核细胞多数增生极度活跃或明显活跃。②淋巴细胞、粒细胞系或单核细胞系过度增生，以原始和幼稚细胞为主，原始细胞≥0.30，可见"白血病裂孔"现象。③非增生系列细胞受抑制，细胞减少。

**2. 慢性白血病** ①增生极度活跃或明显活跃。②粒细胞系、淋巴细胞等极度增生，以中幼、晚幼细胞增多为主，原始细胞较少，一般小于0.05。③红系、巨核细胞系等非增生系列细胞受抑制，细胞减少。

## （五）特发性血小板减少性紫癜

①增生活跃或明显活跃。②粒、红两系一般无明显异常。③巨核细胞系明显增生，以幼稚型巨核细胞（aITP）或颗粒型巨核细胞（cITP）居多，产生血小板的巨核细胞明显减少或缺如。

# 第四节 血型鉴定与交叉配血试验

## 一、ABO 血型系统★

人类红细胞膜上的抗原有三种，即 A 抗原、B 抗原和 H 抗原。红细胞表面只存在 A 抗原者为 A 型，其血清中有抗 B 抗体；红细胞表面只存在 B 抗原者为 B 型，其血清中有抗 A 抗体；红细胞表面存在 AB 两种抗原者为 AB 型，其血清中无抗 A 及抗 B 抗体；红细胞表面不存在 A、B 抗原者为 O 型，其血清中有抗 A 抗体及抗 B 抗体。A 型主要有 $A_1$ 和 $A_2$ 两个亚型；AB 型分为 $A_1B$ 及 $A_2B$ 亚型。

血型鉴定是临床输血前的首要步骤，输血前必须准确鉴定供血者和受血者的血型，选择同型人的血液，并经交叉配血试验，证明完全相配合时才能输血。母子 ABO 血型不合可引起新生儿溶血病，大多数见于 O 型血的母亲孕育 A 型或 B 型血的胎儿。供者与受者 ABO 血型不合，会导致移植失败。ABO 血型检查还可用于亲子鉴定、法医学鉴定及某些疾病相关调查。

## 二、Rh 血型系统★

Rh 本系统的抗原主要有 C、c、D、E、e5 种，其中以 D 抗原的抗原性最强。通常将表达 D 抗原的红细胞称为 Rh 阳性，不表达 D 抗原的红细胞称为 Rh 阴性。抗体有抗 D、抗 E、抗 C、抗 c、抗 e 抗体等 5 种，其中以抗 D 抗体最常见。Rh 抗体绝大多数都是通过输血或妊娠过程中所产生的免疫性抗体。

如果受血者或孕妇体内含有 Rh 抗体时，当再次遇到 Rh 阳性血液时，就会出现溶血性输血反应或新生儿溶血病。

## 三、白细胞抗原系统★

白细胞抗原（HLA）又称为组织相容性抗原。白细胞抗原配型主要用于研究人类学以及与疾病的相关性，也用于器官移植及亲子鉴定。

## 四、血小板抗原及抗体★

血小板特异性抗原（HPA）主要有 5 个血型系统，分别为 HPA-1～5,是由遗传决定的。血小板抗体有同种抗体和自身抗体。血小板同种抗体是由输血、输血小板或妊娠等同种免疫反应产生。多数原发性血小板减少性紫癜患者血清中可检出血小板自身抗体。

## 五、不规则抗体筛选★

不规则抗体是指抗 A、抗 B 以外的其他血型抗体。不规则抗体的存在会导致输血反应或引起新生儿溶血病。

## 六、交叉配血试验★

输血前必须进行交叉配血试验,主、副试验均无凝集反应时为配血成功,若配型不成功时不能输血。当患者危急又没有相同的血型时,若只有副试验出现较弱的凝集反应可以少量输入,但若是主试验出现凝集反应则绝对不可以输血。注意盐水介质和胶体介质配血并用,以防不完全抗体引起输血反应。

### 难点提示

## 一、名词解释

1. **贫血**——是指单位容积循环血液中红细胞数、血红蛋白量低于参考值低限。

2. **相对性红细胞增多**——是指因血浆容量减少,使红细胞容量相对增加、血液浓缩所致的红细胞增多。

3. **反应性中性粒细胞增多**——是机体对各种病因刺激产

生的应激反应，动员骨髓贮存池中的粒细胞释放或边缘池粒细胞进入血液循环。

**4. 异常增生性粒细胞增多**——为造血干细胞疾病，造血组织中粒细胞大量增生，释放至外周血中的主要是病理性粒细胞。

**5. 异形淋巴细胞**——在外周血中有时可见到一种形态变异的不典型淋巴细胞，称为异形淋巴细胞，属 T 淋巴细胞。

**6. 网织红细胞**——是晚幼红细胞到成熟红细胞之间的未完全成熟的红细胞，由于胞浆中尚残存多少不等的核糖核酸等嗜碱性物质，在活体染色时，可被煌焦油蓝液染成蓝色细颗粒状，颗粒间又有细丝状联缀而构成网状结构，故称为网织红细胞。

**7. 网织红细胞反应**——缺铁性贫血和巨幼细胞贫血患者在治疗前，网织红细胞仅轻度增高，给予铁剂或叶酸治疗，3~5 天后网织红细胞开始上升，至 7~10 天达高峰，一般增至 0.06~0.08，也可达 0.10 以上。治疗后 2 周左右网织红细胞逐渐下降，而红细胞及血红蛋白则逐渐增高。这一现象称为网织红细胞反应。

**8. 骨髓增生程度**——骨髓内有核细胞的多少，反映了骨髓的增生情况。依据成熟红细胞和有核细胞的比例判定。

**9. 粒、红比值**——粒细胞系各阶段细胞百分率总和与各阶段幼红细胞百分率总和之比。

**10. "白血病裂孔"现象**——可见大量原始细胞和少量成熟细胞而缺乏中间过渡阶段的细胞。

**11. 血型系统**——由若干个相互关联的抗原抗体组成的血型体系，称为血型系统。

12. **血型**——是人体的一种遗传性状。狭义上指红细胞表面的抗原差异；广义而言还包括白细胞、血小板等特有的抗原和各种组织细胞、血浆蛋白质抗原成分的差异。故血型概念被认为是指各种血液成分的遗传多态性标记。

13. **白细胞抗原（HLA）**——是一种膜抗原，存在于淋巴细胞、单核细胞、粒细胞、血小板、原纤维细胞，以及胎盘、肾、脾、肺、肝、心、精子、皮肤等组织细胞上，又称为组织相容性抗原。

14. **不规则抗体**——是指除抗 A、抗 B 以外的其他血型抗体。

## 二、常考问题

1. 简述红细胞和血红蛋白增多、减少的临床意义。

2. 试述中性粒细胞增多的临床意义。

3. 试述中性粒细胞减少的临床意义。

4. 何谓核左移？试述核左移的临床意义。

5. 何谓核右移？试述核右移的临床意义。

6. 网织红细胞计数有何临床意义？

7. 试述血沉病理性增快的临床意义。

8. 贫血的形态学分类？有何临床意义？

9. 根据 MCV、RDW 两项参数怎样对贫血进行分类？有何临床意义？

10. 简述血小板计数参考区间及临床意义。

11. 何谓溶血性贫血？溶血性贫血的筛查检测常用哪些指标？

12. 如何有的放矢地选用溶血性贫血的诊断试验？

13. 骨髓细胞检查有何临床意义？

14. 骨髓增生程度如何判定？有何临床意义？

15. 何谓粒、红比值？有何临床意义？

16. 常见血液系统疾病骨髓象各有何特点？

17. ABO 血型系统有何临床意义？

## 三、难点释疑

### （一）血液一般检查

#### 1. 贫血的病因及发病机制（表 13-5）

表 13-5　贫血的病因及发病机制

| 病因和发病机制 | | 疾病 |
|---|---|---|
| 红细胞生成减少 | 骨髓造血功能障碍 | 造血组织容量减少、干细胞异常 | 再生障碍性贫血 |
| | | 骨髓异常组织侵害 | 白血病、骨髓瘤、转移癌、骨髓纤维化等 |
| | | 原因未明 | 慢性系统性疾病（慢性感染、炎症、恶性肿瘤、尿毒症、肝病、风湿性疾病、内分泌病疾等）伴发的贫血 |
| | 造血物质缺乏或失利用或红细胞成熟障碍 | DNA 合成障碍 | 叶酸及（或）维生素 $B_{12}$ 缺乏所致的巨幼细胞贫血 |
| | | 血红蛋白合成障碍 | 缺铁性贫血、铁失利用铁粒幼细胞性贫血 |
| | | 血红蛋白异常 | 珠蛋白生成障碍性贫血、异常血红蛋白病 |

续表

| 病因和发病机制 | | | 疾病 |
|---|---|---|---|
| 红细胞破坏过多 | 细胞内在缺陷 | 红细胞膜异常 | 遗传性球形红细胞增多症、遗传性椭圆形红细胞增多症、阵发性睡眠性血红蛋白尿（获得性） |
| | | 红细胞酶缺陷 | 葡萄糖-6-磷酸脱氢酶缺乏、蚕豆病、新生儿黄疸等 |
| | 红细胞外来因素 | | 免疫性溶血性贫血、机械性溶血性贫血、理化和生物因素引起的溶血性贫血及脾功能亢进 |
| 失血 | | | 急性、慢性失血性贫血 |

**2. 红细胞及血红蛋白增多的原因及机制**

高山居民和登山运动员，因高原大气稀薄，氧分压低，缺氧致红细胞代偿性增多。骨髓增殖性疾病为一组造血多能干细胞恶性增殖的疾病，包括慢性粒细胞白血病、真性红细胞增多症、骨髓纤维化及原发性血小板增多症等。真性红细胞增多症的发病机制可能与下列因素有关：①具有"肿瘤"性质的"内生性"红细胞克隆而形成；②红系祖细胞对促红素敏感性增强；③多能干细胞水平增殖异常。骨髓红、白、巨核细胞三系均有增生，外周血红细胞、白细胞和血小板均明显增多。

**3. 红细胞形态异常的原因及机制**

缺铁性贫血时，幼红细胞胞浆中血红蛋白合成不足，幼红细胞的胞浆长期停止于早幼红细胞或中幼红细胞的阶段。但由于幼红细胞的核成熟并未发生障碍，因此胞核与胞浆成熟不平行，产生的红细胞数量减少，而且造成幼红细胞核已成熟而胞浆仍处于缺乏血红蛋白的阶段。故幼红细胞的核染色较致密而胞浆较少，最后导致红细胞小，色素浓度低。

遗传性球形红细胞增多症是一种常染色体显性或隐性的遗传性疾病，又称先天性溶血性黄疸，为红细胞膜缺陷导致溶血。其特点除具有家族遗传外，外周血涂片中可见到失去正常双凹盘形而呈球形的红细胞。临床表现为慢性血管外溶血，有黄疸及脾大，若骨髓不能相应代偿则出现贫血，病程中可有急性溶血发作。

巨幼细胞贫血是由于 DNA 合成障碍，细胞核的发育停滞，细胞不能按时分裂，而胞浆仍继续成熟，造成细胞的核浆发育不平衡，细胞体积较正常为大。

遗传性椭圆形红细胞增多症是一种常染色体显性（少部分隐性）的遗传性疾病，是由红细胞膜骨架蛋白异常导致的溶血。外周血出现椭圆形红细胞，患者有家族遗传史，典型表现有贫血、黄疸及脾肿大。

遗传性口形红细胞增多症是一种常染色体显性遗传的，由膜病变引起的慢性溶血性贫血。

血红蛋白由珠蛋白和血红素组成，其珠蛋白部分是由两对不同珠蛋白链组成的四聚体。血红蛋白异常是指珠蛋白链异常，这种异常既可是珠蛋白在量上的不足或完全缺失，也可以是珠蛋白链在分子结构上的异常。由一种或一种以上珠蛋白链不能合成或合成不足引起的血红蛋白异常，称珠蛋白生成障碍性贫血（原称地中海贫血、海洋性贫血），但缺失或不足的珠蛋白链并无分子结构的异常。另一类血红蛋白异常是由珠蛋白链分子结构异常所致，称异常血红蛋白病。此类贫血血红蛋白是不稳定的，红细胞易在骨髓内或脾内破坏，产生溶血性贫血。骨髓代偿性增生活跃。外周血红细胞呈低色素性、大小不等，可见靶形红细胞、碱性点彩红细胞、异形红细胞及有核红细胞等。

各种溶血性贫血，骨髓中红细胞系明显增生活跃，幼稚红细胞提前释放入血，外周血遂出现有核红细胞。在红白血病、红血病时，骨髓中幼稚红细胞异常增生并释放入血，以原始红细胞、早幼红细胞为多见。骨髓转移癌时，骨髓被侵害，对红细胞丧失调控作用，有核细胞提前释放入血。骨髓纤维化是一种骨髓增殖性疾病，具有不同程度的骨髓纤维组织增生以及主要在脾、其次在肝和淋巴结内的髓外造血。其典型的临床表现为幼粒-幼红细胞贫血，骨髓穿刺常干抽，脾常显著肿大，具有不同程度的骨质硬化。由于肝、脾、淋巴结等组织恢复胚胎时期的造血功能，而这些组织缺乏对红细胞释放的调控能力，幼稚血细胞便大量进入外周血。

### 4. 白细胞及其分类计数

（1）中性粒细胞增多病因及发病机制：引起中性粒细胞病理性增多的原因很多，大致可归纳为反应性增多和异常增生性增多两大类。

反应性增多是机体对各种病因刺激、感染、组织损伤、中毒、急性大失血、急性溶血等产生的应激反应，动员骨髓贮存池中的粒细胞释放或边缘池粒细胞进入血循环。因此增多的粒细胞大多为成熟的分叶核粒细胞或较成熟的杆状核粒细胞。感染时，粒细胞增高程度与病原体种类、感染部位和程度，以及机体的反应性等有关。较大手术和心肌梗死后，产生的蛋白分解产物促进骨髓贮存池粒细胞释放。内出血者白细胞增高常较外部出血为显著。这可能与大失血所致的缺氧和机体的应激反应，动员骨髓贮存池中的血细胞释放有关。但此时患者的红细胞数和血红蛋白量仍可暂时保持正常范围，可能因失血早期体内血液的血浆与血红蛋白比值尚未出现改变，待组织间液吸收回血液或经过输液以补充循环血量后，才出现红细胞和血红蛋白降低。因此，白细胞明显增高可作为早期诊断内出血的参考指标。恶性肿瘤时白细胞增多的机制可能为：①肿瘤坏死组织的分解产物刺激骨髓中的粒细胞释放；②某些肿瘤如肝癌、胃癌等肿瘤细胞可产生促粒细胞生成因子；③恶性肿瘤骨髓转移破坏骨髓对粒细胞释放的调节作用。

异常增生性增多，如急、慢性粒细胞白血病，则为造血组织中原始或幼稚粒细胞大量增生，释放至外周血中的主要是病理性粒细胞。急性粒细胞白血病血象中以原始粒细胞、早幼粒细胞为主；慢性粒细胞白血病血象以中幼、晚幼粒细胞数量为主，原始和早幼粒细胞相加不超过10%。

（2）中性粒细胞减少病因及发病机制：白细胞和（或）粒细胞的减少的机制可分为下列五类：①粒细胞增生减低：常见于感染、电离辐射、使用抗肿瘤药物以及某些药物后。化学物质抑制粒细胞的再生和成熟，如苯等有机溶剂易溶于脂肪，故对骨髓造血组织的毒性较大。苯在体内的氧化产物能阻止细胞核分裂。大多数抗癌药物能抑制或阻断DNA或RNA的合成。X线、放射性核素及氯霉素长期使用后，可因抑制细胞的有丝分裂而致白细胞减少。②粒细胞成熟障碍：再生障碍性贫血、骨髓纤维化时，造血功能障碍，粒细胞生成不足，分裂池粒细胞减少致白细胞减少。③粒细胞存活时间缩短：常见于感染、炎症、脾功能亢进或使用某些药物后。抗甲状腺药、抗结核药、清热止痛药等，可因变态反应引起白细胞的免疫性破坏，导致粒细胞减少。系统性红斑狼疮由于自身免疫性抗体导致白细胞减少。脾功能亢进时，单核-巨噬细胞系统吞噬破坏了过多的白细胞，肿大的脾还分泌过多的脾素，而此种体液因子能灭活促进粒细胞生成的某些因素。④粒细胞分布异常（循环池内的粒细胞迁移到边缘池）：常与过敏、病毒血症、溶血或血液动力学的改变有关。⑤上述 4 种机制的不同组合，常见于感染、败血症、淋巴瘤、白血病等。某些革兰阴性杆菌感染如伤寒、副伤寒杆菌，其白细胞减少的机制为细菌内毒素作用下使贴壁的边缘池粒细胞增多，也可能与内毒素抑制骨髓释放细胞有关。病毒感染，如流感病毒、麻疹病毒、登革热病毒，粒细胞减少的原因是由于粒细胞在抗感染过程中消耗过多或分布异常所致。非白血性白血病时，由于粒系祖细胞被白血病细胞抑制，或被白血病性克隆衍生细胞所替代，造成中性粒细胞明显减少。

班替综合征时全血细胞减少乃因淤血导致脾功能亢进所致。

（3）类白血病反应：是指非白血病患者外周血出现幼稚白细胞及白细胞数显著增高，少数患者白细胞数正常或减少。发生机制可能是由于某些病因刺激（如感染、大出血、大面积烧伤等）处于高度应激状态的机体，使白细胞过度增生和异常释放，而使幼稚细胞释放入血。实际上是机体产生的一种防御反应。在某些病例区别类白血病反应与白血病较难，而鉴别诊断非常重要，否则将影响患者的治疗和预后。一般而言，类白血病反应多能查到原发疾病，血象中除白细胞数量和形态改变外，红细胞和血红蛋白无明显变化，血小板正常或增多；骨髓象变化不大，除增生活跃和核左移外，原始细胞和早幼粒细胞增高不明显，无细胞畸形及胞浆发育失衡，红细胞和巨核细胞系无明显异常。类白血病反应在原发病好转或解除后也迅速恢复正常，一般预后良好。

（4）嗜酸性粒细胞增、减病因及发病机制：在变态反应性疾病时，肥大细胞、嗜碱性粒细胞脱颗粒，释放组织胺引起嗜酸性粒细胞增多。血管神经性水肿，又称巨大荨麻疹，是一种发生于皮下组织较疏松部位或黏膜的局限性水肿。热带嗜酸性粒细胞增多症多因患者均分布在热带与亚热带，血中嗜酸性粒细胞极度升高而得名。本病的发生与丝虫感染和过敏反应有密切关系。某些皮肤病属于自身免疫性疾病，由于补体和免疫复合物引起嗜酸性粒细胞增多。

寄生虫病血中嗜酸性粒细胞增多，可能与该寄生虫抗原与肠壁内结合 IgE 的肥大细胞接触时，使后者脱颗粒释放了组织胺有关。此时嗜酸性粒细胞增多有利于消灭寄生虫。

嗜酸性粒细胞白血病是一种以嗜酸性粒细胞为恶性克隆的白血病。血片中半数患者有幼稚的嗜酸性粒细胞。霍奇金病为恶性淋巴瘤的一种病理类型，是一种源于淋巴组织恶性增生的实体瘤。嗜酸性粒细胞增多的机制可能为该肿瘤抗原刺激机体免疫系统，使 T 淋巴细胞活化并分泌过量的嗜酸性粒细胞趋化因子；还有人认为系由于该肿瘤细胞自身能合成嗜酸性粒细胞趋化因子所致。

库欣综合征又称皮质醇增多症，是由肾上腺皮质长期分泌过量皮质醇所致。长期应用糖皮质激素可引起类库欣综合征。皮质激素能抑制组织胺合成，而间接地导致嗜酸性粒细胞减少。在某些急性传染病如伤寒、副伤寒的极期，因机体应激反应增高，皮质激素分泌增加，使嗜酸性粒细胞减少，恢复期时又重新出现。

**5. 血小板计数增、减的发生机制**

血小板是由骨髓中巨核细胞的胞浆分离之片断所形成，通常寿命为 7～10 天，其后主要在以脾为中心的单核-巨噬细胞系统中被处理掉。血小板有 70% 存在于血流中，其余的 30% 存在于脾内的血小板池内。血小板在止血过程中起重要作用，生理情况下，它通过营养血管内皮、充填内皮细胞间的缝隙而有利于微血管壁的完整性。当微血管受损时，它黏附于受损部位，并聚集变性而形成血栓以利止血。血小板表面吸附多种凝血因子，其本身又含有多种与止血、凝血有关的因子，其中 $PF_3$ 对血液的凝固尤为重要，故血小板的量与质发生改变时会导致出血。因此对于出血性疾病患者血小板计数是不可缺少的实验室检查项目。

体外循环时，血小板接触异物表面，损伤血小板。血栓性血小板减少性紫癜是一组由于血循环中形成了血小板血栓，血小板数目因大量消耗而减少所形成的紫癜。其发病机制尚无定论，目前较流行的学说为血小板聚集能力过强，形成血小板血栓，黏附于血管内皮，引起一系列继发性改变。

脾切除术后、急性大失血、溶血、寒冷及运动等，血小板反应性增多，产生机制多为血小板制造过多，少数可来自贮存池内血小板的释放加强。真性红细胞增多症、出血性血小板增多症、慢性粒细胞白血病等骨髓增生性疾病，血小板原发性增多。多发性骨髓瘤的早期可见血小板增多，但以后多减少。出血性血小板增多症是一种原发于骨髓巨核细胞系统的恶性增殖性疾病，血小板的数量虽然增多，常在（1000～3000）×$10^9$/L，但形态和功能异常。

## （二）血液的其他检查

### 1. 网织红细胞计数的临床意义

网织红细胞为未完全成熟的新生红细胞，其增减反映骨髓红细胞系统的增生情况，故也间接地反映骨髓的造血功能。溶血性贫血时由于相对乏氧或大量红细胞破坏产物可使骨髓红系造血旺盛，故有大量网织红细胞进入血循环，网织红细胞百分数可增至 0.06～0.08 或以上。急性大量溶血时，则可高达 0.20 或更高，严重者甚至可在 0.40～0.50 以上。急性失血性贫血时骨髓反应性增生，网织红细胞也明显增高。急性再生障碍性贫血时骨髓造血组织广泛减少，造血功能极低，网织红细胞常低于 0.005，甚至为 0，绝对值低于 $15×10^9$/L（15000/$mm^3$）。在某些慢性再生障碍性贫血病例，因骨髓中尚有部分代偿性造血灶，其网织红细胞可正常或略增高。但给予各种抗贫血药物治疗后，网织红细胞并不见再增高，说明其骨髓造血功能仍是低下的。

网织红细胞反应可作为贫血治疗的疗效判断指标。临床上可通过网织红细胞反应的观察作为缺铁性贫血或巨幼细胞贫血诊断的治疗试验，即对上述两种贫血患者的诊断尚未明确者，可相应地给予铁剂或叶酸。如用药后出现网织红细胞反应，就可帮助某种贫血的诊断，或做出鉴别诊断。如有肠道吸收功能障碍的病例，则可应用注射剂进行试验。因此，该试验是临床上确诊这两种贫血的一项简单而可靠的方法。

溶血性贫血及失血性贫血患者在治疗过程中，连续进行网织红细胞计数观察，可作为判断病情变化的参考指标。如治疗后网织红细胞逐渐降低，表示溶血或出血已得到控制。如网织红细胞持续不减低，甚至更见增高者，表示病情未得到控制，甚至还在加重。

### 2. 血沉增快的病因及发生机制

急性细菌性炎症时，血中急性期反应物质迅速增多，包括 $\alpha_1$ 胰蛋白酶、$\alpha_2$ 巨球蛋白、C 反应蛋白、转铁蛋白、纤维蛋白原等，主要因肝释放增多甚至合成加强所致。上述物质均能在不同程度上促进红细胞聚集。风湿热为变态反应性结缔组织炎症，活动期时血沉加快，可能与血浆中的白蛋白降低、$\gamma$ 及 $\alpha_2$ 球蛋白增高有关。病情好转时血沉渐减慢，无风湿活动时血沉可正常。结核病变活动时，血中纤维蛋白原及球蛋白含量增加，血沉明显增快；病变渐趋静止，血沉逐渐恢复正常；如病变再活动时，血沉又可增快。组织损伤或坏死引起血沉增快的机制大致与急性炎症相同。恶性肿瘤血沉增快，可能与 $\alpha_2$ 巨球蛋白、纤维蛋白原增高、肿瘤坏死组织、继发感染、贫血等因素有关。慢性肾炎、肝硬化时常有白蛋白减少、球蛋白增高，故血沉增快。

### 3. 红细胞平均值的临床意义

红细胞检测是贫血诊断和疗效观察必要的实验手段，不同病因引起的贫血，各项参数变化也不相同。了解贫血的病因与病理生理变化对正确使用合理分析各项实验结果至关重要。

骨髓的造血活动与造血组织中的造血干细胞的存在有密切的关系。造血干细胞具有自我复制和分化为各系祖细胞（包括红、粒、单核、淋巴系统）等的能力。造血干细胞的增殖和分化又和造血微环境有密切关系。造血干细胞在向红系方向转化的过程中，经历了一个受爆发型红细胞集落刺激因子与红细胞生成素（EPO）的作用的阶段。在这个阶段中的细胞叫红系祖细胞。EPO 可以影响这些细胞的增殖活动，刺激血红蛋白的合成，并推进其向红细胞分化。

由于物理、化学或生物因素的作用，损伤了造血干细胞或使造血干细胞赖以生成的骨髓微环境受到破坏，使干细胞不能向红系转化，就形成再生障碍性贫血；或者由于骨髓肿瘤（白血病、骨髓瘤）、骨髓纤维化等红系祖细胞无条件进一步成熟，就形成骨髓病性贫血。

如果红系祖细胞受到损伤，导致选择性红细胞生成障碍；或因肾损伤，导致 EPO 生成减少，使红系祖细胞不能进一步分化成熟，而引起的贫血，临床上分别称为单纯性红细胞性再障和肾性贫血。上述病因只是作用在细胞的分化阶段，并未影响细胞的增殖和成熟过程，故成熟的红细胞形态正常，称为正细胞性贫血。

从原红发育为成熟的红细胞要经过 4 次分裂，最后生成 16 个红细胞，这一过程中至少有两个方面的变化，即核与质。所谓核的变化是指 DNA 要不断复制，使细胞进入增殖周期，加速细胞分裂。由于某种原因，如叶酸或维生素 $B_{12}$ 缺乏，DNA 复制酶的缺陷，或由于抗肿瘤药物（如阿糖胞苷）的作用阻断 DNA 的复制，均影响幼红细胞的分裂，从而导致巨幼红细胞性贫血或巨幼样细胞性贫血。由于细胞分裂减少而使成熟红细胞增大，且可呈椭圆形，称为大细胞性贫血。

胞质的改变体现在血红蛋白不断合成上，血红蛋白的合成需要三个要素——铁、卟啉、珠蛋白。其中任何一种物质缺乏均可导致血红蛋白合成减低，细胞内充盈减少，细胞体积小，并呈明显大小不等，以小细胞为主，形成小细胞低色素性贫血，最常见的是缺铁性贫血。

成熟的红细胞可在外周血中生成 120 天，衰老的红细胞被单核-巨噬细胞所吞噬破坏。脾在破坏红细胞方面尤占重要地位。红细胞内酶系统及血红蛋白分子等密切相关，其中某一方面缺陷即可导致红细胞生理或形态异常，寿命缩短，如膜结构异常导致红细胞呈球形、椭圆形、口形。血红蛋白异常导致红细胞呈靶形或镰形，使之不能通过脾脏而夭折，致溶血性贫血。

由于上述原因，不同病因引起的贫血，可使红细胞产生形态变化，反之，如用实验手段，检查红细胞的形态特点，可协助临床寻找病因，为治疗提供依据。MCH、MCV、MCHC 可从不同侧面反映红细胞的病理生理变化。

## （三）溶血性贫血的实验室检测

### 1. 溶血性贫血的诊断

正常红细胞的寿命约 120 天，当各种原因导致红细胞生存时间缩短、破坏增多或加速，而骨髓造血功能不能相应代偿时即发生溶血性贫血；其诊断首要先要确定有无溶血性贫血，其次确定溶血的部位，是血管内溶血还是血管外溶血；最后寻找溶血的原因。

2. **红细胞膜缺陷的机制**

人类红细胞膜是由脂质双层分子形成的基本结构，蛋白质镶嵌在脂质双层中或衬于其内侧面。当红细胞膜上某种蛋白质的数量或结构发生变化，即可出现形态和功能异常，甚至发生溶血性贫血。如遗传性球形红细胞增多症、遗传性椭圆形红细胞增多症、遗传性口形红细胞增多症都是由于遗传性膜缺陷所致。阵发性睡眠性血红蛋白尿症则是后天获得性红细胞膜缺陷症。

3. **自身免疫性溶血性贫血的病因**

自身免疫性溶血性贫血分为原发性和继发性两类。原发者原因不明确；继发者伴发于淋巴系统恶性肿瘤及与免疫有关的疾病，如淋巴瘤、慢性淋巴细胞性白血病、多发性骨髓瘤及系统性红斑狼疮、类风湿关节炎、某些细菌病毒感染等。

4. **阵发性睡眠性血红蛋白尿症的病因**

阵发性睡眠性血红蛋白尿症是由于造血干细胞上的糖化肌醇磷脂-锚（GPI-A）基因突变造成的非恶性的克隆性疾病，GPI-A 基因突变致使造血干细胞及其分化过程中有关的糖化肌醇磷脂-锚蛋白减少或缺乏，使红细胞对补体溶血敏感性异常增高，引起慢性血管内溶血，伴阵发性加剧和血红蛋白尿。

## （四）骨髓细胞学检查

1. **骨髓增生程度**

骨髓增生程度依据成熟红细胞和有核细胞的比例判定。有核细胞越多，骨髓增生程度越高、越活跃；有核细胞越少，骨髓增生程度越低。白血病为造血系统的一种恶性肿瘤，其病理特征为造血组织中某一类血细胞过度增生。急性白血病骨髓象原始及早幼细胞过度增生。慢性白血病中幼及晚幼细胞过度增生，它们均为不成熟的有核细胞，骨髓增生极度活跃或明显活跃。增生性贫血指贫血而骨髓增生良好者，包括缺铁性贫血、溶血性贫血、急性失血性贫血及巨幼细胞贫血等。这些疾病由于造血原料不足、红细胞破坏过多或失血引起，而非骨髓造血功能障碍。增生明显活跃为骨髓反应性（代偿性）增生的表现。再生障碍性贫血为多种原因引起的骨髓造血组织减少致造血功能衰竭的疾病。骨髓中有核细胞明显减少，骨髓增生减低或极度减低。

**2. 粒、红比值**

粒细胞系各阶段细胞百分率总和与各阶段幼红细胞百分率总和之比称为粒、红比值。粒细胞增多或幼红细胞减少，粒、红比值增高；粒细胞减少或幼红细胞增多，粒、红比值减低或倒置。

（1）粒、红比值正常：原发性血小板减少性紫癜为一种免疫性出血性疾病，患者血液中含有抗血小板抗体，使血小板破坏过多，并抑制巨核细胞产生血小板，骨髓巨核细胞数量正常或增多，但成熟障碍。一般不影响粒、红两系，粒、红比值可正常。但如严重出血，骨髓红系代偿性增生，幼红细胞增多可致粒、红比值减低。红白血病为造血系统恶性肿瘤，粒、红两系过度增生，如平行增多，粒、红比值正常。再生障碍性贫血造血功能障碍，常有红系、粒系、巨核细胞系细胞明显减少，如粒、红两系平行减少，粒、红比值可正常。

（2）粒、红比值增高：化脓性感染时，骨髓粒细胞反应性增生，中幼、晚幼、杆状核粒细胞增多，粒、红比值增高。粒细胞白血病骨髓中粒细胞系过度异常增生，原始、早幼、中幼、晚幼粒细胞均可增多；同时白血病细胞干扰红细胞成熟，幼红细胞减少，故粒、红比值增高。纯红细胞再生障碍是一组血液学综合征，血象呈重度正细胞正色素性贫血，网织红细胞明显减低，白细胞和血小板计数正常，骨髓中有核红细胞极少或缺如，但粒系和巨核细胞系无明显改变，粒、红比值增高。

（3）粒、红比值减低或倒置：由粒细胞减少或幼红细胞增多所致。增生性贫血时，骨髓红系代偿性增生，幼红细胞增多致粒、红比值减低或倒置。粒细胞缺乏症的发病机制有：①粒细胞生成减少、成熟障碍，见于应用放射线、苯、抗肿瘤药及其他化学药物等。②粒细胞破坏过多，如药物所致的免疫性粒细胞减少。③粒细胞分布紊乱，如假性粒细胞减少症。当粒细胞生成减少、成熟障碍时，骨髓增生低下，甚至粒细胞再生障碍，各阶段粒细胞均减少，粒、红比值减低或倒置。当粒细胞破坏过多或粒细胞分布紊乱时，骨髓代偿性增生，幼粒细胞增多，粒、红比值不一定减低。

**（五）ABO血型系统血型鉴定方法**

进行ABO血型鉴定时，采用标准的抗A及抗B血清以鉴定被检者红细胞上的抗原（直接反应），同时用标准的A型或B型红细胞鉴定被检查血清中的抗体（反转试验）。只有被检者红细胞上的抗原鉴定和血清中的抗体鉴定所得结果完全符合时才能肯定其血型类别。例如，抗A血清（含有抗A抗体的标准血清）+被检者红细胞，结果凝集反应阳性，说明被检者红细胞表面有A抗原；抗B血清+被检者红细胞，结果凝集反应阴性者，说明红细胞表面没有B抗原。A型红细胞（含A抗原）+被检者血清，结果凝集反应阴性，说明被检者血清中没有抗A抗体；B型红细胞（含B抗原）+被检者血清，结果阳性，说明被检者血清中有抗B抗体。综上所述，被检者红细胞表面存在A抗原，血清中存在抗B抗体，被鉴定血型为A型。其他血型类推。

# 第十四章 ▶ 血栓与止血检测

## 教学大纲

★★熟悉血管壁、血小板、凝血因子、抗凝物质、纤溶活性及血液流变学各项检查的参考值及临床意义。

★★熟悉弥散性血管内凝血的显性诊断和隐性诊断评分标准。

## 重点提示

出血、血栓性疾患的发病机制可概括为：①血管壁的结构或功能异常；②血小板数量或功能的异常；③凝血因子异常；④病理性抗凝物质增多或抗凝系统减弱；⑤纤溶活性亢进或减弱。

### 止血、凝血和纤溶机制概述★★

#### （一）血管壁的作用

1. **止血作用** ①血管收缩；②激活血小板；③激活凝血系统；④局部血黏度的增高。

2. **抗血栓形成的能力**

#### （二）血小板的作用

黏附功能、聚集功能、分泌（释放）功能、促凝血活性、血块收缩功能、维护血管内皮的完整性。

### （三）凝血因子的作用

1. **内源性凝血途径** 由受损的血管内皮激活Ⅻ因子而被启动，并依次激活Ⅺ、Ⅸ、Ⅷ、Ⅹ因子。

2. **外源性凝血途径** 从受损组织释放组织因子入血激活Ⅶ因子开始，然后激活Ⅹ，之后凝血过程进入共同途径，依次激活Ⅴ、Ⅱ、Ⅰ因子。内源性凝血系统不参与生理止血，而与病理状态下的炎症反应和休克有关；生理止血的启动因子是Ⅶ因子。

### （四）抗凝血系统的作用

①体液抗凝作用：抗凝血酶、肝素、肝素辅因子Ⅱ、蛋白C、蛋白S、组织因子途径抑制物、$\alpha_1$抗胰蛋白酶和$\alpha_2$巨球蛋白等。②细胞抗凝作用：单核-巨噬细胞系统和肝细胞。

### （五）纤维蛋白溶解（纤溶）系统的作用

溶解体内或体外的凝血块。纤溶酶原被激活，成为纤溶酶，纤溶酶作用于纤维蛋白（原），使之降解成纤维蛋白（原）降解产物。

### （六）血液流变学改变

血液的流动性、黏滞性，血液中有形成分的聚集性、变形性，以及血管黏弹性对于组织和器官得到足够的血流量具有重要意义。红细胞聚集、红细胞数量增多、红细胞比容增大、红细胞变形能力减弱、白细胞和血小板的数量增多等均可使血黏度增高。血浆中纤维蛋白原、球蛋白等蛋白质浓度增高，以及血脂增高，也可使血液黏度增高。

# 第一节　血管壁检测

## 一、筛检试验★★

1. **出血时间（BT）测定**　出血时间延长见于：①血小板显著减少，如原发性及继发性血小板减少性紫癜。②血小板功能不良，如血小板无力症、巨大血小板综合征。③毛细血管壁异常，如维生素 C 缺乏症、遗传性出血性毛细血管扩张症。④某些凝血因子严重缺乏，如血管性血友病、DIC。⑤药物影响，如阿司匹林、肝素或溶栓药。

2. **毛细血管抵抗力试验（束臂试验）**　毛细血管脆性增加见于：①毛细血管壁异常，如遗传性出血性毛细血管扩张症、过敏性紫癜、单纯性紫癜、维生素 C 缺乏症及中毒性损害（如败血症、感染性心内膜炎、尿毒症、砷中毒）。②血小板量与质异常，如血小板减少性紫癜、血小板无力症。③血管性血友病等。

## 二、诊断试验★★

1. **血管性血友病因子抗原测定**

（1）减低：见于血管性血友病，是诊断血管性血友病及其分型的指标之一。

（2）增高：见于血栓性疾病，如急性冠脉综合征、心绞痛、脑血管病变、糖尿病、肾小球疾病、大手术后、恶性肿瘤、免疫性疾病、感染性疾病、骨髓增生症等。

2. **血浆 vWF 瑞斯托霉素辅因子测定** 主要用于血管性血友病的分型诊断。

3. **6–K–PGF$_{1\alpha}$测定** 减低见于血栓性疾病，如急性心肌梗死、心绞痛、脑血管病变、糖尿病、动脉粥样硬化、肿瘤转移、肾小球病变、周围血管血栓形成等。

4. **血浆内皮素–1（ET–1）测定** 增高见于心肌梗死、心绞痛、高血压、动脉硬化、缺血性脑血管疾病和肾衰竭等。

5. **血浆凝血酶调节蛋白抗原测定** 增高见于血栓性疾病，如糖尿病、心肌梗死、脑血栓、深静脉血栓形成、肺栓塞、DIC、SLE 等。

# 第二节 血小板检测

## 一、筛检试验★★

1. **血小板计数** 见第十三章。

2. **血块收缩试验**

（1）血块收缩不良：见于原发性血小板减少性紫癜、原发性血小板增多症、血小板无力症、红细胞增多症、低（无）纤维蛋白原血症、多发性骨髓瘤、原发性巨球蛋白血症。

（2）血块过度收缩：见于先天性和获得性凝血因子Ⅷ缺乏症等。

## 二、诊断试验★★

1. **血小板相关免疫球蛋白测定** PAIg 增高是免疫性血小板减少的共同特征，见于原发性血小板减少性紫癜、输血后紫癜、新生儿免疫性血小板减少症、药物免疫性血小板减少性紫癜及 SLE、淋巴瘤、慢性活动性肝炎等。原发性血小板减少性紫癜经有效治疗后 PAIg 水平下降,复发后,则又可升高。

2. **血小板膜糖蛋白Ⅱb/Ⅲa 自身抗体测定** 阳性见于免疫性血小板减少症(ITP)。

3. **血小板黏附试验**

(1) 增高:于血栓前状态和血栓性疾病,如心肌梗死、心绞痛、脑血管病变、糖尿病、动脉粥样硬化等。

(2) 降低:见于血管性血友病、血小板无力症、尿毒症、骨髓增生异常综合征、急性白血病和 SLE 等。

4. **血小板聚集试验**

(1) 增高:见于血栓前状态和血栓性疾病,如心肌梗死、心绞痛、糖尿病、脑血管病变、高脂血症等。

(2) 减低:见于血小板无力症、血管性血友病、尿毒症、骨髓增生性疾病、急性白血病、原发性血小板减少性紫癜以及抗血小板药物治疗等。

5. **血小板 P 选择素测定** 增高见于急性心肌梗死、心绞痛、糖尿病伴血管病变、脑血管病变、深静脉血栓形成、系统性红斑狼疮、原发性血小板增多症、肾病综合征等。

6. **血小板促凝活性测定**

(1) 减低:见于血小板第 3 因子缺陷症、血小板无力症、肝硬化、尿毒症、骨髓增生异常综合征、DIC、服用抗血小板药物、急性白血病等出血性疾病。

(2) 增高:见于血栓病和血栓前状态。

7. **血浆血栓烷 $B_2$ 测定**

(1) 增高:见于血栓前状态和血栓性疾病,如心肌梗死、心绞痛、糖尿病、动脉粥样硬化、肾小球疾病、高脂血症等。

(2) 减低：见于环氧酶或血栓烷 $A_2$ 合成酶缺乏症，亦见于服用阿司匹林等抑制环氧酶或血栓烷 $A_2$ 合成酶的药物后。

# 第三节　凝血因子检测

## 一、筛检试验★★

### 1. 活化部分凝血活酶时间测定（APTT）

(1) APTT 延长：见于因子 Ⅷ、Ⅸ、Ⅺ、Ⅹ、Ⅴ、Ⅱ、PK（激肽释放酶原）、高分子量激肽原、纤维蛋白原缺乏以及 DIC 后期继发纤溶亢进，尤其是Ⅷ、Ⅸ、Ⅺ因子缺乏（A、B 型血友病，遗传性因子Ⅺ缺乏症）以及它们的抑制物增多。APTT 也常用于监测普通肝素治疗和判断是否存在狼疮抗凝物质、凝血因子抗体等凝血因子抑制物。

(2) APTT 缩短：见于血栓性疾病和血栓前状态，如 DIC 早期、脑血栓形成或心肌梗死等。

### 2. 血浆凝血酶原时间（PT）测定　是外源性凝血系统较为灵敏和最为常用的筛选试验。

(1) PT 延长：见于先天性凝血因子异常及获得性凝血因子异常，如因子 Ⅱ、Ⅴ、Ⅶ、Ⅹ 减少及纤维蛋白原减少、严重肝病、维生素 K 缺乏（阻塞性黄疸）、DIC 后期及使用双香豆素抗凝药物等。

(2) PT 缩短：见于血液高凝状态。

(3) INR 是监测口服抗凝剂的首选指标。

## 二、诊断试验★★

**1. 血浆凝血因子Ⅷ、Ⅸ、Ⅺ、Ⅻ促凝活性测定**

（1）增高：见于血栓前状态和血栓性疾病，如静脉血栓形成、肺栓塞、妊娠高血压综合征、肾病综合征、恶性肿瘤等。

（2）减低：①FⅧ：C减低见于血友病A、血管性血友病、血中存在Ⅷ因子抗体等。FⅧ不在肝脏合成，故不受肝脏疾病影响。②FⅨ：C减低见于血友病B、肝脏病、维生素K缺乏症等。③FⅪ：C减低见于因子Ⅺ缺乏症、肝脏疾病等。④FⅫ：C减低见于先天性因子Ⅻ缺乏症、肝脏疾病等。

**2. 血浆因子Ⅱ、Ⅴ、Ⅶ、Ⅹ促凝活性测定**

（1）增高：见于血栓前状态和血栓性疾病，尤其见于静脉系统血栓。

（2）减低：①见于遗传性因子Ⅱ、Ⅴ、Ⅶ和Ⅹ缺乏症；②获得性减低见于肝病、维生素K缺乏症、吸收不良综合征、DIC、口服抗凝剂等。

**3. 血浆纤维蛋白原（Fg）测定**

（1）增高：见于急性心肌梗死、SLE、急性感染、急性肾炎、糖尿病、多发性骨髓瘤、休克、大手术后、妊娠高血压综合征、恶性肿瘤和血栓前状态等。

（2）减低：见于DIC、重症肝炎和肝硬化等。

**4. 血浆因子ⅩⅢ定性试验** 因子ⅩⅢ缺乏见于先天性因子ⅩⅢ缺乏症和获得性因子ⅩⅢ明显减低，如肝病、SLE、DIC、非霍奇金淋巴瘤、恶性贫血、溶血性贫血等。

**5. 可溶性纤维蛋白单体复合物测定** 增高见于DIC、急性白血病、肝硬化失代偿期、恶性肿瘤、严重感染、严重创伤等。

# 第四节 抗凝系统检测

## 一、病理性抗凝物质的检测★★

1. **血浆凝血酶时间（thrombin time，TT）及 TT 的甲苯胺蓝纠正实验** TT 延长见于低（无）纤维蛋白原血症、异常纤维蛋白原血症及血中纤维蛋白（原）降解产物增高、血中有肝素或类肝素物质存在；在 TT 延长的样品中加入甲苯胺蓝，如果 TT 缩短 5 秒以上，说明样品中存在肝素或肝素类似物。

2. **血浆肝素定量检测** 用于指导临床肝素剂量的调整。

3. **抗凝血因子Ⅹ活性试验** 可作为调整低分子肝素用量的参考。预防血栓时以 0.2~0.4IU/mL 为宜；治疗血栓时以 0.4~0.7IU/mL 为宜。

4. **狼疮抗凝物质测定** 阳性见于有狼疮抗凝物质存在的患者，如 SLE、自发性流产、某些血栓性疾病以及抗磷脂抗体综合征等。

5. **抗心磷脂抗体测定** 阳性见于：①原发性抗磷脂抗体综合征，如动（静）脉血栓、自发性流产、免疫性溶血等。②继发性抗磷脂抗体综合征，如 SLE（阳性率 70%~80%）、类风湿关节炎、急性脑血管病、免疫性血小板减少紫癜等。

## 二、生理性抗凝因子检测★★

1. **血浆抗凝血酶活性测定**

（1）增高：可导致出血，见于血友病、白血病、再生障碍性贫血、急性肝炎及使用抗凝药物等。

（2）减低：可导致血栓形成，见于先天性和获得性抗凝血酶缺乏症（血栓前状态、血栓性疾病、DIC 和肝脏疾病等）。

**2. 血浆蛋白 C 活性测定**　蛋白 C 活性减低可导致血栓形成。遗传性减低见于遗传性蛋白 C 缺陷症；获得性减低见于 DIC、肝病、手术后、口服抗凝剂、急性呼吸窘迫综合征等。

**3. 血浆游离蛋白 S 抗原和总蛋白 S 抗原测定**　游离蛋白 S 减低见于先天性和获得性蛋白 S 缺陷症。获得性蛋白 S 缺陷症见于肝病、口服抗凝剂和 DIC 等。

**4. 血浆凝血酶-抗凝血酶复合物测定**　增高见于急性心肌梗死、不稳定型心绞痛、DIC、深静脉血栓形成、脑梗死、急性白血病等。

# 第五节　纤溶活性检测

## 一、筛检试验★★

### 1. 优球蛋白溶解时间

（1）缩短：表明纤溶活性增强，见于原发性纤溶亢进或继发性纤溶亢进（手术、创伤、变态反应、胎盘早期剥离、恶性肿瘤、急性白血病、DIC 和应用溶血栓药等）。

（2）延长：表明纤溶活性减低，见于血栓前状态、血栓性疾病和应用抗纤溶药等。

### 2. D-二聚体定性试验
继发性纤溶症为阳性或增高，而原发性纤溶症为阴性或不升高。本试验为鉴别原发性与继发性纤溶症的重要指标。

3. **血浆纤维蛋白（原）降解产物测定** 纤维蛋白降解产物（FDP）增高是体内纤溶亢进的标志，但不能鉴别原发性和继发性。继发性纤溶见于 DIC、恶性肿瘤、急性非淋巴细胞白血病、各种栓塞、器官移植的排斥反应、心肝肾疾病、溶栓治疗等。

## 二、诊断试验★★

1. **血浆组织型纤溶酶原激活物活性测定**

（1）增高：表明纤溶活性亢进，见于原发性纤溶和继发性纤溶等。

（2）减低：表明纤溶活性减弱，见于血栓前状态和血栓性疾病，如动脉血栓形成、深静脉血栓形成、高脂血症、缺血性脑卒中等。

2. **血浆纤溶酶原活性测定**

（1）增高：表示纤溶活性减低，见于血栓前状态和血栓性疾病，如 DIC、前置胎盘、大手术后。

（2）减低：表示纤溶活性增高，见于原发性纤溶症、继发性纤溶症和先天性纤溶酶原缺乏症。可作为易栓症的指标之一。

3. **血浆纤溶酶原激活抑制物-1 活性测定**

（1）增高：表示纤溶活性减低，见于血栓前状态和血栓性疾病。

（2）减低：表示纤溶活性增高，见于原发性和继发性纤溶。

4. **血浆鱼精蛋白副凝固（3P）试验**

（1）阳性：见于 DIC 的早、中期，假阳性见于恶性肿瘤、大出血、败血症、创伤、大手术等。

（2）阴性：见于正常人、晚期 DIC 和原发性纤溶症。

**5. 血浆纤溶酶–抗纤溶酶复合物测定** 增高见于血栓前状态和血栓性疾病，如 DIC、急性心肌梗死、脑血栓形成、肾病综合征、肺梗死、深静脉血栓形成等。

# 第六节  血液流变学检测

**1. 全血黏度测定**★★

（1）全血黏度增高：见于高血压病、冠心病、心肌梗死、脑血栓形成、高脂血症、糖尿病、恶性肿瘤、肺源性心脏病、真性红细胞增多症、多发性骨髓瘤、原发性巨球蛋白血症、烧伤等。

（2）全血黏度减低：见于贫血、重度纤维蛋白原和其他凝血因子缺乏症。

**2. 血浆黏度测定**★★ 血浆黏度增高见于：①高球蛋白血症，如多发性骨髓瘤、巨球蛋白血症、类风湿关节炎、系统性红斑狼疮等。②血脂增高，如糖尿病、高脂血症等。

# 第七节  血栓弹力图

**1. 血栓性疾病**★★ 肾病综合征、尿毒症、冠状动脉粥样硬化性心脏病（冠心病）、心绞痛、心肌梗死、脑梗死（脑梗塞）、动静脉血栓形成等，R 值及 K 值明显减少，而 MA 值及 ME 值增大。

**2. 血小板异常性疾病**★★ 原发性和继发性血小板减少症，R 和 K 值增大，而 MA 值和 ME 值降低。血小板功能异常性疾病则 MA 值明显降低。

3. **凝血因子缺陷性疾病★★** 血友病类出血性疾病 R 值及 K 值显著增加，而 MA 值及 ME 值降低。

4. **纤溶亢进性疾病★★** 原发性纤溶症、弥散性血管内凝血继发性纤溶，在突发纤溶时，血栓弹力图（TEG）可示纤溶的强度和速度。

# 第八节　检测项目的选择和应用

## 一、一期止血缺陷试验的选择与应用★

一期止血缺陷指血管壁和血小板异常所致的出血性疾病。

1. **筛选试验** 选用血小板计数（PLT）和出血时间（BT）。

2. **诊断试验** 血小析减少时，可选择骨髓穿刺涂片、骨髓活检、血小板寿命测定、血小板相关免疫球蛋白测定等。血小板功能异常时，可选择血小板黏附试验、血小板聚集试验、血块收缩时间、血小板 P 选择素、血小板第 4 因子和血小板第 3 因子有效性测定等。

## 二、二期止血缺陷的选择与应用★

二期止血缺陷指凝血因子缺乏和抗凝物质所致的出血性疾病。

1. **筛选试验** 选用活化部分凝血活酶时间（APTT）和血浆凝血酶原时间（PT）测定。

2. **诊断试验** 如怀疑凝血因子缺陷，选用血浆凝血因子促凝活性及纤维蛋白原测定、因子定性试验、可溶性纤维蛋白单体复合物测定等。怀疑病理性或生理性抗凝物质异常，选用血浆抗凝血酶活性、蛋白 C 活性、游离蛋白 S 抗原和总蛋白 S 抗原、凝血酶-抗凝血酶复合物测定，必要时检测肝素定量等。

## 三、纤溶亢进性出血试验的选择与应用

**1. 筛选试验★**　选用 FDP 和 D-二聚体。

**2. 诊断试验★**　可选血浆组织型纤溶酶原激活剂活性、纤溶酶原活性、纤溶酶原激活抑制物-1 活性测定、鱼精蛋白副凝固试验、纤溶酶-抗纤溶酶复合物、D-二聚体定量、FDP定量测定等。

**3. 弥散性血管内凝血（DIC）检查法★★**

（1）显性 DIC 诊断：①危险评估：存在相关疾病记 2 分。②记分标准：血小板正常计 0 分，$< 100 \times 10^9 / L$ 计 1 分，$< 50 \times 10^9 / L$ 计 2 分；纤维蛋白标志物不升高计 0，轻度升高计 1 分，明显升高计 2 分；PT 延长 < 3 秒计 0 分，3~6 秒计1 分，> 6 秒计 3 分；纤维蛋白原 > 1g/L 计 0 分，< 1g/L 计1 分。③积分≥5 分可诊断，并每天重复积分。

（2）隐形 DIC 诊断：如果积分 < 5 分，1~2 天后重复评估，对比前一天结果，如果血小板降低、PT 延长、D-二聚体升高、蛋白 C 活性降低、抗凝血酶活性降低分别计 1 分，相反变化计-1 分，如果积分≥5 分，诊断隐性 DIC，并每天重复积分。

## 四、血栓前状态★

观察和诊断血栓前状态从四方面考虑：

1. **基础疾病** 心、脑血管疾病、静脉血栓形成、妊娠高血压综合征、肾病综合征、糖尿病、严重创伤、恶性肿瘤和器官移植等。

2. **筛选试验** 血小板增多、血小板聚集功能增强、活化部分凝血活酶时间和血浆凝血酶原时间缩短、纤维蛋白含量增多、全血和血浆黏度增高等。

3. **常用试验** 血管性血友病因子抗原、β血小板球蛋白、可溶性纤维蛋白单体复合物、抗凝血酶活性、FDP和DD等。

4. **特殊试验** 凝血酶调节蛋白和（或）内皮素-1、P选择素和（或）11-去氢-血栓素B、凝血酶原片段1+2和（或）纤维蛋白肽A、凝血酶-抗凝血酶复合物、组织因子活性、纤溶酶-抗纤溶酶复合物等。

### 难点提示

## 一、名词解释

1. **内源性凝血途径**——由受损的血管内皮激活 FⅫ 而被启动，并依次激活FⅪ、FⅨ、FⅧ、FⅩ的凝血过程称为内源性凝血途径。

2. **外源性凝血途径**——由组织因子启动的凝血过程称为外源性凝血途径。

3. **出血时间**——将皮肤毛细血管刺破后，出血自然停止所需的时间（初期止血时间）。

4. **血块收缩时间**——血液凝固后，血小板释出血栓收缩蛋白（主要是肌动蛋白），使纤维蛋白网退缩，挤出血清。此过程经历的时间为血块收缩时间。

5. **活化部分凝血活酶时间**——在受检血浆中加入 APTT 试剂（接触因子活化剂和部分磷脂）和 $Ca^{2+}$ 后，血浆凝固所需要的时间。

6. **血浆凝血酶原时间**——在被检血浆中加入足够的组织因子（TF 或组织凝血活酶）和适量的 $Ca^{2+}$ 后，血浆凝固所需要的时间。

7. **血浆凝血酶时间**——在受检血浆中加入"标准化"凝血酶溶液，血浆凝固所需要的时间。

8. **血栓前状态**——是指血液有形成分和无形成分的生物化学和流变学发生某些变化。这些变化可反映血管内皮细胞受损或受刺激、血小板和白细胞被激活或功能亢进、凝血蛋白含量增高或被激活、抗凝蛋白的含量减少或结构异常、纤溶因子含量减低或活性减弱、血液黏度增高和血流减慢等一系列的病理状态。

9. **纤维蛋白降解产物**——纤维蛋白原和纤维蛋白受到纤溶酶作用后，形成多种肽链碎片，如片段 A、B、C、X、Y、D、E 等，统称为纤维蛋白降解产物。

## 二、常考问题

1. 血管壁检测有哪些筛检试验？

2. 血小板相关免疫球蛋白测定有何临床意义？

3. 活化部分凝血活酶时间测定有何临床意义？

4. 血浆凝血酶原时间测定有何临床意义？

5. 纤溶活性检测有哪些筛检试验？如何鉴别原发性与继发性纤溶？

6. 简述 DIC 诊断 ISTH/SSC 诊断积分系统（显性 DIC 诊断、隐形 DIC 诊断）。

7. 对于一期止血缺陷，如何选择和应用检测项目？

# 三、难点释疑

## 1. 出血时间测定

此试验主要检测血管受损后初期止血的功能。出血时间的长短主要受血小板数量和功能的影响，其次是血管壁的完整性和收缩功能，血浆凝血因子的影响较小。

血管性血友病患者由于遗传性缺乏血管性血友病因子，即 vWF，以致出血时间延长。vWF 有两种功能：①作为一种黏附蛋白，能通过与血小板膜的结合，促使血小板在高切变应力情况下，黏附受损血管内膜下的胶原组织。②作为血浆 FⅧ：C（Ⅷ因子促凝活性）的载体蛋白，vWF 与 FⅧ：C 相结合而使 FⅧ：C 的体内半衰期明显延长。

## 2. 毛细血管抵抗力试验阳性的病因及发病机制

此试验直接反映毛细血管的完整性。遗传性出血性毛细血管扩张症是常染色体显性遗传的结构性缺陷引起的血管异常。其特点为毛细血管和小静脉局限性扩张、迂曲，脆性增加。过敏性紫癜为一种非血小板减少性紫癜，可能是机体对血管壁组成成分的自体免疫反应，组织学改变为真皮层无菌性血管炎。维生素 C 为合成正常胶原的必须成分。维生素 C 缺乏症（坏血病）使血管内皮细胞之间的黏合剂胶原蛋白减少，细胞间隙增大，毛细血管脆性和通透性增加。维生素P能降低毛细血管的通透性，加强维生素C的作用及促进维生素C在体内的蓄积。缺乏维生素P可致毛细血管通透性增加、束臂试验阳性。败血症、感染性心内膜炎等感染性疾病致毛细血管损害、出血的原因有病原体对血管内皮的损伤、细胞因子、毒素引起的内皮损伤、DIC、细菌性栓塞等。尿毒症血管壁损害与营养不良致结构脆弱有关。血小板功能异常也被认为是原因之一。原发性血小板减少性紫癜与自身免疫有关，体内有抗血小板抗体存在，故又称自身免疫性血小板减少性紫癜。凡有明确原因可寻的血小板减少则称之为继发性血小板减少。较常见的原因有药物性血小板减少、感染性血小板减少、骨髓病性血小板减少、理化因素所致的血小板减少、输血后紫癜等。血小板无力症患者，膜缺乏膜糖蛋白Ⅱb/Ⅲa复合物，使纤维蛋白原不能与膜结合而桥联两个血小板。当血管壁受损时，只有单层血小板黏附在基底膜上，血小板不发生相互聚集，因而不能形成初期止血栓。

**3. 活化部分凝血活酶时间延长的病因及发病机制**

活化部分凝血活酶时间测定主要反映内源性凝血过程第一阶段有无异常（5~10分钟）；同时也受凝血过程共同途径相关因子及纤溶亢进的影响（仅10~15秒）。因而与因子Ⅷ、Ⅸ、Ⅺ关系最大。

凝血第一阶段内源性途径主要参与因子Ⅷ、Ⅸ、Ⅺ含量减少，使活化部分凝血活酶时间延长。甲型血友病是由因子Ⅷ缺乏或功能缺陷引起的一种X连锁隐性遗传的出血性疾病。遗传基因位于X染色体上，男性发病，女性为携带者，传递因子Ⅷ基因缺陷。乙型血友病是由因子Ⅸ的凝血活性减少引起的一种性联隐性遗传的出血性疾病。遗传方式与甲型血友病相同。遗传性Ⅺ因子缺乏症为一种常染色体显性遗传疾病,致病的显性基因在常染色体上,遗传与性别无关。先天性凝血酶原缺乏症为常染色体隐性遗传的出血性疾病。

凝血酶原减少见于严重的肝损害、阻塞性黄疸、新生儿出血症等。大多数凝血因子都在肝内合成,因此肝严重损害势必引起凝血酶原、纤维蛋白原等凝血因子减少,凝血时间延长。因子Ⅱ、Ⅶ、Ⅸ、Ⅹ、蛋白C及蛋白S等维生素K依赖因子和调节蛋白在肝内合成。阻塞性黄疸时,肠内胆盐缺乏,维生素K吸收障碍,维生素K依赖性凝血因子(Ⅱ、Ⅶ、Ⅸ、Ⅹ)合成减少,而致凝血时间延长。新生儿出血症是一种由维生素K缺乏所致的新生儿期出血性疾病。本病常在出生后2~7天内发生,因为新生儿从母体获得的维生素K在出生后2~3天被消耗尽,而能产生维生素K的细菌尚未在肠道定居,母乳只含维生素K 15μg/L,摄入不足。先天性纤维蛋白原缺乏症为常染色体显性或隐性遗传的出血性疾病。纤溶亢进使纤维蛋白原减少或生成大量FDP而抗凝,使凝血时间延长。DIC早期、脑血栓形成、心肌梗死等由于一种或多种因素激活凝血系统,产生高凝状态,凝血时间缩短。DIC早期凝血因子活性增强,血液呈高凝状态,微血管内纤维蛋白沉积、血小板聚集,微血栓形成;后期由于凝血因子和血小板被大量消耗,产生消耗性低凝状态,以及继发性纤溶亢进,导致各种出血性并发症。

### 4. 血浆凝血酶原时间测定

本试验用组织因子启动,主要检测凝血第一阶段外源性系统有关因子(如Ⅶ因子),但也受凝血第二、三阶段共同途径有关因子(如Ⅰ、Ⅱ、Ⅴ、Ⅹ)含量的影响。血中抗凝物质增多自然要使凝血时间延长。

**5. 活化部分凝血活酶时间测定与血浆凝血酶原时间测定比较**

不同点在于前者检测内源性凝血途径有关因子（如Ⅷ、Ⅸ、Ⅺ因子），后者检测外源性凝血途径有关因子（如Ⅶ因子）。相同点是都受凝血第二、三阶段共同途径有关因子的影响。

**6. D-二聚体与FDP的区别**

D-二聚体是纤维蛋白单体经活化因子FXⅢa交联形成纤维蛋白原后，再经纤溶酶水解所产生的特异性降解产物。其水平的升高表明存在继发性纤溶亢进（如DIC）。FDP反映血循环中纤维蛋白和（或）纤维蛋白原，在纤溶酶的作用下所产生的多种碎片的含量。其水平的升高表明机体纤溶活性亢进（原发性纤溶和继发性纤溶）。

**7. 影响血液黏度的因素**

（1）血细胞因素：①红细胞聚集性：正常红细胞表面带有负电荷，它们之间相互排斥，使红细胞在血浆中处于悬浮状态而不发生聚集；反之则红细胞容易串钱状聚集，使血黏度增高。②红细胞的数量：红细胞的数量越多，红细胞的比容越大，血液的黏度越高。③红细胞的变形性：红细胞的变形能力对血液（尤其是微循环中的血液）的黏度有明显影响。变形能力减低时，血液黏度增高。④白细胞和血小板的数量：其数量增多、黏附性和聚集性增高，以及释放产物增多，均可使血液黏度增高。

（2）血浆因素：血浆黏度主要由其中的蛋白质浓度决定，其中以纤维蛋白原和球蛋白的影响最为重要。血浆黏度增高，则血液黏度也高。纤维蛋白原和球蛋白除了引起血浆黏度增高外，还主要通过改变红细胞膜表面电荷，促使红细胞聚集和叠连，从而使血液黏度增高。此外，血浆中β-脂蛋白、胆固醇和三酰甘油增高也可使血液黏度增高。

# 第十五章 ⇒ 排泄物、分泌物及体液检查

## 第一节 尿液检查

### 教学大纲

★★★掌握尿液一般性状检查、化学检查、显微镜检查。掌握尿沉渣计数的临床意义。

★★熟悉尿液检查的标本采集与保存、泌尿系统常见疾病的尿液特点。

★了解尿液其他检查的临床意义。

### 重点提示

#### 一、尿液检查的临床意义★★★

(1) 诊断泌尿系统疾病及疗效观察判断的首选项目。

(2) 其他系统疾病，如糖尿病、急性胰腺炎、黄疸的鉴别诊断及多发性骨髓瘤的辅助诊断。

(3) 用药监护，如氨基糖苷类抗生素、多黏菌素 B、磺胺类药物等。

## 二、标本采集与保存★★

晨起首次尿为宜，10~20mL，留样半小时之内送检。尿细菌培养应清洗外阴或阴茎头后，留取中段尿至无菌容器中。女性应避开月经期，并防止阴道分泌物混入。24小时尿检查应冷藏保存。

## 三、一般性状检查

### （一）尿量★★★

**1. 正常人尿量** 1000~2000mL/24h。

**2. 尿量增多** 尿量超过2500mL/24h为多尿。病理性多尿见于内分泌疾病，如糖尿病、尿崩症、慢性肾盂肾炎、慢性间质性肾炎、急性肾衰竭多尿期等。

**3. 尿量减少** 尿量少于400mL/24h或17mL/h为少尿；尿量少于100mL/24h为无尿。少尿或无尿见于：①肾前性：肾灌注不足，如休克、心衰、脱水等。②肾性：肾实质损伤，如急性肾小球肾炎、急性肾衰竭少尿期、慢性肾衰竭等。③肾后性：各种原因引起的尿路梗阻或排尿功能障碍，如结石、尿路狭窄、肿瘤等。

### （二）颜色与透明度★★

**1. 血尿** 见于泌尿系统炎症、结石、结核、肿瘤、外伤及出血性疾病（如血友病、血小板减少性紫癜）。

**2. 血红蛋白尿** 见于血管内溶血，如蚕豆病、血型不合的输血反应、阵发性睡眠性血红蛋白尿等。

**3. 脓尿和菌尿** 见于泌尿系统感染，如膀胱炎、肾盂肾炎等。

**4. 乳糜尿及乳糜血尿** 因淋巴通路阻塞，从肠道吸收的乳糜液逆流进入尿液，见于丝虫病及肾周围淋巴管梗阻。

**5. 脂肪尿** 见于脂肪挤压损伤、骨折和肾病综合征等。

**6. 胆红素尿和尿胆原尿** 胆红素尿见于阻塞性黄疸和肝细胞性黄疸。尿胆原尿见于溶血性黄疸和肝细胞性黄疸。

## （三）气味★★

尿液新鲜排出就有氨味，提示膀胱炎及慢性尿潴留。尿液有烂苹果气味，应怀疑糖尿病酮症酸中毒。

## （四）酸碱性★★

1. 正常人尿液呈弱酸性，pH 值 5.0 ~ 7.0，平均 6.5。

2. 尿 pH 值降低，见于蛋白质摄入量多、代谢性酸中毒、高热、痛风及口服维生素 C 等酸性药物。

3. 尿 pH 值增高，见于代谢性碱中毒、肾小管性酸中毒、应用碳酸氢钠等碱性药物、剧烈呕吐等。

## （五）尿比密★★★

1. 正常人尿比密 1.015 ~ 1.025，晨尿一般大于 1.020，婴幼儿尿比密偏低。

2. 尿比密增高，见于急性肾小球肾炎、肾病综合征、糖尿病、血容量不足等。

3. 尿比密降低，见于尿崩症（常小于 1.003）、慢性肾炎、肾小管间质疾病、急性肾衰竭、慢性肾衰竭等。尿比密固定于 1.010 左右，称为等张尿，见于肾实质严重损害的终末期。

# 四、化学检查

## （一）尿蛋白★★★

用常规定性方法检查尿蛋白持续呈阳性，定量检查持续超过 150mg/24h 或尿蛋白/肌酐比率 > 200mg/g，称为蛋白尿。病理性蛋白尿见于：

1. **肾小球性蛋白尿** 为炎症等原因导致肾小球滤过膜通透性增加和（或）电荷屏障受损，血浆蛋白大量滤出，超过肾小管重吸收能力所致的蛋白尿。见于原发性肾小球疾病及某些继发性肾小球疾病，如糖尿病肾病及系统性红斑狼疮肾病等。肾小球性蛋白尿分为两种：①选择性蛋白尿：肾小球滤过膜损害较轻，常见于微小病变型肾病。②非选择性蛋白尿：肾小球滤过膜损害较重，见于各类原发或继发性肾小球疾病。

2. **肾小管性蛋白尿** 肾小球滤过功能正常，但肾小管功能损害，导致近曲小管对低分子量蛋白质重吸收功能减退所产生的蛋白尿。见于肾盂肾炎、间质性肾炎、中毒性肾病、肾移植术后等。

3. **混合性蛋白尿** 肾脏疾病同时累及肾小球和肾小管而产生的蛋白尿。见于慢性肾小球肾炎后期累及肾小管、间质性肾炎后期累及肾小球，同时累及肾小球和肾小管的全身性疾病（如糖尿病、系统性红斑狼疮等）。

4. **溢出性蛋白尿** 由于血浆中出现异常增多的低分子量蛋白质，超过肾小管重吸收能力，出现的蛋白尿。见于多发性骨髓瘤引起的轻链尿、血管内溶血引起的血红蛋白尿、大面积心肌梗死及挤压综合征引起的肌红蛋白尿。

5. **组织性蛋白尿** 见于肾盂肾炎、尿路肿瘤等。

6. **假性蛋白尿** 肾以外泌尿系统疾病（膀胱炎、尿道炎或尿道出血等）产生的脓、血、黏液等成分或阴道分泌物混入导致尿蛋白定性试验阳性。

## （二）尿糖★★★

当肾糖阈降低或血糖升高超过肾糖阈（8.89mmol/L）时，尿糖定性试验为阳性，称为糖尿。

1. **血糖增高性糖尿** 常见于糖尿病，也可见于库欣综合征、甲状腺功能亢进症、胰腺炎及嗜铬细胞瘤等。

2. **血糖正常性糖尿** 常见于慢性肾炎、间质性肾炎和肾病综合征等。

3. **暂时性糖尿** 见于生理性糖尿及应激性糖尿（如脑出血、颅脑损伤、急性心梗等应激情况）。

4. **其他糖尿** 如肝硬化、进食糖过多及哺乳期。

5. **假性糖尿** 尿中具有还原性物质，如维生素C、尿酸、葡萄糖醛酸，或一些随尿液排出的药物如链霉素、异烟肼、阿司匹林、黄连、大黄等。

## （三）酮体★★

糖尿病酮症酸中毒时常呈强阳性；肝硬化、酒精性肝炎、妊娠剧吐、高热、过度节食等均可呈阳性。

## （四）尿胆红素与尿胆原★★

尿胆红素增高，见于肝细胞性黄疸及阻塞性黄疸；尿胆原明显增高，见于溶血性黄疸。

## （五）尿亚硝酸盐★★

泌尿系统感染了含有硝酸盐还原酶的细菌（肠杆菌科细菌）时，此试验为阳性，提示尿路细菌感染。

# 五、显微镜检查

## （一）细胞★★★

1. **红细胞** 离心尿沉渣每高倍视野均有1~2个红细胞，

即为异常。若红细胞≥3/HP，尿外观无血色，称镜下血尿。尿含血量较多，外观呈淡红色，称肉眼血尿。血尿常见于肾小球肾炎、尿路感染、肾结核、肾结石、狼疮性肾炎、紫癜性肾炎、血友病及泌尿系统肿瘤等。

**2. 白细胞和脓细胞** 成人离心尿沉渣白细胞超过5个/HP，为白细胞或脓细胞增多，多见于泌尿系统感染，如肾盂肾炎、肾结核、膀胱炎或尿道炎等。

**3. 上皮细胞** 肾小管上皮细胞（小圆上皮），见于急性肾小管坏死、急性间质性肾炎、肾移植急性排异反应；移行上皮细胞增多，见于泌尿系统炎症如膀胱炎、肾盂肾炎、输尿管炎等；扁平上皮细胞增多，成年女性尿中多见，一般临床意义不大；如果与白细胞增多同时存在，多为泌尿系统炎症，有临床意义。

**（二）管型★★★**

管型是蛋白质、细胞或碎片在肾小管、集合管中凝固而成的圆柱形蛋白聚体。管型内1/3以上存在细胞则定义为细胞管型。

**1. 透明管型** 健康人偶见；在运动、重体力劳动、心力衰竭、发热时可见少量；在肾病综合征、慢性肾炎时增多。

**2. 颗粒管型** 分为粗颗粒管型和细颗粒管型。粗颗粒管型见于慢性肾炎、肾盂肾炎或药物中毒等；正常人偶见细颗粒管型；大量细颗粒管型出现见于急性肾小球肾炎后期、慢性肾炎等。

**3. 细胞管型** 常提示肾实质损害活跃期。肾小管上皮细胞管型，见于急性肾小管坏死、急性间质性肾炎、肾病综合征、慢性肾小球肾炎及重金属中毒等；红细胞管型，常见于肾小球疾病如急性或慢性肾小球肾炎、狼疮性肾炎等；白细胞管型，见于肾盂肾炎、间质性肾炎等。

**4. 脂肪管型** 见于肾病综合征、慢性肾小球肾炎急性发作及中毒性肾病。

**5. 蜡样管型** 多提示有严重的肾小管变性坏死，见于慢性肾衰竭、慢性肾小球肾炎晚期等。

**6. 肾衰竭管型** 见于急性肾衰竭多尿期；慢性肾衰竭时大量出现，提示预后不良。

### （三）结晶体★★

尿液较浓缩、偏酸性，低温下出现盐类结晶无临床意义。结晶体频繁出现伴有红细胞应怀疑肾结石的可能。服用磺胺类药物后尿中出现磺胺结晶伴有红细胞或管型时，提示发生泌尿系统结石及急性肾衰竭的可能。

### （四）病原体★★

用无菌操作取清洁中段尿，做尿液直接涂片镜检，每个油镜视野见到 1 个以上细菌为阳性，提示泌尿系统感染的可能；找到抗酸杆菌有助于肾结核的诊断；清洁中段尿定量细菌培养 $\geq 10^5/mL$ 为阳性，$< 10^4/mL$ 为污染，$10^4 \sim 10^5/mL$ 需复查并结合临床判断。

## 六、尿液的其他检查★

**1. 尿红细胞形态** 可分辨肾小球源性血尿（非均一性血尿）与非肾小球源性血尿（均一性血尿）。

多形性红细胞 > 80% 时，提示肾小球源性血尿，见于各类肾小球疾病；多形性红细胞 < 50% 时，提示非肾小球源性血尿，见于肾盂肾炎、膀胱炎、结石及肿瘤。

2. **1 小时细胞排泄率** 红细胞增加常见于急慢性肾炎；白细胞增加见于泌尿系感染，如急慢性肾盂肾炎及急性膀胱炎。

3. **尿微量白蛋白测定** 用于了解尿中白蛋白早期微量变化；也是糖尿病、高血压、系统性红斑狼疮、原发性肾小球疾病早期肾损害的敏感指标。

4. **尿特种蛋白** 尿特种蛋白组分检测，用于蛋白尿选择性和非选择性分析，以及判断病情轻重、治疗效果及预后。

5. **尿纤维蛋白降解产物（FDP）** 原发性肾小球疾病尿内出现 FDP 并有进行性升高，说明肾脏病变在进展，预后较差；同时提示肾小球内有局部凝血或等变化。尿 FDP 阳性还见于 DIC、原发性纤溶性疾病、肾肿瘤、泌尿系感染、肾移植排斥反应。

6. **尿溶菌酶** 尿溶菌酶测定是肾小管重吸收功能的指标，炎症、中毒时升高，也是肾小管与肾小球病变的鉴别指标。也可用作预后判断，急性肾小管坏死、慢性肾小球肾炎、肾衰竭时升高，预后差。

## 难点提示

## 一、名词解释

1. **肾小球性蛋白尿**——为炎症等原因导致肾小球滤过膜通透性增加和（或）电荷屏障受损，血浆蛋白大量滤出超过肾小管重吸收能力所致的蛋白尿。其特点常表现为量多，组分以大中分子质量蛋白为主。分为：①选择性蛋白尿：肾小球滤过膜损害较轻，以中分子量蛋白为主，有少量小分子量蛋白。②非选择性蛋白尿：肾小球滤过膜损害严重，尿内出现不同分子量的蛋白，尤其是大分子量蛋白。

2. **肾小管性蛋白尿**——肾小管功能损害，导致近曲小管对低分子量蛋白重吸收功能减退所产生的蛋白尿。

3. **混合性蛋白尿**——肾脏疾病同时累及肾小球和肾小管而产生的蛋白尿。

4. **溢出性蛋白尿**——血浆中出现异常增多的低分子量蛋白，超过肾小管重吸收能力出现的蛋白尿。

5. **组织性蛋白尿**——尿液生成过程中，由肾组织被破坏分解或肾小管代谢产生及炎症、药物刺激分泌的蛋白质。

6. **假性蛋白尿**——肾以外泌尿系统疾病（膀胱炎、尿道炎或尿道出血等）产生的脓、血、黏液等成分或阴道分泌物混入导致尿蛋白定性试验阳性。

7. **血糖增高性糖尿**——肾小管对葡萄糖的重吸收能力降低或血糖增高超出肾小管重吸收阈值而出现的糖尿。

8. **暂时性糖尿**——非病理因素引起的一过性糖尿，如应激性糖尿和生理性糖尿。

9. **尿红细胞形态多形性改变**——用相差显微镜观察尿液红细胞形态，若红细胞通过病变的肾小球基膜受到挤压，经肾小管在 pH 值和渗透压变化的影响下，出现红细胞大小不一、形态异常及血红蛋白含量变化，即为尿红细胞形态多形性改变，可辅助鉴别肾小球源性与非肾小球源性血尿。

10. **红细胞淡影**——低渗尿中红细胞吸水胀大，甚可出现血红蛋白逸出，呈大小不等的空环形，称红细胞淡影。

## 11. 泌尿系统常见疾病的尿液检查特点（表15-1）

表15-1　泌尿系统常见疾病的尿液检查特点

| 病名 | 颜色 | 比重 | 蛋白定性 | 红细胞 | 白细胞 | 管型 | 蛋白尿性质 |
|---|---|---|---|---|---|---|---|
| 急性肾小球肾炎 | 深黄色或洗肉水样 | 1.020～1.030 | +～++ | 多量，变形红细胞为主 | 少量 | 透明管型及细颗粒管型为主，可见红细胞及肾上皮细胞管型 | 肾小球蛋白尿 |
| 慢性肾小球肾炎 | 淡黄色 | 1.010～1.020 | +～+++ | 少量，变形红细胞为主 | 少量 | 细、粗颗粒管型，偶见脂肪管型、蜡样管型 | 肾小球性蛋白尿，后期为混合性蛋白尿 |
| 肾病综合征 | 淡黄色 | 1.020～1.040 | +++～++++ | 少量 | 少量 | 脂肪管型、颗粒管型 | 肾小球性蛋白尿（选择性或非选择性） |
| 急性肾盂肾炎 | 淡黄或血色 | 1.010～1.020 | +++～++++ | 少量或多量 | 多量 | 白细胞管型 | 肾小管性蛋白尿 |
| 慢性肾盂肾炎 | 浅黄色 | 1.010～1.020 | +～++ | 少量 | 多量 | 白细胞管型、粗颗粒管型 | 肾小管性蛋白尿，后期为混合性蛋白尿 |

续表

| 病名 | 颜色 | 比重 | 蛋白定性 | 红细胞 | 白细胞 | 管型 | 蛋白尿性质 |
|------|------|------|----------|--------|--------|------|-----------|
| 急性膀胱炎 | 淡黄色或血色 | 1.010 ~ 1.020 | - ~ + | 少量或多量 | 多量 | 无 | 无或偶然性蛋白尿 |

## 二、常见考题

1. 血尿、脓尿、蛋白尿、管型尿概念及临床意义?

2. 蛋白尿如何分类? 分别有什么临床意义?

3. 何谓管型? 有哪几类管型? 各种管型的临床意义?

## 三、难点释疑

### 1. 蛋白尿的常见病因及临床特点

(1) 急性肾小球肾炎: 为 A 族 β-溶血性链球菌 "致肾炎菌株" 感染后的免疫性疾病。其特征为持续性蛋白尿,蛋白定性一般 (+ ~ ++),定量一般 ≤ 3.0g/24h,也可多达 10g/24h。

(2) 急进性肾小球肾炎: 起病急、病情重,尿蛋白定性常为 (++),定量检查可超过 3g/24h,病情迅速发展,常有贫血、低蛋白血症及肾功能减退。

(3) 慢性肾小球肾炎: 起病隐匿、病程迁延,为多种原因引起的原发于双侧肾小球的免疫性炎症疾病。由于病程长,常同时存在肾小球与肾小管的损害,表现为混合性蛋白尿。

(4) 隐匿性肾小球肾炎: 无明显临床症状和体征,尿蛋白定性 (± ~ +),定量常在 0.2g/24h,一般不超过 1g/24h,为微量蛋白质,可称为 "无症状性蛋白尿"。

（5）肾病综合征：可出现大量蛋白尿，定性试验多为（+++~++++），定量常为 3.5~10g/24h，最多者达 20g/24h，伴明显水肿、低蛋白血症及高脂血症。

（6）继发性肾病：糖尿病肾病为糖尿病血管病变之一，可出现肾小球硬化；系统性红斑狼疮性肾病为系统性红斑狼疮引起肾小球的免疫性损伤，系全身性疾病同时侵犯肾小球和肾小管，表现为混合性蛋白尿。

（7）间质性肾炎：是一大类肾脏疾病临床病理诊断的总称。感染、免疫介导、代谢异常、药物中毒、重金属中毒、反流或梗阻、肿瘤、遗传缺陷等原因均可引起。主要病理特点是小管-间质的炎症性和（或）退行性损害。中毒因素引起肾小管上皮细胞肿胀、退行性变和坏死等改变，称中毒性肾病。上述疾病出现肾小管性蛋白尿。

（8）尿路感染：是各种病原微生物（通常指细菌）直接侵袭泌尿系统引起的感染性炎症。分为上尿路感染（肾盂肾炎）和下尿路感染（膀胱炎）。上尿路感染临床表现为尿频、尿急、尿痛，同时伴发热、腰痛、肾区叩击痛，甚至寒战、高热，多考虑肾盂肾炎。尿液检查以白细胞、脓细胞为主，蛋白定性（±~+），称为肾小管性蛋白尿，可有红细胞，部分病例可查见白细胞管型。下尿路感染临床表现为尿频、尿急、尿痛，无发热，多考虑膀胱炎。尿液检查以白细胞、脓细胞为主，蛋白定性（±~+），称假性蛋白尿，可有红细胞，无白细胞管型及其他任何管型。

（9）多发性骨髓瘤：是浆细胞恶性增殖性疾病，由于骨髓瘤细胞产生大量免疫球蛋白轻链，能自由通过肾小球滤膜，高浓度轻链超过近曲小管所能重吸收的极限便从尿液排出，为溢出性蛋白尿。免疫球蛋白轻链在加热至 40~60℃ 时可发生凝固，温度升至 90 ~ 100℃ 又溶解，故称之为凝溶蛋白（本-周蛋白）。约 50% ~ 70% 的多发性骨髓瘤患者本-周蛋白呈阳性反应。

### 2. 管型尿及其临床意义

尿显微镜检查发现大量透明管型或出现其他类型管型时，即称为管型尿。管型是蛋白质、细胞或细胞碎片在肾小管、集合管中凝结而成的圆柱形蛋白聚合体。尿中出现不同类型的管型具有不同的临床意义，但都反映肾实质病变，而不是肾盂、肾盏及下尿路病变。

细胞管型常表示肾脏病变在急性期，由于炎症损害严重，肾小球毛细血管损害，孔径加大，通透性增大，细胞等大量漏出或脱落进入尿中形成细胞管型。而肾脏病变在稳定期或慢性期，肾小球毛细血管受损轻，孔径小，较大直径的细胞不能大量漏过形成细胞管型。红细胞管型见于急性肾炎、慢性肾炎急性发作等病变。白细胞管型见于急性肾小管-间质疾病，如急性肾盂肾炎等。

### 3. 尿量和尿比密变化的发生机制

糖尿病时，葡萄糖随尿一起排出，尿内含糖较多，属于葡萄糖引起的溶质性利尿，尿量增多、尿比密增高。

垂体性尿崩症是由于下丘脑-垂体受损，抗利尿激素分泌减少或缺乏；肾性尿崩症由于肾小管上皮细胞对抗利尿激素的敏感性降低，以致远曲小管和集合管对水的重吸收能力大为降低并影响尿液浓缩，导致尿量异常增多，尿比密很低，一般小于 1.010。

慢性肾盂肾炎时肾小管-间质受损，影响肾小管重吸收功能；慢性肾炎后期肾小管浓缩功能减退，水重吸收减少，均可出现多尿。

各种原因所致的休克，血压下降而使肾血流量明显减少，肾小球滤过率明显降低。患者出现少尿甚或无尿，早期尿比密增高，后期由于急性肾小管坏死则比密降低。

急性肾炎、慢性肾炎急性发病时，由于肾小球毛细血管内皮细胞增生、肾小球毛细血管网发生梗阻，免疫复合物沉积于肾小球基底膜，使每个肾单位的有效滤过面积减少，肾小球滤过率下降；另一方面肾小管的重吸收功能相对较好，对减少的肾小球滤液仍然保持较多的重吸收量，产生所谓"球-管失衡"，以致少尿。此时，尿蛋白、红白细胞、管型、糖等溶质增多，尿比密增高。

急性肾衰竭引起少尿有多种因素参与，肾小管阻塞是少尿的主要发生机制。

慢性肾衰竭早期，肾清除率降低，血中有大量代谢产物如尿素氮等潴留，由于过多溶质经肾脏排出，使原尿的渗透压升高，阻碍了肾小管对水分的重吸收，产生渗透性利尿；另一方面肾小管功能不全，浓缩功能减退，水重吸收减少，因此表现为稀释尿和尿量增多。肾衰竭晚期，肾实质损毁，肾小球滤过率极度下降，对水的清除率大大降低，出现少尿，此时，肾脏的浓缩和稀释功能几乎丧失，尿液比密约等同于肾小球滤液的比密，即出现等张尿。

### 4. 血红蛋白尿的病因

血管内溶血是血红蛋白尿最重要、最常见、最复杂的原因。

阵发性睡眠性血红蛋白尿是一种病因未明、后天获得的造血干细胞病，产生的成熟红细胞大多具有细胞膜病变，表现为红细胞易被补体破坏，引起血管内溶血。

蚕豆病为服用蚕豆或伯氨喹啉等药物后而发生溶血的一

种先天性红细胞膜 6-磷酸-葡萄糖脱氢酶缺陷性疾病，可出现血红蛋白尿。

# 第二节　粪便检查

## 教学大纲

★★★掌握粪便一般检查、显微镜检查、化学检查及细菌学检查的临床意义。

## 重点提示

### 一、粪便检查的目的★★★

①了解消化道有无炎症、出血、寄生虫感染、恶性肿瘤等；②判断胃肠、胰腺、肝、胆的功能情况；③检查粪便中有无致病菌。

### 二、一般性状检查★★★

1. **量**　健康成人大多每日排便 1 次，重量为 100～300g。当胃肠、胰腺有病变或其功能紊乱时，则排便次数及便量可增多，也可减少。

2. **颜色及性状**　正常成人的粪便为黄褐色圆柱状软便，婴儿粪便呈金黄色。水样或粥样稀便见于各种感染性或非感染性腹泻；大量黄绿色稀汁样便并含有膜状物时见于伪膜性肠炎；米泔样便见于霍乱；黏液脓性或黏液脓血便常见于痢疾、溃疡性结肠炎、直肠癌等；冻状便见于肠易激综合征、慢性菌痢；鲜血便多见于下消化道出血；柏油样便见于各种原因所致的上消化道出血；灰白色便见于阻塞性黄疸；细条状便多见于直肠癌；绿色粪便提示消化不良。

3. **气味** 肉食者味浓，素食者味淡。慢性肠炎、胰腺疾病，尤以直肠癌溃烂继发感染时有恶臭。阿米巴痢疾时有特殊的腥气。脂肪和碳水化合物消化或吸收不良时粪便呈酸臭味。

4. **寄生虫体** 蛔虫、蛲虫、绦虫节片、钩虫体等。

5. **结石** 胆石、胰石、胃石、粪石等。

### 三、显微镜检查★★★

1. **细胞** 肠道发生炎症时白细胞增多，数量多少与炎症轻重程度有关，见于急性菌痢、溃疡性结肠炎等。过敏性结肠炎、肠道寄生虫病时，可见较多的嗜酸性粒细胞。红细胞提示下消化道炎症或出血，如痢疾、溃疡性结肠炎、结肠癌、痔疮、直肠息肉等。巨噬细胞见于细菌性痢疾和直肠炎症。肠黏膜上皮细胞见于结肠炎、伪膜性肠炎。乙状结肠癌、直肠癌时，可见红细胞和肿瘤细胞。

2. **食物残渣** 肠蠕动亢进、腹泻、慢性胰腺炎、胰头癌时，粪便中可见淀粉颗粒、脂肪小滴。消化吸收不良综合征时，脂肪小滴的量更多且可见较多的脂肪酸结晶。胃蛋白酶缺乏时，粪便中出现较多结缔组织。

3. **寄生虫** 主要靠镜检查找虫卵、原虫滋养体及其包囊。

### 四、化学检查★★★

1. **隐血试验** 阳性常见于消化性溃疡的活动期、胃癌、

钩虫病以及消化道炎症、出血性疾病等。消化性溃疡呈间断
阳性，消化道恶性肿瘤呈持续性阳性。抗人血红蛋白抗体，
可检出消化道任何部位的出血；抗人红细胞基质抗体，可检
出下消化道的出血。

**2. 胆色素试验** 正常人粪中无胆色素而有粪（尿）胆原
及粪（尿）胆素。幼儿或成人应用大量抗生素后，胆红素定
性试验阳性。阻塞性黄疸，粪胆原和粪胆素含量明显减少或
缺如。溶血性疾病患者的粪便粪胆原、粪胆素含量增多。

## 五、细菌学检查★★★

主要靠培养、分离与鉴定。粗筛霍乱弧菌可做粪便悬滴
和涂片染色检查。伪膜性肠炎时，涂片可发现葡萄球菌、白
色念珠菌及厌氧性难辨芽孢梭菌等。怀疑肠结核时行抗酸染
色后查找抗酸杆菌。粪便培养有助于确诊和菌种鉴定。

### 难点提示

## 一、名词解释

1. **米泔样便**——呈白色淘米水样，含黏液片块，量大，
见于霍乱患者。

2. **柏油样便**——色黑，质软而富有光泽，宛如柏油，见
于各种原因所致的上消化道出血。

3. **隐血试验**——当胃肠道少量出血时，粪便外观不显血
色，镜检也不能证实，这类出血称为隐血；必须用化学方法
加以检测，称为隐血试验。

## 二、常见考题

1. 粪便的颜色及性状检查有何临床意义？
2. 粪便的显微镜检查及细菌学检查有何临床意义？
3. 何谓隐血试验？有何临床意义？

## 三、难点释疑

### 1. 腹泻分类

腹泻是由于肠蠕动加速，肠分泌增多和吸收障碍所致，为肠道疾病的常见表现。腹泻可分为四类：①高渗性腹泻：肠腔内渗透压增加超过血浆渗透压所引起，如使用药物硫酸镁等；②吸收障碍性腹泻：吸收功能障碍引起，如肠炎、胰腺功能不全等；③分泌性腹泻：肠分泌增多引起，如细菌的肠毒素、免疫炎性介质刺激等；④运动性腹泻：肠运动功能失调，蠕动亢进引起，如肠易激综合征等。

### 2. 大便性状与疾病的关系

水样腹泻多提示小肠病变；结肠有炎症、溃疡或肿瘤时，粪便可含有脓、血和黏液。里急后重是直肠受激惹的症状，多因炎症或直肠癌引起。呕血和黑便提示上消化道出血。下消化道出血，粪便往往呈暗红色，出血部位越近肛门，血液越新鲜。

### 3. 常见肠道疾病的概念及临床特点

（1）细菌性痢疾：是痢疾杆菌引起的肠道传染病。细菌侵入后在肠黏膜上皮细胞和固有层中繁殖，引起肠黏膜的炎症反应和固有层小血管循环障碍，使肠黏膜出现炎症、坏死和溃疡。乙状结肠和直肠病变最显著。其临床表现有腹痛（左下腹明显）、里急后重，腹泻每日十数次或更多，粪便以黏液和脓为主，镜检白细胞多，红细胞少，并可见巨噬细胞。

（2）阿米巴痢疾：是由于阿米巴滋养体侵袭肠组织而引起的病变。溶组织阿米巴滋养体寄居于盲肠、结肠、直肠等部位，先黏附于结肠上皮，借其溶解性和破坏作用，使上皮细胞溶解；并在黏膜下层繁殖、扩散，释放各种水解酶，使组织破坏形成大小不等的溃疡。临床表现为轻度腹痛（多为右下腹），无里急后重，腹泻每日数次，粪便以血为主，暗红色果酱样便，腥臭，镜检白细胞少，红细胞多。

（3）溃疡性结肠炎：一般认为主要是由于免疫机制异常所致的直肠和结肠炎性疾病。病变主要局限于大肠黏膜与黏膜下层。临床表现有腹泻，黏液脓血便，腹痛和里急后重，镜检有红细胞、白细胞和巨噬细胞。

（4）肠易激综合征：是胃肠道功能紊乱性疾病。典型患者主要表现为水样腹泻伴脐周不适，或阵发性腹痛和肠鸣亢进，可因情绪波动而激发，结肠阵挛性腹痛，排便后疼痛缓解。

（5）大肠癌：常以血便为主要表现，或有脓血便、里急后重，因结肠下段或直肠癌肿糜烂、坏死造成。有时表现为顽固性便秘、大便形状变细，是由于大肠远端癌肿引起的肠腔狭窄所致。癌肿常有糜烂、坏死与继发感染而恶臭。

（6）霍乱：是由霍乱弧菌所致的烈性肠道传染病。霍乱肠毒素对小肠（主要为十二指肠、空肠）黏膜和肠腺上皮细胞的作用，引起肠液的过度分泌，以致超过肠管再吸收的能力；同时，因胃肠排空蠕动增加，结果出现本病特征性的剧烈水样腹泻。初起为稀便，后即为水样便，由于剧烈排泄后粪便中无粪质，同时因脱水胆汁分泌减少甚至缺如，故粪便呈白色洗米水样。

（7）上消化道出血：各种原因致上消化道出血时，红细胞被胃肠液消化破坏后变为正铁血红素、卟啉及硫化铁；同时刺激小肠分泌过多黏液，血红蛋白在肠道内与硫化物结合形成硫化亚铁，粪便呈黑色；更由于附有黏液而发亮，故成柏油样便。由于红细胞已被破坏，故镜检不能发现红细胞。

# 第三节　痰液检查

## 教学大纲

★★熟悉痰液的一般性状检查、显微镜检查及细菌培养的临床意义。

★了解痰液检查的标本采集。

## 重点提示

### 一、痰液检查的意义★★

①诊断某些呼吸系统疾病，如肺结核、肺癌、肺吸虫病等。②辅助诊断某些呼吸系统疾病，如慢性支气管炎、支气管哮喘、支气管扩张症等。③根据痰液一般性状变化，观察疾病的疗效和预后。

### 二、一般性状检查

1. 痰液标本留取★　　以清晨第一口痰为宜。患者漱口后，用力咳出气管深部的痰液。

2. **痰量、痰色与疾病**★★　　肺脓肿、慢性支气管炎、支气管扩张症、肺结核等痰量增多；痰量突然增加呈脓性，提示肺脓肿或脓胸破入支气管腔；粉红色泡沫样痰为急性肺水肿；铁锈色痰见于肺炎链球菌肺炎；血痰见于肺癌、肺结核、支气管扩张症等；黄痰见于呼吸道化脓性感染，如肺炎、支气管扩张症、肺脓肿等；黄绿色痰见于铜绿假单胞菌感染；咖啡色痰见于阿米巴肺脓肿；灰黑色痰见于煤矿工人或长期吸烟者。

黏液性痰见于肺炎早期、支气管炎和支气管哮喘等；浆液性痰见于肺淤血、肺水肿；脓性痰见于呼吸系统化脓性感染，如支气管扩张症、肺脓肿及脓胸向肺组织破溃等。

痰中出现支气管管型见于纤维蛋白性支气管炎、肺炎链球菌肺炎等。

## 三、痰液显微镜检查及痰培养★★

1. **细胞**　　较多红细胞见于呼吸系统出血性疾病、肿瘤及结核等；大量脓细胞提示呼吸系统化脓性感染；鳞状上皮细胞增多见于急性喉炎、咽炎，柱状上皮细胞见于支气管炎、支气管哮喘；吞噬含铁血黄素的巨噬细胞为心力衰竭细胞，见于左心衰竭所致的肺淤血。

2. **夏科-雷登结晶**　　常见于支气管哮喘及肺吸虫病。

3. **痰涂片**　　临床疑似肺癌，可行巴氏染色连续多次找癌细胞；疑为细菌感染应行革兰染色；查结核杆菌则行抗酸染色。

4. **下呼吸道感染**　　应做痰细菌培养、真菌培养及支原体培养。

## 难点提示

### 一、名词解释

1. **心力衰竭细胞**——吞噬含铁血黄素颗粒的巨噬细胞称之为心力衰竭细胞。

2. **支气管管型**——由纤维蛋白、黏液等在支气管内形成的灰白色树枝状体，见于纤维蛋白性支气管炎、肺炎链球菌肺炎和累及支气管的白喉。

3. **硫黄样颗粒**——痰液内可见菊花状，淡黄色或灰白色，形似硫黄颗粒，压片镜检可见密集的菌丝团，常见于肺放线菌病。

### 二、常考问题

1. 简述痰液检查的意义。
2. 简述痰液颜色变化在疾病诊断中的意义。

### 三、难点释疑

#### 1. 痰液显微镜检查对疾病诊断的提示意义

检出多量红细胞提示呼吸系统出血性疾病、肺部肿瘤及结核等的可能；大量脓细胞提示呼吸系统化脓性感染；鳞状上皮细胞增多见于急性喉炎、咽炎；柱状上皮细胞见于支气管炎、支气管哮喘；吞噬含铁血黄素的巨噬细胞为心力衰竭细胞，见于左心衰竭所致的肺淤血、肺水肿；痰液中的硫黄颗粒做压片镜检，发现菊花状菌丝团，高度怀疑放线菌感染。

#### 2. 痰液检查的临床意义

（1）肺脓肿：是由多种病因所引起的肺组织化脓性病变。

脓肿内脓液积聚引起张力增高，最后破溃到支气管内，咳出大量脓痰，每日可达 300～500mL。病原菌多为厌氧菌，可使组织化脓坏死，痰呈恶臭味。

（2）慢性支气管炎：是由于感染或非感染因素引起的气管、支气管黏膜及其周围组织的慢性非特异性炎症。其病理特点是支气管腺体增生、黏液分泌增多。临床以长期反复咳嗽、咳痰或喘息等为主要表现。痰液一般为黏液性，合并感染呈黄色脓性。

（3）支气管扩张症：是常见的慢性支气管化脓性疾病。由于支气管及其周围组织的慢性炎症损坏管壁，以致支气管扩张和变形。支气管壁黏膜的纤毛上皮细胞被破坏，反复出现慢性和急性炎症，炎症细胞浸润和溃疡形成，常有痰液潴留和继发感染，故患者有大量脓痰，可呈恶臭味。因伴毛细血管扩张，或支气管动脉和肺动脉的终末支常有扩张和吻合，有的毛细血管扩张形成血管瘤，以致患者常有咯血。

（4）肺结核病：是由结核杆菌引起的慢性传染病。痰中带血或血丝常因结核炎性病灶的毛细血管扩张、破裂引起；中等量以上的咯血则可因病变损伤小血管或来自空洞的血管瘤破裂。干酪性肺炎是浸润性肺结核的一种严重临床类型，起病急，中毒症状重，由于肺部大片组织特殊性干酪样坏死，痰液中有大量脓细胞而使痰液呈黄绿色。

（5）原发性支气管癌：又称肺癌，肿瘤细胞源于支气管黏膜或腺体。癌组织内血管丰富，痰中常间断或持续带血，偶可侵蚀大血管引起大咯血，痰液可有血腥味。晚期癌组织坏死及继发细菌感染，痰液可有恶臭味。

（6）肺炎链球菌肺炎：由于肺炎链球菌的荚膜对组织的侵袭引起肺泡壁炎症，红细胞和白细胞渗出浸润进入肺泡内。由于肺泡腔内红细胞破坏、崩解，变性的血红蛋白可使痰液呈铁锈色。

（7）肺水肿：系某些原因引起肺血管外液体量过度增多，甚至渗入肺泡内的病理状态。当某些原因导致肺循环障碍，引起肺静脉和肺毛细血管内压升高，毛细血管渗透性增加时，血浆及红细胞即可大量渗入肺泡内。痰液稀薄，呈浆液性粉红色泡沫样。

（8）化脓性胸膜炎：系胸腔内有脓性渗液，多从邻近器官如肺、食管或腹部的感染蔓延而来。脓胸与支气管相通时，可咳出大量脓痰，也可因原发肺部化脓性感染而咳脓痰。临床上急性起病者，有明显的毒性症状，如恶寒、高热持续不退、胸痛、咳嗽和脓痰。

（9）阿米巴病：是由溶组织阿米巴原虫引起的感染。多数情况下原虫寄生于大肠腔内而无症状，呈携带状态，也可侵入肠壁引起各种类型的阿米巴病。肺阿米巴病多继发于阿米巴肝脓肿。肺脓肿如与支气管相通，患者可咳出由溶解、坏死肺组织形成的棕褐色（酱色）痰。

（10）肺孢子虫（卡氏囊虫）病：是由卡氏肺孢子虫引起的呼吸系统机会性感染。卡氏肺孢子虫一般认为属原虫、孢子虫纲。其主要有两种形态，即包囊和滋养体。健康人感染肺孢子虫后一般不发病，而在营养不良、虚弱及早产儿或免疫缺损患者则可引起肺炎，即卡氏肺孢子虫肺炎。临床特征为发热、干咳、呼吸急促、呼吸困难、鼻翼扇动和发绀等，症状呈进行性加剧，经特效治疗后可迅速恢复。

# 第四节　浆膜腔积液检查

### 教学大纲

★★★掌握渗出液与漏出液的鉴别要点。

★★熟悉浆膜腔穿刺液的一般性状检查、化学检查、显微镜检查及细菌学检查的临床意义。

### 重点提示

## 一、浆膜腔★★

人体的胸腔、腹腔、心包腔，统称为浆膜腔。

## 二、漏出液与渗出液的鉴别要点★★★

漏出液与渗出液的鉴别要点见表15-2。

表15-2　漏出液与渗出液的鉴别要点

|  | 漏出液 | 渗出液 |
|---|---|---|
| 病因 | 非炎症所致 | 炎症、肿瘤或理化刺激 |
| 外观 | 淡黄，浆液性 | 不定，黄色、脓性、血性、乳糜性等 |
| 透明度 | 透明或微浑 | 多浑浊 |
| 比重 | < 1.015 | > 1.018 |
| 凝固性 | 不自凝 | 能自凝 |

续表

|  | 漏出液 | 渗出液 |
|---|---|---|
| 黏蛋白定性 | 阴性 | 阳性 |
| 蛋白定量（g/L） | < 25 | > 30 |
| 葡萄糖定量 | 与血糖相近 | 常低于血糖水平 |
| 积液/血清 LDH 比值 | < 0.6 | > 0.6 |
| LDH（U/L） | < 200 | > 200 |
| pH | > 7.4 | < 7.2 |
| 细菌学检查 | 阴性 | 可找到致病菌 |
| 细胞学检查 | 少量，并以淋巴细胞、间皮细胞为主 | 细胞数相对多，病因不同细胞种类不同 |
| 常见疾病 | 充血性心力衰竭、肝硬化、肾炎伴低蛋白血症 | 细菌感染、原发性或转移性肿瘤等 |

## 三、一般性状检查★★

漏出液为透明淡黄色，比重多 < 1.015，一般不凝固；渗出液为深黄色，浑浊或云雾状，比重多 > 1.018，因含有较多组织细胞碎片及纤维蛋白原等，易于凝固。

## 四、化学检查★★

1. **黏蛋白定性试验（Rivalta 试验）** 漏出液多为阴性反应；渗出液呈阳性反应。

2. **蛋白定量试验** 漏出液蛋白总量常小于 25g/L；渗出

液的蛋白总量常在 30g/L 以上。

3. **葡萄糖测定** 漏出液中葡萄糖含量与血糖相似；渗出液中葡萄糖含量常减少。

4. **乳酸测定** 浆膜腔积液中乳酸略高于血乳酸。当乳酸含量超过 10mmol/L 时，高度提示细菌感染。心功能不全、风湿性疾病及恶性肿瘤引起的积液，乳酸含量可轻度增高。

5. **乳酸脱氢酶（LDH）** 化脓性胸膜炎 LDH 活性显著升高，癌性积液中度增高，结核性积液略升高。

6. **腺苷脱氨酶（ADA）** 结核性积液 ADA 活性增加明显，癌性次之，漏出液最低。

## 五、显微镜检查★★

漏出液细胞数量较少，以淋巴细胞、间皮细胞为主，常低于 $100 \times 10^6/L$；渗出液细胞数量较多，常高于 $500 \times 10^6/L$。急性化脓性感染及结核感染早期，以中性粒细胞为主；以淋巴细胞为主时，多见于结核病；发现肿瘤细胞是诊断原发性或转移性肿瘤的重要线索。

## 难点提示

## 一、名词解释

1. **渗出液**——为炎性积液，深黄色，浑浊或云雾状，比重多 > 1.018，因含有较多组织细胞及纤维蛋白原等，易于凝固。多因感染、恶性肿瘤、外伤、风湿病、系统性红斑狼疮、化学性刺激等所致。

2. **漏出液**——属非炎性积液，为透明淡黄色，比重多 < 1.015，一般不凝固。血浆胶体渗透压降低、毛细血管内压增高及淋巴管阻塞等为其主要形成原因。

3. **浆膜腔积液**——生理情况下浆膜腔内有少量液体，起润滑作用；病理情况下（感染、肿瘤等），浆膜腔内液体积聚增多，称为浆膜腔积液。

4. **黏蛋白**——由浆膜上皮细胞受到炎症刺激而产生的一种酸性糖蛋白。

## 二、常见考题

简述渗出液与漏出液的区别。

## 三、难点释疑

### 1. 浆膜腔积液的产生机制

（1）渗出液：渗出液是由炎症渗出引起的。具有血管系统的活体组织对损伤因子所发生的防御反应为炎症。炎症的局部临床特征是红、肿、热、痛和功能障碍。炎症的基本病理变化是局部组织的变质、渗出和增生。炎症渗出时由于局部血管通透性升高和白细胞主动游出，渗出液中蛋白质含量较高，并含有较多的细胞成分及其碎屑。

（2）漏出液：由血管和淋巴管被动漏出的液体积聚于浆膜腔，称为漏出液。其原因有：①血浆胶体渗透压降低：血浆胶体渗透压主要取决于血浆白蛋白的含量。各种原因引起的血浆白蛋白减少都可以导致血浆胶体渗透压下降，使在毛细血管动脉端进入组织间隙的液体增加而在静脉端回流减少，导致浆膜腔内组织液生成增加。②血管内压增高：血管内压增高临床上主要是静脉压增高，最常见的原因是慢性心功能不全。此种情况下，主要引起组织间隙的液体从毛细血管静脉端回流减少。③淋巴管阻塞：正常时，淋巴回流不仅能把组织液及其所含的蛋白质回收到血液循环，而且在组织间隙液体生成增多时还能代偿性地回流，具有重要的抗水肿作用。淋巴管阻塞时淋巴回流受阻或不能代偿性加强回流，含蛋白质的水肿液在组织间隙中积聚，形成淋巴性水肿。常见的病因有恶性肿瘤侵入并阻塞淋巴管、乳腺癌根治术等摘除主要淋巴管、丝虫病时主要淋巴管道被成虫堵塞等。

### 2. 浆膜腔积液一般性状的改变机制

（1）血性浆膜腔积液：恶性肿瘤时，积液可呈暗红色或棕褐色。结核病急性期时，浆膜炎症反应明显，血管通透性显著增高，红细胞渗出浆膜液可呈红色。风湿性疾病指一大类病因各不相同但共同点为累及关节及周围软组织的疾病。临床上常见的风湿性疾病如风湿热、系统性红斑狼疮、类风湿关节炎、皮肌炎、硬皮病等。大多数风湿性疾病的病理改变为血管炎，血管通透性增加或损害，红细胞渗出，浆膜液可呈血性。

（2）比重：漏出液内细胞、蛋白质少，比重低。渗出液内含多量细胞、细菌、蛋白质及碎屑，比重高。

（3）凝固性：漏出液中含纤维蛋白原甚微，一般不凝固。渗出液内含有纤维蛋白原及组织、细胞破坏释放出的凝血活素，故易凝结。但当渗出液中含有大量纤维蛋白溶解酶（血浆素）时，因酶的作用而分解了纤维蛋白原，也可不发生凝固。

### 3. 浆膜腔积液化学性质的改变机制

（1）黏蛋白定性（Rivalta）试验：黏蛋白是由黏液腺和

黏液细胞分泌的一类复合蛋白质，以氨基多糖（即黏多糖）为辅基与蛋白部分共价结合而成，为黏液的主要组成成分。浆膜上皮细胞在炎性反应刺激下分泌黏蛋白增加，故渗出液中黏蛋白定性试验多为阳性。漏出液为非炎性积液，黏蛋白含量少，黏蛋白定性试验阴性。

（2）葡萄糖测定：漏出液中葡萄糖含量与血糖水平近似。渗出液中葡萄糖可被某些细菌分解而使含量减少。化脓性胸膜炎时，积液中葡萄糖含量明显减少，常低于 1.11mmol/L；结核性胸膜炎时约半数病例葡萄糖含量低于 3.3mmol/L；癌性胸腔积液中葡萄糖含量多与血糖相似，仅有 10% 减少，但当癌细胞广泛浸润胸膜时，积液中葡萄糖含量可减少，常为 1.68 ~ 3.3mmol/L。

# 第五节　脑脊液检查

### 教学大纲

★★熟悉脑脊液检查的适应证、禁忌证及常见中枢神经系统疾病的脑脊液特点。

### 重点提示

## 一、脑脊液检查的适应证★★

1. 有脑膜刺激征需明确诊断者。

2. 疑有颅内出血者。

3. 疑有中枢神经系统恶性肿瘤者。

4. 有剧烈头痛、抽搐、瘫痪及昏迷等表现而原因未明者。

5. 中枢神经系统手术前的常规检查。

6. 中枢神经系统疾病需椎管内给药者。

## 二、脑脊液检查的禁忌证★★

为避免发生脑疝，对颅内压明显增高或伴有水肿者禁忌行脑脊液穿刺术。

## 三、常见脑、脑膜疾病的脑脊液特点 ★

表 15-3 常见脑、脑膜疾病的脑脊液特点

| 疾病 | 压力（mmH₂O） | 外观 | 蛋白质定性 | 蛋白质定量（g/L） | 细胞数及分类（×10⁶/L） | 葡萄糖（mmol/L） | 氯化物（mmol/L） | 细菌 |
|---|---|---|---|---|---|---|---|---|
| 正常 | 侧卧位80～180 | 无色透明 | - | 0.15～0.45 | 0～8，多为淋巴细胞 | 2.5～4.5 | 120～130 | - |
| 化脓性脑膜炎 | 显著升高 | 浑浊、脓性，静置后可有凝块 | ++～+++ | 显著增加 | 显著增加，中性粒细胞为主 | 明显减少 | 稍低 | + |
| 结核性脑膜炎 | 升高 | 微浊、毛玻璃样，置后有薄膜形成 | ++ | 增加 | 增加，早期以中性粒细胞为主，后期以淋巴细胞为主 | 减少 | 明显减少 | 抗酸染色可找到抗酸杆菌 |

续表

| 疾病 | 压力 (mmH₂O) | 外观 | 蛋白质定性 | 蛋白质定量 (g/L) | 细胞数及分类 (×10⁶/L) | 葡萄糖 (mmol/L) | 氯化物 (mmol/L) | 细菌 |
|---|---|---|---|---|---|---|---|---|
| 病毒性脑炎或脑膜炎 | 稍升高 | 清澈或微浊 | + | 轻度增加 | 增加，早期中性粒细胞增多，后期以淋巴细胞为主 | 正常 | 正常 | - 细菌 |
| 脑脓肿（未破裂） | 升高 | 无色或黄色微浊 | + | 轻度增加 | 稍增加，以淋巴细胞为主 | 正常 | 正常 | - ~ + |
| 脑肿瘤 | 升高 | 无色或黄色 | ± ~ + | 轻度增加 | 正常，或稍增加，以淋巴细胞为主 | 正常 | 正常 | - |
| 蛛网膜下腔出血 | 稍高 | 血性为主 | + ~ + + | 轻度增加 | 增加，以红细胞为主 | 正常 | 正常 | - |

## 难点提示

### 一、名词解释

1. 脑脊液蛋白-细胞分离现象——脑脊液中蛋白明显增加而细胞数量轻度增多，称为脑脊液蛋白-细胞分离现象，提示蛛网膜下腔梗阻、脊髓受压，见于脊髓肿瘤。

2. 脑脊液——是由脑室系统脉络丛产生的存在于脑室和蛛网膜下腔的一种无色透明液体。正常成人脑脊液容量为 120~180mL（平均 150mL），新生儿为 10~60mL。其生理功能是供应脑细胞的营养，运走脑组织的代谢产物，调节中枢神经系统的酸碱平衡，缓冲脑和脊髓的压力，对脑和脊髓具有保护和支撑作用。

3. 黄变症——当脑实质或陈旧性蛛网膜下腔出血、脊髓肿瘤压迫引起的蛛网膜下腔梗阻时，因脑脊液浓缩、血红蛋白破坏、蛋白含量异常增高等引起脑脊液呈现黄色，称为黄变症。

### 二、常见考题

1. 简述脑脊液检查的适应证和禁忌证。
2. 病理性脑脊液颜色改变的临床意义。

### 三、难点释疑

#### 1. 脑脊液中不同细胞增多对疾病的诊断意义

（1）化脓性脑膜炎：细胞总数显著增加，以中性粒细胞为主，白细胞总数常超过 $1000\times10^6/L$。

（2）结核性脑膜炎：细胞总数中度增加，$\leqslant 500\times10^{6}/L$，中性粒细胞、淋巴细胞及浆细胞同时存在，经抗酸染色可找到抗酸杆菌。

（3）新型隐球菌性脑膜炎：细胞总数轻中度增加，以淋巴细胞为主，经墨汁染色可找到新型隐球菌。

（4）病毒性脑炎：细胞总数轻度增加，早期中性粒细胞增多，后期以淋巴细胞为主。

（2）脑寄生虫病：细胞总数升高，以嗜酸性粒细胞为主。

（3）脑膜白血病：细胞总数可正常或稍高，以淋巴细胞为主，可见白血病细胞。

（4）脑室、蛛网膜下腔出血：脑脊液内可见多量红细胞。

## 2. 如何理解 Donnan 平衡

脑脊液中氯化物含量常随血清氯化物的改变而变化。由于脑脊液中蛋白质含量较少，为维持脑脊液和血浆渗透压平衡，健康人脑脊液氯化物的含量常较血中为高，称为 Donnan 平衡。当脑脊液中蛋白质含量增加时，为维持渗透压平衡，氯化物含量则减低，常见于结核性脑膜炎（氯化物显著降低），其他中枢神经系统疾病（病毒性脑炎、脑脓肿等）则多为正常。此外，剧烈呕吐、腹泻、水肿等情况使血氯化物减低，脑脊液氯化物也随之减低。

## 3. 化脓性脑膜炎的脑脊液特点及产生机制

是由细菌所致的脑膜化脓性炎症病变。人体对入侵病原菌产生急性炎症反应，脑膜血管通透性增加，局部充血、水肿、出血，浆液性渗出（含大量纤维蛋白），炎性细胞浸润，这些炎症反应物质大量进入脑脊液中，脑脊液内细胞总数显著增加，以中性粒细胞为主，蛋白质升高，压力显著升高，外观浑浊或呈脓样。蛋白质升高后，为了维持脑脊液和血浆渗透压的平衡（Donnan 平衡），氯化物含量降低。脑脊液内大量细菌分解葡萄糖，使其含量明显减少或消失。脑脊液涂片或培养可发现致病菌。

**4. 结核性脑膜炎的脑脊液特点及产生机制**

是由结核杆菌引起的脑膜非化脓性炎症。结核杆菌到达蛛网膜下腔，在人体敏感性增高的情况下，引起变态反应性炎症，感染波及软脑膜、蛛网膜，病灶周围有炎症和纤维蛋白渗出。炎症反应物质进入脑脊液内，使其压力增高，外观可呈毛玻璃样，放置数小时因纤维蛋白增多而出现纤维薄膜。细胞数一般为（100～500）×10⁶/L，大多数病例以淋巴细胞为主。疾病早期可以中性粒细胞为主。氯化物常明显减少，低于119mmol/L。薄膜和脑脊液沉淀物可找到结核杆菌。

**5. 病毒性脑炎、脑膜炎的脑脊液特点及产生机制**

可由乙脑病毒、单纯疱疹病毒、柯萨奇病毒、脊髓灰质炎病毒、腮腺炎病毒等引起。常见的流行性乙型脑炎（简称乙脑）是乙脑病毒引起的以脑实质炎症为主要病变的中枢神经系统急性传染病。病毒经血液循环通过血脑屏障侵入中枢神经系统，在神经细胞内繁殖引起脑实质变化，如充血水肿、大量浆液性渗出，血管内皮细胞和神经细胞变性、肿胀及坏死；大脑、中脑、丘脑病变最重，脊髓病变最轻。脑脊液内压力、白细胞数量等与脑脊髓膜炎症渗出性改变程度有关。与细菌性脑膜炎比较，病毒性脑膜炎炎症程度较轻。乙脑以脑实质炎症为主，脑膜炎症较轻，故脑脊液压力稍高，蛋白质轻度增加。

### 6. 为什么不同性质的脑膜炎脑脊液中葡萄糖含量不同

细菌有独立的生命活动，它们的新陈代谢就是从周围环境中摄取营养，以获得能量和合成自身组织所需的原料，同时排出多种代谢产物。细菌对各种碳的无机物或有机物都能吸收利用。病原菌主要从糖类中获得碳。因此，各种细菌性脑膜炎脑脊液中的葡萄糖均可被利用，从而引起脑脊液中葡萄糖含量下降。脑脓肿在未破裂时，细菌没有进入脑脊液，因不能利用脑脊液中的葡萄糖，其含量可以正常。病毒是一类非细胞形态的微小生物，没有完整的酶系统和细胞器，也没有细胞膜和成形的细胞核，必须在敏感的活细胞内才能繁殖。由于病毒不能直接利用脑脊液中的葡萄糖，所以对脑脊液内的葡萄糖含量影响不大。

### 7. 与化脓性脑膜炎比较，为什么结核性脑膜炎脑脊液内 $Cl^-$ 的含量更低

根据 Donnan 平衡，凡是脑脊液中蛋白质含量高者 $Cl^-$ 含量就会降低。化脓性脑膜炎比结核性脑膜炎脑脊液中蛋白质增多显著，然而后者 $Cl^-$ 含量减少最为明显，这是为什么呢？因为结核性脑膜炎时脑脊液中蛋白质含量虽没有化脓性脑膜炎高，但是其蛋白质的分子量较小（IgG），而化脓性脑膜炎时蛋白质分子量较大（IgM），所以结核性脑膜炎时蛋白质的分子（颗粒）数反而更多，脑脊液中蛋白质所形成的胶体渗透压反而更高，根据 Donnan 平衡的原理，脑脊液内 $Cl^-$ 的含量更低。

# 第六节 生殖系统体液检查

★ 了解生殖系统体液检查的临床意义。

## 一、阴道分泌物检测的临床意义★

阴道分泌物是女性生殖系统分泌的液体。阴道分泌物检测主要用于诊断女性生殖系统炎症、肿瘤及判断雌激素水平等。

阴道分泌物颜色、气味、性状及量的多少与雌激素水平高低和生殖器官是否感染相关。阴道分泌物 pH 值增高见于阴道炎，也见于幼女和绝经期女性；阴道清洁度及病原学检查有助于各种阴道炎、性传播疾病的诊断；脱落细胞学检查临床主要用于诊断妇科恶性肿瘤、判断预后及了解卵巢的功能。

## 二、精液检测的临床意义★

精液是男性生殖系统的分泌物，由精子和精浆组成。精子和精浆是成年男性具备生育能力的基本条件。精液的量、颜色、透明度，精子的活力、计数、形态均反映了男性生殖系统的健康状况。

精液量过多或过少是不育的原因之一。正常一次排精量为3~5mL，已数日未射精而精液量少于1.5mL者，为精液减少。精液量减少至1~2滴，甚至排不出者，为无精液症，见于生殖系统结核、淋病和非特异性炎症。一次射精量超过8mL，为精液过多，可导致精子数量相对减少而影响生育。

正常精液呈灰白色或乳白色，不透明，液化后为半透明。精液呈鲜红色或暗红色，见于生殖系统损伤、炎症、结核、肿瘤等。脓性精液，呈黄色或棕色，见于精囊炎、前列腺炎等。

精子活动率、活动力、形态及计数异常是男性不育的主要原因之一。

## 难点提示

### 一、名词解释

1. 阴道清洁度——采用生理盐水对阴道分泌物直接涂片后高倍镜检查，根据所含白细胞（或脓细胞）、上皮细胞、杆菌、球菌的多少将涂片结果分成Ⅰ~Ⅳ度。Ⅰ度和Ⅱ度属正常阴道清洁度，Ⅲ度以上提示阴道炎症。

2. 少精子症——按照规范的方法留取精液，正常成年男性精子计数为（60~150）×10$^9$/L，1次射精精子总数4亿~6亿。连续3次精子计数均低于20×10$^9$/L，称为少精子症。

### 二、常考问题

1. 阴道分泌物检测的临床意义。

2. 精液检测的临床意义。

## 三、难点释疑

### 1. 阴道清洁度评价

健康妇女阴道涂片杆菌多量，球菌无或少量，鳞状上皮细胞较多，而白细胞 0～5/HP，一般为清洁度Ⅰ度。Ⅱ度为清洁度基本正常。Ⅲ和Ⅳ度白细胞明显增多，常提示各种类型的阴道炎（细菌、真菌及病毒等）。阴道清洁度分度见表15-4。

表15-4　阴道清洁度分度

| 清洁度 | 杆菌 | 球菌 | 上皮细胞 | 白细胞或脓细胞 | 临床意义 |
|---|---|---|---|---|---|
| Ⅰ | 多量 | 无或少见 | 大量 | 0～5/HP | 正常 |
| Ⅱ | 中等 | 少量 | 中等 | 5～15/HP | 基本正常 |
| Ⅲ | 少量 | 多量 | 少量 | 15～30/HP | 提示阴道炎 |
| Ⅳ | 无 | 大量 | 少量 | >30/HP | 较重阴道炎 |

### 2. 常见生殖系统疾病内涵及临床特点

（1）滴虫性阴道炎：是阴道毛滴虫引起的阴道感染性炎症。表现有外阴瘙痒、灼热，有性交痛。有时影响到尿道口，可引发尿频、尿痛，甚至血尿。白带多呈黄色或黄绿色，有臭味。分泌物检查可发现阴道毛滴虫。

（2）真菌性阴道炎：是白色念珠菌引起的阴道感染性炎症。表现有外阴、阴道奇痒，灼痛，阴道黏膜红肿，严重时形成浅溃疡，坐卧不宁。有时可有尿频、尿痛及性交痛。白带增多、黏稠，呈豆渣样、凝乳状或白膜状。检查可见小阴唇内侧及阴道黏膜上附着白色膜状物，擦除而露出红肿黏膜面。分泌物中可查到白色念珠菌。

（3）非特异性阴道炎：是由一般病原菌如变形杆菌、链球菌、葡萄球菌、大肠埃希菌等引起的阴道炎，而不是由特异性病原体如滴虫、霉菌、淋球菌等所致，又称细菌性阴道炎。临床表现有外阴瘙痒、灼热。阴道分泌物增多，有鱼腥臭味，在月经期或性交时气味更严重。部分患者可没有症状。阴道分泌物增多，但无临床及病理炎症改变，局部无白细胞增加。

（4）化脓性阴道炎：是细菌性阴道炎的一种，多见于老年妇女及幼儿，由于卵巢功能不足，雌激素水平低，阴道上皮薄，抵抗力弱，受链球菌和厌氧菌的混合感染引起的化脓性阴道病。表现外阴瘙痒、灼热。白带增多，呈黄色水样或脓性，有时血性，呈鱼腥臭味。但妇科检查阴道缺乏病理性炎症改变。分泌物可发现大量的脓细胞，并可找到致病菌。

（5）病毒性阴道炎：是由单纯疱疹病毒、人巨细胞病毒和人乳头状病毒等引起的性传播疾病，严重时可引起病毒性子宫颈炎。临床表现全身不适、疲乏、低热、头痛等。妇科检查可见到外阴、阴道、宫颈红肿伴疼痛，水疱性溃疡，宫颈表面形成斑疹或溃疡结痂。

（6）前列腺炎：指特异性及非特异性因素所致的急性和慢性前列腺炎。急性前列腺炎由细菌感染引起，可有恶寒、发热、乏力等全身症状；局部会阴或耻骨上区有重压感，排尿时可有烧灼感、尿急、尿频，可伴有终末血尿或尿道脓性分泌物；直肠胀满，大便时尿道口可流出白色分泌物。前列腺液检查有大量的白细胞、脓细胞，细菌培养呈阳性。慢性前列腺炎分为细菌性前列腺炎和非细菌性前列腺炎。前者由急性前列腺炎转变而来；后者常由病毒、支原体、衣原体感染、泌尿系结石、前列腺慢性充血等引起。临床表现有排尿不适，后尿道、会阴和肛门处坠胀不适感，尿道、会阴和下腰放射性疼痛，性功能障碍，乏力，头晕等。

（7）附睾炎：多因致病菌由尿道、输精管逆行到附睾引起的感染性疾病，多见于中青年，分为特异性和非特异性感染。前者如结核菌、淋球菌、衣原体等；后者多继发于一般细菌性前列腺炎、精囊炎、尿道狭窄、前列腺增生或尿道内长期留置导尿管等。急性附睾炎可表现为阴囊肿痛，坠胀感，并向腹股沟及下腹部放射，全身不适，发热，局部触痛明显，血白细胞计数增多。慢性附睾炎常表现阴囊坠痛不适，附睾肿大，质硬，有硬结及压痛。

（8）精囊炎：是由大肠埃希菌、葡萄球菌、链球菌、类白喉杆菌等引起的感染性炎症，多与前列腺炎一起发生。要严格区分前列腺炎或精囊炎有时比较困难。精囊是储存精子的场所，位于前列腺后上方，是梭锥形左右各一的囊性腺体。精囊炎以血精为主要表现，另可有下腹疼痛、会阴部不适、尿频、尿急、灼热感、射精疼痛、性欲低下、遗精和早泄等。

（9）前列腺炎、精囊炎影响男性生育：①炎症分泌物使精液黏稠度增加，不易液化，精子活动力、活动率下降。②分泌物使精浆酸度增加，导致精子死亡。③炎症使精浆的分泌量减少，不利于精子生存，精子数量减少。④炎症、细菌使精浆成分改变，导致精子减少、死亡，生育力下降。

（10）精索静脉曲张：是指因精索静脉血流淤积而造成精索蔓状丛（静脉血管丛）血管扩张、迂曲和变长。解剖异常或因肾肿瘤、腹膜后肿瘤压迫精索静脉，精索静脉回流受阻，出现盘曲扩张。本病是青壮年常见的疾病，在男性不育病因中占15%～20%。精索静脉曲张，可伴有睾丸萎缩和精子生成障碍，造成男性不育。

# 第十六章 ▶ 肝脏病常用的
# 实验室检查

## 教学大纲

★★★掌握血清总蛋白、白蛋白、球蛋白、血氨测定的临床意义。

★★★掌握胆红素代谢检查的临床意义及三种黄疸的实验室检查特点。

★★★掌握血清 ALT、AST 及其同工酶检查的临床意义。

★★★掌握病毒性肝炎标志物测定的临床意义。

★★熟悉血清蛋白电泳、血清前白蛋白、血浆凝血因子、阻塞性脂蛋白 X、胆汁酸代谢测定的临床意义。

★★熟悉碱性磷酸酶及其同工酶、γ-GT、LDH 及其同工酶、GDH、单胺氧化酶、脯氨酰烃化酶、Ⅲ 型前胶原氨基末端肽、Ⅳ 型胶原及其分解片段测定的临床意义。

★★熟悉肝脏病常用实验室检查的选择。

## 重点提示

### 肝功能检查的临床意义★★★

①判断有无肝脏损害及其严重程度；②判断肝功能状态并可对其进行动态观察；③黄疸的诊断与鉴别诊断；④肝脏

疾患的病因诊断，如病毒性肝炎、肝癌的诊断等；⑤指导安全用药及大手术前的健康评估等。

# 第一节 蛋白质代谢功能的检查

## 一、血清总蛋白、白蛋白（A）、球蛋白（G）和 A/G 比值测定★★★

【参考值】正常成人，血清总蛋白（双缩脲法）：60 ~ 80g/L；白蛋白（溴甲酚绿法）：40 ~ 55g/L；球蛋白：20 ~ 30g/L；A/G：（1.5 ~ 2.5）∶1。

【临床意义】常用于检测慢性肝损伤及其病情程度。

1. **血清总蛋白及白蛋白降低**

（1）肝细胞损害：常见于急性重型肝炎中后期、亚急性重型肝炎、慢性重型肝炎、慢性肝炎中度及重度、肝硬化、肝癌等，以及其他原因导致的肝损伤如药物或中毒性肝损伤、缺血性肝损伤等。血清白蛋白的降低常伴有球蛋白增加，白蛋白的多少与正常肝细胞的数量成正比。如果白蛋白进行性降低，提示肝组织严重坏死且病情进展，预后不良；治疗后白蛋白上升，提示肝细胞再生，预后趋良。

（2）肝外疾病：①蛋白丢失过多：如肾病综合征、蛋白丢失性肠病、严重烧伤、急性大失血等。②营养不良：如蛋白质摄入不足或消化吸收不良者。③消耗或分解增加：如晚期恶性肿瘤、甲状腺功能亢进症、皮质醇增多症、重症结核病、获得性免疫缺陷综合征等。④血液稀释：如静脉输液过多、水钠潴留等。

2. **血清总蛋白及球蛋白增高**　血清总蛋白超过 80g/L 和（或）球蛋白超过 35g/L，称为高蛋白血症或高球蛋白血症。总蛋白增加主要由球蛋白增加引起，尤其是 γ 球蛋白增高为主。常见于：①慢性肝病：如慢性病毒性肝炎、慢性酒精性肝病、肝硬化、自身免疫性肝炎、原发性胆汁性肝硬化等。②M 球蛋白血症：主要见于多发性骨髓瘤、淋巴瘤、原发性巨球蛋白血症等。③自身免疫性疾病：如类风湿关节炎、系统性红斑狼疮、风湿热等。④慢性感染性疾病：如结核病、疟疾、黑热病、麻风、AIDS 等。

3. **A/G 倒置**　主要见于肝功能损伤严重的疾病，如慢性肝炎（中度及重度）、肝硬化、肝细胞癌等；也可见于其他能够引起球蛋白明显增加的疾病，如多发性骨髓瘤、淋巴瘤、原发性巨球蛋白血症等。

## 二、血清蛋白电泳★★

1. **肝脏疾病**　血清白蛋白及 $\alpha_1$、$\alpha_2$、β 球蛋白减少，γ 球蛋白增加，是肝病患者血清蛋白电泳的共同特征。急性肝炎发病两周后或病情加重可出现白蛋白、α 及 β 球蛋白减少，γ 球蛋白增加。肝硬化白蛋白中度或重度减少，$\alpha_1$、$\alpha_2$ 及 β 球蛋白也有降低倾向，而 γ 球蛋白则显著增加。肝癌蛋白电泳结果与肝硬化相似，但可在白蛋白与 $\alpha_1$ 球蛋白之间出现一条甲胎蛋白区带。

2. **肾病综合征、糖尿病肾病**　白蛋白降低，$\alpha_2$ 及 β 球蛋白等脂蛋白增高，γ 球蛋白正常或相对较低。

3. **其他**　浆细胞病（如多发性骨髓瘤、原发性巨球蛋白血症等）及结缔组织病等 γ 球蛋白常明显增高；先天性丙种

球蛋白缺乏症 γ 球蛋白降低。

## 三、血清前白蛋白测定★★

前白蛋白半衰期仅 2 天，故其反映肝细胞损害比白蛋白早。本指标主要有助于肝脏疾病的早期诊断。

## 四、血浆凝血因子及凝血抑制因子测定★★

多数凝血因子都由肝脏合成。凝血因子的半衰期比血清白蛋白短得多，尤其是维生素 K 依赖因子（因子Ⅱ、Ⅶ、Ⅸ、Ⅹ），如因子Ⅶ的半衰期只有 1.5 ~ 6 小时。血浆凝血因子检测有助于肝脏疾病的早期诊断，并对术前评估有无出血危险有重要意义。

## 五、血氨测定★★★

【参考值】18 ~ 72μmol/L。

【临床意义】血氨升高是诊断肝性脑病的依据之一。升高见于：①严重肝脏损害：如重型肝炎、失代偿期肝硬化、晚期肝癌等。②肝外因素：如上消化道大出血、休克、尿毒症、高蛋白饮食或剧烈运动后。

## 六、阻塞性脂蛋白 X 测定★★

为胆汁淤积性黄疸的诊断敏感和特异的指标，其含量与胆汁淤积程度相关。有助于肝内、外阻塞的鉴别诊断，其含量超过 2000mg/L 时提示肝外性胆道阻塞。

# 第二节　胆红素和胆汁酸代谢的检查

## 一、血清总胆红素、结合胆红素及非结合胆红素测定★★★

**1. 诊断黄疸及反映黄疸的程度**　总胆红素 $17.1 \sim 34.2\mu mol/L$ 为隐性黄疸；$34.2 \sim 171\mu mol/L$ 为轻度黄疸；$171 \sim 342\mu mol/L$ 为中度黄疸；超过 $342\mu mol/L$ 疸及反映黄疸为重度黄疸。

**2. 鉴别黄疸的类型**　①非结合胆红素增高、总胆红素升高：见于溶血性黄疸；②结合胆红素、非结合胆红素、总胆红素均增高：见于肝细胞性黄疸；③结合胆红素增高、总胆红素升高：见于胆汁淤积性黄疸。

依照结合胆红素与总胆红素的比值进行黄疸的鉴别：①比值低于 20% 时，提示为溶血性黄疸；②比值大于 50% 时，提示为胆汁淤积性黄疸；③比值在 20% ~ 50%，提示为肝细胞性黄疸。

## 二、尿胆红素试验★★★

尿胆红素阳性表明血结合胆红素增高。肝细胞性黄疸时，尿内胆红素轻中度增加；阻塞性黄疸时，明显增加；溶血性黄疸时，为阴性。

## 三、尿中尿胆原检查★★★

**1. 尿胆原增高**　①溶血性黄疸时明显升高；②肝细胞性

黄疸时增加；③高热、心功能不全、顽固性便秘或肠梗阻时，尿中尿胆原的排出亦可增加。

2. **尿胆原减少** ①胆汁淤积性黄疸时，尿中尿胆原减少或消失；②新生儿及长期应用广谱抗生素时，亦可使肠道内尿胆原产生减少。

## 四、胆汁酸代谢检查★★

胆汁酸增高见于：①肝细胞损害，如急性肝炎、慢性肝炎、肝硬化、肝癌、酒精性肝病等；②胆道梗阻，如肝内、肝外的胆管梗阻；③门体分流。

# 第三节　肝脏疾病常用的血清酶检测

## 一、血清氨基转移酶及其同工酶测定★★★

【参考值】连续监测法（37℃）：ALT 5～40U/L；AST 8～40U/L；AST/ALT≤1。

【临床意义】

1. **肝脏疾病**　急性病毒性肝炎时，ALT 与 AST 升高显著，可达正常上限的 20～50 倍，甚至 100 倍，以 ALT 升高更为明显。值得注意的是，转氨酶的升高程度与肝脏损伤的严重程度并非完全一致。慢性病毒性肝炎时，ALT 和 AST 正常或轻度升高，AST/ALT < 1。如在慢性病程中 AST 显著升高，AST/ALT > 1，提示慢性肝炎病情活动或恶化。重型肝炎时，ALT 与 AST 均升高，但 AST 升高更为显著。若病情进展，黄疸进行性加深，而酶活性升高不明显，称为"酶-胆分离"，提示肝组织坏死严重，预后不佳。肝炎肝硬化时，血清转氨酶活性与肝细胞变性、坏死的程度有关，转氨酶活性越高，提示肝组织损伤程度越重。

**2. 急性心肌梗死**　在急性心肌梗死 6~8 小时后 AST 开始升高，18~24 小时达高峰，此时血清 AST 水平可达正常上限的 4~10 倍，且与心肌梗死的范围和病变程度呈正相关，4~5 天可恢复正常。如再次升高，则提示梗死范围扩大或出现了新的梗死灶。

**3. 其他疾病**　骨骼肌疾病、肺梗死、肾梗死、胰梗死、休克及传染性单核细胞增多症等，转氨酶轻度升高。

**4. AST 同工酶变化**　①急性病毒性肝炎：轻、中度急性肝炎，血清 AST 轻度升高，且以 ASTs 升高为主，ASTm 正常。②重型肝炎：血清 ASTm 升高。③其他肝病：中毒性肝炎、妊娠脂肪肝、肝动脉栓塞术后以及急性心肌梗死等，血清 ASTm 升高。

## 二、碱性磷酸酶及其同工酶测定★★

**1. 胆道阻塞**　各种肝内、外胆管阻塞性疾病，如原发性胆汁性肝硬化、胰头癌、结石等引起的胆管阻塞，血清 ALP 活性显著升高，以 $ALP_1$ 为主。

**2. 肝脏疾病**　急性肝炎时，$ALP_2$ 明显升高，$ALP_1$ 轻度升高，$ALP_1 < ALP_2$；肝硬化患者 80% 以上 $ALP_5$ 明显升高。

**3. 黄疸的鉴别诊断**　①胆汁淤积性黄疸：血清 ALP 和胆红素水平明显升高，转氨酶升高不明显；②肝细胞性黄疸：ALP 活性可正常或稍高，血清胆红素中等程度升高，转氨酶活性显著升高；③肝内局限性胆道阻塞：ALP 活性明显升高，血清胆红素大多正常，转氨酶活性无明显升高。

**4. 其他** 骨骼疾病、慢性肾衰竭、充血性心力衰竭等ALP亦可升高。

## 三、γ-谷氨酰转移酶及同工酶测定★★

血清中γ-GT主要来自肝胆系统，在肝内合成功能亢进或胆汁排出受阻时，血清γ-GT活性均可升高。

**1. 肝脏疾病** ①急性肝炎γ-GT中度升高；②慢性肝炎、肝硬化的非活动期，γ-GT活性多正常，如持续升高，则表明病变活动或病情恶化；③原发性肝癌时，可达参考值上限的10倍以上，结合AFP检测可提高肝癌诊断正确率；④急慢性酒精性肝炎、药物性肝炎时，γ-GT呈中度以上升高；⑤脂肪肝时γ-GT活性轻度升高。

**2. 胆道疾病** 胆道阻塞性疾病，γ-GT可升高至参考值上限的5~30倍。

## 四、谷氨酸脱氢酶测定★★

GDH是反映肝细胞线粒体损害及肝小叶中央区坏死、肝实质受损的敏感指标。

**1. 肝细胞中毒坏死** GDH升高最明显（可达参考值上限的10~20倍）；在酒精中毒引起的肝细胞坏死时，GDH亦高较其他指标明显。

**2. 急性肝炎、慢性肝炎、肝硬化** GDH活性可升高，其升高幅度与病情严重程度呈正相关。肝癌、阻塞性黄疸时GDH也可升高。

**3. 其他疾病** 组织细胞严重受损的标志。急性右心衰、严重呼吸衰竭、肺栓塞引起的急性肺源性心脏病等疾病时，GDH活性可显著升高。

# 第四节　肝纤维化常用标志物检测

## 一、单胺氧化酶测定★★

单胺氧化酶（MAO）是诊断肝硬化的一项传统指标，其活性的高低可反映肝纤维化的程度，但特异性较差。

## 二、脯氨酰羟化酶测定★★

各种原因引起的肝纤维组织增生均可致脯氨酰羟化酶（PH）活性升高。动态观察，活性升高提示肝组织坏死及纤维化程度加重；活性逐渐下降，提示治疗有效。

## 三、Ⅲ型前胶原氨基末端肽测定★★

在胶原的合成过程中，首先生成前胶原，前胶原又被肽酶切割分离为 PⅢP 和Ⅲ型胶原，部分 PⅢP 进入血中，是反映肝纤维化的常用检测指标。

## 四、Ⅳ型胶原及其分解片段（7S 片段和 $NC_1$ 片段）测定★★

肝纤维化的早期诊断指标。在反映肝细胞坏死和纤维化发展趋势方面优于 PⅢP。

# 第五节　肝炎病毒相关检测

## 一、甲型肝炎病毒相关检测★★★

1. **抗-HAV IgM**　阳性提示近期感染，是早期诊断甲型肝炎的特异性血清标志物。

2. **抗-HAV IgG**　保护性抗体。

3. **HAVAg**　阳性是 HAV 急性感染的直接证据。

4. **HAV-RNA**　特异性强，对早期诊断甲型肝炎有意义。

## 二、乙型肝炎病毒相关检测★★★

### 1. 乙肝病毒标志物检测

（1）HBsAg 及抗-HBs 测定：HBsAg 是 HBV 感染后最早出现的血清标志物，其阳性是 HBV 现症感染的标志，见于乙型肝炎潜伏期和急性期、慢性乙型肝炎、与 HBV 感染相关的肝硬化和肝癌以及慢性携带者。抗-HBs 是保护性抗体，阳性表示机体对 HBV 有免疫力，见于急性 HBV 感染的恢复期、HBV 既往感染者、乙型肝炎疫苗有效接种后。

（2）HBcAg 及抗-HBc 测定：HBcAg 阳性提示患者血清中存在 HBV，见于 HBV 现症感染，且病毒复制活跃，传染性强。抗-HBc 为非保护性抗体，是反映肝细胞受到 HBV 侵害的可靠指标，阳性提示为 HBV 感染者，包括既往感染和现症感染。抗-HBc IgM 阳性表示 HBV 现症感染，且复制活跃，传染性强。

（3）HBeAg 及抗-HBe 测定：HBeAg 阳性常有 HBcAg 阳

性，表示 HBV 在复制，传染性强。HBeAg 持续阳性，表明肝细胞损害严重，且可转化为慢性乙型肝炎或肝硬化。如果 HBeAg 转阴而抗 HBe 转阳，称为 HBeAg 血清学转换，说明 HBV 被清除或抑制，复制减少，传染性降低。

2. HBV-DNA 测定　HBV-DNA 阳性是 HBV 现症感染的直接证据，较血清免疫学检查更敏感、更特异，且可反映 HBV 的复制水平及传染性，也是抗病毒治疗及疗效观察的指标。

3. 前 $S_1$ 蛋白（Pre-$S_1$）、前 $S_2$ 蛋白和前 $S_1$ 抗体（抗-Pre-$S_1$）、前 $S_2$ 抗体测定　Pre-$S_1$ 和（或）Pre-$S_2$ 阳性提示 HBV 现症感染，病毒复制活跃，传染性强。抗-Pre-$S_1$ 和（或）抗 Pre-$S_2$ 阳性常表示 HBV 正在或已经被清除，预后良好。

## 三、丙型肝炎病毒相关检测★★★

1. HCV-RNA　阳性提示 HCV 现症感染，病毒复制活跃，传染性强。

2. 抗-HCV IgM 和抗-HCV IgG　①抗-HCV IgM 阳性是 HCV 现症感染的指标，阳性常见于急性丙型肝炎；②抗-HCV IgG 阳性提示现症感染或既往感染。

## 四、丁型肝炎病毒相关检测★★★

1. HDV 属缺陷病毒，须借助 HBV 外壳才能复制和感染。

2. HDAg 阳性提示 HDV 现症感染，常与 HBsAg 阳性同时存在，表示 HBV 与 HDV 同时感染或重叠感染，易加重病情或进展为重型肝炎。

3. 抗-HDV IgM 阳性提示 HDV 现症感染；抗-HDV IgG

阳性提示既往感染或现症感染。

4. HDV-RNA 阳性提示丁型肝炎现症感染。

## 五、戊型肝炎病毒相关检测★★★

抗-HEV IgM 阳性提示 HEV 急性感染，是早期诊断戊肝的特异性血清标志物。抗-HEV IgG 阳性提示 HEV 现症或既往感染，常用于流行病学调查。HEV-RNA 是早期诊断 HEV 感染最敏感的检测指标。

## 六、肝脏病常用实验室检查的选择★★

1. **健康体格检查** 可查血清 ALT、AST、$\gamma$-GT、A/G 及 AFP 等，必要时可查肝炎病毒标志物等。

2. **黄疸患者** 可查血尿胆红素、肝酶等，以鉴别黄疸的类型。

3. **可疑原发性肝癌患者** 查血清 ALT、AST、$\gamma$-GT、AFP、胆红素、ALP 等。

4. **可疑急性肝损伤患者** 需查血清 ALT、AST、$\gamma$-GT、胆红素等，怀疑为病毒性肝炎时检测肝炎病毒标志物和（或）基因等。

5. **可疑慢性肝炎患者** 查血清总蛋白、A/G 及血清蛋白电泳等，必要时还应检查肝纤维化指标等。

6. **可疑肝纤维化及肝硬化患者** 除慢性肝炎患者的检查内容外，还应检查 MAO、HA、PH、PⅢP、CⅣ 等。

7. **肝病用药选择及疗效判定** 应根据患者肝病病情及病程的不同选择不同的检查项目并定期复查以动态观察。

![笔记图标] **难点提示**

## 一、鉴别诊断

### 1. 如何鉴别黄疸的类型（表16-1）★★★

表16-1　正常人及常见黄疸的实验室检查鉴别表

| | 血清胆红素（μmol/L） | | | | 尿液 | | 粪便 | |
|---|---|---|---|---|---|---|---|---|
| | STB | UCB | CB | CB/STB | 尿胆原 | 尿胆红素 | 颜色 | 粪胆原 |
| 正常人 | 3.4～17.1 | 1.7～10.2 | 0～6.8 | 0.2～0.4 | (−)或(±) | (−) | 黄褐色 | 正常 |
| 溶血性黄疸 | ↑↑ | ↑↑ | 轻度↑ | < 0.2 | (+++) | (−) | 加深 | ↑ |
| 胆汁淤积性黄疸 | ↑↑↑ | 轻度↑ | ↑↑↑ | > 0.5 | (−) | (+++) | 变浅或灰白 | ↓或消失 |
| 肝细胞性黄疸 | ↑↑ | ↑↑ | ↑↑ | 0.2～0.5 | (+) | (++) | 变浅或正常 | ↓或正常 |

### 2. 如何综合判断 HBV 血清标志物检测结果的临床意义（表16-2）★★★

表16-2　HBV 血清标志物检测常见结果的临床意义

| HBsAg | 抗-HBs | HBeAg | 抗-HBe | 抗-HBc | HBV-DNA | 临床意义 |
|---|---|---|---|---|---|---|
| − | − | − | − | − | − | 未感染过 HBV |

续表

| HBsAg | 抗-HBs | HBeAg | 抗-HBe | 抗-HBc | HBV-DNA | 临床意义 |
|---|---|---|---|---|---|---|
| − | − | − | − | + | − | 既往感染未能测出抗-HBs |
| − | + | − | − | − | − | 注射过乙肝疫苗,有免疫力,既往感染 |
| + | − | − | − | + | + | 急性 HBV 感染,慢性 HBsAg 携带者,有传染性 |
| − | − | − | + | + | + | 既往感染过 HBV,急性 HBV 感染恢复期,传染性低 |
| + | − | + | − | + | + | "大三阳",急性或慢性乙肝,HBV 复制,传染性强 |
| + | − | − | + | + | + | "小三阳",急性 HBV 感染趋向恢复,慢性 HBsAg 携带者,传染性低 |
| − | + | − | + | + | + | 急性 HBV 感染后恢复期,正在产生免疫性 |
| − | + | − | − | + | − | 急性 HBV 感染,恢复期 |
| + | − | + | − | − | + | 急性 HBV 感染早期,HBV 复制活跃 |
| + | + | − | + | − | + | 表面抗原、e 抗原变异 |

## 二、名词解释

**1. 高蛋白血症、高球蛋白血症**——血清总蛋白 > 80g/L 和（或）球蛋白 > 35g/L 称为高蛋白血症或高球蛋白血症。

**2. 血清前白蛋白**——由肝细胞合成，分子量为 62000，比白蛋白小，电泳时在白蛋白前方呈现一条染色很浅的区带。

**3. 同工酶**——是指具有相同催化活性，但分子结构、理化性质及免疫学反应等不同的一组酶，又称同工异构酶。

**4. 阻塞性脂蛋白**——当胆道阻塞出现胆汁淤积时，胆汁逆流入血，血中出现大颗粒脂蛋白，称为阻塞性脂蛋白 X，属异常的低密度脂蛋白。

**5. "酶-胆分离"现象**——若病情进展，黄疸进行性加深，而酶活性升高不明显，称为"酶-胆分离"现象，提示肝组织坏死严重，预后不佳。

**6. 抗-HBs**——乙型肝炎表面抗体，为保护性抗体，其阳性表示机体对 HBV 有免疫力，见于急性 HBV 感染的恢复期、HBV 既往感染者、乙型肝炎疫苗有效接种后。

## 三、常考问题

1. 何谓低蛋白血症？常见于哪些疾病？

2. 从实验室检查角度，如何鉴别三种黄疸？

3. 试述 ALT、AST 及其同工酶检查的临床意义。

4. 试述乙型肝炎抗原、抗体检查的临床意义。

5. 简述血清蛋白电泳检测的临床意义。

6. 简述肝脏病常用实验室检查的选择原则。

## 四、难点释疑

**1. 为什么急性肝炎血浆蛋白变化不大? 肝损害时, 血白蛋白减少而球蛋白升高**

90%以上的血清总蛋白和全部的血清白蛋白是由肝脏合成的。当肝实质受损时, 蛋白合成能力下降, 血清总蛋白和白蛋白减少。由于肝脏具有很强的代偿能力, 且白蛋白半衰期较长 (15～19 天), 因此只有当肝脏病变达到一定程度或至一定病程后才能出现血清总蛋白或白蛋白的改变, 急性或局灶性肝损伤时 STP、A、G 及 A/G 多正常。肝炎、肝硬化时, 由于病毒及其抗原刺激免疫系统, 尤其是刺激单核-吞噬细胞系统的库普弗细胞, γ 球蛋白产生增多。

**2. 不同黄疸类型时, 血、尿、粪胆红素代谢的差异**

溶血性黄疸时, 红细胞破坏过多, 血中非结合胆红素 (UCB) 增加, 通过胆道进入肠道的结合胆红素 (CB) 增加, 经细菌作用生成的尿胆原、粪胆原增加。阻塞性黄疸时, 肝中结合胆红素反流进入血中, 同时进入肠道减少, 尿胆原、粪胆原减少。肝细胞性黄疸时, 肝脏代谢血中 UCB 的能力下降以及肝细胞损害, 血循环异常, CB 反流入血, 使血中 CB 和 UCB 均增加; 由于肝细胞损害、功能减退, 尿胆原肠-肝循环受损、障碍, 尿胆原经肾脏由尿液排出增多。UCB 在水中的溶解度低, 不能通过肾小球经尿液排出; 而 CB 则相反, 在水中的溶解度高, 能通过肾小球经尿液排出, 故尿中的胆红素是 CB。

**3. 血清酶活性增高的机制及其敏感性与特异性**

酶活性增高见于: ①肝细胞内的酶在肝细胞损伤时释放

入血，血清中活性升高；②由肝细胞合成的酶在肝功能亢进时合成、释放增多；③当胆道阻塞时，某些酶排泄受阻，致使血清中活性升高；④与肝纤维组织增生有关的酶，在肝纤维化时在血清中活性升高。酶活性检测可以早期反映肝细胞受损，敏感性、阳性率较高，但多种组织器官可含同一种酶，某种酶增高可见于多种疾病。如 LDH 增高见于肝病、心肌病、心梗、白血病、炎症等，故应结合临床表现综合判断。但不同组织器官含有不同的酶，同一种酶存在于多种细胞内，其含量不一，细胞受损后，释放的水平不同、浓度不一，酶活性增高也有其相对特异性。如转氨酶增高主要用于诊断活动性肝脏疾病；γ-GT 升高主要用于诊断肝癌、胆道阻塞等。

### 4. 肝炎病毒相关检测标志物的类型

肝炎病毒相关标志物检测属于感染免疫检测，是诊断肝炎病毒感染的重要依据。常用的检测有：①抗原检测：抗原检测阳性表示体内有该病原体存在，为该肝炎病毒现症感染。②抗体检测：抗体检测阳性表示为该肝炎病毒感染者。IgM阳性常提示为现症感染；IgG 阳性提示为现症感染或既往感染。保护性抗体，提示出现特异性免疫力，病原微生物被清除，疾病痊愈。非保护性抗体，机体有免疫反应，但没有特异性免疫力，病原微生物存在于体内，间接提示现症感染。③核酸检测：常用聚合酶链式反应（PCR）检测肝炎病毒的 DNA 或 RNA，具有简便、快速、灵敏、特异等优点。其阳性为现症感染的直接证据，对诊断与鉴别诊断、指导治疗及评价疗效等具有重要价值。

# 第十七章 ▶ 肾功能检查

### 教学大纲

★★★掌握内生肌酐清除率、血肌酐、胱抑素 C、血尿酸、二氧化碳结合力测定的临床意义。

★★熟悉肾小球滤过率、血尿素氮、$\alpha_1$-微球蛋白、$\beta_2$-微球蛋白、昼夜尿比密、尿渗量、尿/血浆渗量比值测定的临床意义。

### 重点提示

## 一、肾小球功能检测

### （一）肾小球滤过率测定★★

【参考值】男性（125±15）mL/min，女性约低 10%。

【临床意义】GFR 是反映肾功能最灵敏、最准确的指标。肾小球滤过率降低见于各种原发性、继发性肾脏疾病。慢性肾脏病（CKD）1 期（肾功能正常）≥90mL/min；2 期（轻度损害）60～89mL/min；3 期（中度损害）30～59mL/min；4 期（重度损害）15～29mL/min；5 期（终末期）＜15mL/min。

### （二）内生肌酐清除率试验★★★

【参考值】成人 80～120mL/min。

【临床意义】

1. 判断肾小球功能损害的敏感指标

2. 评价肾功能损害的程度　51~80mL/min 为肾功能不全代偿期；20~50mL/min 为肾功能不全失代偿期（氮质血症期）；10~19mL/min 为肾衰竭期（尿毒症早期）；< 10mL/min 为终末期肾衰竭（尿毒症晚期）。

## （三）血清肌酐测定★★★

【参考值】男性 44~132μmol/L；女性 70~106μmol/L。

【临床意义】

1. 反映肾功能下降后毒素产物潴留

2. 评估肾功能损害的程度　Cr 升高的程度与肾功能受损的程度呈正相关。肾功能不全代偿期，Cr < 133μmol/L；肾功能不全失代偿期，Cr 为 133~221μmol/L；肾衰竭期，Cr 升到 221~442μmol/L；肾衰竭终末期，Cr > 442μmol/L。

## （四）血清尿素氮测定★★

【参考值】成人 3.2~7.1mmol/L；儿童 1.8~6.5mmol/L。

【临床意义】

1. **肾性**　见于各种原因引起的器质性肾功能损害，如：①原发性肾小球疾病：肾小球肾炎、肾病综合征；②继发性肾小球疾病：狼疮性肾炎、紫癜性肾炎、中毒性肾病等。

2. **肾前性**　充血性心力衰竭、肾动脉狭窄、急性失血、休克、脱水、烧伤、高热、上消化道大出血、高蛋白饮食等。

3. **肾后性**　尿路结石、前列腺增生症、膀胱肿瘤等。

4. **BUN/Cr 的意义**　有助于鉴别肾前性和肾实质性少尿。肾前性，BUN/Cr 常超过 10∶1；而肾实质性，BUN/Cr 常不超过10:1。

### （五）血 $\alpha_1$-微球蛋白、$\beta_2$-微球蛋白测定★★

【参考值】成人血清游离 $\alpha_1$ - MG 10 ~ 30mg/L；$\beta_2$ - MG 1 ~ 2mg/L。

【临床意义】

1. 判断肾小球滤过功能较灵敏的指标

2. 血清 $\alpha_1$-MG 降低  见于重症肝炎、肝坏死等。

### （六）血清胱抑素 C 测定★★★

【参考值】0.6 ~ 2.5mg/L。

【临床意义】

1. 诊断肾脏损伤的敏感、特异指标  CysC 比 Cr、BUN 敏感性、特异性高。

2. 继发性肾病的风险性预测和病情观察  如糖尿病肾病、高血压病肾损害等。

## 二、肾小管功能试验

### （一）近端肾小管功能检测★★

1. 尿 $\beta_2$-微球蛋白测定

【参考值】< 0.3mg/L。

【临床意义】

（1）判断近端肾小管重吸收功能受损的敏感指标：尿 $\beta_2$-MG 升高见于肾小管-间质性疾病。

（2）鉴别上、下尿路感染。

**2. 尿 $\alpha_1$-微球蛋白测定**

【参考值】成人 < 15mg/24h 尿。

【临床意义】评价近端肾小管功能：尿 $\alpha_1$-MG 升高，是判断早期近端肾小管功能损伤的特异性、敏感性指标。

## （二）远端肾小管功能检测 ★★

**1. 昼夜尿比密试验**

【参考值】成人尿量 1000 ~ 2000mL/24h，夜尿量少于 750mL，昼尿量/夜尿量 3：1 ~ 4：1；昼夜尿中至少 1 次尿比密超过 1.018，最高与最低尿比密差超过 0.009。

【临床意义】

（1）多尿、尿比密低、夜尿增多，提示肾小管浓缩功能障碍。各次尿比密最高不超过 1.018，最高与最低尿比密差低于 0.009，提示肾小管浓缩与稀释功能严重受损。

（2）尿量明显增多伴尿比密均低于 1.006，为尿崩症的典型表现。尿比密固定在 1.010 左右，称为等张尿，表明肾小管稀释和浓缩功能完全丧失。

**2. 尿渗量、尿/血浆渗量比值测定**

【参考值】禁饮后尿渗量 600 ~ 1000mOsm/kgH$_2$O，平均 800mOsm/kgH$_2$O；血浆渗量 275 ~ 305mOsm/kgH$_2$O，平均 300mOsm/kgH$_2$O；尿/血浆渗量比值为 3：1 ~ 4.5：1。

【临床意义】

（1）判断肾小管浓缩功能：尿渗量小于 600mOsm/kgH$_2$O，且尿/血浆渗量比值等于或小于 1，表明肾小管浓缩功能障碍。尿渗量在 300mOsm/kgH$_2$O 左右时，即与血浆渗量相等，此为等渗尿，表示肾小管浓缩功能严重障碍。若尿渗量低于 300mOsm/

$kgH_2O$，称低渗尿，伴尿量显著增多，见于尿崩症等。

（2）鉴别肾前性或肾性少尿：肾前性尿渗量常高于 $450mOsm/kgH_2O$；肾小管坏死致肾性少尿时，尿渗量常低于 $350mOsm/kgH_2O$。

## 三、其他检查

### （一）血尿酸测定★★★

【参考值】成人酶法血清（浆）尿酸浓度：男性 150~416μmol/L；女性 89~357μmol/L。

【临床意义】增高见于：①UA 排泄障碍：如急慢性肾炎、肾结石、尿道阻塞、中毒性肾病等。②生成增加：如慢性白血病、多发性骨髓瘤、真性红细胞增多症等多种血液病及恶性肿瘤等。③进食高嘌呤食物过多。④药物影响：如长期使用抗结核药物吡嗪酰胺。

5%~15% 高尿酸血症患者发展为痛风，原发性痛风常有阳性家族史，属多基因遗传缺陷。

### （二）二氧化碳结合力测定★★★

【参考值】22~31mmol/L。

【临床意义】

1. $CO_2CP$ 降低　提示体内碱储备不足，见于代谢性酸中毒或呼吸性碱中毒。

（1）代谢性酸中毒：常见于急慢性肾衰竭、乳酸性酸中毒、严重腹泻、肠瘘等。

（2）呼吸性碱中毒：常见于轻度支气管哮喘、脑炎、癔症等。

**2. $CO_2CP$ 增高**　提示体内碱储备增加，见于呼吸性酸中毒及代谢性碱中毒。

（1）呼吸性酸中毒：常见于慢性阻塞性肺气肿、慢性肺源性心脏病、重症肺结核、肺纤维化等。

（2）代谢性碱中毒：常见于幽门梗阻、剧烈呕吐、服用过量碱性药物及大剂量使用排钾利尿剂等。

## 四、肾功能检测项目的选择

1. 常规检查或健康体检可检测尿一般项目。

2. 为尽早发现肾损害，宜选择和应用较敏感的尿微量白蛋白、血尿 $\alpha_1$-MG、$\beta_2$-MG 及 CysC。

3. 了解肾脏病变的程度，可选择 GFR、CysC、Ccr、血 Cr、BUN 和血尿 $\alpha_1$-MG、$\beta_2$-MG 等项目。

4. 对主要累及肾小管的疾病，宜选择尿 $\alpha_1$-MG、$\beta_2$-MG 及昼夜尿比密试验、尿渗量测定。

5. 急性或慢性肾衰竭时，动态检测肾小球和肾小管功能的组合试验。

6. 检查远端肾小管和集合管调节酸碱代谢的功能时，选用尿 pH、$CO_2CP$，必要时配合血气分析综合判定。

### 难点提示

## 一、鉴别诊断

### 1. 反映肾小球功能试验指标的临床意义有什么差异

内生肌酐清除率大致等于肾小球滤过率，是测定肾小球滤过功能较为可靠、准确的方法，也是判断肾小球损害的敏感指标，能较早地反映肾小球滤过功能。其敏感性、特异性均高于血肌酐、血尿素氮和血尿酸。其敏感性低于血 $\beta_2$-MG，但可靠性高于血 $\beta_2$-MG。临床常依据 Ccr 判断肾小球损害的程度，且可靠性、敏感性均优于血肌酐。用放射性核素测定肾小球滤过率，优于上述所有指标，常用于慢性肾脏疾病（CKD）的分期。

反映肾功能，血尿酸敏感性高于血肌酐和血尿素氮，但影响因素多，可靠性低于血肌酐和血尿素氮。血尿素氮敏感性高于血肌酐，但影响因素多，可靠性低于血肌酐。血 $\beta_2$-MG 敏感性最高，但特异性较差。血尿酸、血尿素氮和血 $\beta_2$-MG 均不能作为判断肾功能分期的指标。

**2. 什么是血肌酐与血胱抑素 C？测定血肌酐与血清胱抑素 C 的临床意义有何差异**

血肌酐分为外源性和内源性。前者来自于食物中肉类的分解产物；后者为体内肌酸的代谢产物。胱抑素 C 是半胱氨酸蛋白酶抑制蛋白 C 的简称，各种有核细胞均可表达，分泌量恒定，分子量为 13000。

血清肌酐主要由肾小球滤过，肾小管排泌较少。血肌酐浓度取决于肾小球的滤过功能。胱抑素 C 能自由通过肾小球滤过膜，在近曲小管几乎全部被摄取、分解；当肾功能损害时，清除率降低，血中胱抑素 C 潴留。血肌酐、胱抑素 C 浓度上升，均提示肾小球滤过功能减退，并与病情程度呈正相关。血肌酐测定敏感性低，当肾实质损伤，GFR 降低到正常的 1/3 时，血肌酐浓度才会逐渐上升，但其特异性较高。血清胱抑素 C 能更早、更可靠地反映肾小球功能损害，是诊断肾脏损伤的敏感、特异指标，比血肌酐测定更高。

## 二、名词解释

1. **肾小球滤过率**——单位时间内经肾小球滤过的血浆液体量即肾小球滤过率。

2. **内生肌酐清除率**——单位时间内，肾脏把若干毫升血浆中的内生肌酐全部清除出去，称为内生肌酐清除率。

3. **等张尿**——尿比重固定在 1.010 左右，提示肾小管功能严重受损。

4. **浓缩稀释试验**——在日常饮食起居条件下，多次测定患者尿量与比密，来判断肾脏调节水平衡方面功能的试验，称为浓缩稀释试验。

5. **渗量**——即渗透压，代表溶液中全部溶质微粒的总数量，与微粒的种类及性质无关。

6. **尿渗量**——指尿内全部溶质的微粒总数量而言。

7. **血浆二氧化碳结合力**——代表了血浆中结合状态下二氧化碳总量。

## 三、常考问题

1. 常用的肾小球功能检测项目有哪些？

2. 常用的肾小管功能检测项目有哪些？

3. 根据肾小球滤过率，如何对慢性肾脏疾病进行分期？

4. 试比较反映肾小球功能常用指标的敏感性和特异性。

5. 急性肾小球肾炎与慢性肾小球肾炎比较，肾小管功能试验检查可能有何差异？

6. 何谓血浆二氧化碳结合力？简述其临床意义。

## 四、难点释疑

### 1. 有关血尿酸的问题

痛风（原发性高尿酸血症）是嘌呤代谢紊乱的异质性疾病。血尿酸增高后在关节沉积，引起以下肢小关节为主的炎症反应（红、肿、热、痛）。痛风石沉积后期可致关节畸形，并可引起的尿酸性肾病（间质损害）及泌尿系结石。

妊娠高血压综合征可发生肾血管收缩，肾血流量减少，影响尿酸的排出，血尿酸可增高。同时高乳酸血症亦可竞争性抑制肾小管排泄尿酸。另外，白血病及肿瘤可使核酸分解亢进，内源性尿酸产生过多，当病变波及肾脏时，又可产生尿酸排泄障碍，结果使血尿酸明显增加。进食高嘌呤的食物（动物内脏），也可使血尿酸增高。

### 2. 浓缩稀释试验的检测意义

远端肾小管和集合管的主要功能是对尿液的浓缩、稀释，对机体的水、电解质平衡起调节作用。测定浓缩稀释试验实际上就是对远端肾小管功能的判断。

临床意义：①各种肾小球病变到晚期均可累及肾间质-肾小管，故同时表现有肾小球滤过功能障碍和肾小管浓缩稀释功能障碍。而急性肾炎则主要表现为肾小球滤过功能障碍，故临床上可用此试验来区别慢性肾炎急性发作和急性肾炎。②尿路感染分为肾盂肾炎（可有肾小管浓缩稀释功能减退）和膀胱炎（无肾小管功能减退），故本试验可用作尿路感染的定位鉴别。③各种肾间质-肾小管病变，如肾盂肾炎、药物性肾病、尿酸性肾病、高血压肾病等，早期主要以肾间质-肾小管损害为主，故常见有多尿、夜尿增多及肾小管浓缩稀释功能下降的临床表现。

**3. 尿比密固定的等渗尿与晚期肾脏病的关系**

尿比密和尿渗量（尿渗透压）都是反映尿中溶质的含量，从而反映远端肾小管的浓缩稀释功能。但尿比密易受溶质微粒大小和分子量大小的影响（如尿中蛋白质、葡萄糖均可使比密增高，而对尿渗透压影响小）。血渗透压平均为 275 ~ 305mmol/kgH$_2$O，肾小管浓缩稀释功能正常时，尿渗透压则应在 600 ~ 1000mmol/kgH$_2$O，尿/血渗透压比值应为 3:1 ~ 4.5:1。当肾小管的浓缩稀释功能重度减退时，不仅多次尿比密均固定在 1.010，且尿渗透压与血渗透压的比值等于或小于 1。这种现象称为尿比密固定的等渗尿，提示因各种肾脏病已发展到晚期，肾功能严重受损。

**4. 二氧化碳结合力（CO$_2$CP）与缓冲对 HCO$_3^-$/H$_2$CO$_3$ 的关系**

CO$_2$CP 是指血浆中以化学及物理形式存在的二氧化碳（CO$_2$）总量，也为 HCO$_3^-$ 和 H$_2$CO$_3$ 中 CO$_2$ 含量的总和，所以也称总二氧化碳（TCO$_2$）。HCO$_3^-$/H$_2$CO$_3$ 是人体内维持酸碱平衡的一个最重要的缓冲对，两者间的比例为 20:1，使血 pH 维持在 7.35 ~ 7.45，通过对 CO$_2$ 的结合与释放来维持该比例。例如，当代谢性因素导致大量固定酸潴留时，则可通过呼吸代偿性加深、加快，增加 CO$_2$ 从呼吸道排出，使 PaCO$_2$ 降低，进而使 H$_2$CO$_3$ 浓度降低，pH 值恢复正常。代谢性碱中毒时，机体则减少 CO$_2$ 的排出，PaCO$_2$ 增高，增高 H$_2$CO$_3$ 浓度进行代偿。

# 第十八章 ➡ 临床常用生化检查

## 教学大纲

★★★掌握血糖检查、血脂检查的临床意义。

★★熟悉心脏病生物标志物检测、动脉血气分析与酸碱度测定的临床意义。

★了解其他临床常用生化检查的临床意义。

## 重点提示

## 第一节 血糖及其代谢产物相关检测

### 一、空腹血糖测定★★★

空腹血浆葡萄糖（FPG）反映基础胰岛素的分泌功能，是目前诊断糖尿病（DM）和判断糖尿病病情及控制程度的主要指标之一。

【参考值】成人空腹血浆葡萄糖（酶法）：3.9 ~ 6.1mmol/L。

【临床意义】FPG增高，但 < 7.0mmol/L 为空腹血糖受损

（IFG）；FPG≥7.0mmol/L 为高血糖症，见于糖尿病、甲状腺功能亢进症、嗜铬细胞瘤、应激性高血糖、肝源性及胃肠性高血糖等。

## 二、口服葡萄糖耐量试验★★★

口服葡萄糖耐量试验（OGTT）属于葡萄糖负荷试验，用此方法可以了解机体对葡萄糖代谢的调节能力，是诊断糖尿病和低糖血症的重要试验。

FPG≥7.0mmol/L，OGTT2 小时 PG≥11.1mmol/L，具有临床症状；随机血糖≥11.1mmol/L，且伴有尿糖阳性者，即可诊断为糖尿病。

## 三、血清胰岛素测定及胰岛素释放试验★★★

1 型糖尿病空腹胰岛素明显降低，口服葡萄糖后释放曲线低平。2 型糖尿病空腹胰岛素可正常、稍高或减低，典型 2 型糖尿病口服葡萄糖后胰岛素高峰于 2 小时或 3 小时后出现，呈延迟释放反应。

## 四、血清 C 肽测定及 C 肽释放试验★★★

胰岛素原裂解成等分子的胰岛素和 C 肽。C 肽不被肝脏酶灭活，半衰期为 10～11 分钟，故其在血中浓度可更好地反映胰岛 B 细胞的储备功能。

空腹血清 C 肽降低，见于糖尿病。口服葡萄糖后 1 小时血清 C 肽水平降低，反映胰岛 B 细胞储备功能不足。肝硬化时，血清 C 肽增高，且 C 肽/胰岛素比值降低。

## 五、血糖化血红蛋白（GHb）检测★★★

糖化血红蛋白反映测定前 2~3 个月的血糖水平，是糖尿病诊断和监控的重要指标。

$GHbA_{1c}$ 增高，提示近 2~3 个月的糖尿病控制不良，因而 $GHbA_{1c}$ 可作为糖尿病长期控制的良好观测指标。

## 六、糖化血清白蛋白检测★★★

糖化血清白蛋白（GA）半衰期为 17~19 天，故能反映糖尿病患者近 2~3 周内的平均血糖水平。

GA 与 $GHbA_{1c}$ 是目前糖尿病患者血糖控制评估的重要指标。GA 对短期内血糖变化的检测比 $GHbA_{1c}$ 灵敏。

# 第二节　血清脂质和脂蛋白检测

## 一、血清总胆固醇（TC）测定★★★

TC 检测主要用于动脉粥样硬化的早期诊断和使用降脂药物治疗过程的监测。

TC 增高是冠心病的危险因素之一。TC 升高还见于甲状腺功能减退症、糖尿病、肾病综合征等。TC 降低见于肝细胞严重受损、胆固醇酯化障碍、甲状腺功能亢进症等。

## 二、血清三酰甘油（TG）测定★★★

TG 是动脉粥样硬化的独立危险因素和形成脂肪肝的主要原因。

TG 增高见于原发性或继发性高脂蛋白血症，也可见于冠心病、糖尿病、动脉硬化症、阻塞性黄疸、肾病综合征、甲状腺功能减退症等。

## 三、血清脂蛋白及载脂蛋白测定★★★

用电泳法可将脂蛋白分为乳糜微粒、前β-脂蛋白、β-脂蛋白和α-脂蛋白。其中α-脂蛋白泳动速度最快，其次为前β-脂蛋白、β-脂蛋白，乳糜微粒在原点不动。脂蛋白（a）[Lp（a）]是一种特殊独立的血浆脂蛋白，密度介于 HDL 和 LDL 之间，其脂质成分与 LDL 相似，与动脉粥样硬化有关。

**1. 血清高密度脂蛋白-胆固醇（HDL-C）测定**　HDL-C 具有抗动脉粥样硬化作用，与 TG 呈负相关，也与冠心病发病呈负相关。HDL-C 明显降低多见于心脑血管病、糖尿病、肝炎、肝硬化等。

**2. 血清低密度脂蛋白-胆固醇（LDL-C）测定**　LDL-C 与冠心病的发病呈正相关，是动脉粥样硬化的潜在危险因素。

**3. 血清载脂蛋白 AI（Apo-AI）测定**　血清 Apo-AI 是诊断冠心病的敏感指标之一，其血清水平与冠心病的发病率呈负相关。Apo-AI 减低见于急性心肌梗死、糖尿病、慢性肝病、肾病综合征和脑血管病等。

**4. 血清载脂蛋白 B（Apo-B）测定**　血清 Apo-B 水平与动脉粥样硬化、冠心病发病呈正相关。Apo-B≥1.20g/L 是冠心病的危险因素。

**5. 载脂蛋白 AI/B（Apo-AI/B）比值**　比值随年龄增长而降低。动脉粥样硬化、冠心病、糖尿病、高脂血症等载脂蛋白 AI/B 比值可明显减低。

6. **血清脂蛋白（a）测定** Lp（a）是动脉粥样硬化的独立危险因素。其升高见于动脉粥样硬化性心脑血管病、急性心肌梗死、家族性高胆固醇血症、糖尿病等。

7. **小而密低密度脂蛋白（sdLDL）测定** sdLDL 在动脉粥样硬化的发生中起重要作用，是冠心病的危险因素。临床上将高 TG、低 HDL 以及高 sdLDL 合称为致动脉粥样硬化脂质三联症。

## 四、血脂异常危险分层（表18-1）

表18-1　血脂异常危险分层

| 危险分层 | TC5.18～6.19mmol/L（200～239mg/dL）或 LDL-C3.37～4.12mmol/L（130～159mg/dL） | TC≥6.22mmol/L（240mg/dL）或 LDL-C≥4.14mmol/L（160mg/dL） |
|---|---|---|
| 无高血压且其他危险因素 < 3 | 低危 | 低危 |
| 高血压或其他危险因素≥3 | 低危 | 中危 |
| 高血压且其他危险因素≥1 | 中危 | 高危 |
| 冠心病及其等危症 | 高危 | 高危 |

# 第三节 无机离子检测

## 一、血清钾测定★

高钾血症见于急慢性肾衰竭、肾上腺皮质功能减退症，螺内酯等保钾利尿剂的长期使用，也见于严重溶血或组织损伤致钾大量释放入细胞外液等。低钾血症见于严重呕吐、腹泻或胃肠减压、应用排钾利尿剂及肾上腺皮质激素以及肾上腺皮质功能亢进或醛固酮增多症等。

## 二、血清钠测定★

低钠血症见于幽门梗阻、呕吐、腹泻、严重肾盂肾炎、应用利尿剂治疗等。

## 三、血清氯化物测定★

低氯血症见于长期应用利尿剂、大量出汗、呕吐、腹泻、胃肠引流等。

## 四、血清钙测定★

低血钙症常见于佝偻病、重型急性胰腺炎、原发性及继发性甲状旁腺功能减退等。高血钙症见于溶骨增强，如甲状旁腺功能亢进症、多发性骨髓瘤、骨转移癌等。

## 五、血清无机磷测定★

正常血磷与血钙浓度乘积为 36 ~ 40。血清无机磷降低，见于长期腹泻、长期静脉营养而未补磷、极化液治疗、佝偻病、骨质软化症、甲状旁腺功能亢进症、血液透析、肾小管酸中毒及应用噻嗪类利尿剂等。血清无机磷增高，见于肾衰竭、甲状旁腺功能减退症、多发性骨髓瘤等。

## 六、血清镁测定★

低镁血症见于严重呕吐、腹泻、小肠切除、大量使用利尿剂、血液透析及腹膜透析、急性胰腺炎等。血镁降低可导致低血钾。

# 第四节 维生素及微量元素测定

## 一、维生素测定★★

1. **维生素 A 测定** 维生素 A 缺乏可致角膜干燥，严重时会发生"夜盲症"；在皮肤表现为上皮组织干燥、粗糙、过度角化和脱屑；在全身可导致继发感染及影响生长发育。

2. **维生素 $B_1$ 测定** 维生素 $B_1$ 缺乏可导致末梢神经和其他神经病变；还可引起"脚气病"。

3. **维生素 $B_2$ 测定** 维生素 $B_2$ 缺乏可引起口角炎、唇炎、舌炎、阴囊皮炎、眼睑炎、角膜血管增生等。过量使用可引起肾功能障碍。

4. **维生素 $B_6$ 测定** 维生素 $B_6$ 缺乏可引起小儿惊厥、低血色素小细胞性贫血、血清铁增高、皮炎、唇炎、周围神经炎等。异烟肼能与磷酸吡哆醛（$B_6$辅酶）结合，使其失去辅酶作用，故在应用该药同时，需补充维生素 $B_6$。

5. **叶酸测定**　叶酸缺乏症的主要表现为巨细胞贫血，还可见舌炎、舌痛、舌乳头萎缩、口角炎及食欲减退等。妊娠前 1 个月及妊娠初 3 个月内口服叶酸可预防胎儿神经管畸形。

6. **维生素 B$_{12}$ 测定**　维生素 B$_{12}$ 缺乏很少见。临床上因胰腺功能低下、胃萎缩或胃切除术、肠损坏、肠内维生素 B$_{12}$ 结合因子（内因子）损耗、体内产生针对内因子的自身抗体等，易形成维生素 B$_{12}$ 缺乏。严重的维生素 B$_{12}$ 缺乏可导致巨细胞性贫血和不可逆的中枢神经脱髓鞘损害。

7. **维生素 C 测定**　维生素 C 缺乏可导致毛细血管破裂，引起坏血病。临床表现为皮下出血、肌肉脆弱等。

8. **维生素 D 测定**　维生素 D 缺乏或转化障碍时，儿童骨钙化不良，可引起佝偻病，成人可引起软骨病。

9. **维生素 E 测定**　维生素 E 不易缺乏。维生素 E 缺乏时主要表现为红细胞数量减少、红细胞脆性增加。

10. **维生素 K 测定**　当胆道阻塞或长期服用广谱抗微生物药物时，可引起维生素 K 缺乏。维生素 K 缺乏时表现为凝血时间延长，易出血。

## 二、微量元素测定

### （一）铁测定★★

1. **血清铁测定**　血清铁增高见于铁利用障碍的再生障碍性贫血、铅中毒、维生素 B$_6$ 缺乏等。降低见于胃次全切除、长期腹泻等铁的摄入和吸收障碍等。

2. **血清转铁蛋白（TF）检测**　TF 增高主要见于缺铁性贫血，还可见于妊娠和慢性失血。降低见于遗传性转铁蛋白缺乏血症、炎症、感染、恶性肿瘤、营养不良、肾病综合征、肝病等。血清铁饱和度低于15%，结合病史可诊断缺铁，其准确性仅次于铁蛋白，比铁结合力和血清铁敏感。

**3. 血清总铁结合力（TIBC）检测** TIBC增高见于慢性缺铁的早期、缺铁性贫血、妊娠后期、急性肝炎、肝细胞坏死等。降低见于肝硬化、肾病综合征、脓毒血症、肿瘤、慢性感染等。

**4. 血清铁蛋白（SF）检测** SF增高见于炎症、恶性肿瘤、甲状腺功能亢进症等。降低见于缺铁性贫血、妊娠、维生素C缺乏等。

**5. 血清转铁蛋白饱和度（Tfs）测定** Tfs降低见于缺铁性贫血、炎症等。增高见于铁利用障碍，如铁粒幼细胞贫血、再生障碍性贫血等。

**6. 红细胞内游离原卟啉（FEP）测定** FEP增高见于缺铁性贫血、铁粒幼红细胞性贫血、阵发性睡眠性血红蛋白尿以及铅中毒所致的贫血等。

### （二）铜测定★

血清铜增高见于肝内外胆汁淤积、肝硬化、肝癌、系统性红斑狼疮、类风湿关节炎、风湿热、强直性脊柱炎等，还可见于贫血、甲状腺功能亢进症、各种感染、心肌梗死等。

### （三）锌测定★

血清锌增高主要见于污染引起的锌中毒及甲状腺功能亢进症。血清锌降低临床主要表现为厌食、生长发育缓慢、性功能障碍、情绪冷漠、行为异常、异食癖、反复感染、伤口愈合缓慢及胎儿畸形等。

### （四）碘测定★

碘摄入过量可引起高碘性甲状腺肿。碘缺乏可引起地方性甲状腺肿，严重时可引起发育停滞、痴呆。胎儿期缺碘可导致呆小病。

### （五）硒测定★

硒缺乏可引起免疫功能低下，并可能与克山病和大骨节病的发病有关。

### （六）氟测定★

氟过量可引起氟骨症和氟斑牙，可致牙齿畸形、骨骼脱钙，并影响细胞、肾上腺、生殖腺等的功能。氟缺乏可引起骨质疏松，易发生骨折。

# 第五节　心脏病生物标志物检测

## 一、心肌坏死标志物测定

### （一）血清酶及其同工酶测定★★

1. **血清肌酸激酶测定**　血清肌酸激酶是早期诊断急性心肌梗死（AMI）的灵敏指标之一。AMI 发病后 3～8 小时即明显增高，10～36 小时达高峰（峰值高达正常人的 10～12 倍），72～96 小时后恢复正常。

2. **肌酸激酶同工酶测定**　CK–MB 对 AMI 的诊断特异性和敏感性均很高，病后 3～8 小时即升高，9～30 小时达到高峰，48～72 小时恢复正常。特异性为 92%～100%，是传统诊断 AMI 的"金标准"。CK–MM 是检测骨骼肌损伤的特异指标。CK–BB 活性升高见于缺氧性神经系统疾病。

**3. 肌酸激酶 CK-MB 异型测定** 在诊断 AMI 时，CK-MB$_1$、CK-MB$_2$有更高的灵敏度和特异性。CK-MB 异型在发病后 2~4 小时诊断 AMI 的灵敏度为 59%，4~6 小时为 92%。

**4. 血清乳酸脱氢酶测定** LD 在诊断组织损伤时具有较高的灵敏度，但特异性较差。LD 活性升高见于 AMI、肝脏疾病、骨骼肌损伤、贫血、白血病等。

**5. 乳酸脱氢酶同工酶测定** 乳酸脱氢酶同工酶增高见于心肌损害（以 LD$_1$为主）、肝脏疾病（LD$_5$和 LD$_4$均升高，且 LD$_5$ > LD$_4$）、恶性肿瘤等。

## （二）心肌肌钙蛋白 T 及心肌肌钙蛋白 I 测定

肌钙蛋白（cTn）是由 3 个亚单位，即肌钙蛋白 C、肌钙蛋白 I 及肌钙蛋白 T 组成的复合物。cTn 是目前用于急性冠脉综合征（ACS）诊断最特异的生化标记物，最早可在症状发作后 2 小时出现，且具有较宽的诊断窗：cTnT 5~14 天，cTnI 4~10 天。在诊断窗中，cTn 增高的幅度要比 CK-MB 高 5~10 倍。由于在无心肌损伤时 cTn 在血液中含量很低，因此也可用于微小心肌损伤（MMD）的诊断。cTn 还具有判断预后的价值，对冠状动脉疾患者，只要 cTn 增高，应视为具有高危险性。心肌肌钙蛋白检测正逐步取代 CK-MB 成为 AMI 的诊断"金标准"。

**1. 心肌肌钙蛋白 T 测定★★★** cTnT 是诊断 AMI 的确定性标志物。AMI 发病后 3~6 小时 cTnT 即升高，10~24 小时达峰值。诊断灵敏度为 50%~59%，特异性为 74%~96%，明显优于 CK-MB 和 LD。对非 Q 波性、亚急性心肌梗死或 CK-MB 无法诊断的患者更有价值。

**2. 心肌肌钙蛋白 I 测定★★★** cTnI 对诊断 AMI 与 cTnT

无显著性差异。AMI 发病后 3~6 小时 cTnI 即升高，14~20 小时达到峰值，5~7 天恢复正常。其诊断 AMI 的灵敏度为 6%~44%，特异性为 93%~99%。

**3. 血清肌红蛋白测定**★★ 肌红蛋白（Mb）因分子量小，在心肌损伤后即释放入血，是早期诊断 AMI 的指标。在 AMI 发病后 30 分钟~2 小时升高，5~12 小时达到高峰，18~30 小时恢复正常。灵敏度为 50%~59%，特异性为 77%~95%。Mb 阴性，基本可以排除 AMI。

## 二、心力衰竭标志物（B 型心钠素）测定★

B 型心钠素（BNP）的释放与心衰程度密切相关。临床上，NT-pro-BNP > 2000pg/mL 可以确定心衰。

## 三、心脏疾病危险因素的临床生化检测★

**1. 同型半胱氨酸测定** HCY 增高提示动脉粥样硬化、心肌梗死、中枢及周围血管疾病、糖尿病等。

**2. 超敏 C 反应蛋白测定** hs-CRP 是心血管疾病危险性评估指标之一 hs-CRP 超过 3.0mg/L 为高危险性。

# 第六节　其他常用血清酶测定

## 一、血、尿淀粉酶（AMS）及其同工酶测定★

AMS 活性增高主要见于急性胰腺炎。发病后 2~3 小时血清 AMS 开始升高，12~24 小时达高峰，2~5 天后恢复正常。

尿 AMS 于起病后 12 ~ 24 小时开始升高,尿中 AMS 活性可高于血清中的 1 倍以上。

## 二、血清脂肪酶（LPS）测定★

LPS 主要用于急性胰腺炎的诊断和急腹症的鉴别诊断。急性胰腺炎时增高;非胰腺炎的急腹症患者,其血清 AMS 升高而 LPS 正常。

## 三、胆碱酯酶（ChE）检测★

AChE 降低主要见于有机磷农药和神经性化学毒剂中毒。

## 四、超氧化物歧化酶（SOD）检测★

SOD 活性降低是衰老的原因,见于老年人、肝硬化、肝豆状核变性、免疫复合物病等。活性增高见于高血压、高血脂、冠心病及肝癌等。

## 五、酸性磷酸酶（ACP）及其同工酶检测★

ACP 增高主要用于诊断前列腺癌,还可见于前列腺增生症、前列腺炎等。

# 第七节 动脉血气分析与酸碱度测定

## 一、血气分析的指标★★

1. **动脉血氧分压（$PaO_2$）**  $PaO_2$ 下降表示机体缺氧。

**2. 肺泡-动脉血氧分压差 [P (A–a) O₂]** $P (A-a)$ $O_2$ 是反映肺换气功能的主要指标，增大提示肺换气功能障碍。

**3. 动脉血氧饱和度 (SaO₂)** $SaO_2$ 指动脉血中 Hb 的氧含量（实际氧含量）与氧容量（Hb 所能结合的最大氧容量）的比值。$SaO_2$ 反映动脉血中氧与 Hb 结合的程度，主要受血氧分压影响。

**4. 混合静脉血氧分压 (PvO₂)** $PvO_2$ 是反映组织缺氧程度的指标。$PvO_2$ 下降说明机体缺氧或组织耗氧量增多。

**5. 动脉血氧含量 (CaO₂)** $CaO_2$ 下降可导致机体缺氧，见于动脉血氧分压下降、贫血或血红蛋白异常等。

**6. 动脉血二氧化碳分压 (PaCO₂)** $PaCO_2$ 只反映肺泡通气状况。$PaCO_2$ 增高见于Ⅱ型呼吸衰竭（高碳酸血症型）等。

**7. pH 值** pH 值 < 7.35 见于失代偿性酸中毒；pH 值 > 7.45 见于失代偿性碱中毒。

**8. 碳酸氢盐** 碳酸氢盐是指血浆中 $HCO_3^-$ 含量。用标准碳酸氢盐（SB）和实际碳酸氢盐（AB）表示。AB > SB 则表明二氧化碳潴留，见于呼吸性酸中毒；AB < SB 则表明有二氧化碳排出过多，见于呼吸性碱中毒。如 AB＝SB，且小于正常值，见于代谢性酸中毒；AB＝SB，且大于正常值，见于代谢性碱中毒。

**9. 缓冲碱 (BB)** BB 下降见于代谢性酸中毒，BB 升高见于代谢性碱中毒。

**10. 剩余碱 (BE)** BE 的临床意义与 SB 基本相同。

**11. 血浆二氧化碳总量 (T–CO₂)** 代谢性酸中毒和呼吸性碱中毒，$T-CO_2$ 下降；代谢性碱中毒和呼吸性酸中毒，$T-CO_2$ 增加。

12. **二氧化碳结合力（$CO_2CP$）** 临床意义与 $T-CO_2$ 基本相同。

13. **阴离子间隙（AG）** AG 增高见于 AG 增高型代谢性酸中毒，如乳酸中毒、糖尿病酮症酸中毒、水杨酸中毒等。

## 二、常见酸碱平衡失衡的检查结果与判断（表 18-2）

**表 18-2 常见酸碱平衡失衡的实验室检查结果及临床判断**

| | pH | $PaCO_2$ | $HCO_3^-$ | BE | AG | $K^+$ | $Cl^-$ |
|---|---|---|---|---|---|---|---|
| 代谢性酸中毒 | ↓≈ | ↓≈ | ↓ | -→ | ↑≈ | ↑ | ↑≈ |
| 代谢性碱中毒 | ↑≈ | ↑≈ | ↑ | +→ | | ↓ | ↓ |
| 呼吸性酸中毒 | ↓≈ | ↑ | ↑≈ | ≈或+→ | | ↑ | ↓≈ |
| 呼吸性碱中毒 | ↑≈ | ↓ | ↓≈ | ≈或-→ | | ↓ | ↑≈ |
| 呼酸合并代酸 | ↓↓ | ↑ | ↓≈ | ≈或-→ | ↑ | ↑ | ↑≈ |
| 呼酸合并代碱 | ↑≈↓ | ↑ | ↑↑ | +→ | | ↓ | ↓ |
| 呼碱合并代碱 | ↑↑ | ↓ | ↑≈ | ≈或+→ | | ↓ | ↓≈ |
| 呼碱合并代酸 | ↑≈↓ | ↓ | ↓↓ | -→ | ↑ | ≈ | ↑≈ |

注：AG：阴离子间隙；≈：接近正常；+：正值；-：负值；→：增大。

### 难点提示

## 一、名词解释

1. **耐糖现象**——正常人口服或注射一定量葡萄糖后血糖

暂时升高，并刺激胰岛素的分泌增多，促使大量葡萄糖合成糖原加以贮存，在短时间内血糖即可降至空腹水平，此现象称为耐糖现象。

2. **耐糖异常**——当体内糖代谢紊乱时，口服或注射一定量葡萄糖则血糖急剧升高（或升高不明显），但在短时间内不能降至原来的水平者，称为耐糖异常或糖耐量降低。

3. **脂蛋白**——血液中的脂质不易溶于水。血浆脂质主要以脂蛋白的形式存在并运转。脂蛋白的核心部分为脂质，表面是亲水性的载脂蛋白。

4. **肾性糖尿**——因各种原因导致的肾糖阈值降低而出现尿糖阳性，称为肾性糖尿。肾性糖尿时，血糖及糖耐量试验均正常，而尿糖阳性。

5. **转铁蛋白**——是一种能结合 $Fe^{3+}$ 的糖蛋白，由肝细胞及单核-吞噬细胞合成，主要起转运铁的作用。其增高主要见于缺铁性贫血。

6. **同工酶**——是指同一种属中，酶分子结构组成不同，物理、化学性质及生物学功能可能有差异，但能催化同一化学反应的一组酶。

## 二、常考问题

1. 糖尿病的诊断标准是什么？在什么情况下需要做口服糖耐量试验？其结果如何判定？

2. 简述糖化血红蛋白检查的临床意义。

3. 如何理解高脂血症？简述脂蛋白及载脂蛋白检查的临床意义。

4. 临床上诊断心肌损伤有哪些方法？心肌损伤生化标志物有哪些？临床意义如何？

5. 用动脉血气分析如何诊断和鉴别诊断酸碱代谢失衡？

## 三、难点释疑

### 1. 心肌损伤及坏死时，可检测哪些心肌标志物？各自的特点如何

心肌蛋白和心肌酶是心肌收缩细胞的主要成分。在心肌缺血损伤或坏死时，心肌蛋白和酶可较快地释放入血，成为诊断心肌缺血和坏死的标志物。

（1）血清肌酸激酶（CK）测定：急性心肌梗死（AMI）发病后 4～10 小时开始增高，12～36 小时达高峰（可高达正常上限的 10～12 倍），72～96 小时后恢复正常，是 AMI 早期诊断的敏感指标之一。在 AMI 病程中，如 CK 再次升高，往往说明心肌再次梗死。其次，病毒性心肌炎时，CK 活性也明显升高。

（2）肌酸激酶同工酶（CK-MB）测定：CK-MB 主要来源于心肌，对 AMI 诊断的特异性和敏感性均很高，病后 3～6 小时即升高，活力最高可达 12%～28%，特异性接近 100%，是目前诊断 AMI 最佳的酶学指标。其他心肌损害（如心肌炎）、骨骼肌病变（如多发性肌炎、挤压综合征等），CK-MB 水平亦可增高。

（3）乳酸脱氢酶同工酶（LDH$_1$）测定：LDH$_1$ 在心肌中含量最高，心肌梗死发病后 8～18 小时 LDH 开始升高，24～72 小时达高峰，6～10 天恢复正常。升高后恢复迟缓或病程

中再次升高，提示梗死范围扩大或再次梗死。

（4）肌钙蛋白 T（cTnT）测定：急性心肌梗死发病后3～6 小时 cTnT 开始升高，10～24 小时达高峰，10～15 天恢复正常。其灵敏度为 50%～59%，特异性为 74%～96%。明显优于 CK-MB 和 LDH。不稳定型心绞痛时，cTnT 升高，提示有小范围心肌梗死的可能。

（5）肌钙蛋白 I（cTnI）测定：急性心肌梗死时，cTnI 在发病后 3～6 小时开始升高，14～20 小时达到峰值，5～7 天恢复正常。其灵敏度为 6%～44%，特异性为 93%～99%。不稳定型心绞痛时，cTnI 升高，提示有小范围梗死的可能。

（6）肌红蛋白（Mb）测定：急性心肌梗死时，发病后 3 小时内 Mb 开始升高，5～12 小时达高峰，18～30 小时恢复正常。其灵敏度为 50%～59%，故可用于 AMI 的早期诊断，但特异性较差。

### 2 何谓肝豆状核变性

肝豆状核变性又称 Wilson 病，是一种常染色体隐性遗传的铜代谢障碍引起的家族性疾病。肝豆状核变性患者排铜缺陷，使过量的游离铜沉积于肝、脑、肾和骨胳中，引起肝、脑、肾等组织损害，并在眼角膜后缘弹力层内沉积形成特征性的色素环。临床以肢体震颤、肌强直及精神症状为主要表现，部分首发症状为精神异常。

### 3. 如何理解血糖的调节

正常人体血糖浓度维持在一个相对恒定的水平，这对保证人体各组织器官的功能非常重要，特别是脑组织，几乎完全依靠葡萄糖供能进行神经活动。血糖供应不足会使神经功能受损，因此血糖浓度维持在相对稳定的正常水平是极为重要的。

正常人体内存在着精细的调节血糖来源和去路的动态平衡的机制。保持血糖浓度的相对恒定是神经系统、激素及组织器官共同调节的结果。

神经系统对血糖浓度的调节主要通过下丘脑和自主神经系统调节相关激素的分泌。激素对血糖浓度的调节，主要是通过胰岛素、胰高血糖素、肾上腺素、糖皮质激素、生长激素及甲状腺激素之间相互协同、相互拮抗以维持血糖浓度的恒定。

肝脏是调节血糖浓度的最主要器官。血糖浓度和各组织细胞膜上葡萄糖转运体是器官水平调节的两个主要影响因素，此时细胞膜上葡萄糖转运体家族有 $GLUT_{1-5}$，是双向转运体。在正常血糖浓度情况下，各组织细胞通过细胞膜上 $GLUT_1$ 和 $GLUT_3$ 摄取葡萄糖作为能量来源。当血糖浓度过高时，肝细胞膜上的 $GLUT_2$ 起作用，快速摄取过多的葡萄糖进入肝细胞，通过肝糖原合成来降低血糖浓度。血糖浓度过高会刺激胰岛素分泌，导致肝脏及肌肉和脂肪组织细胞膜上 $GLUT_4$ 的量迅速增加，加快对血液中葡萄糖的吸收，合成肌糖原或转变成脂肪储存起来。当血糖浓度偏低时，肝脏通过糖原分解及糖异生升高血糖浓度。

### 4. 如何理解空腹血糖受损

口服葡萄糖后 2 小时血糖 < 7.8mmol/L，而空腹血糖高于正常，但尚未达到糖尿病水平，即 ≥ 6.1mmol/L，但 < 7.0mmol/L。空腹血糖受损也是从正常过渡到糖尿病的一个过

渡阶段。在这个阶段，患者如果注意饮食疗法和运动疗法（可加服一些口服降糖药），血糖有可能逐渐变为正常，也有可能发展成为糖尿病。糖耐量低减和空腹血糖受损者约有 1/3 在几年后发展成糖尿病，有 1/3 维持不变，另外 1/3 转为正常。因此，这些人群应该定期检查，并积极预防。

### 5. 如何理解胰岛素抵抗

广义的胰岛素抵抗是指机体对胰岛素的生理作用的反应性降低或敏感性降低。狭义的胰岛素抵抗是指组织细胞对胰岛素介导的葡萄糖利用的反应性降低。临床研究发现，约 25% 的正常人群存在胰岛素抵抗；糖耐量低减（IGT）人群 75% 存在胰岛素抵抗；2 型糖尿病患者胰岛素抵抗的发生率为 85% 左右。产生胰岛素抵抗的主要部位在肝脏、肌肉和脂肪组织。在脂肪细胞内，胰岛素抵抗导致储存的三酰甘油的水解，进而提高血浆内自由脂肪酸的含量。在肌肉细胞内，胰岛素抵抗降低葡萄糖的吸收；而在肝细胞内，降低葡萄糖的储备，两者共同导致血糖含量的提高。胰岛素抵抗引起的血浆中高胰岛素和高糖含量经常导致代谢综合征和 2 型糖尿病。

### 6. 试比较糖化血清白蛋白与糖化血红蛋白检测的异同

糖化血清白蛋白（GA）与糖化血红蛋白（$GHbA_{1c}$）对于血糖水平监测以及对糖尿病血管并发症方面的预知各有利弊。但相比较而言，GA 在很多方面要优于 $GHbA_{1c}$ 检测。GA 检测避免了血清白蛋白下降时对于测定结果的影响。GA 的测定不受进食、胆红素、尿酸、肌酐、血红蛋白等的干扰，显得相对稳定，可以说 GA 的变化早于且优于 $GHbA_{1c}$。

GA、$GHbA_{1c}$ 均能体现近期的血糖变化水平，而 GA 所能反映的血糖变化时间更近，因此认为 GA 能在血糖变化最显著时更确切和及时地反映血糖水平、尤其适用于血糖波动较大的新诊断患者降糖治疗时的疗效观察。更何况，GA 的测定弥补了空腹血糖测定、糖耐量试验、果糖胺测定的不足，对血糖的控制、监测患者对治疗的适应性以及各种并发症的防治提供了可靠的临床指标。

所以，GA 具有更好的价值和前景，在临床如与其他检测血糖的指标互补，对于评价糖尿病中短期的血糖水平、用药疗效以及预防糖尿病各种并发症的发生均具有很大的临床参考价值。

### 7. 试述高密度脂蛋白抗动脉粥样硬化机理

高密度脂蛋白（HDL）主要由肝和小肠合成。肝合成的新生 HDL 以磷脂和载脂蛋白 AI（Apo-AI）为主。在卵磷脂-胆固醇酰基转移酶（LCAT）的作用下，游离胆固醇变成胆固醇酯，脂蛋白则变成成熟球形 $HDL_3$，再经 LPL 作用转变成 $HDL_2$。HDL 可将蓄积于末梢组织的游离胆固醇与血液循环中脂蛋白或与某些大分子结合而运送到各组织细胞（主要是肝脏），再转化为胆汁酸或直接通过胆汁从肠道排出。这一胆固醇逆转运（RCT）促进组织细胞内胆固醇的清除，维持细胞内胆固醇量的相对恒定，从而限制动脉粥样硬化的发生发展，起到抗动脉粥样硬化作用。动脉造影证明高密度脂蛋白胆固醇含量与动脉管腔狭窄程度呈显著的负相关。所以高密度脂蛋白是一种抗动脉粥样硬化的血浆脂蛋白，是冠心病的保护因子。

### 8. 如何理解低血钾周期性麻痹

低血钾周期性麻痹是常染色体显性遗传性疾病，男性多见。发作间歇期多无症状，无肌萎缩。间歇期可数日至数年不等。过食碳水化合物、受凉、精神紧张、外伤、感染及经期等均为诱发因素。麻痹常自四肢近端肌肉开始。常见的首发症状是夜间睡眠或清晨起床出现对称性双下肢无力，近端重于远端。麻痹范围大小不一，可累及几个肌群乃至全身。轻者仅有全身乏力，尚可行走；重者除影响表情肌、咽喉部肌群、膈肌、括约肌外，全身的骨骼肌均可受累。麻痹程度可为完全性或不完全性。麻痹范围广泛时，可致呼吸障碍、心力衰竭。发作期腱反射减退或消失，感觉功能正常，意识无变化，血清钾可降低，心电图示 PR 间期与 QT 间期延长，出现 u 波，ST 段下降及 T 波低平、倒置等。发作期肌电图可显示肌原性受损。每次发作持续时间短至 1～3 小时，多则 6～24 小时，个别病例可长达 1 周左右。

### 9. 低血镁与心律失常有何关系

镁离子与心脏疾病的关系非常密切。低镁心律失常的原因包括：①缺镁使细胞氧化磷酸化脱偶联，维持细胞内 $K^+$ 浓度所必需的能量产生不足；②缺镁使 ATP 酶活性降低，$K^+$ 不能再进入除极的细胞，且从已极化的细胞逸出，心肌细胞不能在对抗离子梯度的不利条件下贮钾；③低镁影响 $Mg^{2+}$ 依赖、$Ca^{2+}$–ATP 酶活力，不能将 $Ca^{2+}$ 转移至细胞外，反而促进 $Ca^{2+}$ 进入细胞内，影响细胞膜除极、复极化不一致，产生各种心律失常。$Mg^{2+}$ 能阻断交感神经节，抑制异位和折返心律。补镁使细胞内 $K^+$ 增加、$Na^+$ 减少，膜电位负值增大，细胞膜稳定，异位冲动不易形成。$Mg^{2+}$ 的钙拮抗作用，能降低等容收缩期左心室内压力上升的最大速率（dp/dtmax），降低动脉压和心肌耗氧量,改善血流动力学。即使血镁正常,输注镁盐也有助于异位快速心律的减少和消失。

### 10. 如何理解维生素 $B_1$ 缺乏病

脚气病(beriberi)由维生素 $B_1$ 缺乏引起,是以消化系统、神经系统和心血管系统症状为主的全身性疾病,又称维生素 $B_1$ 缺乏病。胃肠道表现可有厌食、腹胀、消化不良、便秘等。神经精神系统最初表现为下肢软弱无力,常有沉重感、肌肉酸痛等,也可有头痛、失眠、不安、易怒、健忘等。随着病情的进展,可出现运动和感觉障碍、踝及足麻木、有灼痛感、肌肉有明显的压痛,且可有足趾的背屈动作受阻。跟腱和膝反射初期增强,后渐减弱,最终消失,进展后向上发展至下肢伸、屈肌受累,出现足和趾下垂。重者上肢肌肉也可同样受累,表现为典型的上行性对称性周围神经病变。病程长者还可有肌肉萎缩、共济失调、异常步态等。循环系统由于血中丙酮酸和乳酸堆积,周围血管扩张,外周阻力降低,血流加快,心动过速,心输出量增高,最后导致高输出量型心功能不全,表现以右心衰竭为主的左、右心室衰竭。

### 11. 试述脑钠肽与心衰的关系

1988 年发现的 B 型钠尿肽(BNP),是从猪脑中分离出来的,所以也被称为脑钠肽。心脏 BNP 主要存于左、右心房,以右心房的含量最高,约为左心房的 3 倍。心脏释放的 BNP60% 来自心室,但心室内 BNP 的含量仅为心房的 1% ~ 2%,这是由于心室的 BNP 大量分泌但仅少量贮存所致。

BNP 是心衰早期及无症状心衰的敏感有效指标。正常人心室 BNP 浓度为 $0.9\pm0.07\mathrm{fmol/mL}$，而不同程度 CHF［纽约心脏病协会（NYHA）分级］的 BNP 浓度：NYHA Ⅰ 级为 $14.3\pm1.8\mathrm{fmol/mL}$；NYHA Ⅱ 级为 $68.9\pm37.9\mathrm{fmol/mL}$；NYHA Ⅲ 级为 $155.4\pm39.1\mathrm{fmol/mL}$；NYHA Ⅳ 级为 $267.3\pm79.9\mathrm{fmol/mL}$。CHF 患者心室合成和分泌的 BNP 增加是血浆 BNP 升高的原因，且随心衰严重程度增加而增加。

### 12. 试比较 Cullen 征及 Grey-Turner 征

Cullen 征是指脐周围皮肤青紫及两侧肋腹皮肤灰蓝色为腹腔内大出血的征象，见于宫外孕破裂或急性出血坏死型胰腺炎，也见于其他内脏破裂的腹腔内大出血。这些色斑都是释放的胰酶引起脂肪坏死扩散、腹膜后炎症或腹内出血的结果。Grey-Turner 征是指急性胰腺炎患者出现脐周及双侧（单侧）腰胁部皮肤青紫色渐变为青色再浅至黄褐色的皮肤改变。Cullen 征是指通过圆韧带从腹膜后开始扩散到脐部，而 Grey-Turner 征一般从腹腔后扩散到腰窝皮下组织。这些迹象，虽然不是特定的，但是与重症胰腺炎有关，而且有较高的死亡率。

### 13. 试述血液缓冲体系的意义

血浆中的缓冲体系有 $H_2CO_3/NaHCO_3$、$NaH_2PO_4/Na_2HPO_4$、$HHb/NaHb$（血浆蛋白及其钠盐）、$HA/NaA$（有机酸及其钠盐）。红细胞中的缓冲体系有 $H_2CO_3/KHCO_3$、$KH_2PO_4/K_2HPO_4$、$HHb/KHb$、$HA/KA$、$HHbO_2/KHbO_2$（氧合血红蛋白及其他钾盐）。其中 $H_2CO_3/HCO_3^-$ 缓冲对起主要作用。$H_2CO_3$ 主要以溶解状态的 $CO_2$ 形式存在于血液中。

正常人血浆中，$HCO_3^--CO_2$ 缓冲比为 20：1，已超出缓冲溶液有效缓冲范围（10:1～1:10），但仍能维持血液 pH 在一个狭窄范围内。这是由于体内是一个开放体系，$HCO_3^-$-$CO_2$发挥缓冲作用外还受到肺和肾生理功能的调节，其浓度保持相对稳定，因此，血浆中 $HCO_3^-$-$CO_2$ 缓冲体系总能保持较强的缓冲能力。当代谢过程产生比 $H_2CO_3$ 更强的酸进入血液中，则 $HCO_3^-$ 与 $H^+$ 结合生成 $H_2CO_3$，又立刻被带到肺部分解成 $H_2O+CO_2\uparrow$，呼出体外。反之，代谢过程产生的碱性物进入血液时，$H_2CO_3$ 立即与 $OH^-$ 作用，生成 $H_2O$ 和 $HCO_3^-$，经肾脏调节由尿排出。

糖、脂肪和蛋白质等营养物质在体内氧化分解的最终产物是二氧化碳和水，在碳酸酐酶的催化下，转化为碳酸，因此碳酸是体内产生量最多和最主要的酸性物质。血液中对碳酸直接起缓冲作用的是血红蛋白（Hb）和氧合血红蛋白（$HbO_2$）缓冲体系。

血液对体内代谢过程中产生的非挥发性酸如乳酸、丙酮酸等也有缓冲作用。这些物质一般不能在肺泡中排出，主要靠血浆中碳酸氢盐的缓冲作用，如对乳酸的作用生成的碳酸转变为二氧化碳经由肺泡排出体外。

血液对碱性物质也有缓冲作用，它们主要来源于蔬菜和果类食物。主要靠血浆中的碳酸/碳酸氢盐，同时也靠磷酸氢盐和血浆蛋白的缓冲作用。当血液的 pH 低于 7.3 时，新陈代谢产生的二氧化碳不能从细胞进入血液；当血液的 pH 高于 7.5 时，肺中的二氧化碳不能有效地同氧气交换排出体外，这时会出现酸中毒或碱中毒现象，严重时生命就不能继续维持。

**14. 血糖检查时，如何区分"黎明现象"和"苏木杰 (Somogyi) 反应"**

黎明现象是生理反应，由于午夜后和清晨升高血糖的激素（如生长激素、肾上腺皮质激素、胰升糖素等）分泌增多，增加肝糖释放以维持空腹血糖的正常，而糖尿患者胰岛素的分泌不足或完全缺乏，不能使升高的血糖下降，因而清晨空腹血糖升高，称黎明现象。苏木杰（Somogyi）反应是由于胰岛素用量过大，经常可以在凌晨 2~4 时发生明显或不明显的低血糖，引起反调节激素的分泌增多，进而导致清晨血糖升高。二者的鉴别主要是检查凌晨 3 时的血糖，如果血糖 < 3.3mmol/L，则诊断为 Somogyi 反应，应减少晚餐前的中效胰岛素；如果血糖 > 3.9mmol/L，则诊断为黎明现象，应增加晚餐前的中效胰岛素。

# 第十九章 ⇒ 内分泌激素检测

## 教学大纲

★★熟悉血清内分泌激素总 $T_4$、$FT_4$、总 $T_3$、$FT_3$、甲状旁腺素、降钙素、皮质醇、醛固酮、肾素、睾酮、雌二醇、孕酮、促甲状腺激素、促肾上腺皮质激素和生长激素的临床意义。

★了解尿液 17-羟皮质类固醇、17-酮类固醇、游离皮质类固醇、醛固酮、香草扁桃酸测定的临床意义。

## 重点提示

### 一、血清总甲状腺素与游离甲状腺素测定★★

$T_4$、$FT_4$ 是判断甲状腺功能状态最基本的指标。其增高常见于甲亢、急性甲状腺炎及因 TBG 增高导致 $T_4$ 升高（如妊娠、原发性胆汁性肝硬化、口服避孕药或雌激素）等；降低常见于甲减、缺碘性甲状腺肿、慢性淋巴细胞性甲状腺炎等。

## 二、血清总三碘甲状腺原氨酸（$T_3$）与游离三碘甲状腺原氨酸（$FT_3$）测定★★

$T_3$、$FT_3$ 是诊断甲状腺功能亢进症较为灵敏的指标。其增高见于甲亢、甲亢危象等；降低见于甲减、慢性淋巴细胞性甲状腺炎。

## 三、甲状旁腺激素（PTH）测定★

PTH 用于诊断和鉴别诊断甲状旁腺功能亢进和甲状旁腺功能减低，慢性肾病患者骨代谢的监测、疗效评估及骨营养不良危险程度的评估。

## 四、血浆皮质醇和尿游离皮质醇测定★

作为筛查肾上腺皮质功能异常的首选指标，血浆皮质醇分泌有昼夜节律性变化。尿游离皮质醇不受昼夜节律性影响，更能反映肾上腺皮质的分泌功能。增高主要见于皮质醇增多症（库欣综合征）、肾上腺肿瘤、异源性 ACTH 综合征等；降低见于原发性或继发性肾上腺皮质功能减退症等。

## 五、血浆和尿液醛固酮测定★

增高见于原发性及继发性醛固酮增多症；降低见于醛固酮减少症、肾上腺皮质功能减低症等。

## 六、血浆睾酮测定★

睾酮用于性腺内分泌功能紊乱的诊断。增高见于性早熟、男性多毛症等；降低见于男性睾丸发育不全等。

## 七、血浆雌二醇（$E_2$）测定 ★

$E_2$ 是雌激素中活性最强的一种，主要生理作用是维持卵巢和女性性器官的发育和功能，促进女性第二性征的出现，促进卵细胞的生成和发育。增高主要见于妊娠及雌激素分泌瘤等；减低见于原发性及继发性性腺功能减退等。

## 八、血浆孕酮测定 ★

孕酮作用为调节月经周期和维持妊娠。月经周期中血浆孕酮升高表明排卵；妇女妊娠后逐渐升高。孕酮降低见于黄体功能不全、闭经、死胎及垂体功能减退。

## 九、血清促甲状腺激素（TSH）测定 ★

TSH 受促甲状腺激素释放激素（TRH）刺激产生和释放，调节甲状腺功能。原发性甲状腺功能减退时常达较高水平，是原发性甲状腺功能减退诊断的灵敏指标。

## 十、生长激素（GH）测定 ★

GH 的生理功能是促进生长发育，促进蛋白质合成及脂肪分解，升高血糖。增高见于垂体肿瘤所致的肢端肥大症及巨人症等；降低见于垂体性侏儒症、垂体功能减退、遗传性及继发性 GH 缺乏症。

# 十一、尿17-羟皮质类固醇（17-OH）与尿17-酮类固醇（17-KS）测定★

二者的临床意义基本一致，由于17-OH不受性激素的影响，在反映肾上腺皮质分泌功能方面特异性好。二者在尿液中排出量增高见于肾上腺皮质功能亢进；减少见于肾上腺皮质功能减退。

# 十二、尿香草扁桃酸（VMA）测定★

VMA主要用于观察肾上腺髓质和交感神经的功能。嗜铬细胞瘤、肾上腺髓质增生时VMA排泄量增多。

## 难点提示

### 一、常考问题

1. 检查甲状腺功能时，常检查哪些激素？有何临床意义？
2. 检查肾上腺皮质功能时，常检查哪些激素？有何临床意义？

### 二、难点释疑

#### 1. 下丘脑-垂体-甲状腺轴的反馈调节作用

在甲状腺功能的调节中，下丘脑-垂体-甲状腺轴是经典和主要的反馈环路，对甲状腺功能起到了核心调节作用。下丘脑分泌促甲状腺激素释放激素（TRH）刺激腺垂体，使腺垂体合成分泌促甲状腺激素（TSH），TSH 又再次刺激甲状腺细胞合成和分泌甲状腺激素。血中游离 $T_4$ 与 $T_3$ 浓度的变化对腺垂体 TSH 的分泌起负反馈调节作用，当游离 $T_4$ 与 $T_3$ 浓度增高时，抑制 TSH 合成和释放，并降低腺垂体对 TRH 的反应性。血中 $T_4$ 与 $T_3$ 对腺垂体的反馈作用与 TRH 对 TSH 的刺激作用相互拮抗、相互影响，对 TSH 的分泌起着决定性作用，维护甲状腺激素的精准调节，从而保持人体内环境的稳态。

**2. 何谓原发性醛固酮增多症？有何临床特点**

原发性醛固酮增多症是肾上腺皮质球状带病变不依赖肾素-血管紧张素的刺激而过度分泌醛固酮的一组疾病。表现为高血压、低血钾、代谢性碱中毒和低镁血症。最常见的病因是双侧肾上腺球状带增生，其次是肾上腺醛固酮瘤。原发性醛固酮增多症较敏感的筛查试验是醛固酮/肾素比值，比值大于 20，同时醛固酮大于 15ng/dL，诊断该病的可能性大。确诊试验需要患者进行高钠试验促进醛固酮分泌，同时血钾控制的正常水平，收集 24 小时尿液测定醛固酮，尿醛固酮超过 12mg/d 可确诊醛固酮增多症。

**3. 何谓嗜铬细胞瘤？有何临床特点**

嗜铬细胞瘤是一种罕见的由嗜铬细胞组成的肾上腺素瘤，起源于肾上腺髓质，能分泌生物肽类和胺类激素，包括肾上腺素、去甲肾上腺素及多巴胺，可引起持续性或阵发性高血压、多器官功能及代谢紊乱，伴有头痛、大汗淋漓、面色苍白、心悸、恶心呕吐等。本病可出现基础代谢增高，糖、脂质及电解质代谢紊乱，如血糖增高、血游离脂肪酸增高及低血钾等。实验室诊断尿儿茶酚胺及其代谢产物香草扁桃酸异常增高。嗜铬细胞瘤定位诊断为影像学 CT 或 MRI。

### 4. 肾上腺皮质与肾上腺髓质

肾上腺皮质较厚，对维持机体生命活动非常重要。根据皮质细胞排列不同由外向内依次为球状带、束状带和网状带。球状带分泌盐皮质激素（如醛固酮等），作用于肾远曲小管、胃黏膜和唾液腺等，促进钠的重吸收；束状带分泌糖皮质激素（如氢化可的松等），作用于糖、脂质和蛋白质的代谢；网状带分泌雄激素和少量雌激素。

髓质由多角形上皮细胞、毛细血管、小静脉及少量交感神经节细胞组成。上皮细胞的颗粒内有儿茶酚胺，经铬盐氧化显示为棕色，称为嗜铬细胞。肾上腺髓质分泌的肾上腺素和去甲肾上腺素一般情况下只有少量释出，但在应激状态或病理状态下可大量分泌。

### 5. 垂体功能及垂体功能减退症的临床特点

垂体分泌多种激素（表 19-1）。垂体功能减退表现为一种或多种垂体前叶或后叶激素分泌减少，多因垂体、下丘脑或蝶鞍旁的疾病通过压迫、浸润和破坏下丘脑、垂体单位来损害正常垂体功能。临床表现在青少年主要是性成熟异常，如性器官不发育或第二性征缺乏；在成年人则是性腺功能低下的症状和体征。另外，甲状腺和肾上腺功能减退的症状也可出现，但较隐匿。垂体功能评价包括垂体前叶激素测定、影像学 CT 和 MRI 扫描等。实验室检查可测定血清睾酮（男性）、雌二醇（女性）、生长激素、甲状腺激素及皮质醇等。

表 19-1　垂体分泌激素的种类

| 神经垂体 | 腺垂体 |
| --- | --- |
| 抗利尿激素（ADH） | 促肾上腺皮质激素（ACTH） |
| 催产素（OXT） | 促甲状腺激素（TSH） |
|  | 生长激素（GH） |
|  | 催乳素（PRL） |
|  | 黄体生成素（LH） |
|  | 卵泡刺激素（FSH） |

# 第二十章 ▷ 临床常用免疫学检查

## 教学大纲

★★熟悉临床常用免疫功能检查的临床意义。

## 重点提示

### 一、体液免疫检测

#### 1. 血清免疫球蛋白（Ig）测定★★

（1）Ig 增高：①单克隆性增高，如 IgA、IgD、IgG 分别增高见于多发性骨髓瘤，IgM 增高见于原发性巨球蛋白血症，IgE 增高见于多发性骨髓瘤、过敏性皮炎、外源性哮喘及某些寄生虫感染；②多克隆性增高，如 IgG、IgA、IgM 均增高见于各种慢性感染、慢性肝病、肝癌、淋巴瘤、类风湿关节炎（IgM 增高为主），IgG、IgA 或 IgG、IgM 同时升高见于系统性红斑狼疮（SLE）。

（2）Ig 降低：IgA 降低常见于反复呼吸道感染者。5 种 Ig 均有降低见于体液免疫缺陷、联合免疫缺陷，长期使用免疫抑制剂的患者。

## 2. 血清 M 蛋白测定★

血清中检测到 M 蛋白，提示患有单克隆免疫球蛋白增殖病。

### 3. 血清补体的检查★★

（1）总补体溶血活性（CH50）测定：总补体溶血活性主要反映补体经典激活途径的活化程度。CH50 增高见于各种急性炎症、组织损伤和肿瘤、妊娠；CH50 降低首先见于补体成分大量消耗和合成减少（如血清病、肝硬化等），其次见于补体大量丢失（如外伤、手术和大失血）。

（2）血清 $C_3$ 测定：$C_3$ 作为急性时相反应蛋白，其增高见于急性炎症、传染病早期、某些恶性肿瘤、排异反应；$C_3$ 减低见于补体合成减少（如慢性肝病、肝硬化等）、补体消耗或丢失过多（如 SLE 活动期、大失血等）、先天性补体缺乏。

（3）血清 $C_4$ 测定：血清 $C_4$ 降低见于自身免疫溶血性贫血、多发性骨髓瘤、IgA 肾病、遗传性血管神经性水肿、遗传性 $C_4$ 缺乏症、遗传性 IgA 缺乏症等。

（4）补体 $C_{1q}$ 检测：$C_{1q}$ 增高见于骨髓炎、类风湿关节炎、血管炎、硬皮病、痛风、活动性过敏性紫癜等；$C_{1q}$ 降低见于 SLE、活动性混合性结缔组织病、重度营养不良、肾病综合征、肾小球肾炎、重症联合免疫缺陷等。

（5）补体旁路 B 因子（BF）检测：BF 增高见于某些自身免疫性疾病、肾病综合征、慢性肾炎、恶性肿瘤；BF 降低见于肝病、急性肾小球肾炎、自身免疫性溶血性贫血。

## 二、细胞免疫检测

### （一）T 淋巴细胞表面标志物检测★★

**1. T 细胞花结形成试验** 本试验所得花结的百分率反映

T 细胞占淋巴细胞的百分率。升高见于甲亢、慢性淋巴细胞性甲状腺炎、传染性单核细胞增多症、重症肌无力、中度慢性肝炎、SLE 活动期及器官移植排斥反应等；降低见于细胞免疫缺陷性疾病、恶性肿瘤、病毒感染、放化疗和应用糖皮质激素等。

2. **T 细胞转化试验** T 细胞转化率降低，见于细胞免疫缺陷或细胞免疫功能低下患者；转化率增高偶见于唐氏（Down）综合征；恶性肿瘤经治疗后，转化率升至正常，提示治疗有效，反之疗效差，预后不良。

3. **T 细胞分化抗原测定** 比较明确的表达在 T 细胞表面的 CD 分子有 $CD_2$、$CD_3$、$CD_4$、$CD_8$。

（1）$CD_3^+$T 细胞：反映 T 细胞总数的变化。升高见于甲亢、慢性淋巴细胞性甲状腺炎、重症肌无力、中度慢性肝炎及器官移植后排斥反应等；降低见于免疫缺陷性疾病、恶性肿瘤、SLE、放化疗或应用免疫抑制剂等。

（2）$CD_4^+$T 细胞：辅助性 T 细胞表面表达 $CD_4$ 分子。升高见于类风湿关节炎活动期；降低见于某些病毒感染性疾病、全身麻醉、严重创伤及应用免疫抑制剂等。

（3）$CD_8^+$T 细胞：可特异性的杀伤携带致敏抗原的靶细胞。升高提示免疫减低，如传染性单核细胞增多症、慢性乙型肝炎等；降低提示免疫亢进，如类风湿关节炎、重症肌无力等。

（4）$CD_4^+/CD_8^+$ 细胞比值：升高提示细胞免疫异常亢奋；降低提示细胞免疫抑制。

## （二）B 淋巴细胞表面标志物检测★★

1. **B 细胞膜表面免疫球蛋白（SmIg）检测** SmIg 主要用于检测外周血 B 细胞的百分率。SmIg 阳性细胞为 16% ～

28%。SmIg 降低见于免疫缺陷性疾病，如 Bruton 综合征、严重联合免疫缺陷病等；升高见于慢性淋巴细胞白血病、多毛细胞白血病、原发性巨球蛋白血症。

2. B 细胞分化抗原测定　主要检测 $CD_{19}$。$CD_{19}^+$ 细胞升高见于 B 细胞系统的恶性肿瘤；$CD_{19}^+$ 细胞降低见于体液免疫缺陷病及使用化疗或免疫抑制剂后。

### （三）自然杀伤细胞（NK）免疫活性测定★★

1. NK 活性测定　NK 不依赖补体和抗体，直接杀伤靶细胞，其活性为判断机体抗肿瘤和抗病毒感染的指标之一。NK 活性升高见于病毒感染早期、宿主抗移植物反应、使用免疫增强剂等；降低见于血液系统肿瘤、实体瘤、再生障碍性贫血、骨髓增生异常综合征、免疫缺陷病、艾滋病、某些病毒感染、妊娠。

2. 抗体依赖性细胞介导的细胞毒（ADCC）测定　ADCC 反映 K 细胞的免疫活性。增高见于抗体介导的 2 型变态反应性疾病；降低见于慢性消耗性疾病。

### （四）细胞因子（CK）检测★★

1. 白细胞介素-2（IL-2）活性测定　IL-2 降低见于接受免疫抑制剂治疗的患者、老年人、SLE、活动性类风湿关节炎、艾滋病、持续性全身性淋巴瘤、1 型糖尿病、活动性内脏利什曼病、尖锐湿疣。

2. 白细胞介素-6（IL-6）检测　IL-6 升高见于多克隆 B 淋巴细胞激活、自身免疫性疾病、淋巴细胞系肿瘤、烧伤、急性感染、移植排斥反应。

3. 白细胞介素-8（IL-8）检测　IL-8 升高见于慢性斑状牛皮癣患者的鳞屑中、类风湿关节炎和麻风患者的关节滑液中、自发性肺纤维化和急性呼吸窘迫综合征患者支气管灌洗液中。

**4. 白细胞介素-2 受体（IL-2R）检测** IL-2R 明显升高见于血液系统疾病、免疫缺陷病、器官移植后排斥反应、自身免疫病、实体瘤。

**5. 肿瘤坏死因子（TNF）测定** TNF 增高见于恶性肿瘤及免疫性疾病、细菌感染、病毒感染。

**6. 干扰素（IFN）测定** IFN 增高见于 SLE、非活动性类风湿关节炎、恶性肿瘤早期、急性病毒感染、再生障碍性贫血等；IFN 减低见于乙肝病毒携带者、哮喘、活动性类风湿关节炎等。

**7. 细胞黏附分子（CAM）检测** 可溶性 L 选择素升高见于败血症和 HIV 感染患者；可溶性 P 选择素增高见于 PNH 和血栓性血小板减少性紫癜患者；可溶性 E 选择素升高见于感染、肿瘤、糖尿病、脓毒败血症等；可溶性细胞间黏附分子-1（sICAM-1）升高见于黑色素瘤；可溶性血管细胞黏附分子-1（sVCAM-1）升高见于肿瘤与炎症患者及 SLE 活动期；层粘连蛋白（LN）升高见于肝纤维化、门脉高压。

## 三、感染免疫检测

### （一）细菌感染免疫检测★★

**1. 抗链球菌溶血素"O"（ASO）测定** ASO 升高常见于 A 群溶血性链球菌感染（4~6 周达高峰）、高胆固醇血症、巨球蛋白血症及多发性骨髓瘤。ASO 假阴性见于机体免疫反应低或免疫抑制。

**2. 伤寒与副伤寒的血清学检查**

（1）肥达反应（WR）："O""H"抗体均升高提示伤寒

杆菌感染;"H"升高而"O"不升高提示预防接种或非特异性的"回忆反应";"O"升高而"H"不升高提示伤寒类感染的早期。"O"和"A"抗体增高提示副伤寒甲感染;"O"和"B"抗体增高提示副伤寒乙感染;"C"抗体增高提示副伤寒丙感染。发病早期大量应用有效抗菌药物,或应用皮质激素类免疫抑制剂,或体液免疫功能不足,可致假阴性。

(2)酶联免疫吸附试验(ELISA):IgM 型抗体对伤寒有早期诊断价值;Vi 抗体滴度 > 1 : 20 为伤寒慢性带菌者。

(3)胶乳凝集试验(LAT):适用于诊断未能产生抗体的伤寒患者;伤寒早期,尿液胶乳凝集试验阳性。

**3. 流行性脑脊髓膜炎免疫学测定** 用于流行性脑脊髓膜炎的确诊。感染 1 周后,抗体逐渐增高,2 个月后逐渐下降。接受疫苗接种者高抗体效价可持续 1 年以上。

**4. 结核分枝杆菌抗体和 DNA 测定** 结核特异性抗体(TB-Ab)阳性表示有结核分枝杆菌感染,PCR 检测应防止污染引起的假阳性。

**5. 幽门螺杆菌抗体(Hp-Ab)测定** Hp-Ab 阳性见于胃及十二指肠幽门螺杆菌感染、胃癌等。

## (二)病毒感染免疫检测★★

**1. 汉坦病毒(HTV)抗体 IgM 测定** HTV 是肾综合征出血热的病原体。人体感染 HTV 2 ~ 3 天后,即可在血清中检出抗-HTV IgM,7 ~ 10 天达高峰。抗-HTV IgG 在病后 2 周出现,可持续多年,可用于回顾性诊断及流行病学调查。

**2. 流行性乙型脑炎病毒(EPBV)抗体 IgM 测定** 急性乙型脑炎患者血清中特异性 IgM 抗体于发病后第 3 ~ 4 天出现,2 周阳性率达高峰。乙型脑炎病后检测其中和抗体(可持续5~15年），有助于流行病学调查。

3. **柯萨奇病毒抗体和 RNA 测定** IgM 阳性提示现症感染；IgG 阳性提示既往感染；Cox-RNA 阳性的诊断意义更大。

4. **轮状病毒抗体和 RNA 测定** 轮状病毒 A 主要侵犯婴幼儿；轮状病毒 B 可引起青壮年胃肠炎的暴发流行。IgM 阳性提示现症感染；IgG 阳性提示既往感染。

5. **麻疹病毒抗体测定** 麻疹发病后 5 天产生特异性抗体 IgM，其阳性有助于麻疹的早期诊断；麻疹后产生的 IgG，具有终身的免疫力，亦可用于评估麻疹减毒活疫苗的免疫效果。

6. **脊髓灰质炎病毒抗体测定** 脑脊液或血清中特异性 IgG 抗体升高 4 倍以上，或 IgM 阳性，有助于脊髓灰质炎的诊断。

7. **严重急性呼吸综合征（SARS）病毒抗体和 RNA 测定** SARS 病毒抗体阳性，提示现症感染或曾感染过 SARS 病毒；RT-PCR 测定病毒 RNA 阳性，表示已感染 SARS 病毒，有传染性。

## （三）寄生虫感染免疫检测★★

1. **日本血吸虫抗体测定** 日本血吸虫抗体测定的敏感性高（94.1%~100%），可用于临床诊断、考核治疗效果、检测疫情。IgE、IgM 阳性提示病程处于早期；IgG 阳性提示疾病已是恢复期，曾有过血吸虫感染。

2. **囊虫抗体测定** IgG 阳性见于囊虫病，其中脑囊虫病占 60%~80%。

## （四）性传播疾病免疫学检查★★

1. **梅毒血清学检查** 定性试验用于梅毒的初筛，一期梅毒阳性率约为70%，二期梅毒阳性率可达100%，三期梅毒阳性率较低。假阳性见于系统性红斑狼疮、类风湿关节炎、硬皮病、麻风、妊娠。定性试验与特异性抗体试验均为阳性，可确诊为梅毒。

2. **淋球菌血清学测定及 DNA 测定** 淋球菌血清学测定阳性，表示可能感染淋球菌，确诊需进一步分泌物涂片革兰染色显微镜下检测淋球菌和淋球菌 DNA 测定。

3. **艾滋病（AIDS）病毒抗体及 RNA 测定** ①筛选试验：机体感染 HIV 数周到半年后，体内可出现抗-HIV 抗体。②确诊试验：有利于 AIDS 的确诊和早期诊断。

### （五）TORCH 感染免疫检测★★

1. **风疹病毒（RV）检测** 风疹病毒 IgM、IgG 抗体均为阴性，应列为易感者，可注射疫苗保护；血清中 IgM 抗体阳性，表示近期感染。

2. **单纯疱疹病毒（HSV）检测** 检出特异性 IgM 阳性或双份血清特异性 IgG 抗体效价上升4倍以上，提示 HSV 近期感染。

3. **巨细胞病毒（CMV）检测** 双份血清抗-CMV 水平4倍或4倍以上增长，有诊断意义；特异性抗-CMV IgM 阳性，为 CMV 近期感染的指标。

4. **弓形虫检测** IgM 抗体阳性提示现症感染；IgG 抗体阳性提示既往感染。

## 四、肿瘤标志物检测

### （一）蛋白质类肿瘤标志物检测★★

1. **血清甲胎蛋白（AFP）测定** AFP 的生成量与胎儿肝脏或出生后的肝脏再生时分裂细胞数呈正相关，是诊断肝细胞癌的重要指标。AFP 增高见于原发性肝癌（血清中 AFP > $300\mu g/L$）、病毒性肝炎、肝硬化（AFP < $200\mu g/L$）。重型肝炎时，若见 AFP 增高，则提示肝细胞再生，反之提示肝细胞大量坏死，预后不良。妊娠妇女血清中 AFP 亦可升高。

2. **癌胚抗原（CEA）测定** CEA 含量异常升高见于：①消化器官癌症；②鉴别原发性和转移性肝癌：转移性肝癌 CEA 阳性率高达 90%；③其他：如肺癌、乳腺癌、膀胱癌、尿道癌、前列腺癌、溃疡性结肠炎、肝硬化、阻塞性黄疸以及吸烟者和老年人。

3. **鳞状上皮细胞癌抗原（SCC）测定** 血清中 SCC 水平升高，见于宫颈癌、肺鳞状细胞癌、Ⅰ 期和Ⅲ期食道癌；也见于卵巢癌、子宫癌和颈部鳞状上皮细胞癌。临床上常用于监测上述恶性肿瘤的治疗效果、复发、转移或评价预后。

4. **组织多肽抗原（TPA）测定** 血清 TPA 水平升高见于恶性肿瘤（膀胱转移细胞癌多见）；TPA 水平降低提示恶性肿瘤经治疗好转；若 TPA 再次升高，提示有肿瘤复发。TPA 与 CEA 同时检测可鉴别诊断恶性与非恶性乳腺病. TPA 升高亦可见于急性肝炎、胰腺炎、肺炎及妊娠后期。

5. **前列腺特异抗原（PSA）及游离前列腺特异抗原（f-PSA）测定** f-PSA/t-PSA 比值 > 25% 提示前列腺增生；f-PSA/t-PSA 比值 < 10% 提示前列腺癌；术后 t-PSA 再次升高，考虑肿瘤的复发与转移；t-PSA 和前列腺酸性磷酸酶（PAP）同时测定，可提高前列腺癌诊断的准确性；t-PSA 升高也可见于肾癌、膀胱癌、肾上腺癌、乳腺癌、导尿或前列腺按摩等。

6. **异常凝血酶原（APT）测定** APT 增高见于 90% 以上肝细胞癌（均值达 900μg/L）、40%～50% 转移性肝癌、慢性肝炎、维生素 K 缺乏症等。同时检测 AFP 和 APT 可提高低 AFP 型肝癌的诊断率。

## （二）糖脂肿瘤标志物检测★★

1. **癌抗原 15-3（CA15-3）测定** CA15-3 为乳腺癌相关抗原。血清 CA15-3 升高可见于乳腺癌（治疗后复发及转移后阳性率达 80%）、转移性卵巢癌、结肠癌、支气管肺癌、原发性肝癌、妊娠。

2. **癌抗原 125（CA125）测定** CA125 为卵巢癌的相关抗原。血清 CA125 水平升高可见于卵巢癌（阳性率 97%，可判断疗效和复发）、宫颈癌、乳腺癌、胰腺癌、胆道癌、肝癌、胃癌、大肠癌、肺癌。

3. **癌抗原 19-9（CA19-9）测定** CA19-9 对胰腺癌有较高的敏感度及特异性，连续监测对病情进展、手术疗效、预后估价及复发有重要价值。CA19-9 可以鉴别诊断消化道良恶性疾病，如胰腺癌与胰腺炎、胃癌与胃溃疡。

4. **癌抗原 50（CA50）测定** CA50 升高见于胰腺癌（阳性率 87%）、胆（道）囊癌、原发性肝癌、卵巢癌、结肠癌、乳腺癌、子宫癌、慢性肝病、胰腺炎、胆管病。

5. **癌抗原 72-4（CA72-4）测定** 血清 CA72-4 升高见于卵巢癌（阳性率 67%）、大肠癌、胃癌、乳腺癌和胰腺癌。与 CA125 联合检测，可提高卵巢癌检出率；与 CEA 联合检测，可提高胃癌诊断的敏感性和特异性。

## （三）酶类肿瘤标志物检测 ★★

1. **前列腺酸性磷酸酶（PAP）测定**　PAP 升高见于前列腺癌、前列腺肥大、前列腺炎。

2. **神经元特异性烯醇化酶（NSE）测定**　NSE 增高见于小细胞肺癌（可用于诊断、鉴别诊断及监测放化疗效果）、神经母细胞瘤（灵敏度 90%）、非小细胞肺癌、甲状腺髓样癌、嗜铬细胞瘤、转移性精原细胞癌、黑色素瘤、胰腺内分泌瘤等。

3. **α-L-岩藻糖苷酶（AFU）测定**　原发性肝癌的标志物之一。血清 AFU 增高主要见于原发性肝癌（联合 AFP 检测阳性率提高）、转移性肝癌、肺癌、乳腺癌、卵巢癌、子宫癌以及肝硬化、慢性肝炎、消化道出血等。

## （四）激素类肿瘤标志物检测 ★★

1. **人绒毛膜促性腺激素（HCG）测定**　HCG 增高见于葡萄胎和绒毛膜上皮细胞癌（达 100 万 U/L）、精原细胞瘤和畸胎瘤、异位 HCG 分泌肿瘤。脑脊液中 HCG 增高，提示上述肿瘤有中枢神经系统转移。HCG 降低见于流产、异位妊娠等。

2. **降钙素（CT）测定**　CT 增高见于甲状腺髓样癌、恶性肿瘤、异位内分泌综合征、严重骨病、肾脏疾病、嗜铬细胞瘤；CT 减低见于甲状腺手术切除、重度甲亢等。

# (五) 肿瘤标志物检查项目的选择 (表 20-1)

表 20-1 肿瘤标志物检查项目的选择

| 肿瘤标志物 | 非小细胞肺癌 | 胃癌 | 食管癌 | 结肠癌 | 胰腺癌 | 胆道癌 | 宫颈癌 | 耳鼻喉肿瘤 | 肿瘤标志物 | 绒毛膜上皮细胞癌 | 胚胎癌 | 干细胞肿瘤 | 卵巢癌 | 乳腺癌 | 膀胱癌 | 小细胞肺癌 | 原发性肝癌 |
|---|---|---|---|---|---|---|---|---|---|---|---|---|---|---|---|---|---|
| 首选指标 | AFP、AFU | CA72-4 | | CEA | CA19-9 | CA19-9 | SCC | | 首选指标 | HCG | PSA、PAP | AFP、HCG | CA125 | CA15-3 | | NSE | AFP、AFU |
| 补充指标 | CEA | CEA | | CA19-9 | CA50、CA242 | CA50 | | SCC | 补充指标 | | | | | | | | |
| 次补充指标 | SCC | CA19-9 | CEA、SCC | CA242 | CEA | | CEA | CEA | 次补充指标 | | | | CA72-4 | CEA | TPA | | |

## 五、自身抗体检查

### （一）抗核抗体检测 ★★

**1. 抗双链 DNA 抗体（dsDNA）检测** dsDNA 是 SLE 的特征性标志抗体，主要见于 SLE 活动期，对 SLE 合并狼疮性肾炎具有诊断意义。肾炎、血管炎、慢性肝炎、类风湿关节炎、干燥综合征等，该抗体亦可出现阳性。

**2. 抗 Sm 抗体测定** 抗 Sm 抗体是 SLE 的血清标志抗体，其水平与 SLE 的活动程度、各种临床表现、治疗与否无关。

**3. 抗组蛋白抗体（AHA）测定** AHA 阳性见于自身免疫性疾病。AHA 检测 SLE 阳性率为 50%，DIL 阳性率为 95%。

**4. 抗核糖核蛋白抗体（RNP）测定** RNP 阳性见于所有混合性结缔组织病（MCTD）、SLE（与 Sm 抗体相伴）、风湿病、进行性全身性硬化症（PSS）、皮肌炎。

**5. 抗 SSA/Ro 抗体测定** 抗 SSA/Ro 抗体见于干燥综合征、新生儿狼疮、补体 $C_2/C_4$ 缺乏症、亚急性皮肤性狼疮、SLE、类风湿关节炎。抗 SSA/Ro 抗体阳性的 SLE 年轻患者常对光敏感。

**6. 抗 SSB 抗体测定** 抗 SSB 抗体阳性见于干燥综合征、新生儿狼疮综合征及其伴有先天性心脏传导阻滞、SLE、单克隆丙种球蛋白病等。

**7. 抗核点抗体测定** 少核点型多见于进行性系统性硬化症、干燥综合征、SLE 和原发性胆汁性肝硬化（PBC）等；多核点型常与抗线粒体抗体（AMA）并存，多见于 PBC。

**8. 抗核膜抗体测定** 抗核膜抗体阳性见于肝炎、血细胞减少、抗心磷脂抗体阳性、皮肤白细胞裂解性血管炎、脑血管炎三联征、SLE、线条型硬皮病、自身免疫性肝病。

**9. 抗硬皮病-70（Scl-70）抗体测定** 抗 Scl-70 抗体阳性见于 PSS 患者（特异性可达 100%）并与恶性肿瘤密切相关。抗 Scl-70 抗体阳性表示病性进展较迅速，皮肤病变往往弥散广泛，易发生肺间质纤维化和指骨末端吸收。

**10. 抗原纤维蛋白抗体测定** 该抗体为硬皮病所特有，多见于无关节炎症状，但有骨骼肌和小肠累及的年轻人。

**11. 抗着丝点抗体（ACA）测定** ACA 阳性见于局限性硬皮病、CREST 综合征，并与血管炎和肺受累有关。

### （二）抗胞质抗体检测★★

**1. 抗线粒体抗体（AMA）测定** AMA 阳性见于慢性肝炎、肝硬化、原发性胆汁性肝硬化。

**2. 抗肌动蛋白抗体测定** 抗肌动蛋白抗体阳性见于各种慢性肝脏疾病、重症肌无力、克罗恩病、长期血液透析者。

**3. 抗 Jo-1 抗体测定** 抗 Jo-1 抗体对多发性肌炎和间质性肺纤维化有高度特异性，抗体效价与疾病活动性相关。

### （三）抗组织细胞抗体检测★★

**1. 抗肾小球基底膜（GBM）抗体测定** 抗 GBM 抗体阳性的患者约 50% 病变局限于肾脏，另 50% 有肾脏和肺部病变。

**2. 抗胃壁细胞抗体（PCA）测定** PCA 阳性见于恶性贫血（PA）合并萎缩性胃炎、不并发恶性贫血的萎缩性胃炎、甲亢、淋巴细胞性甲状腺炎、糖尿病、缺铁性贫血、胃黏膜萎缩、十二指肠溃疡、艾迪生病、甲状腺疾病、青少年型糖尿病。

**3. 抗甲状腺抗体测定** 抗甲状腺球蛋白抗体（ATG）阳性见于慢性淋巴细胞性甲状腺炎、甲亢、亚急性甲状腺炎、重症肌无力、肝脏疾病、甲状腺癌（较少见）。

抗甲状腺过氧化物酶抗体（抗 TPO 抗体）阳性多见于甲亢、慢性淋巴细胞性甲状腺炎、甲状腺腺瘤、亚急性甲状腺炎、单纯性甲状腺肿、SLE。正常人也有一定阳性率；IgG 型抗 TPO 抗体常见于桥本甲状腺炎，其水平与疾病活动期相关。

**4. 抗胰岛细胞抗体（PICA）测定** PICA 为 1 型糖尿病最有价值的血清学指标。

**5. 抗精子抗体（AsAb）测定** AsAb 滴度增高可造成免疫性不孕，见于女性不孕症、男性梗阻性无精症。

**6. 人抗心肌抗体（AMA）测定** AMA 阳性见于心肌炎、心力衰竭、风湿热、重症肌无力、克山病、心肌病、心肌梗死后综合征、心脏手术后、心包切开综合征、某些风湿性心脏病和 0.4% 的正常人。

## （四）其他自身抗体检测★★

**1. 类风湿因子（RF）测定** RF 阳性见于类风湿关节炎、风湿性疾病、感染性疾病等；亦可见于正常人，以 75 岁以上的老年人多见。

**2. 抗中性粒细胞胞质抗体（ANCA）测定** C-ANCA 阳性见于多种血管炎、Wegener 肉芽肿（特异性高、敏感性强）；P-ANCA 阳性见于多发性微动脉炎、风湿性和胶原性血管炎、溃疡性结肠炎等。

**3. 抗心磷脂抗体（ACA）测定** ACA 是一种以血小板和内皮细胞膜上带负电荷的心磷脂作为靶抗原的自身抗体。ACA 阳性见于 SLE、类风湿关节炎、自发性流产、免疫性血小板减少、病毒感染、少数健康老年人等。

**4. 抗乙酰胆碱受体抗体（AChRab）测定** AChRab 阳性见于重症肌无力、胸腺瘤；假阳性见于肌萎缩侧索硬化症用蛇毒治疗后。

**5. 抗环瓜氨酸肽（CCP）抗体测定** 抗 CCP 抗体阳性是 RA 早期诊断的特异性（98%）指标，其敏感性 68% ~ 75%；与 RF 联合检测，可提高 RA 的诊断敏感性。抗 CCP 抗体阳性的 RA 较阴性者更易发展为多关节损伤。

# 六、其他免疫检测★

**1. 循环免疫复合物（CIC）测定** CIC 阳性见于自身免疫性疾病、急性链球菌感染后肾炎、感染性心内膜炎、恶性肿瘤、器官移植、变态反应、膜增殖性肾炎（伴补体降低及 $C_3$ 裂解产物存在）。

**2. 冷球蛋白（CG）测定** I 型为单克隆型，见于多发性骨髓瘤、淋巴瘤、原发性巨球蛋白血症、慢性淋巴细胞性白血病；II 型为混合单克隆型，见于类风湿关节炎、干燥综合征、淋巴增殖性疾病、血管炎、特发性冷球蛋白血症；III 型为多克隆型，见于类风湿关节炎、传染性单核细胞增多症、干燥综合征、巨细胞病毒感染、慢性中重度肝炎、急性病毒性肝炎、链球菌感染性肾炎、原发性胆汁性肝硬化、感染性心内膜炎等。

**3. C 反应蛋白（CRP）测定** CRP 阳性无器官特异性，见于各种急性化脓性感染、组织坏死、恶性肿瘤、结缔组织疾病、器官移植急性排斥等。病毒感染 CRP 正常。风湿热活动期、器质性疾患 CRP 可不同程度升高。CRP 比血沉更敏感、更有利于早期诊断和动态观察，且不受贫血、妊娠、高球蛋白血症等的干扰；也不受放疗、化疗、糖皮质激素治疗的影响。

## 七、移植免疫检查

### （一）HLA DNA 分型★

根据 HLA DNA 分型技术，分析器官移植的供体和受体之间 HLA 位点的差异。供体和受体之间 HLA 位点及碱基顺序是否一致，决定着移植器官是否能长期成活。位点不同可导致急性排斥反应，位点相同但单个或数个碱基顺序不同可导致慢性排斥反应或急性排斥反应。

### （二）HLA 细胞学分型★

1. **HLA-D 抗原的检测**　反应细胞对刺激细胞反应低下为阳性。HLA-D 纯合子分型细胞可以鉴定供、受体的 HLA-D 抗原，而供、受体的 HLA-D 抗原是否一致，影响着器官移植是否成功。

2. **HLA-DP 抗原的检测**　反应细胞对刺激细胞反应升高为阳性。选择相同 HLA-DP 抗原的供、受体，是器官移植成功的前提条件之一。

### （三）血清学分型技术★★

1. **微量细胞毒试验**　计算阳性细胞（死细胞）加以判断；通常以 > 50% 为阳性； > 80% 为强阳性。供、受休具有相同的 HLA-A、HLA-B、HLA-C、HLA-DR、HLA-DQ 抗原是防止移植器官排斥反应的基本条件之一。

2. **特定细胞群反应抗体检验**　PRA 为 11% ~ 50% 时为轻

度致敏；PRA > 50%时为高度致敏；PRA越高，移植器官的存活率越低。

**3. 淋巴细胞毒交叉配型试验** 阳性者死细胞百分率必须比对照血清高出30%，且对照血清的死细胞百分率小于30%。在移植前检查受者血清中是否存在抗供者抗原的预成抗体极为重要，这种抗 HLA 抗体具有细胞毒性，能引起移植体的超急性排斥反应。

## 难点提示

### 一、名词解释

1. **免疫球蛋白**——是一组由浆细胞合成与分泌，具有抗体活性的球蛋白，存在于血液、体液、外分泌液及某些细胞（如淋巴细胞）膜上。

2. **补体**——存在于正常人和动物血清与组织液中的一组经活化后具有酶活性，但不耐热的的蛋白质。

3. **B 淋巴细胞**——是机体免疫系统唯一产生抗体的细胞，其表面有多种表面抗原和表面受体。表面抗原主要包括 $CD_{19}$、$CD_{20}$、$CD_{22}$ 等；表面受体主要包括 B 细胞抗原受体（BCR）、细胞因子受体（CKR）、补体受体（CR）及 Fc 受体等。

4. **抗体依赖性细胞介导的细胞毒（ADCC）效应**——K细胞表面具有 IgG 的 Fc 受体，当靶细胞表面结合有特异性抗体时，其 Fc 段活化，能与 K 细胞表面的 Fc 受体结合，从而触发对靶细胞的杀伤或破坏。

5. **细胞因子（CK）**——由免疫细胞分泌的具有生物活

性的小分子蛋白物质的统称（不包括免疫球蛋白、补体和一般生理性细胞产物）。

**6. 肿瘤坏死因子（TNF）**——有 α 和 β 两种类型。TNF-α 主要来源于激活的单核细胞和巨噬细胞；TNF-β 主要由激活的淋巴细胞产生。TNF-α 和 TNF-β 均能与相同的受体结合。TNF 主要有抗肿瘤，诱导移植物抗宿主排斥反应，诱导破骨细胞对骨质吸收，影响脂肪、糖代谢等作用。

**7. 细胞黏附分子（CAM）**——是众多介导细胞间或细胞与细胞外基质间相互接触和结合的分子的统称，包括选择素家族（L 选择素、P 选择素、E 选择素）、整合素超家族（$\beta_1$整合素、$\beta_2$整合素）、免疫球蛋白超家族、$Ca^{2+}$依赖型家族、细胞黏附分子超家族（如 $CD_{44}$ 等）。

**8. TORCH 感染**——指在妊娠期以病毒为主的微生物，包括弓形虫、其他微生物（包括 EB 病毒、水痘-带状疱疹病毒、HIV 等）、风疹病毒、巨细胞病毒、单纯疱疹病毒，通过胎盘或产道引起的宫内感染，直接影响胚胎、胎儿的发育，严重危害优生优育。

**9. 肿瘤标志物**——某一肿瘤组织特异性地表达或分泌，而在正常组织或其他肿瘤组织不表达或低表达（低分泌）的蛋白质类、糖类、酶类、IGg、核糖核酸和激素类物质，主要用于肿瘤诊断、肿瘤预后判断、治疗后随访、化放疗敏感性判断等。

**10. 人绒毛膜促性腺激素（HCG）**——由胎盘的滋养层细胞分泌的一种糖蛋白。正常妇女受孕后 9 ~ 13 天 HCG 即明显升高，8 ~ 10 周达到高峰，然后缓慢下降，并维持在较高水平，直到足月分娩，胎儿娩出后 2 周降到正常水平。

**11. 抗核抗体（ANA）**——以细胞的核成分为靶抗原的自身抗体的总称，无器官及种族特异性。依其与细胞核不同抗原成分起反应而分为抗核蛋白抗体、抗双链 DNA 抗体、抗单链 DNA 抗体等。

**12. 免疫复合物（IC）**——是抗原、抗体相结合的产物，有 3 种形式：大的 IC（沉降系数 > 19S）、中等的 IC（约为 19S）和小的 IC（< 19S）。小的 IC 游离于血液、体液中，为一种可溶性 IC。测定 CIC 对免疫复合物疾病的诊断、疗效观察、预后判断，均有重要意义。

**13. 移植**——指将一个个体的细胞、组织或器官用手术或其他方法移植到自身或另一个体某一部位的过程。临床有自体移植、同系移植（如同卵双生的移植或纯系动物的移植）、同种（异体）移植和异种移植，其中后两者易引起排斥反应。

**14. 隐性感染**——当机体抗感染的免疫力较强，或侵入体内的病原菌数量较少、毒力较低时，则虽有病原菌感染，但不出现明显的临床症状，并可刺激机体产生特异性免疫。如脑膜炎球菌、甲型肝炎病毒等的感染，以隐性感染为主。

**15. 细菌侵袭力**——指病原菌突破机体防御功能，侵入机体，在体内定居、繁殖和扩散的能力。侵袭力与细菌表面的特殊结构和能否产生侵袭性酶有关。如产气荚膜杆菌具有很强的侵袭力，是因为其具有荚膜，抗吞噬，还可产生多种侵袭性酶。

## 二、常考问题

1. 试述免疫球蛋白的作用及分类。

2. 简述 T 细胞分化抗原测定的意义。

3. 简述 TORCH 试验包括的项目和意义。

4. 补体 $C_3$ 测定有何意义。

5. 何谓肿瘤标志物？分哪几类？诊断肝癌的标志物有哪些？

6. 不同自身抗体检查有什么主要的临床意义？

## 三、难点释疑

### 1. 如何理解多发性骨髓瘤（MM)

MM 是一种恶性浆细胞病，其肿瘤细胞起源于骨髓中 B 淋巴细胞发育的浆细胞。其特征为骨髓浆细胞异常增生伴有单克隆免疫球蛋白或轻链（M 蛋白）过度生成。极少数患者可以是不产生 M 蛋白的未分泌型 MM。多发性骨髓瘤常伴有多发性溶骨性损害、高钙血症、贫血、肾脏损害。由于正常免疫球蛋白的生成受抑，因此容易出现各种细菌性感染。其发病率为 2～3/10 万，男女比例为 1.6∶1，大多患者年龄超过 40 岁。

### 2. 如何理解补体激活

补体是由血浆补体成分、可溶性和膜性补体调节蛋白、补体受体等 30 余种糖蛋白组成，是一个具有精密调控机制的蛋白质反应系统。该系统可通过 3 条既相对独立又相互联系的途径被激活，从而发挥调理吞噬、裂解细胞、介导炎症、免疫调节和清除免疫复合物等多种生物学效应。

补体激活过程依据其起始顺序不同，可分为 3 条途径：①从 $C_{1q}$-$C_{1r2}$-$C_{1s2}$ 开始的经典途径，抗原-抗体复合物为主要激活物；②从 $C_3$ 开始的旁路途径，不依赖于抗体；③通过甘露聚糖结合凝集素（MBL）糖基识别的凝集素激活途径。上述 3 条途径具有共同的末端通路，即膜攻击复合物的形成及其溶解细胞效应。

补体系统激活过程中，可产生多种生物活性物质，引起一系列生物学效应，参与机体的抗感染免疫，扩大体液免疫效应，调节免疫应答。同时，也可介导炎症反应，导致组织损伤。机体的免疫溶血活性或免疫杀菌活性，不仅需要抗体的热稳定成分，而且还需要存在于血浆中的热不稳定成分，所以把这种协助抗体发挥生物学作用的因子取名为补体。正常情况下，补体系统的各成分以无活性的前体存在于血浆中，需要时，再在激活物如抗原-抗体复合物等的作用下，依次被激活，最终发挥溶解、破坏细菌、病毒等致病物的作用。

### 3. 如何理解伤寒的发病机制

伤寒是由伤寒杆菌引起的一种急性传染病。病变主要特点是全身单核巨噬细胞系统的巨噬细胞反应性增生，尤以回肠淋巴组织的改变最为明显。临床上主要表现为持续性高热、神智淡漠、相对缓脉、脾肿大、皮肤玫瑰疹及血中白细胞减少等。

伤寒的发病机制：伤寒杆菌随被污染的饮水或食物进入消化道后，穿过小肠黏膜上皮细胞侵入肠壁的淋巴组织，沿淋巴管至肠系膜淋巴结。在这些淋巴组织内，伤寒杆菌一方面被巨噬细胞吞噬，并在其中生长繁殖；另一方面经胸导管进入血液，引起菌血症。血液中的病菌很快被全身单核巨噬细胞系统如肝、脾，骨髓和淋巴结中的巨噬细胞吞噬，并进一步在其中大量繁殖。在这一段时间，临床上无明显症状，称为潜伏期，一般 10 天左右。此后，在全身单核巨噬细胞系统内繁殖的病菌及其释放的内毒素再次大量进入血液，并随之散布至全身各脏器和皮肤等处，引起败血症和毒血症，呈现全身中毒性症状和病理改变。病变第 1 周，肠壁淋巴组织增生肿胀，血培养阳性。病变第 2～3 周，伤寒杆菌在胆囊内繁殖到一定数量，大量病菌随胆汁再度进入小肠，又可穿过肠黏膜再次侵入肠道淋巴组织，使原已致敏的肠壁淋巴组织发生强烈的过敏反应，导致坏死、脱落和溃疡形成，伤寒杆菌随同脱落的坏死组织和粪便排出体外。此段时间粪便培养易获阳性结果，肥达反应出现阳性。病程的第 4 周，中毒症状减轻、消失，病变随之愈合而告痊愈。

### 4. 如何理解肿瘤标志物

肿瘤标志物是指在肿瘤发生和增殖过程中，由肿瘤细胞本身合成、释放或者是由机体对肿瘤细胞反应而产生的一类物质，包括肿瘤抗原、激素、受体、酶与同工酶、癌基因及其产物等百余种。目前分为五类：①原位性肿瘤相关抗原：此类物质在同类正常细胞中含量甚微，当细胞癌变时迅速增加，如本周蛋白；②异位性肿瘤相关抗原：此类物质由恶变的癌细胞产生，如肺癌时异位促肾上腺皮质激素（ACTH）明显增高等；③胎盘和胚胎性肿瘤相关物质：如甲胎蛋白、癌胚抗原等；④病毒性肿瘤相关物质：如 EB 病毒（Burkitt 淋巴肉瘤）、乙肝病毒（肝癌）等；⑤癌基因、抑癌基因及其产物。肿瘤标志物对于肿瘤普查、辅助诊断、观察疗效和判断预后有重要意义。

### 5. 如何理解免疫细胞分化抗原

参与免疫应答或与免疫应答有关的细胞，生物学上称免疫细胞，其中具有核心作用的是淋巴细胞。淋巴细胞在正常分化成熟和激活过程中细胞表面存在被单克隆抗体识别的膜表面分子，称为分化抗原（CD分子）。

T淋巴细胞是由一群功能不同的异质性淋巴细胞组成，在镜下按形态难以区分，可借助于其细胞膜表面分子的不同抗原（有100多种特异性抗原）加以区别。比较明确的表达在T细胞表面的CD分子有$CD_2$、$CD_3$、$CD_4$、$CD_8$等。$CD_3^+$T细胞是T细胞表面所特有的标志，能反映T细胞总数的变化。辅助性T细胞（Th）表面表达$CD_4$分子。$CD_4$分子是人类免疫缺陷病毒（HIV）的主要受体。$CD_8$分子是抑制、杀伤性T细胞的标志，可特异性的杀伤携带致敏抗原的靶细胞，如肿瘤细胞、病毒感染的细胞等。

B淋巴细胞表面抗原主要包括$CD_{19}$、$CD_{20}$、$CD_{22}$等。$CD_{19}$和$CD_{20}$分子是B细胞特有的表面标志，存在于前B细胞、未成熟B细胞和成熟的B细胞表面。其主要功能是调节B细胞活化。$CD_{19}$是全部B细胞共有的表面抗原，B细胞活化后不消失，是最重要的B细胞标记分子。$CD_{20}$在B细胞激活后消失。$CD_{22}$分子只存在于成熟的B细胞中。

### 6. 如何理解免疫耐受性

免疫耐受性是指机体免疫系统在接触某种抗原后，对该抗原产生的特异性无应答状态。对某一抗原已形成免疫耐受的个体，再次接触同一抗原时，不能产生常规可检测的免疫应答或免疫反应，但对其他抗原仍具有免疫应答能力。免疫耐受性从属于特异性免疫耐受性范畴，可由于单独T细胞耐受、单独B淋巴细胞耐受，或二者同时耐受而表现为不能产生特异性迟发型变态反应，或血流中不出现特异性抗体，或两种情况并存。特异性无应答性可以天然获得，也可模拟天然获得方式人工诱导产生。在临床上，诱导免疫耐受性可有利于治疗过敏反应、自身免疫病和阻止移植排斥反应。有人应用载体耐受诱导实验来降低免疫球蛋白 E（IgE）抗体的产生，以治疗过敏性疾病的发生，已取得令人鼓舞的进展。

**7. 试比较临床常用肿瘤标志物检查的特点**

（1）血清甲胎蛋白（AFP）测定：是目前诊断肝细胞癌最特异的标志物。其增高还见于病毒性肝炎、肝硬化及妊娠等。

（2）癌胚抗原（CEA）测定：CEA 测定无特异性，也缺乏早期诊断价值。其升高主要见于结肠癌、胃癌、胰腺癌等。另外 CEA 对鉴别原发和转移性肝癌有重要意义（原发性肝癌 CEA 升高者不超过 9%，而转移性肝癌 CEA 阳性率高达 90%，且绝对值明显增高）。

（3）癌抗原 125（CA125）测定：CA125 存在于卵巢肿瘤的上皮细胞内，故 CA125 对诊断卵巢癌有较大临床价值，尤其对观察治疗效果和判断复发较为灵敏。

（4）癌抗原 15 - 3（CA15 - 3）测定：乳腺癌时 30% ~ 50% 的患者可见 CA15 - 3 明显升高，乳腺癌治疗后复发及乳腺癌转移后阳性率可达 80%。

（5）组织多肽抗原（TPA）测定：TPA 是一种非特异性肿瘤标志物。恶性肿瘤患者血清 TPA 水平均可显著升高，与肿瘤发生部位和组织类型无相关性。恶性肿瘤经治疗好转后，TPA 水平降低，若 TPA 再次增高，提示有肿瘤复发。

（6）前列腺特异抗原（PSA）测定：PSA 是高度的前列腺组织特异抗原，90% ~ 97% 的前列腺癌患者血清 PSA 明显升高。

**8. 试比较 IgM 和 IgG 类抗体的特点**

IgM 类抗体分子量大（巨球蛋白）占血清总 Ig 的 5% ~ 10%。在抗原刺激诱导体液免疫中 IgM 最先产生，在机体早期免疫防护中有重要意义。特异性 IgM 类抗体的检出，有助于现有及近期感染的诊断。IgG 类抗体，是血清中最主要的、唯一能够通过胎盘的 Ig，占血清总 Ig 的 70% ~ 80%。IgG 的半衰期较长，具有抗细菌、抗病毒、抗毒素等作用。

**9. 自身免疫性疾病按自身抗原分布的范围可分为哪些类型**

①器官特异性，如桥本甲状腺炎、甲状腺功能亢进症、溃疡性结肠炎等；②非器官特异性，如系统性红斑狼疮、类风湿关节炎等；③中间型，即损伤局限于某一器官，而自身抗体却是非器官特异性的，如原发性胆汁性肝硬化。自身抗体的检查，对自身免疫病的诊断、疗效观察均具有重要意义。

**10. 如何理解单克隆与多克隆**

抗原上那部分可以引起机体产生抗体的分子结构，叫作抗原决定簇。一个抗原上可以有好几个不同的抗原决定簇，因而使机体产生好几种不同的抗体，最终产生出抗体的是浆细胞。只针对一个抗原决定簇起作用的浆细胞群就是一个纯系（Clone，克隆）。由一种克隆产生的特异性抗体叫作单克隆抗体。单克隆抗体能目标明确地与单一的特异抗原决定簇结合。另一方面，即使是同一个抗原决定簇，在机体内也可以由好几种克隆来产生抗体，形成好几种单克隆抗体混杂物，称为多克隆抗体。

**11. 如何理解补体与自身免疫疾病的关系**

在自身免疫病患者体内，因有多种自身抗原的存在，自身抗体的种类也可有交叉重叠现象，实验中检测出多种自身抗体阳性时必须结合临床症状进行综合分析。在分析结果时，应结合以下因素考虑：年龄和性别、效价的增长和波动情况、其他免疫学指标（如 IgG、IgA、IgM 和补体等）有无增高、病损部位有无淋巴细胞浸润和免疫复合物沉积、对免疫抑制剂治疗的反应、有无家族史、血沉有无加快等。在以 II、III 型超敏反应机制发生的自身免疫性疾病中，补体可通过经典或替代途径参与反应。这类患者由于疾病活跃期时消耗了大量补体，检测其总补体活性（CH50）及单一补体含量均可呈明显降低。当疾病处于缓解期，补体含量又可逐渐恢复正常。检测补体含量的变化对了解疾病的进展和治疗效果具有重要意义。由致敏 T 细胞引起的自身免疫性损伤疾病，补体不参与发病，故这类患者血清补体含量无明显变化。

**12. 试述自身免疫性疾病的免疫损伤机制**

自身抗体和（或）自身反应性 T 淋巴细胞所介导的，对自身细胞或自身成分发生的免疫应答是导致自身免疫病病理损伤的原因。其发病机制与超敏反应的发生机制相同。针对自身抗原发生的免疫应答可通过下述一种或几种方式共同作用导致免疫损伤或功能异常，继而引发自身免疫性疾病。

（1）自身抗体介导的自身免疫病：一是自身抗体直接介导细胞破坏。针对自身细胞膜成分的自身抗体结合细胞后通过 II 型超敏反应引起自身细胞的破坏。其病理损伤机制为：①激活补体系统，溶解细胞；②补体裂解片段招募中性粒细胞到达发生反应的局部，释放酶和介质引起细胞损伤；③补体裂解片段通过调理吞噬作用促进吞噬细胞损伤自身细胞；④NK 细胞通过 ADCC 杀伤自身细胞。自身抗体也可通过直接结合自身抗原，阻断其生物学作用。

（2）自身抗体介导细胞功能异常：抗细胞表面受体的自身抗体可通过模拟配体的作用，或竞争性阻断配体的效应等导致细胞和组织的功能紊乱，引发自身免疫病。

（3）自身抗体与自身抗原形成免疫复合物介导组织损伤：自身抗体和相应的自身抗原结合形成的免疫复合物，沉积于局部或全身多处毛细血管基底膜后，激活补体，并在中性粒细胞、血小板、嗜碱性粒细胞等效应细胞参与下，导致自身免疫病。其病理损伤机制为 III 型超敏反应。

**13. 简述机体抗细菌感染和病毒感染的免疫机制**

抗体细菌感染的免疫机制包括天然免疫和适应性免疫。一是天然免疫：①补体：病原通过旁路途径和凝集素途径激活补体，发挥溶菌、调理、炎症作用。②吞噬细胞（粒细胞、巨噬细胞）的吞噬作用。二是适应性免疫：①体液免疫：中和毒素，激活补体经典途径，发挥调理作用，阻止病原菌分裂繁殖。②细胞免疫：Th 辅助 B 细胞产生抗体，活化吞噬细胞和 NK 细胞；CTL、巨噬细胞、NK 细胞杀伤胞内病原菌感染的宿主细胞。

机体抗病毒感染的免疫机制包括天然免疫和适应性免疫。一是天然免疫：干扰素抑制病毒复制。二是适应性免疫：①体液免疫：特异性抗体具有中和病毒作用。②细胞免疫：Th 辅助 B 细胞产生抗体，活化巨噬细胞和 NK 细胞；CTL、巨噬细胞、NK 细胞杀伤胞内病原体感染的宿主细胞。

**14. 先天性感染免疫检测的主要免疫诊断指标有哪些**

优生优育筛选用于筛查先天性感染的诊断实验可简称为 TORCH。其中 T 代表弓形虫（Toxoplasm），R 代表风疹病毒

(Rubella virus)，C 代表巨细胞病毒（Cytomegaoviyns），H 代表单纯疱疹病毒（Herpes virus），O（other infections）指其他相关病原体，如梅毒螺旋体、柯萨奇病毒、衣原体或支原体等的感染及流产、死胎、早产、先天性畸形和智力障碍等感染因素。

TORCH 感染的免疫学检测常用于育龄期妇女、孕妇、新生儿血清、羊水穿刺液或脐带血标本的优生优育检测。在分析检测结果时应注意以下问题：①新生儿脐带血、羊水穿刺液：IgM 水平增高，或检测出 TORCH 特异性抗体，抗体滴度呈下降趋势，说明该抗体来自母体；若呈上升趋势提示新生儿有持续性感染或感染复发。②孕期妇女：出现 TORCH 的特异性抗体，尤其是 IgM 类抗体表示孕妇近期有感染。通常怀孕期 TORCH 感染越早对胎儿危害越大。③检测育龄期妇女：TORCH 特异性抗体的免疫球蛋白类型及其滴度变化，有助于了解和分析 TORCH 的感染状况，有利于优生优育。

### 15. 如何理解感染后免疫

人体感染病原体后，无论是显性或隐性感染，都能产生针对病原体及其产物（如毒素）的特异性免疫。保护性免疫可通过抗体（抗毒素、中和抗体等）检测获知。感染后免疫属于自动免疫；通过抗体转移而获得的免疫属于被动免疫。感染后免疫的持续时间在不同传染病中有很大差异。一般来说，病毒性传染病（如麻疹、脊髓灰质炎、乙型脑炎等）的传染后免疫持续时间最长，往往保持终身，但有例外（如流感）。细菌、螺旋体、原虫性传染病（如细菌性痢疾、阿米巴病、钩端螺旋体病等）的传染后免疫持续时间通常较短，仅为数月至数年，也有例外（如伤寒）。蠕虫病感染后通常不产生保护性免疫，因而往往会重复感染（如血吸虫病、钩虫病、蛔虫病等）。

### 16. 简述免疫检测的临床意义

免疫球蛋白是由 B 淋巴细胞识别抗原后产生的一类糖蛋白，能与相应的抗原结合，是介导体液免疫的重要免疫分子。IgG、IgM、IgA、IgD、IgE 的检测对免疫增殖性疾病、自身免疫性疾病、各种慢性感染及先天性或获得性体液免疫缺陷有重要的诊断价值。补体是由肝细胞、巨噬细胞以及肠系膜上皮细胞等多种细胞分泌，参与机体特异性免疫反应和非特异性反应，并在感染早期发挥作用。补体的升高或降低可为各种急性炎症、组织损伤、恶性肿瘤或链球菌感染后肾小球肾炎、系统性红斑狼疮等疾病提供有价值的诊断依据。淋巴细胞分为 T 细胞、B 细胞、K 细胞和 NK 细胞等细胞群，它们又分别有若干亚群，各有其特异的表面标志和功能。临床上各种免疫病均可出现不同群淋巴细胞数量和功能的变化。对它们进行检查可用以判断细胞免疫功能。

当自身免疫表现为质和量的异常，自身抗体和（或）自身致敏淋巴细胞攻击自身靶抗原细胞和组织，使其产生病理改变和功能障碍时，即形成自身免疫性疾病。抗核抗体（ANA）阳性见于系统性红斑狼疮（SLE）；抗双链 DNA 抗体（dsDNA）是 SLE 的活动性标志；可提取核抗原（ENA）抗体谱，用以诊断自身免疫性疾病。

病原体及其代谢产物（抗原）刺激人体免疫系统可产生相应的抗体，对抗原、抗体进行检测，有利于感染性疾病的诊断。如 A 群溶血性链球菌感染、伤寒和副伤寒、结核分枝杆菌感染、艾滋病的筛选及确诊、TORCH 感染等。

　　肿瘤标志物是由肿瘤细胞自身合成、释放或者是由机体对肿瘤细胞反应而产生的一类物质（主要包括蛋白质类、糖类和酶类）。检测这些物质可反映细胞恶变各个阶段的表现及基因特征。血清甲胎蛋白（AFP）是诊断肝细胞癌最特异的标志物；癌胚抗原（CEA）升高主要见于结肠癌、胃癌、胰腺癌等；癌抗原 125（CA125）对诊断卵巢癌有较大的临床价值；癌抗原 15-3（CA15-3）是乳腺癌诊断、治疗后复发的特异性标志物。

# 第二十一章 ⮞ 临床常见病原体检查

## 教学大纲

★★★掌握临床常见病原体的种类及其感染的临床意义。

★★★掌握临床常见性传播疾病的检查指标及其临床意义。

★★★掌握医院感染的概念及其常见临床类型。

★★熟悉临床病原体检查的基本方法。

★★熟悉医院感染的常见病原体。

★★熟悉临床常见耐药病原体及其耐药机制。

★了解医院感染的监测方法。

★了解病原体耐药性的检查方法。

## 重点提示

## 第一节 概 述

### 一、标本采集和运送 ★

标本质量是病原学检查的基本要素。无菌操作、防止污染是病原体检查标本处置的基本原则。

**1. 血液标本** 怀疑为菌血症、败血症或脓毒血症的患者，一般在发热初期和高峰期使用抗菌药物前采集。每份标本均应同时做需氧菌及厌氧菌培养。

**2. 尿液标本** 采集清洁中段尿 10 ~ 20mL 于无菌容器内送检。

**3. 粪便标本** 取含脓血或黏液的粪便于清洁容器中送检。

**4. 呼吸道标本** 包括痰液、咽拭子、鼻咽拭子及支气管肺泡灌洗液等。标本置于无菌容器中送检。

**5. 生殖道标本** 包括生殖道分泌物、疱疹液、脓液、前列腺液及精液等。淋病奈瑟菌需保温送检。

## 二、检查方法★★

**1. 病原学方法** 包括直接显微镜检查、分离培养和鉴定等。直接显微镜检查包括不染色显微镜检查、染色显微镜检查及荧光显微镜检查等。病原体的分离培养和鉴定是病原学检查中确诊的关键步骤，也是药敏试验的基础。细菌、真菌及病毒的分离培养技术日臻成熟。

**2. 免疫学方法** 包括病原体抗原和抗体的检查。检测血清中的抗原或抗体，又称血清学试验。难以培养的病原体感染的诊断，常依赖免疫学方法。临床应用最广泛的是酶联免疫吸附试验（ELISA）。病原体抗原检查指用已知抗体检测标本中的未知相应抗原，广泛用于各种感染性疾病的早期快速诊断。病原体抗体检测指用已知抗原检测标本中的未知相应抗体。IgM 型抗体通常用于感染性疾病的现症感染诊断及早期诊断；而 IgG 抗体通常用于感染性疾病的既往感染诊断。抗原比抗体更有诊断价值。

**3. 分子生物学方法** 指检查病原体核酸，包括 DNA 和 RNA。病原体核酸检测多用于难于培养的病原体检测，尤其在病毒感染性疾病的诊断与研究方面得到了广泛应用。临床常用的核酸检测技术包括聚合酶链反应（PCR）、分子杂交技术以及基因芯片技术等，其中 PCR 技术最常用。

# 第二节  感染性疾病常见病原体检查

## 一、细菌感染检查★★★

**1. 基本概念** 细菌是临床上最常见的原核细胞微生物。细菌感染检查指从临床送检的各种标本中寻找、分离、培养和鉴定细菌，并进行药物敏感试验。

**2. 临床意义** 细菌感染检查是细菌感染性疾病病原学诊断、抗菌药物合理使用、流行病学调查及医院感染监控的依据。细菌培养是临床最重要、最常用的细菌感染诊断方法，是细菌感染性疾病诊断的"金标准"。药物敏感试验对于指导临床用药、减少耐药性的发生至关重要。

## 二、病毒感染检查★★★

**1. 基本概念** 病毒是在活细胞内增殖的非细胞型微生物，是临床最常见的病原体之一。病毒感染检查指从临床送检的各种标本中检出病毒并准确鉴定，指导临床合理用药。

**2. 临床意义** 免疫学和分子生物学方法是临床最常用的病毒感染诊断方法；细胞培养法是病毒检查的"金标准"，但尚未在临床广泛开展。病毒感染检查是病毒感染性疾病诊断、治疗、预防、流行病学调查及医院感染的依据。根据检查结果，结合流行病学资料及临床表现等可做出诊断。

## 三、真菌感染检查★★★

1. **基本概念** 真菌是以腐生或寄生方式摄取养料的真核细胞型微生物。真菌感染检查指从临床标本中检出真菌并准确鉴定，指导临床合理用药。

2. **临床意义** 临床上真菌感染逐年增多，真菌感染可引起真菌病。真菌感染检查是真菌病诊断、治疗、预防、流行病学调查及医院感染的依据。真菌感染主要的临床检查方法是病原学方法。真菌分离培养鉴定是真菌病诊断的"金标准"。临床常见深部真菌有白色念珠菌及新型隐球菌等；常见浅部真菌有皮肤癣真菌等。

## 四、寄生虫感染检查★★

1. **基本概念** 人体寄生虫包括原虫、蠕虫及医学节肢动物等。寄生虫感染检查指从临床标本中检出寄生虫并进行鉴定。

2. **临床意义** 寄生虫感染引起的疾病称寄生虫病。寄生虫感染检查是寄生虫病诊断、治疗、预防及流行病学调查的依据。检获病原体是诊断寄生虫病最可靠的方法。若难以检获病原体，可采用免疫学或分子生物学方法。实验诊断是寄生虫病确诊的主要依据。

## 五、其他病原体感染检查★

1. **支原体感染** 支原体是能在人工培养基上生长繁殖的最小的原核细胞微生物。分离培养和鉴定是确诊支原体感染的主要依据。临床常见的支原体有肺炎支原体、解脲支原体及人型支原体等。肺炎支原体可导致呼吸道感染；解脲支原体和人型支原体可导致非淋病性尿道炎。

2. **衣原体感染**　衣原体是不能在人工培养基上生长的并具有独特发育周期的原核细胞微生物。衣原体感染诊断的"金标准"是细胞培养法，而免疫学方法和分子生物学方法是临床常规检查方法。临床常见的衣原体有沙眼衣原体、肺炎衣原体及鹦鹉热衣原体等。沙眼衣原体可引起沙眼、包涵体结膜炎及泌尿生殖道感染；肺炎衣原体和鹦鹉热衣原体可导致呼吸道感染。

3. **立克次体感染**　立克次体是不能在人工培养基上生长的严格宿主细胞内寄生的原核细胞微生物。临床上诊断斑疹伤寒、恙虫病等立克次体感染的最常用方法是外斐试验。临床常见的立克次体有普氏立克次体、莫氏立克次体及恙虫病东方体等。普氏立克次体可引起流行性斑疹伤寒；莫氏立克次体可导致地方斑疹伤寒；而恙虫病东方体可导致恙虫病。

4. **螺旋体感染**　螺旋体是细长、柔软、弯曲呈螺旋状的运动活泼的原核细胞微生物。在暗视野显微镜下观察，见到运动活泼的螺旋形体是诊断的主要依据。但特异性抗体、特异基因片段检测逐渐成为临床常用方法。临床常见螺旋体有钩端螺旋体和苍白密螺旋体梅毒亚种（梅毒螺旋体）等。钩端螺旋体可引起人畜共患病钩端螺旋体病；梅毒螺旋体可导致梅毒；伯氏疏螺旋体能引起人类莱姆病。

# 第三节　性传播疾病病原体检查

## 一、获得性免疫缺陷综合征病原体检查★★★

获得性免疫缺陷综合征（AIDS）是由人类免疫缺陷病毒（HIV）感染引起的性传播疾病（STD），又称艾滋病。病毒分离培养是检查 HIV 感染最准确的方法，但临床最常用的方法是免疫学方法。HIV 抗体阳性是 HIV 感染的临床诊断依据。在免疫学方法难以判定时，可检查 HIV 核酸。

## 二、梅毒病原体检查★★★

梅毒是由苍白密螺旋体（TP）梅毒亚种引起的 STD。暗视野显微镜检查、免疫荧光染色和镀银染色等病原学方法是诊断早期梅毒快速、可靠的方法。免疫学方法是临床诊断梅毒的常用方法，对潜伏期梅毒诊断尤为重要；包括类脂抗原试验和 TP 抗原试验。前者是梅毒感染筛查试验；后者是 TP 抗体的确诊试验，但不能作为现症感染的诊断依据。基因诊断技术的特异性、敏感性均优于免疫学方法，适用于梅毒孕妇羊水、新生儿血清及脑脊液标本。

## 三、淋病病原体检查★★★

淋病是由淋病奈瑟菌引起的发病率最高的 STD。病原学方法是诊断淋病的主要方法。直接显微镜检查对于男性淋病的诊断价值较大，阳性率可达 95%；若发现中性粒细胞内的淋球菌，一般可临床诊断。对于女性淋病，由于阴道宫颈处杂菌较多，最好同时做细菌培养检查。淋球菌培养是淋病诊断的"金标准"。因此，女性患者及症状轻或无症状的男性患者，均以淋球菌培养为准。

## 四、非淋菌性尿道炎病原体检查★★★

非淋菌性尿道炎（NGU）是由沙眼衣原体（CT）、解脲支原体（UU）和人型支原体（MH）等淋球菌以外的病原体引起的STD。CT是最常见的NGU病原体，是男性NGU的主要病因，也是沙眼的病原体。UU和MH在多数成人下生殖道中可分离到，但在NGU人群的分离率远高于正常人群。CT包涵体的检查主要适用于新生儿眼结膜炎刮片的检查，对NGU检查不敏感。分离培养是NGU病原体检查的"金标准"。核酸检测有助于NGU病原体感染的早期诊断和及时治疗。

## 五、其他STD病原体检查★★

1. **生殖器疱疹** 是由单纯疱疹病毒（HSV）引起的常见STD。HSV感染多为隐性感染，但也可引起生殖器疱疹等显性感染。病毒分离培养是HSV感染的"金标准"，但临床最常用的方法是免疫学方法。IgM抗体阳性有临床诊断价值；IgG抗体在感染后长期存在，常用于血清流行病学调查。

2. **尖锐湿疣** 是由生殖器人乳头瘤病毒（HPV）引起的皮肤黏膜良性新生物。典型的尖锐湿疣根据病史和临床表现，一般可做出诊断。临床表现不典型者，需实验室检查。病理组织学检查是临床最常用的方法，是诊断HPV感染的重要证据。

3. **软下疳** 是由杜克雷嗜血杆菌感染引起的STD。从溃疡或横痃处取材涂片，发现革兰染色阴性链杆菌，似"鱼群状"，再结合临床症状，一般可做出诊断，但确诊需细菌分离培养和鉴定。

# 第四节　医院感染常见病原体检查

## 一、医院感染的临床类型★★★

1. **下呼吸道感染**　是最常见的临床类型。多发生在吞咽及咳嗽反射减弱、意识障碍、气管插管或气管切开等情况时，以革兰阴性杆菌最多见。

2. **尿路感染**　多见于有尿路器械操作史的患者，常由于保留导尿系统的交叉污染而造成导管外上行性感染，以革兰阴性杆菌多见。

3. **其他**　①手术切口感染；②血液感染；③静脉插管及针刺部位感染；④胃肠道感染。

## 二、医院感染的病原体★★

1. **常见病原体**　几乎所有病原体都可以导致医院感染，其中最常见的病原体是大肠埃希菌、铜绿假单胞菌、肺炎克雷伯菌、鲍曼不动杆菌及金黄色葡萄球菌等。

2. **病原体特点**　①条件致病：医院感染病原菌多为正常菌群的移位菌或对某些环境有特殊适应性的条件致病微生物。②多重耐药：医院感染病原菌比社区感染病原菌的耐药性更强、耐药谱更广。

3. **病原体来源**　医院感染包括外源性感染和内源性感染。外源性感染又称交叉感染，指由患者本身以外的病原体引起的感染。内源性感染又称自身感染，指由患者本身携带的微生物引起的感染。

### 三、医院感染的监测★

包括医院环境的监测和消毒效果的监测。污染的环境是引起医院感染的危险因素，必须定期对空气、物体表面、医务人员手部和消毒灭菌效果等进行监测。

# 第五节　病原体耐药性检查

## 一、耐药性及其发生机制★★★

### 1. 常见耐药病原体

革兰阴性杆菌——肠杆菌科细菌、假单胞菌属
革兰阳性球菌——葡萄球菌属、链球菌属
其他细菌——结核分枝杆菌
耐药病毒株

其中耐甲氧西林葡萄球菌（MRS）、耐青霉素的肺炎链球菌（PRSP）、耐万古霉素的肠球菌（VRE）和高耐氨基糖苷类抗生素的肠球菌、多重耐药的结核分枝杆菌（MDRTB）、产超广谱β-内酰胺酶（ESBL）的大肠埃希菌尤为常见。

### 2. 细菌的耐药机制

①细菌产生灭活抗生素的各种酶：如β-内酰胺酶、氨基糖苷修饰酶等。②细菌改变药物作用靶位：如青霉素结合蛋白（PBP）改变使β-内酰胺类抗生素无法与之结合等。③细菌限制抗菌药物进入：如外膜孔蛋白减

少、丢失或变异。④细菌对药物主动外排：如主动外排泵将药物泵出胞外。⑤细菌生物膜的形成：使药物进入细菌的过程受阻。

## 二、药物敏感试验★

1. **K-B 纸片琼脂扩散法** 临床最常用。参照 CLSI 标准判读结果，按敏感（S）、中介（I）和耐药（R）三个级别报告。S——测试菌能被测定药物常规剂量抑制；I——测试菌能在体内药物浓度较高的部位被抑制或被超过常用量所增加的血药浓度抑制；R——测试菌不能被组织或血液中抗菌药物的常规剂量所抑制。

2. **稀释法** 包括肉汤稀释法和琼脂稀释法两种。琼脂稀释法为 WHO 推荐方法。

3. **其他试验** ①E试验，又称为浓度梯度纸条扩散法，是将稀释法和扩散法结合而设计的一种简便、精确测定 MIC 的方法；②耐药筛选试验；③折点敏感试验。

## 难点提示

### 一、鉴别诊断

1. **试比较血液标本与血清标本的用途**

①血液标本：在疑为菌血症、败血症或脓毒血症时采集，常用于病原菌检测；②血清标本：常用于检测病原体抗原或抗体。

### 2. 试比较三种常用的病原体诊断方法

①病原学方法指检测病原体本身，其中分离培养和鉴定是病原学检查中确诊的关键步骤，也是药敏试验的基础。②免疫学方法指检测病原体抗原和抗体。难以培养的病原体感染的诊断，常依赖免疫学方法。③分子生物学方法指检查病原体核酸。

### 3. 试比较细菌感染和病毒感染的常用诊断方法

①细菌培养是临床最重要、最常用的细菌感染诊断方法；免疫学和分子生物学方法是临床最常用的病毒感染诊断方法。②白细胞计数和分类也是辅助诊断方法。多数细菌感染时，白细胞总数及中性粒细胞数通常升高；而多数病毒感染时，白细胞总数和中性粒细胞数通常降低。

### 4. 淋病和非淋菌性尿道炎的鉴别诊断

①二者均为常见 STD，临床表现类似。②淋病分泌物涂片可找到革兰阴性双球菌，细菌培养可见淋球菌生长；非淋菌性尿道炎分泌物染色不见革兰阴性双球菌，淋球菌培养阴性，但分离培养可见沙眼衣原体、解脲支原体或人型支原体阳性。

## 二、名词解释

1. PCR——即聚合酶链反应（polymerase chain reaction），是临床应用最广泛的分子生物学技术。PCR 可在短时间内将靶基因扩增至几百万倍，故可检出极其微量的微生物核酸，具有很高的敏感性和特异性，目前已经应用于临床多种病原体的快速检测。

2. **外斐试验**——即 Weil-Felix 试验，是临床上诊断斑疹伤寒、恙虫病等立克次体感染的最常用方法。基本原理是立克次体与变形杆菌 OX19、OX2、OXK 株有共同抗原，故利用变形杆菌抗原诊断患者血清中有无立克次体抗体。

3. **NGU**——即非淋菌性尿道炎，是由沙眼衣原体、解脲支原体和人型支原体等淋球菌以外的病原体引起的 STD，其中沙眼衣原体是最常见的 NGU 病原体。

4. **反应素**——人体感染梅毒螺旋体后，机体免疫系统针对梅毒螺旋体或组织细胞所释放的类脂或脂蛋白而产生的非特异性抗体。

5. **医院感染**——又称医院获得性感染（hospital acquired infection）或院内感染，指在医院活动期间获得的感染，包括在医院内发生以及在医院内获得而在医院外发生的感染。

6. **MRS**——耐甲氧西林葡萄球菌，包括耐甲氧西林的金黄色葡萄球菌（MRSA）和耐甲氧西林的凝固酶阴性葡萄球菌（MRCNS）。具有多重耐药性，对全部 β-内酰胺类抗菌药物，包括青霉素族和头孢菌素族以及临床常用的其他多种抗菌药物耐药，是目前医院感染的重要病原菌。

## 三、常考问题

1. 常用病原体检查的方法有哪些？

2. 正常时，哪些标本应是无菌的？哪些是有菌的？

3. 简述细菌感染检查、病毒感染检查及真菌感染检查的临床意义。

4. 简述临床上诊断艾滋病、淋病及梅毒的常用指标。

5. 列举医院感染的常见临床类型。

6. 简述医院感染常见病原体及其特点。

7. 列举临床常见的、重要的多重耐药细菌。

# 四、难点释疑

## 1. IgM 抗体与 IgG 抗体的诊断意义

两者均为人体感染病原体后产生的特异性抗体。IgM 型抗体产生最早，且半衰期较短，通常用于感染性疾病的现症感染诊断及早期诊断；而 IgG 抗体产生较晚，且半衰期最长，通常用于感染性疾病的既往感染诊断，也可用于追溯性调查或人群免疫力水平的调查。

## 2. TP 抗原试验与类脂抗原试验

人感染 TP 后，可产生特异性、非特异性两类抗 TP 抗体，后者又称反应素。检测特异性 TP 抗体的试验又称 TP 抗原试验，包括 TP 血球凝集试验（TPHA）、TP 明胶颗粒凝集试验（TPPA）及荧光螺旋体抗体吸收试验（FTA－ABS）等。检测反应素的试验又称类脂抗原试验，包括性病研究实验室试验（VDRL）、快速血浆反应素环状卡片试验（RPR）及甲苯胺红不加热血清反应素试验（TRUST）等。类脂抗原试验是梅毒感染筛查试验；TP 抗原试验是 TP 抗体的确诊试验。

## 3. 属于医院感染的情况有哪些

①无明确潜伏期的感染，规定入院 48 小时后发生的感染为医院感染；有明确潜伏期的感染，自入院时起超过平均潜伏期后发生的感染为医院感染。②本次感染直接与上次住院

有关。③在原有感染基础上出现其他部位新的感染，或在原感染已知病原体基础上又分离出新的病原体的感染。④新生儿在分娩过程中和产后获得的感染。⑤由于诊疗措施激活的潜在性感染，如疱疹病毒、结核杆菌等的感染。⑥医务人员在医院工作期间获得的感染。

### 4. 如何理解细菌的耐药机制

①细菌产生灭活抗生素的各种酶：如$\beta$-内酰胺酶、氨基糖苷修饰酶等。②细菌改变药物作用靶位：如青霉素结合蛋白（PBP）改变使$\beta$-内酰胺类抗生素无法与之结合等。③细菌限制抗菌药物进入：如外膜孔蛋白减少、丢失或变异。④细菌对药物主动外排：如主动外排泵将药物泵出胞外。⑤细菌生物膜的形成：使药物进入细菌的过程受阻。

# 第四篇　器械诊断

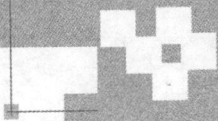

# 第二十二章 ➠ 心电图检查

## 教学大纲

★★★掌握心电图各波段的组成和命名、心电图导联与导联轴、心电图的测量方法。

★★★掌握心房异常、心室肥大、心肌缺血、心肌梗死、各种常见心律失常的心电图特征及临床意义。

★★★掌握心电图的分析步骤。

★★熟悉心电图各波段的正常范围及其变化的意义。

★★熟悉心电图检查申请单、报告单的书写要求及心电图的临床应用。

★了解电解质紊乱及药物所致心电图改变的特征与临床意义。

★了解心电图导联与导联轴的原理。

★了解动态心电图与心电图运动负荷试验的方法、适应证、禁忌证与临床意义。

## 重点提示

## 第一节 心电图基本知识

### 概述 ★★

心肌细胞的电激动触发心脏机械性收缩反应。如将测量电极放置在人体的一定部位，连接一个装有监测、放大和描记装置的仪器（心电图机），即可把每一心动周期的心脏电活动变化描记成连续的曲线图形，此即为心电图。

## 一、心电图各波段的组成和命名★★★

四个波（P波、QRS波群、T波、U波）、三个段（PR段、ST段、TP段）、两个间期（PR间期、QT间期）和J点（QRS波群与ST段的交点）。

1. P波　左、右心房去极化过程。

2. PR段　房室交界区产生的微弱电位变化。

3. PR间期　反映激动通过整个传导系统所需要的时间，也反映自心房去极化开始至心室去极开始的时间。

4. QRS波群　左、右心室去极化过程。

4. ST段　左、右心室早期缓慢复极化。

5. T波　左、右心室晚期快速复极化。

6. QT间期　左、右心室去极化与复极化全过程的时间。

7. U波　心室肌的后继电位，或与心室中浦肯野纤维的复极有关。

## 二、心电产生原理★

1. **静息电位**　静息状态时，心肌细胞膜内电位约为-90mV，即为静息电位。

2. **极化状态**　静息电位状态称为极化状态。

3. **去极化**　当心肌细胞受外来刺激或内在变化而兴奋时，膜内电位迅速上升至+20～+30mV，膜电位转变为内正外负的状态，称为去极化，又称除极化。

4. **复极**　去极完毕，膜电位恢复到原来的静息电位，称为复极。

**5. 电偶学说与动作电位扩布** 心电图记录的是膜外电位的变化，去极化与复极化的产生是电偶沿着细胞膜移动的结果。去极化与复极化的方向是电偶移动的方向。去极化时，电源在前，电穴在后；复极化时，电穴在前，电源在后。面对去极化方向的探查电极上描记出向上的波，而背对去极化方向的电极上描记出向下的波。

**6. 心电向量** 由于心肌激动的过程中参与的心肌细胞不断变化，电偶产生电量的强度和方向也在不断变化，这种既有大小又有方向的心电物理量称为心电向量。

**7. 综合心电向量** 多个心肌细胞同时去极会产生多个大小、方向不同的心电向量，按照物理的"合力"原理将它们综合起来，用平行四边形法或头尾相接法求得，称为综合心电向量。

**8. 容积导电与体表心电位强度** 导电容积中任一点的电位（V）高低与下列因素有关：①与心肌细胞的数量（厚度）、电动势（E）成正比。②与探查电极至电偶中心的距离（r）的平方成反比。③与探查电极方位角度（θ）的余弦成正比，即：$V = E \cdot \cos\theta / r^2$。

# 三、心电图导联与导联轴

## （一）心电图导联★★

记录心电图的电路连接方式，称为心电图的导联。

### 1. 常规12导联

（1）标准肢体导联

①Ⅰ导联：心电图机正极接左上肢，负极接右上肢。

②Ⅱ导联：心电图机正极接左下肢，负极接右上肢。

③Ⅲ导联：心电图机正极接左下肢，负极接左上肢。

（2）加压肢体导联

①aVR（加压右上肢导联）：探查电极置于右上肢并与心电图机正极相连，左上、下肢连接构成无关电极并与心电图机负极相连。

②aVL（加压左上肢导联）：探查电极置于左上肢并与心电图机正极相连，右上肢与左下肢连接构成无关电极并与心电图机负极相连。

③aVF（加压左下肢导联）：探查电极置于左下肢并与心电图机正极相连，左、右上肢连接构成无关电极并与心电图机负极相连。

标准肢体导联Ⅰ、Ⅱ、Ⅲ和加压肢体导联 aVR、aVL、aVF，统称为肢体导联。

（3）胸导联：胸导联也属单极导联。心电图机的负极与中心电端（左、右上肢及左下肢连接构成）连接，正极与放置在胸壁一定位置的探查电极相连。

①$V_1$导联：胸骨右缘第4肋间。

②$V_2$导联：胸骨左缘第4肋间。

③$V_3$导联：$V_2$与$V_4$连线的中点。

④$V_4$导联：左锁骨中线与第5肋间相交处。

⑤$V_5$导联：左腋前线$V_4$水平处。

⑥$V_6$导联：左腋中线$V_4$水平处。

aVR、$V_1$、$V_2$导联反映右心室的电位变化。$V_3$、$V_4$导联反映室间隔及其附近的左、右心室的电位变化。其余7个导联均反映左心室的电位变化。

附加某些选用的胸导联可以弥补常规胸导联之不足。如：诊断右心病变，常需选用 $V_{3R} \sim V_{6R}$ 导联，探查电极置于右胸部与 $V_3 \sim V_6$ 对称处。诊断后壁心肌梗死，常选用 $V_7$（左腋后线 $V_4$ 水平处）、$V_8$（左肩胛线 $V_4$ 水平处）和 $V_9$（左脊旁线 $V_4$ 水平处）导联。

（4）心电图机导联线连接惯例：红色接右上肢，黄色接左上肢，绿（或蓝）色接左下肢，黑色接右下肢，连接胸壁各点的电极从 $V_1 \sim V_6$ 分别为红、黄、绿、棕、黑、紫色。

## （二）导联轴★★

某一导联正、负电极之间假想的连线，称为该导联的导联轴。导联轴的方向，就是从该导联的负极指向正极的方向。肢导联轴构成额面六轴系统；胸导联轴构成横面六轴系统。

## （三）心电向量环与心电图的关系★

1. **心电向量环** 每一心动周期有无数个瞬间综合向量，连接循序出现的各个瞬间综合向量的顶端所构成的环形轨迹，称为心电向量环。每一个心动周期中，心房除极、心室除极和心室复极的电活动分别构成 3 个空间向量环，即 P 环、QRS 环、T 环。

2. **心电向量环的第一次投影——心电向量图** 心电向量环是一个具有一定大小、一定空间方位和运行方向的空间立体图形，可以利用其在三个互相垂直的平面（额面、横面和右侧面）上的投影来表达，描记为心电向量图，此即空间向量环的第一次投影。

3. **心电向量环的第二次投影——心电图**　平面图形的向量环又可以通过向该平面的相应坐标轴——各导联轴的投影来表达。额面心电向量环在各肢体导联轴上的投影，描记为各肢体导联的心电图。横面心电向量环在各胸导联轴上的投影，描记为各胸导联的心电图。此即心电向量环的第二次投影。

## 四、特殊导联★

包括食管导联、心腔内导联、监护导联（$MCL_1$ 导联、$MCL_6$ 导联、$CM_5$ 导联、$CC_5$ 导联）。

# 第二节　心电图测量方法

## 一、心电图记录纸组成★★★

心电图记录纸是由纵线和横线交织而成的正方形小格（边长为 1mm）组成。

横向距离代表时间。常规心电图的纸速为 25mm/s，所以每小格（1mm）代表 0.04s。有时纸速也可调节为 50mm/s，则每小格代表 0.02s。

纵向距离代表电压。当输入定准电压 1mV 使曲线移位 10mm 时，则每小格（1mm）代表 0.1mV。若在描记时发现波形过大，可将定准电压调整为 1mV 等于 5mm，此时每小格则代表 0.2mV。

## 二、心率计算方法 ★★★

**1. 计算法** 测量 PP 或 RR 间距,以秒(s)为单位,被 60 除即可求出心率。若有心律不齐者,则需连续测量 5～10 个 RR 或 PP 间距,取其平均值,然后算出心率,即:心率(次/分)= 60/RR(或 PP)间距平均值(秒)。

**查表法** 为简便起见,临床上经常测出 RR(或 PP)间距平均值后查表(见教材附篇 Ⅱ 心电图常用表)求得心率。

## 三、心电图各波段的测量方法 ★★★

**1. 各波振幅(电压)的测量** 测量向上的波应自等电位线(基线)的上缘垂直量到波的顶点,测量向下的波应自等电位线的下缘垂直量到波的底端。若为双向 P 波,上下振幅的绝对值之和为其电压数值。

**2. 各波时间的测量** 选择波形比较清晰的导联,从波起始部的内缘到终末部的内缘。若为双向 P 波,应测量该波两个方向总的时间。

**3. R 峰时间的测量** 从 QRS 波群的起点到 R 波顶点与等电位线的垂直线之间的距离。如 R 波有 R′波或切迹,则以最后的 R′波或第二峰的顶点为准。一般只测 $V_1$ 和 $V_5$ 导联。R 峰时间代表心室肌除极时,激动自电极下局部心内膜面到达心外膜面所需的时间。

**4. 各间期的测量**

(1)PR 间期:选择有明显 P 波和 R 波的导联(一般多选 Ⅱ 导联),自 P 波起点量至 QRS 波群的起点。

（2）QT 间期：选择 T 波较清晰、QT 间期最长的导联，从 QRS 波群的起点到 T 波的终点，通常在 $V_2$、$V_3$ 导联测量。若心律不规则时，取 3 ~ 4 个 QT 间期的平均值。

**5. ST 段偏移的测量**　　测量 ST 段抬高的程度，应自等电位线上缘垂直量至 ST 段上缘；测量 ST 段压低的程度，应自等电位线的下缘垂直量至 ST 段的下缘。

测量时应选择基线较平直的导联，一般应与 TP 段相比较；如因心动过速等原因 TP 段不明显时，可与 PR 段相比较。

斜行向上的 ST 段，以 J 点作为判断 ST 移位的依据；斜行向下的 ST 段，则应在 J 点后 0.06 ~ 0.08 秒处进行测量。

## 四、心电轴的测定

**1. 概述★★**　　心室除极过程中全部瞬间综合向量进一步综合而成的总向量（平均心电向量），称为平均 QRS 心电轴，简称心电轴。

临床心电图学所说的心电轴通常指 QRS 环投影在额面上的心电轴。用额面平均心电轴与 I 导联轴正侧段（规定为 0°）所构成的夹角的度数，来标记心电轴的方向。

**2. 测定方法★★**

（1）目测法：根据 I 与 III 导联 QRS 波群的主波方向，可估测心电轴的大致方位。

I、III 导联 QRS 主波均向上，为心电轴不偏。

I 导联的主波向上，III 导联的主波向下，为电轴左偏。

I 导联的主波向下，III 导联的主波向上，则为电轴右偏。

I、III 导联 QRS 主波均向下，则为不确定电轴。

（2）查表法：根据计算出来的 I、III 导联 QRS 振幅的代数和直接查表（教材附篇Ⅱ），即得出心电轴的度数。此法为临床广泛使用。

### 3. 临床意义

（1）正常★★★：正常心电轴在0°～+90°之间（世界卫生组织规定在−30°～+90°之间）。心电轴在+30°～+90°之间，表示电轴不偏。

（2）异常★★

1）电轴左偏

①电轴轻度或中度左偏（+30°～−30°），见于妊娠、肥胖、腹水、横位心脏和轻度左心室肥大。

②电轴显著左偏（−30°～−90°），见于左束支前分支传导阻滞、左心室肥大，也可见于右心室起源的室速等。

2）电轴右偏

①电轴轻度或中度右偏（+90°～+120°），见于正常婴幼儿、垂位心脏、肺气肿和轻度右心室肥大。

②电轴显著右偏（+120°～+180°），见于左束支后分支传导阻滞、右心室肥大，也可见于左心室起源的室速、广泛心肌梗死等。

# 第三节　心电图各波段的正常范围及其变化的意义

## 一、P波★★

**1. 形态**　正常P波在多数导联呈钝圆形，可有轻微切迹，但双峰间距 < 0.04 秒。

2. **方向** 窦性 P 波在 aVR 导联倒置，Ⅰ、Ⅱ、aVF 和 $V_4 \sim V_6$ 导联直立，其余导联可以直立、低平、双向或倒置。若 P 波在 aVR 导联直立，Ⅱ、Ⅲ、aVF 导联倒置，称为逆行 P 波（P'），表示激动起源于房室交界区或心房下部。

3. **时限** 正常 P 波 ≤0.11 秒。P 波时间 > 0.11 秒，且切迹双峰间距 ≥0.04 秒，表示左心房异常。

4. **振幅** 肢体导联 < 0.25mV，胸导联 < 0.20mV。右心房异常时可见 P 波电压增高、形态高尖。P 波低平一般无病理意义。

5. **$V_1$ 导联的 P 波参数** P 波的前半部在 $V_1$ 导联上正向波高度（mm）与宽度（s）的乘积，称为起始 P 波指数（IPI），主要反映右心房去极化的电位变化。IPI > 0.03mm·s 时提示右心房异常。P 波的后半部分在 $V_1$ 导联上的振幅与时间乘积，称为 $V_1$ 导联 P 波终末电势（$Ptf_{V1}$），反映左心房去极化的电位变化。$Ptf_{V1} \leq -0.04$mm·s 提示左心房异常。

## 二、PR 段与 PR 间期★★

成人心率在正常范围时，PR 间期为 0.12 ~ 0.20 秒。PR 间期随心率及年龄而异，年龄小或心动过速时 PR 间期较短，老年人或心动过缓时较长，但最长不超过 0.22 秒。

PR 间期超过正常最高值，称为 PR 间期延长，见于一度房室传导阻滞。PR 间期 < 0.12 秒，称为 PR 间期缩短，见于房室交界性心律或心室预激。

## 三、QRS 波群★★

1. **时限** 正常成人 QRS 波群时限为 0.06 ~ 0.10 秒，正

常 R 峰时间在 $V_1$、$V_2$ 导联一般不超过 0.04 秒，在 $V_5$、$V_6$ 导联一般不超过 0.05 秒。R 峰时间延长对于心室肥大及室内传导阻滞的诊断有重要意义。

**2. 形态与振幅**

（1）**胸导联**：$V_1$、$V_2$ 导联多呈 rS 型，R/S < 1，$R_{V1}$ < 1.0mV，右心室肥大时 $R_{V1}$ 增高；$V_5$、$V_6$ 导联以 R 波为主（可呈 qR、Rs、qRs 或 R 型），R/S > 1，$R_{V5}$ < 2.5mV。左心室肥大时 $R_{V5 \sim V6}$ 增高；$V_3$、$V_4$ 导联呈 RS 型，R/S 接近于 1，称为过渡区波形。正常成人胸导联自 $V_1$ 至 $V_5$，R 波逐渐增大，而 S 波逐渐变小。

（2）**肢体导联**：aVR 导联的 QRS 波群主波向下，可呈 Qr、rS、rSr′或 QS 型，$R_{aVR}$ < 0.5mV，超过此值常提示右心室肥大。aVL 和 aVF 导联 QRS 波群形态多变，可呈 qR、qRs 或 Rs 型，也可呈 rS 型，$R_{aVL}$ < 1.2mV，$R_{aVF}$ < 2.0mV，如超过此值，提示左心室肥大。Ⅱ导联常表现为 QRS 波群主波向上，Ⅰ、Ⅲ导联上 QRS 波群形态则随 QRS 平均电轴而变化。

若六个肢体导联中，每个 QRS 波群正向波与负向波电压的绝对值之和均小于 0.5mV，和（或）每个胸导联的 QRS 波群正负向电压的绝对值之和均小于 0.8mV，称为低电压。常见于肺气肿、心包积液、全身水肿、心肌梗死、心肌炎、心肌病等，也可见于少数正常人。

**3. Q 波**　正常时，aVR 导联可呈 Qr 或 QS 型。$V_1$、$V_2$ 导联不应有 q 波，但可呈 QS 型，$V_5$、$V_6$ 导联常可见正常范围内的 q 波。其余导联 Q 波的时间≤0.03 秒，深度不超过同导联 R 波振幅的 1/4。加深加宽超过正常范围的 Q 波，称为异常 Q 波，见于心肌梗死、心肌炎、心肌病、急性肺动脉栓塞等。

## 四、ST 段★★

正常 ST 段多为一等电位线，可有轻度偏移，但任何导联 ST 段下移应 < 0.05mV。ST 段在 $V_1 \sim V_3$ 导联可有非弓背向上的抬高 $0.1 \sim 0.3$mV，其他导联均不应超过 0.1mV。

ST 水平型压低及下斜型压低对诊断心肌缺血有较大的临床意义。ST 段压低也可见于低血钾、洋地黄作用、预激综合征、心室肥大及室内传导阻滞等。ST 段弓背向上型的抬高并呈动态改变对急性心肌梗死诊断意义较大。

## 五、T 波★★

**1. 形态** 正常 T 波是一个不对称的宽大而光滑的波，前支较长，后支较短。

**2. 方向** 正常情况下，T 波的方向与 QRS 波群主波的方向一致。aVR 导联 T 波倒置，Ⅰ、Ⅱ、$V_4 \sim V_6$ 导联 T 波直立，其余导联 T 波可直立、双向、低平或倒置。但若 $V_1$ 导联 T 波直立，则 $V_2$、$V_3$ 导联 T 波就不应倒置。在幼儿，$V_4$ 导联 T 波仍可能倒置，但 $V_5$ 等左胸导联中，不论年龄，一概不应有倒置的 T 波。

**3. 振幅** 在以 R 波为主的导联中，T 波不应低于同导联 R 波的 1/10。胸导联的 T 波有时可高达 $1.2 \sim 1.5$mV（$V_2 \sim V_4$），但 $V_1$ 导联的 T 波一般不应 > 0.4mV。若胸导联上 T 波均直立，$V_5$ 导联的 T 波不应低于 $V_1$ 导联的 T 波。

**4. 临床意义**

（1）在以 R 波为主的导联中，T 波低平、双向或倒置，见于心肌缺血、心肌损害、低血钾、洋地黄作用、心室肥大、束支传导阻滞及预激综合征等。

（2）两支对称的深倒的 T 波，称为"冠状 T"，是心肌缺血的特征。

（3）T 波轻度增高无临床重要性，若显著增高，则见于急性心肌梗死早期（超急期）与高血钾等。

（4）心室去极化程序正常而 ST-T 异常者，称为原发性 ST-T 改变，多提示心肌损害；心室去极化程序异常而 ST-T 随之发生相应改变者，称为继发性 ST-T 改变，不一定有心肌的损害，如室性 QRS 波群、束支传导阻滞、心室预激等。

## 六、QT 间期★★

**1. 正常** 心率 60～100 次/分时，QT 间期的正常范围在 0.32～0.44 秒。

临床常用校正的 QT 间期（QTc 间期）。QT 间期延长的判断标准：女性 QTc 间期≥0.46 秒，男性 QTc 间期≥0.45 秒；QTc 间期缩短的判断标准：男性或女性均为≤0.39 秒。

**2. 临床意义**

（1）QT 间期延长：常见于心肌缺血、心肌损害、心室肥大、心室内传导阻滞、低血钙、低血钾及胺碘酮、奎尼丁等药物影响。QT 间期显著延长伴 T 波异常，可出现严重心律失常。

（2）QT 间期缩短：见于高血钙和洋地黄效应等。

## 七、U 波★★

**1. 正常** U 波是 T 波后 0.02～0.04 秒时出现的一个振幅很小的波。U 波方向与 T 波方向一致，电压低于同导联的 T 波。一般以胸导联（尤其 $V_3$）较清楚。

**2. 临床意义**

(1) U 波明显升高（大于 T 波的 1/2）：见于血钾过低，也可见于用奎尼丁、洋地黄、肾上腺素等药物之后。

(2) U 波倒置（$V_2 \sim V_5$）：见于急性心肌缺血、高血压等。

# 第四节　心房异常和心室肥大

## 一、心房异常★★★

### （一）右心房异常

**1. 心电图特征**

(1) P 波电压增高：肢体导联上电压 $\geq 0.25mV$，在 Ⅱ、Ⅲ、aVF 导联明显；在胸前导联 $V_1$、$V_2$ 上 P 波电压 $\geq 0.15mV$，如 P 波呈双向时，其振幅的算术和 $\geq 0.20mV$ 或 IPI $> 0.03mm \cdot s$。

(2) P 波形态高尖，在下壁导联尤为突出。

(3) P 波电轴右偏超过 75°。

(4) 在 QRS 波群低电压的情况下，P 波高尖且振幅超过同导联 R 波的 1/2 即可诊断。

**2. 临床意义**　常见于肺源性心脏病、肺动脉狭窄，也可见于法洛四联症、房间隔缺损等先天性心脏病，或三尖瓣病变。

### （二）左心房异常

**1. 心电图特征**

(1) P 波增宽，时限 $\geq 0.12$ 秒，呈前低后高双峰型，峰间距≥0.04秒，以Ⅰ、Ⅱ、aVL、$V_4$～$V_6$导联明显。

（2）$V_1$导联上Ptf$_{V_1}$≤-0.04mm·s，即P波终末部的负向波变深、变宽。

（3）P波电轴左偏，在-30°～-45°。

**2. 临床意义** 左心房扩大是常见的左心房异常的原因。P波异常如出现在左心疾患的患者则往往提示左房负荷增加，左室舒张末压增加和左心功能不全。

### （三）双侧心房异常

双侧心房异常时，各自增大的去极化向量均可表现出来，不会互相抵消。因此，P波不仅增宽呈双峰型，而且电压增高。

**1. 心电图特征**

（1）Ⅱ、Ⅲ、aVF导联P波增宽，时限≥0.12秒，电压≥0.25mV，双峰间距≥0.04秒。

（2）$V_1$导联P波呈双向，前部向上高尖，后部向下宽钝，IPI、Ptf$_{V_1}$超过正常范围。

**2. 临床意义** 双侧心房异常见于严重器质性心脏病、风心病联合瓣膜病变、左至右分流的先天性心脏病和扩张型心肌病等。

## 二、心室肥大★★★

### （一）左心室肥大

#### 1. 心电图特征

（1）QRS波群电压增高：①胸导联：R$_{V_5}$ > 2.5mV，S$_{V_1}$或S$_{V_2}$ > 2.9mV，R$_{V5}$ + S$_{V1}$ > 3.5mV（女）或4.0mV（男）。②肢体导联：R$_I$ > 1.5mV，R$_Ⅱ$ > 2.5mV，R$_{aVL}$≥1.2mV，

$R_{aVF} > 2.0mV$，③Cornell 电压标准：$R_{aVL} + Sv_3 > 2.0mV$（女）或 $2.8mV$（男）。

（2）额面 QRS 电轴左偏，一般不超过 $-30°$。

（3）QRS 波群时限延长，一般不超过 0.11 秒，$V_5$ 或 $V_6$ 导联 R 峰时间延长 $\geq 0.05$ 秒。

（4）ST-T 异常：在 R 波为主的导联（如 $V_5$ 或 $V_6$），ST 段下斜型压低 $\geq 0.05mV$，T 波低平、双向或倒置，而以 S 波为主的导联（如 $V_1$）T 波反而直立。

（5）QT 间期延长，或伴左心房异常 P 波。

**2. 临床意义** 常见于高血压性心脏病、二尖瓣关闭不全、主动脉瓣狭窄或关闭不全、心肌病、冠心病等。

## （二）右心室肥大

**1. 心电图特征**

（1）心电轴右偏 $\geq +90°$，重症可 $> 110°$。

（2）QRS 波群电压增高：$R_{V1}$ 或 $R_{V3R} > 1.0mV$，$R_{aVR} > 0.5mV$，$R_{V1} + S_{V5} > 1.05mV$（重症 $> 1.2mV$）。

（3）QRS 波群形态改变：$V_1$ 导联 R 波振幅增大，R/S $\geq$ 1，呈 R 型或 Rs 型，重度右室肥大可使 $V_1$ 导联呈 qR 型（除外心肌梗死），$V_5$ 导联 R/S $<$ 1 或 S 波加深。aVR 导联以 R 波为主，R/q 或 R/S $>$ 1，$V_1$ 或 $V_{3R}$ 导联呈 RS、rSR′、R 或 qR 型。

（4）继发性 ST-T 改变：$V_1$、$V_2$ 或 $V_{3R}$ 导联 ST 段压低 $> 0.05mV$，T 波低平、双向或倒置。

（5）$V_1$ 导联的 R 峰时间 $> 0.035$ 秒，但 QRS 波群时间并不延长。

2. **临床意义** 常见于慢性阻塞性肺疾病、二尖瓣狭窄、肺动脉狭窄、动脉导管未闭、房间隔缺损、室间隔缺损等。

### (三) 双侧心室肥大

#### 1. 心电图特征

(1) 大致正常心电图：两侧心室的电压同时增高，互相抵消所致。

(2) 单侧心室肥大心电图：以左心室肥大图形出现的机会多。

(3) 双侧心室肥大心电图：心电图同时显示左、右心室肥大的心电图证据。在诊断左室肥大基础上具备以下条件之一：①$V_5$或$V_6$导联 R/S < 1；②QRS心电轴右偏；③几个导联出现高振幅的 RS 图形；④合并右心房异常。或在诊断右室肥大的基础上，$V_2 \sim V_4$导联出现高 R 波及深 S 波，且 R+S > 6.0mV，提示左心室肥大存在。

2. **临床意义** 二尖瓣狭窄合并关闭不全、二尖瓣合并主动脉瓣病变、扩张型心肌病、先天性心脏病如室间隔缺损、动脉导管未闭等。

# 第五节 心肌缺血与心肌梗死

心肌的血供来源于冠状动脉。冠状动脉粥样硬化导致的冠状动脉管腔狭窄或阻塞，或（和）冠状动脉痉挛是造成心肌缺血和心肌梗死的主要原因。心电图是临床诊断心肌缺血和梗死常用检查方法。

# 一、心肌缺血及坏死的基本图形★★★

如果冠状动脉发生闭塞，随着时间的推移会在心电图上先后出现缺血、损伤、坏死3种类型的基本图形。这些图形出现在面对梗死区的导联上，主要表现为心肌除极和复极的异常。

## （一）缺血型T波改变

缺血出现在心内膜下时，面对缺血区的导联出现双支对称的"高耸T波"。缺血发生在心外膜下（或透壁性），面对缺血区的导联出现"T波倒置"。倒置T波尖深，双支对称，称"冠状T波"。

## （二）损伤型ST段移位

随着心肌缺血时间延长、程度加重，将进一步发生心肌损伤。损伤型ST段移位可表现为ST段抬高或ST段压低两种类型。心内膜下心肌损伤时，ST段呈下斜型或水平型下降；心外膜下心肌损伤时（包括透壁性心肌缺血），ST段呈损伤型抬高。

心肌缺血和梗死导致的ST段抬高或压低通常出现在两个或两个以上相邻的导联上。ST段压低在任何导联不应超过0.05mV。心肌缺血发作时，原有ST段压低者，在原有基础上再压低≥0.10mV。原有ST段抬高者，ST段可暂时回到基线，或压低≥0.10mV。ST水平型压低及下斜型压低对诊断心肌缺血有较大的临床意义。ST段抬高的标准目前说法不一，一般认为相邻导联新发ST段J点抬高在$V_2$、$V_3$导联男性≥0.2mV，女性≥0.15mV，和/或其他导联≥0.1mV为异常。ST段弓背向上的抬高并随时间推移出现动态变化对急性心肌梗死诊断有重要意义。

## （三）坏死型 Q 波

主要表现为面向坏死区的导联出现病理性 Q 波（时间≥0.03 秒，振幅≥1/4R）或 QS 型，往往同时伴有 R 波振幅降低，甚至 R 波消失而呈 QS 型。出现 Q 波的导联反映了心肌梗死的部位。一般来说，Q 波的宽度和深度代表了心肌坏死的范围和深度。

# 二、心肌梗死★★★

急性心肌梗死根据 ST 段是否抬高分为 ST 段抬高型心肌梗死和非 ST 段抬高型心肌梗死。ST 段抬高型心肌梗死指 2 个或 2 个以上相邻导联出现 ST 段抬高；非 ST 段抬高型心肌梗死指心电图上只有 ST 段压低和（或）T 波倒置或无 ST-T 异常。

## （一）ST 段抬高型心肌梗死

1. ST 段抬高型心肌梗死的图形特点　发生心肌梗死后，随着时间推移在心电图上可先后出现缺血型 T 波改变、损伤型 ST 段移位和坏死型 Q 波改变 3 种类型的图形而呈现心肌梗死特征性的改变。此 3 种类型的心电图改变常综合反映在面对梗死室壁的导联上，而在背离梗死区的导联上，则表现为大致相反的图形，一般称为"对应性改变"。

2. ST 段抬高型心肌梗死的演变规律　典型的 ST 段抬高型心肌梗死有其特有的演变规律，分为进展期、急性期、愈合期和陈旧期四个时期。

（1）进展期：见于急性心肌梗死发生后数分钟或数小时内。心电图可见：①T 波高耸。②ST 段斜行上升。③尚未出现坏死性 Q 波。④有时可见急性损伤性阻滞：R 峰时间 ≥ 0.045 秒，R 波升支可有切迹。

（2）急性期：此期开始于梗死后数小时或数日，可持续 6 小时～7 天。心电图可见：①病理性 Q 波或 QS 波。②ST 段逐渐升高呈弓背型，并可与 T 波融合成单向曲线，继而 ST 段向等电位线逐渐下降。③T 波由直立逐渐演变为对称性倒置。

（3）愈合期：发生于梗死后 7～28 天，主要是坏死（Q 波）及缺血（T 波）图形。心电图特点为：①抬高的 ST 段基本恢复至基线。②T 波的动态变化。③坏死型 Q 波持续存在。

（4）陈旧期：梗死发生后数月或数年，主要是坏死的图形。心电图表现为：①恒定的 Q 波或 QS 波。②ST 段与 T 波恢复正常或 T 波倒置（或低平）不再变化。

由于近年来临床溶栓及冠脉介入手术的开展，闭塞的冠状动脉及时再通，大大缩短了各期的进程，并可使其心电图表现不再呈现上述典型演变过程。

**3. 心肌梗死的定位诊断** 冠状动脉对心肌的血液供应呈区域性分布，某一冠状动脉闭塞引起其所供应的某部分心肌发生坏死，故其心电图改变呈节段性。

前间隔——$V_1$、$V_2$、（$V_3$）

前壁——（$V_2$）、$V_3$、$V_4$、（$V_5$）

广泛前壁——$V_1$、$V_2$、$V_3$、$V_4$、$V_5$、$V_6$

侧壁——Ⅰ、aVL、$V_5$、$V_6$

正后壁——$V_7$、$V_8$、$V_9$

下壁——Ⅱ、Ⅲ、aVF

右室——（$V_1$）、$V_{3R}$、$V_{4R}$、$V_{5R}$

右心室梗死往往合并左室下、后壁梗死。对急性下壁或下后壁心肌梗死的患者应常规加做 $V_{3R}$ ~ $V_{6R}$ 导联检查，其中任一导联 ST 段抬高超过 0.1mV 均提示右心室梗死，尤以 $V_{4R}$ 导联更有价值。如果 $V_1$ 导联 ST 段抬高而 $V_2$ 导联 ST 段不抬高或压低，也提示右心室梗死。

### （二）非 ST 段抬高型心肌梗死

患者可有长时间的胸痛，伴有心肌酶及 TNI 阳性，而心电图上无明显 ST 段抬高或虽有抬高而未达标准。心电图通常表现为只有 ST 段压低和（或）T 波倒置或无 ST-T 异常。

## 三、冠状动脉供血不足★★★

心肌缺血在临床上可表现为急性和慢性冠状动脉供血不足。急性冠状动脉供血不足多表现为心绞痛和一过性心电图 ST-T 缺血性改变；慢性冠状动脉供血不足的患者常常无特殊的临床症状，心电图上有相对稳定且持续时间较长的 ST-T 改变。

### （一）心绞痛

1. **稳定型心绞痛** 伴随心绞痛的症状，心电图可出现：面对缺血区的导联上出现 ST 段下移，可呈水平型或下斜型压低≥0.1mV，或在原有的基础上进一步下移达 0.1mV 以上。发作为一过性（持续时间常在 1 分钟以上，多在 3 ~ 5 分钟，一般不超过 20 分钟），随着缺血缓解心电图恢复正常或缺血发作前状态。

2. **变异型心绞痛** 心电图表现为：①ST 段抬高的同时往往伴有对应导联 ST 段压低的改变，ST 段抬高有时呈单向曲线，但发作后可恢复正常；②T 波增高。

## （二）慢性冠状动脉供血不足

慢性冠状动脉供血不足患者的心电图约有2/3呈现ST-T异常改变：ST呈缺血型（水平型或下垂型）压低≥0.05mV，或近似缺血型压低 > 0.075mV，以缺血型压低较有诊断意义。T波主要表现为低平（在以R波为主的导联上，T波振幅小于1/10同导联R波振幅）、双向（尤其是先负后正）或倒置而呈现"冠状T波"。

# 第六节　心律失常

### 正常窦性心律★★★

正常窦性心律的心电图特征：①激动起源于窦房结，P波在Ⅰ、Ⅱ、aVF、$V_3$ ~ $V_6$导联直立，aVR导联倒置。②窦性P波规律发生，PP间期基本匀齐，静息状态下频率为60 ~ 100次/分。③P波与QRS波群顺序发生，PR间期0.12 ~ 0.20秒。④QRS时限0.06 ~ 0.10秒。

### 心律失常的概述★★★

心脏激动的起源部位、频率、节律，激动传导的顺序、路径、速度、方向，其中任意一项发生异常，都称为心律失常。按心律失常的发生原理，可分为激动起源异常和传导异常两大类。

```
                   窦性心律失常（过速、过缓、不齐、停搏）
        激动起    ┌        被动性：逸搏与逸搏心律（房性、交界
        源异常    │                性、室性）
                 └ 异位心律┌      过早搏动（房性、交界性、室
                          │              性）
                          │主动性┌ 阵发性与非阵发性心动过速
心律                      └      │      （房性、交界性、室性）
失常                             └ 扑动与颤动（心房、心室）

             ┌ 生理性传导障碍：干扰与房室分离
             │                ┌ 窦房阻滞
             │                │ 房内阻滞
        激动传 │ 病理性传导障碍 │ 房室阻滞（一度、二度、三度）
        导异常 │                │ 室内阻滞（左、右束支及左束
             │                └      支分支）
             │ 意外传导：超常传导、空隙现象、维登斯基现象
             └ 捷径传导：预激综合征
```

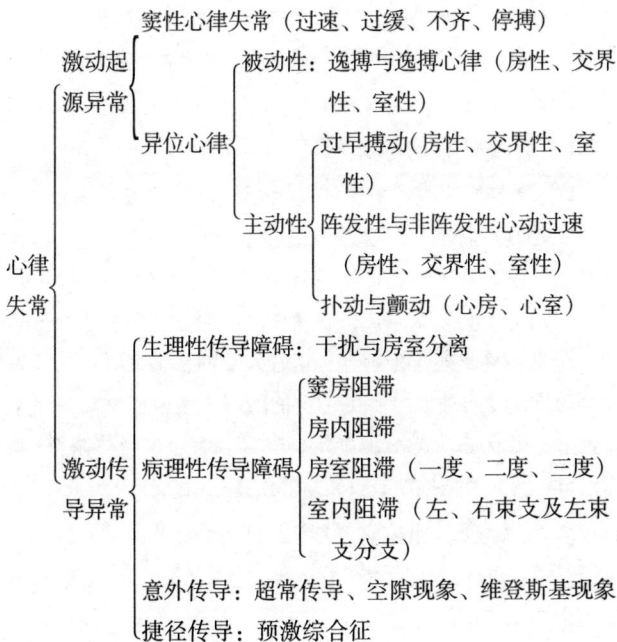

# 一、窦性心律失常

## （一）窦性心动过速★★★

成人窦性心律的频率 > 100 次/分时，称为窦性心动过速。

1. **心电图特征** ①窦性 P 波在 I、II、aVF、$V_4 \sim V_6$ 导联直立，aVR 导联倒置。②窦性 P 波规律发生，P 波频率多在 100 ~ 160 次/分（PP 或 RR 间期 < 0.60 秒）。③有时可伴有继发性 ST-T 改变。

2. **临床意义** ①生理性：正常人在运动、精神紧张、饮

茶、饮酒时；②病理性：常见于发热、甲状腺功能亢进症、贫血、失血、心力衰竭等；③药物性：阿托品、肾上腺素等药物作用。

### （二）窦性心动过缓★★★

成人窦性心律的频率 < 60 次/分时，称为窦性心动过缓。

1. **心电图特征** ①窦性 P 波在Ⅰ、Ⅱ、aVF、$V_4$ ~ $V_6$ 导联直立，aVR 导联倒置。②窦性 P 波规律发生，频率在 60 次/分以下（PP 或 RR 间期 > 1 秒），通常不低于 40 次/分。

2. **临床意义** ①生理性：正常人安静及睡眠时、老年人及运动员；②病理性：窦房结功能障碍、颅内压增高、阻塞性黄疸、甲状腺功能减退症等；③药物性：β 受体阻滞剂、洋地黄、钙通道拮抗剂、胺碘酮等药物作用。

### （三）窦性心律不齐★★★

窦性心律的起源未变，但节律显著不匀齐，称为窦性心律不齐。

1. **心电图特征** ①窦性 P 波在Ⅰ、Ⅱ、aVF、$V_4$ ~ $V_6$ 导联直立，aVR 导联倒置。②在一次心电图记录中，最长的 PP 间距与最短的 PP 间距之差 > 0.12 秒。

2. **临床意义** 如果窦性心律在吸气时频率加快，呼气时减慢，屏气时心律不齐消失，称为呼吸性窦性心律不齐，属于生理现象，常见于青少年及自主神经功能不稳定者。如果屏气后窦性心律不齐仍然存在，称为非呼吸性窦性心律不齐，多见于器质性心脏病患者。

### （四）窦性停搏★★★

窦房结在一段时间内暂时停止发放冲动，导致心房和心室活动相应停止的现象，称为窦性停搏，亦称窦性静止。

**1. 心电图特征** ①在 PP 间距规则的心电图记录中，突然出现一个或多个显著延长的 PP 间距。②长 PP 间距与基本的窦性 PP 间距之间无整倍数关系。③较长时间的窦性停搏后可出现窦性心律，也可出现房室交界性逸搏或室性逸搏。长时间的窦性停搏若无逸搏出现，则可致长时间心脏停顿，患者可出现头晕、昏厥甚至阿-斯综合征发作。

**2. 临床意义** 窦性停搏可由迷走神经张力过高、洋地黄与胺碘酮等药物作用、高血钾、心肌炎、心肌病、冠心病等引起，是病态窦房结综合征的主要表现之一。

### （五）窦房阻滞★★★

因各种原因导致的窦房结周围组织不应期延长，使窦房结发出的激动传出到达心房的时间延长或不能传出，导致心房、心室停搏，称为窦房阻滞。体表心电图只能对二度窦房阻滞做出诊断。二度窦房阻滞分为两型。

**1. 二度Ⅰ型窦房阻滞（文氏型阻滞）** 表现为窦房结的激动向心房传导的时间逐渐延长，最后传导中断。PP 间期出现特征性的逐渐缩短，最后突然延长，该长 PP 间期短于基本 PP 间期的两倍。但是，二度Ⅰ型窦房阻滞在普通心电图上和窦性心律不齐相鉴别非常困难，检查时需患者屏住呼吸以排除呼吸对心律的影响。

**2. 二度Ⅱ型窦房阻滞** 心电图表现为长 PP 间期为基本 PP 间期的整倍数。窦房阻滞后亦可出现逸搏。

### （六）病态窦房结综合征★

窦房结及其周围组织病变导致其功能减退，产生多种心律失常，并引起头晕、黑矇、晕厥等临床表现，称为病态窦房结综合征。主要的表现有：

（1）持续而显著的窦性心动过缓：心率 < 50 次/分，且不易用阿托品等药物纠正。常伴有窦性停搏或窦房阻滞。

（2）心动过缓-心动过速综合征：在显著窦性心动过缓基础上，常出现室上性快速心律失常（房速、房扑、房颤等）。由于房性快速性心律失常均发生在缓慢性心律失常的基础上，又称为"慢快综合征"。

（3）双结病变：若病变同时累及房室交界区，可出现窦房结阻滞与房室结阻滞并存，或发生窦性停搏时长时间不出现交界性逸搏，称为双结病变。

## 二、过早搏动★★★

过早搏动是指起源于窦房结以外的异位起搏点提前发出的激动所引起的一次（或两次）心脏搏动，又称期前收缩，是临床最常见的心律失常。根据异位搏动发生的部位，可分为房性、交界性及室性过早搏动。

### （一）室性过早搏动

起源于束支分叉以下的异位起搏点所引起的过早搏动，称为室性过早搏动。

心电图特征：①提前出现的、宽大畸形的 QRS 波群，时限通常≥0.12 秒，其前无相关 P 或 P'波。②T 波方向与 QRS 波群的主波方向相反。③有完全性代偿间歇，即过早搏动前后的两个窦性 P 波间距等于正常 PP 间距的两倍。

### （二）房性过早搏动

起源于除窦房结外的心房任何部位的过早搏动，称为房性过早搏动。

心电图特征：①提前出现的异位 P′波，其形态与窦性 P 波不同。②房性过早搏动可呈现三种房室传导方式：正常下传，表现为房性 P′波后随室上性 QRS 波群；房性期前收缩未下传，房性 P′波后没有 QRS 波群；伴心室内差异传导，QRS 形态异常增宽而呈现束支阻滞图形。③代偿间歇多不完全，即过早搏动前后两个窦性 P 波的间距小于正常 PP 间距的两倍。

在同一导联中，如果房性过早搏动的 P′波形态不一，联律间期不等，则称为多源性房性过早搏动，往往是心房颤动的先兆。

## （三）交界性过早搏动

起源于房室交界区（房室结与希氏束）的过早搏动，称为交界性过早搏动。

心电图特征：①提早出现的室上性 QRS 波群。②提早出现的 QRS 波群之前或之后可有逆行 P 波（P′），也可见不到 P′波。激动先上传至心房，则 P′在 QRS 波群之前，P′R 间期 < 0.12 秒；激动先下传至心室，则 P′在 QRS 波群之后，RP′间期 < 0.20 秒；激动同时传至心房与心室，则 P′可被 QRS 波群掩盖。③大多为完全性代偿间歇。

## （四）过早搏动的临床意义

1. **功能性** 可见于正常人、自主神经功能失调、精神紧张、疲劳、吸烟、饮酒、喝咖啡等。

2. **器质性心脏病** 如风心病、冠心病、肺心病、心肌病、二尖瓣脱垂等患者。

3. **药物性** 应用洋地黄、奎尼丁、三环抗抑郁药等。

4. **其他** 甲状腺功能亢进症、电解质紊乱（如低血钾）、缺氧、麻醉、手术、心脏的直接机械刺激（如心导管检查、心脏手术等）。偶发期前收缩或发生多年而无其他临床表现者，大多无重要意义。影响其预后重要的因素在于患者有无器质性心脏病基础及其类型。

### 三、异位性心动过速★★★

异位节律兴奋点兴奋性增高或折返激动引起的快速异位心律，也有小部分心动过速和触发活动有关。

#### （一）室上性心动过速

希氏束及希氏束以上组织参与，所形成的快速规则的心动过速，此处特指房性心动过速与交界性心动过速。

1. **心电图特征** ①心动过速发作时 QRS 波频率大多数为 150～250 次/分。②节律一般绝对规则。③QRS 波群形态基本正常（伴心室内差异性传导或原有束支阻滞时 QRS 波群增宽）。④ST-T 可无变化，或呈继发性 ST 段下移和 T 波倒置。

2. **临床意义** 房室结双径路引发的房室结折返性心动过速（AVNRT）及旁路引发的房室折返性心动过速（AVRT）约占室上性心动过速的 90%。常见于心脏无器质性病变的患者，多由于情绪波动、精神紧张、过度疲劳、吸烟饮酒过度等而诱发。自律性增高引起的心动过速则多见于器质性心脏病患者，如风湿性心脏病、冠心病、慢性肺源性心脏病、甲状腺功能亢进症等，亦常见于急性感染、缺氧、低血钾和洋地黄中毒。

## （二）室性心动过速

3 个或 3 个以上室性早搏连续出现，频率大于 100 次/分，即为室性心动过速。室速持续时间 < 30 秒且自发终止者，称为非持续性室速；室速持续时间 > 30 秒，或虽未到 30 秒但已导致严重血液动力学障碍者，称为持续性室速。

**1. 心电图特征** ①相当于一系列连续的室性过早搏动（连续 3 次或 3 次以上），频率多在 100 ~ 250 次/分，RR 大致相等，节律可略有不齐。②QRS 波群畸形、增宽，时间 ≥ 0.12 秒，T 波方向与 QRS 主波方向相反。③有时可见房室分离。④偶可发生心室夺获或室性融合波。出现心室夺获或室性融合波，是判断室性心动过速可靠的依据。

**2. 临床意义** 室性心动过速绝大多数发生于器质性心脏病患者，最常见于冠心病，也可见于其他心脏病、代谢障碍、药物毒性及先天性 QT 间期延长综合征等，偶可见于无心脏病者。有基础器质性心脏病、室速频率快（超过 160 ~ 200 次/分）、多形性室速、持续性室速、QT 间期延长者，常伴有严重的血液动力学障碍，预后亦较差。

尖端扭转型室速是一种特殊类型的多形性室速，其 QRS 波群围绕基线上下扭转，伴有 QT 间期延长。临床上常表现为反复发作阿-斯综合征。其治疗与一般室性心动过速不同，故应予以重视。

## 四、扑动与颤动★★★

扑动与颤动是发生于心房或心室的较异位性心动过速频率更为快速的主动性异位心律。扑动波快而规则，颤动波更快且不规则。

## （一）心房扑动

**1. 心电图特征** ①P波消失，代之以间距匀齐、波形一致、连续呈锯齿状的心房扑动波（F波）。F波间无等电位线，频率约250~350次/分，在Ⅱ、Ⅲ、aVF导联上明显。②心室节律可规则也可不规则。房室传导的比例固定时，心室律规则。房室传导比例不固定时，心室律不规则。③QRS波群形态和时限一般正常，也可因室内差异性传导而增宽。

**2. 临床意义** 心房扑动绝大多数见于心脏有显著病变者，如风湿性心脏病、冠心病、高血压心脏病、甲状腺功能亢进症等，也常见于房颤用奎尼丁、胺碘酮或普鲁卡因胺治疗过程中。

## （二）心房颤动

简称房颤，是临床上常见的心律失常，可以是阵发性或持续性。

**1. 心电图特征** ①P波消失，代之以一系列大小不等、间距不均、形态各异的心房颤动波（f波）。其频率为350~600次/分，通常在$V_1$导联最清楚，其次为Ⅱ、Ⅲ、aVF导联。②RR间距绝对不匀齐，即心室律完全不规则。③QRS形态正常或因室内差异传导而增宽畸形。

**2. 临床意义** 心房颤动绝大多数见于器质性心脏病变，以风湿性心瓣膜病二尖瓣狭窄占首位，也可见于高血压性心脏病、冠心病、甲状腺功能亢进症、慢性缩窄性心包炎、洋地黄中毒等。少数病例无器质性心脏病的证据，临床称为孤立性心房颤动。心房颤动的危害在于：①心室搏动极不匀齐而引起心悸、乏力等症状；②心房失去协调一致的收缩，使左室舒张末期容量及心输出量明显减少，可诱发或加重心力衰竭；③长期的心房颤动还可导致心房内附壁血栓形成，血栓脱落往往造成动脉栓塞尤其是脑栓塞。

### （三）心室扑动与心室颤动

心室扑动常为一过性，如未能及时恢复正常，便会迅速转为心室颤动。

#### 1. 心电图特征

（1）心室扑动：QRS-T波群消失，代之以连续、快速而相对规则的大振幅的波形，不能将QRS波与ST段及T波区分，形态类似正弦波。频率为150~250次/分。

（2）心室颤动：QRS-T波群完全消失，代之以形状不一、大小不等、极不规则的低小波，频率为250~500次/分。最初的颤动波常较粗大，以后逐渐变小，如抢救无效最终将变为等电位线，提示心脏电活动停止。

#### 2. 临床意义
心室扑动发生时，心室肌可能有快而微弱的收缩，但心脏实际已基本失去泵血功能；心室颤动时则心室肌发生更快而不协调的乱颤，致心脏泵血功能完全丧失，患者迅即出现意识丧失、心音及大动脉搏动消失、血压测不到、全身抽搐、呼吸停止，抢救不及时则迅速死亡。常见于冠心病尤其是急性冠脉综合征，以及其他器质性心脏病，也可见于触电、药物中毒、严重酸碱平衡失调和电解质紊乱等。

## 五、房室传导阻滞★★★

心脏任何部位的心肌不应期延长所引起的激动传导延缓

或阻断，统称为心脏阻滞。根据其发生部位的不同，分为窦房阻滞、房内阻滞、房室阻滞和室内阻滞；按阻滞程度可分为一度（传导延缓）、二度（部分激动传导发生中断）和三度（传导完全中断）。

房室阻滞常见的阻滞部位是房室结和希氏束（常统称为房室交界区）。

### （一）一度房室传导阻滞

由于房室传导组织某个部位的相对不应期延长，引起房室间的传导延缓，但每次心房激动仍能传入心室。

心电图特征：①窦性 P 波规则出现，每个窦性 P 波后都有 QRS 波。②PR 间期延长：PR 间期≥0.21 秒（老年人＞0.22 秒）。

### （二）二度房室传导阻滞

**1. 二度Ⅰ型房室传导阻滞** 又称莫氏（Mobitz）Ⅰ型或文氏型传导阻滞。

心电图特征：①窦性 P 波规则出现。②PR 间期呈进行性延长（但 PR 间期的增量逐渐减少），直至出现一次心室漏搏，其后 PR 间期又恢复为最短，再逐渐延长，直至再次出现心室漏搏。此现象周而复始形成文氏周期。③RR 间期逐渐缩短，突然长间歇。④心室漏搏所致的最长 RR 间期，短于任何两个最短的 RR 间期之和。

**2. 二度Ⅱ型房室传导阻滞** 又称莫氏Ⅱ型房室传导阻滞。

心电图特征：①窦性 P 波规则出现。②PR 间期恒定（正常范围或延长）。③QRS 波群呈周期性或不定期成比例地脱漏。

固定的 2:1 房室传导阻滞是二度房室传导阻滞的一个特殊类型，无法根据 PR 间期的变化来区分 I 型或 II 型。房室传导比例呈 3:1 或 3:1 以上（连续 2 个或 2 个以上 P 波后面无 QRS 波群）者，又称为高度房室传导阻滞。

### （三）三度房室传导阻滞

房室传导组织的绝对不应期极度延长，以致所有室上性激动都落在此绝对不应期内而不能下传心室，称为三度房室阻滞，又称完全性房室阻滞。

心电图特征：①房室分离：P 波与 QRS 波群各自独立，互不相关，呈现完全性房室分离。②逸搏心律：QRS 波群的形态和时间主要取决于逸博部位。如阻滞部位以下的潜在起搏点位于希氏束附近，则心室率一般为 40 ~ 60 次/分，QRS 波群正常，称为交界性逸搏；如位于传导系统的远端，则心室率一般为 20 ~ 40 次/分，QRS 波群宽大畸形，此系室性逸搏。

### （四）房室传导阻滞的临床意义

一度和二度 I 型房室传导阻滞偶见于正常人迷走神经张力过高或无明显心脏病的老年人，较多见于风湿性心脏炎、病毒性心肌炎、急性感染、房间隔缺损、缺氧、高血钾及洋地黄、奎尼丁、β 受体阻滞剂等药物作用，较少引起临床症状，预后较好。二度 II 型及以上者则多为器质性损害，常见于冠心病、心肌病，也可以是先天性或原发性传导系统退行性改变，病变多在希氏束远端及其以下，预后较差。临床常有明显症状，如头晕、心悸，甚至出现阿-斯综合征发作。房室传导阻滞可以是暂时性的，也可以是永久性的。

# 六、室内传导阻滞★★★

室内传导阻滞是指室上性激动下传心室，在心室内的传导出现异常，引起 QRS 波群形态和（或）时限异常，包括右束支、左束支及左束支分支阻滞。

## （一）右束支传导阻滞

### 1. 心电图特征

（1）完全性右束支传导阻滞：①$V_1$ 导联呈 rsR′型或粗钝宽大的 R 型，或 R 波升支有切迹，$V_5$、$V_6$ 导联呈 qRs 型或 Rs 型，S 波宽钝。Ⅰ及 aVL 导联有宽钝的 S 波，aVR 导联呈 QR 型或 qR 型。②QRS 时间 ≥0.12 秒，多在 0.12～0.14 秒，$VAT_{V1}$ ≥0.05 秒。③$V_1$、$V_2$ 导联 ST-T 继发性改变。

（2）不完全性右束支传导阻滞：有以上相似图形，但 QRS 波群时间 <0.12 秒者。

### 2. 临床意义　右束支传导阻滞可见于正常人，但更常见于器质性心脏病患者：①儿童发生的右束支传导阻滞，常见于结构性心脏病；②急性冠状动脉综合征并发右束支传导阻滞，提示心肌损伤或坏死面积大，预后差；③发生右束支传导阻滞以后，原发性 ST-T 改变部分或完全被掩盖；④右束支与左束支传导阻滞并存，可导致阻滞型心室停搏；⑤各种大手术后突然发生的右束支传导阻滞，应高度警惕急性肺栓塞；⑥应用抗心律失常药物以后发生的右束支传导阻滞，提示药物毒性反应。

## （二）左束支传导阻滞★★★

### 1. 心电图特征

（1）完全性左束支传导阻滞：①$V_1$、$V_2$ 导联呈 rS 或呈宽而深的 QS 型，Ⅰ、$V_5$、$V_6$ 导联呈平顶、宽钝、切迹的 R 波。②QRS 波群时间≥0.12 秒，$VAT_{V5}$≥0.06 秒。③继发性 ST-T 改变，$V_5$、$V_6$ 导联 ST-T 方向与 QRS 波群主波方向相反。

（2）不完全性左束支传导阻滞：出现上述相似图形，但 QRS 波群时间 < 0.12 秒。

**2. 临床意义** 左束支传导阻滞的发生远较右束支传导阻滞为少。常见于冠心病、高血压性心脏病、主动脉瓣病变等所致的左心室病变，亦可见于各种心肌炎和心肌病等，仅极少数不能从病理上找出原因。

## （三）左束支分支传导阻滞 ★★★

### 1. 左前分支传导阻滞

（1）心电图特征：①QRS 平均电轴显著左偏，达-45°~-90°。②QRS 波群形态改变：Ⅰ、aVL 导联呈 qR 型，且 q≤0.02 秒；Ⅱ、Ⅲ、aVF 导联呈 rS 型，$R_{aVL} > R_I$，$S_Ⅲ > S_Ⅱ$。③QRS 波群时间≤0.11 秒，无明显增宽。

（2）临床意义：左前分支传导阻滞的常见原因有冠心病、高血压、先心病、心肌病等，少数人也可以无器质性心脏病。

### 2. 左后分支传导阻滞

（1）心电图特征：①QRS 平均电轴显著右偏，90°~120°，除外肺气肿、慢性肺源性心脏病、右心室肥大、高侧壁心肌梗死及垂位心脏等可引起电轴右偏的情况。②QRS 波群形态改变：Ⅰ、aVL 导联呈 rS 型，Ⅱ、Ⅲ、aVF 导联呈 qR 型，q≤0.02 秒，$R_Ⅲ > R_Ⅱ$，$S_{aVL} > S_I$。③QRS 波群时间轻度延长，但一般≤0.11 秒。

（2）临床意义：左后分支传导阻滞虽少见，然而一旦发生往往提示有较弥漫的心肌损害，常与右束支传导阻滞同时发生，并容易发展为完全性房室传导阻滞。引起左后分支传导阻滞的常见疾病有冠心病尤其是心肌梗死、高血压病等，其意义几乎与左束支传导阻滞相同。

## 七、逸搏与逸搏心律★★★

当高位起搏点激动停止或延缓发放冲动或者冲动传导受阻时，作为一种保护性措施，低位起搏点会代之发出一个或一串冲动。如果低位起搏点仅发生 1～2 个激动，称为逸搏，连续 3 个或 3 个以上逸搏形成的节律，称为逸搏心律。

### （一）交界性逸搏心律

是最常见的逸搏心律，见于病态窦房结综合征以及三度房室传导阻滞等情况。其 QRS 波群呈交界性搏动特征，频率一般为 40～60 次/分，慢而规则。

### （二）室性逸搏心律

室性逸搏心律多见于双结（窦房结及房室结）病变或发生于束支水平的三度房室传导阻滞。其 QRS 波群呈宽大畸形，频率一般为 20～40 次/分，慢而规则，亦可以不十分规则。

## 八、心室预激★★

预激是指激动经正常房室传导系统以外的先天性房室附加通道（简称旁路）下传的一种异常房室间传导现象。

### （一）心电图特征

1. WPW 综合征　①PR 间期缩短，＜0.12 秒。有时窦性

P 波常与预激波融合, 以致 PR 段消失。②QRS 增宽, > 0.12 秒。QRS 起始部粗钝, 有预激波 (δ 波, delta 波), 终末部分正常; QRS 波宽度及 δ 波的大小与预激成分的多少有关, 少数 QRS 波的宽度可 < 0.12 秒。③PJ 间期正常, <0.27 秒。④常有继发性 ST-T 改变。

2. LGL 综合征　①PR 间期<0.12 秒。②QRS 波群正常, 无预激波。

3. Mahaim 型预激　①PR 间期≥0.12 秒。②QRS 综合波起始波有 δ 波, 但 δ 小。③QRS 时间≥0.12 秒, 但增宽轻微。Mahaim 型预激可以引发宽 QRS 波心动过速, 并呈左束支图形。

### (二) 临床意义

预激系先天性疾病, 本身不引起症状。但由于旁路的存在, 冲动易在旁路和正常下传通路间形成折返而产生心动过速。这种以异常房室传导途径为病理基础, 以异常心电生理表现和 (或) 并发多种快速性心律失常为特征的临床综合征称为预激综合征。具有预激心电图表现者, 心动过速的发生率为 1.8%, 其中约 80% 的心动过速发作为房室折返性心动过速, 15% ~30% 为心房颤动, 5% 为心房扑动。如果预激合并心房颤动则可引起极快的心室率, 甚至引发室颤而危及生命。

# 第七节　电解质紊乱及药物所致心电图改变

## 一、电解质紊乱★

电解质紊乱是指血清电解质浓度的变化超出正常范围。

这种变化会影响心肌的除极、复极及电激动的传导。

## (一) 低血钾

血钾浓度 < 3.5mmol/L 时，称为低血钾。心电图表现为：

(1) ST 段压低，T 波低平或倒置。

(2) U 波增高，以 $V_2$、$V_3$ 导联最显著，可 > 0.1mV。有时 U > T，或重叠于 T 波顶峰以后，像 T 波有切迹呈骆驼背状（双峰），或 T、U 波融合。

(3) T 与 U 波重叠难分时，则 QT 间期实为 QU 间期而显得延长。

(4) 严重低血钾可出现各种心律失常，常见频发、多源室性期前收缩，严重时可发生尖端扭转型室速。

## (二) 高血钾

血钾 > 5.5mmol/L 时，称为高血钾。伴随血钾升高心电图表现为：

(1) 血钾 > 5.5mmol/L 时，即可出现 QT 间期缩短，T 波高尖，其升支与降支对称，基底部变窄。

(2) 当血钾 > 6.5mmol/L 时，可出现 QRS 波群增宽，PR 及 QT 间期延长，R 波降低，S 波加深，ST 段压低。

(3) 当血钾 > 7.0mmol/L 时，QRS 波群进一步增宽，PR 及 QT 间期进一步延长，P 波增宽，振幅减小。

(4) 当血钾 > 8.5mmol/L 时，P 波消失，可出现 "窦室传导"。当血钾 > 10mmol/L 时，即可出现缓慢、规则、越来越宽大的 QRS 波，甚至与 T 波融合成正弦波状。高血钾可引起室性心动过速、室性逸搏心律、心室扑动或颤动，甚至心脏停搏。

## （三）低血钙

当血钙 < 2.25mmol/L 时，称为低血钙。心电图上表现为：ST 段平直延长，T 波宽度正常，总的 QT 间期延长。合并高钾血症时 ST 段延长，T 波高尖；合并低钾血症时 ST 段延长压低，T 波低平增宽，U 波突出。

## （四）高血钙

当血钙 > 2.75mmol/L 时，称为高血钙。心电图表现为：ST 段缩短或消失，QT 间期缩短，严重者可出现窦性停搏、窦房传导阻滞、室性期前收缩或室性心动过速。

# 二、药物影响★

## （一）洋地黄

洋地黄对心电图的影响可分为治疗剂量时所致的洋地黄效应和中毒时所致的心律失常表现两类。

1. **洋地黄效应** 其特征心电图表现为：①ST-T 变化：ST 段在以 R 波为主的导联下斜型压低，T 倒置或负正双向，呈"鱼钩状"改变。②QT 间期缩短。使用一定剂量的洋地黄制剂即可出现上述心电图改变，不能视为洋地黄的毒性反应。

2. **洋地黄中毒** 各种心律失常是洋地黄中毒的主要表现。常见的心律失常有：频发性（二、三联律）及多源性室性期前收缩，严重者可发生室性心动过速甚至室颤。阵发性房速伴不同比例的房室传导阻滞、阵发性交界性心动过速伴房室脱节，也是较常见的洋地黄中毒表现。还可表现为窦性心动过缓、窦性停搏及窦房传导阻滞、心房扑动、心房颤动及各种程度的房室传导阻滞，其中高度或完全房室传导阻滞是洋地黄严重中毒的表现。

### （二）奎尼丁

奎尼丁属ⅠA类抗心律失常药物，是治疗多种心律失常的常用药物。

1. **奎尼丁治疗剂量时的心电图表现**　①QRS波群增宽，QT间期延长。②T波低平或倒置。③U波增高。④P波稍宽，可伴有切迹，PR间期稍延长。

2. **奎尼丁中毒时的心电图表现**　①QT间期明显延长。②QRS时限增宽，增宽的程度与剂量呈正比。QRS时限增宽超过25%时接近中毒，超过50%时肯定中毒。③各种程度的房室传导阻滞、窦性心动过缓、窦性停搏或窦房传导阻滞。④各种室性心律失常，严重者出现尖端扭转型室速，甚至室颤，导致晕厥或猝死。

### （三）其他药物

临床上常用的Ⅲ类抗心律失常药物如胺碘酮及索他洛尔，由于其阻断钾通道与延长复极，心电图上可表现为窦性心动过缓、QT间期延长。


# 第八节　动态心电图与心电图运动负荷试验


## 一、动态心电图

动态心电图是指连续记录24小时或更长时间的心电图。该项检查首先由美国学者Holter于20世纪60年代初期应用于临床，故又称之为 Holter 监测。

**适应证★** ①评定患者心悸、气促、头昏、晕厥、胸痛等症状的性质。②对心律失常进行定性和定量分析，对心律失常患者进行危险性评估。③发现无症状心肌缺血。④心肌缺血及心律失常药物疗效的评价。⑤心脏病患者预后的评价。⑥选择安装起搏器的适应证，评定起搏器的功能，检测与起搏器有关的心律失常。⑦用于医学科学研究和流行病学调查。

## 二、心电图运动负荷试验

心电图运动负荷试验是一项用以检查是否存在冠状动脉供血不足的试验方法。其方法简便实用、无创伤、相对安全，一直被公认为是一项重要的临床心血管疾病检查手段。

### （一）运动负荷量的确定★

运动负荷量分为极量与亚极量两档。极量是指心率达到自己的生理极限的负荷量。这种极限运动量一般多采用统计所得的各年龄组的预计最大心率为指标。亚极量是指心率达到85%~90%最大心率的负荷量，在临床上大多采用亚极量负荷试验。最大心率粗略计算法为：最大心率 = 220 − 年龄。例如，55 岁的受检者最大心率为 220 − 55 = 165（次/分），亚极量负荷试验的心率应为 165 × 85% = 140（次/分）。

### （二）心电图运动试验方法★

目前采用踏车运动试验和平板运动试验两种方法。

1. **踏车运动试验** 让患者在装有功率计的踏车上做踏车运动，以速度和阻力调节负荷大小，负荷量分级依次递增。负荷量以 kg·m/min 计算，每级运动 3 分钟。男性由 300kg·

m/min 开始，每级递增 300kg·m/min；女性由 200kg·m/min 开始，每级递增 200kg·m/min。直至心率达到受检者的预期心率。

**2. 平板运动试验** 这是目前应用最广泛的运动负荷试验方法。让受检者在活动的平板上走动，根据所选择的运动方案，仪器自动分级，依次递增平板速度及坡度以调节负荷量，直到心率达到受检者的预期心率，分析运动前、中、后的心电图变化以判断结果。

## （三）运动试验的适应证和禁忌证 ★

**1. 适应证** ①对不典型胸痛或可疑冠心病患者进行鉴别诊断；②评估冠心病患者的心脏负荷能力；③评价冠心病的药物或介入手术治疗效果；④进行冠心病易患人群流行病学调查筛选。

**2. 禁忌证** ①急性心肌梗死或心肌梗死合并室壁瘤；②不稳定型心绞痛；③心力衰竭；④中、重度瓣膜病或先天性心脏病；⑤急性或严重慢性疾病；⑥严重高血压患者；⑦急性心包炎或心肌炎；⑧肺栓塞；⑨严重主动脉瓣狭窄；⑩严重残疾不能运动者。

在运动过程中，虽尚未达到适宜的试验终点，而出现下列情况之一时，应终止试验：①运动负荷进行性增加而心率反而减慢或血压反而下降者；②出现室性心动过速或进行性传导阻滞者；③出现眩晕、视力模糊、面色苍白或发绀者；④出现典型心绞痛或心电图出现缺血型 ST 段下降 ≥ 0.2mV 者。

## （四）运动试验结果的判断 ★

判断踏车或平板运动试验的阳性标准为：①运动中出现

典型的心绞痛。②运动中心电图出现 ST 段下斜型或水平型下移≥0.1mV，持续时间大于 1 分钟。少数患者运动试验中出现 ST 段抬高≥0.1mV。如果运动前患者心电图有病理性 Q 波，此 ST 段抬高多为室壁运动异常所致。如果运动前患者心电图正常，运动中出现 ST 段抬高提示有透壁性心肌缺血，多为某一冠状动脉主干或近段存在严重狭窄，或冠状动脉痉挛所致。

# 第九节　心电图的分析方法及临床应用价值

## 一、心电图分析方法与步骤★★★

1. 将各导联按 Ⅰ、Ⅱ、Ⅲ、aVR、aVL、aVF 及 V$_1$ ~ V$_6$ 的顺序排列，标明受检者姓名、年龄、检查时间，检查各导联心电图标记有无错误，纸速、电压是否准确，有无个别导联电压减半或加倍，有无伪差，有无导线松脱或断线、导联连接错误。常见的伪差有交流电干扰、肌肉震颤、基线不稳。如左右手互换，可使 Ⅰ 导联 P-QRS-T 波均呈倒置。

2. 找出 P 波，确定基本心律是窦性心律还是异位心律。通常 P 波在 Ⅱ、V$_1$ 导联最清楚。

3. 测定 PP 或 RR 间距，计算心房率或心室率。心房率与心室率不相等者，则应分别计算心房率与心室率。

4. 顺序观察各导联的 P 波、QRS 波群、T 波及 U 波，注意它们的形态、方向、电压和时间，判断 ST 段有无移位。

5. 观察 Ⅰ、Ⅲ 导联，测量 QRS 平均心电轴。观察 QRS 波群在胸导联的形态,确定有无心脏顺钟向或逆钟向转位。

6. 测量 PR 间期和 QT 间期。

7. 比较 PP 间距和 RR 间距,必要时测定 $V_1$、$V_5$ 导联 R 峰时间,找出房律与室律的关系。注意有无提前、延后或不整齐的 P 波和 QRS 波群,以判定异位心律和心脏传导阻滞的部位。

8. 综合心电图所见,结合被检查者的年龄、性别、病史、体征、临床诊断、用药情况以及过去心电图检查资料等,判断心电图是否正常,做出心电图诊断。根据临床和心电图诊断的需要,可延长、重复描记,或加做某些导联。如疑有右室肥大时加做 $V_{3R}$;对于心前区疼痛时 ST-T 异常者应重复描记。

## 二、心电图检查申请单、报告单书写要求★★

1. **申请单**  申请内容包括姓名、性别、年龄、门诊号或住院号、病区及床号、原心电图号、简要病史、诊断、用药史(如洋地黄、奎尼丁等)、申请医师及申请日期。危重者可床边检查,并在申请单左上角注明"床旁"或"急"。

2. **报告单**  一般心电图报告应包括以下几项内容:①基本心律及类别;②有无心电轴左偏或右偏及偏移的度数;③有钟向转位时可标明;④心电图特征性改变;⑤心电图是否正常;⑥以往有记录者应做比较,结合临床提供心电图结论,必要时建议复查及复查的时间。心电图报告应及时发出。报告一般两份,一份入病历,一份留心电图室存档。

心电图检查结果,一般可归纳为四类:①正常心电图。

②大致正常心电图：仅在个别导联上出现 QRS 波群切迹，ST 段轻微压低或 T 波稍低平等改变。③可疑心电图：指在若干导联上出现轻度异常改变，或有一项特殊改变而不能肯定异常者，应说明可疑之处，如疑有左室肥大等。④不正常心电图：指心电图肯定异常者，应写出具体心电图诊断，如左室肥大、急性前壁心肌梗死、完全性右束支传导阻滞等。

**3. 心电图存档**

## 三、心电图的主要应用范围和价值★★

1. 心电图是检查心律失常最常用的方法，不但可确诊体格检查中所发现者，且可确诊体格检查无法发现者。

2. 诊断心肌梗死及急性冠状动脉供血不足，并能估计梗死部位、范围及相关动脉，观察其演变过程、分期及预后，心肌缺血的有无、部位及持续时间。

3. 判定有无心房异常、心室肥大，从而协助某些心脏病的诊断，如瓣膜心脏病、肺源性心脏病、高血压心脏病及先天性心脏病等。

4. 协助诊断心肌损伤、心肌炎及心肌病。

5. 协助诊断心包疾病，包括急性及慢性心包炎。

6. 协助诊断电解质紊乱，如血钾、血钙及血镁的过高或过低。

7. 观察某些药物对心脏的影响，包括治疗心血管疾病的药物如洋地黄、抗心律失常药物，及对心肌有损害的药物如抗肿瘤药物等。

8. 心电图已广泛应用于心脏外科手术、心导管检查、人工心脏起搏、电击复律、心脏复苏及其他危重病症的监护，以便及时发现心率及心律的变化、心肌缺血情况，从而做出相应处理。

9. 心电图作为一种电信息的时间标记，又是做其他一些检查所不可缺少的，如描记超声心动图、心音图、阻抗血流图等进行心功能测定和心脏电生理研究时，常需与心电图同步描记，以利于确定时相。

## 四、心电图诊断的局限性★★

某些心电图改变并无特异性。对于某些心血管疾病，心电图则并不敏感，可以表现为正常。心电图对许多心脏病的病因不能做出诊断，也不能反映心脏的贮备功能。

### 难点提示

## 一、鉴别诊断

### 1. 左房异常与右房异常

P波是反映左、右心房去极化时间与电位的波。P波的前半部在 $V_1$ 导联上的正向波高度（mm）与宽度（s）的乘积，称为起始P波指数（IPI），正常 < 0.03mm · s，主要反映右心房去极化的电位变化。P波的后半部分在 $V_1$ 导联上的振幅与时间的乘积，称为 $V_1$ 导联P波终末电势（$Ptf_{V_1}$），正常 ≥-0.02mm · s，反映左心房去极化的电位变化。

右心房异常时，右心房去极化电压增高，时间延长。当两心房同时去极化时，增高的右心房去极化电压重叠到正常左心房去极化电压之上，导致P波电压明显增高。右心房去极化时间虽然延长，但一般与稍后去极化的左心房去极化时间重叠，不会延迟到左心房去极化终止之后，故右心房异常仅表现为 P 波电压增高，而无时间延长。

左心房异常时去极化时间延长，电压增高，表现为 P 波时间延长及后半部分电压增高。延迟去极化的左心房导致正常情况下几乎重叠的右、左心房双峰分离，形成 P 波双峰或切迹。V₁ 导联上 P 波电压增高，呈先正后负双相 P 波，终末部分明显增深。

### 2. 左心室肥大与右心室肥大

QRS 波群反映左、右心室去极电位和时间的变化。心室肥大的心电图改变与下列病理因素有关：①心肌细胞增多、心肌纤维增粗及心脏至胸壁的距离变近，故肥大侧心室去极化向量增大，心室去极化综合向量的方向偏向肥大侧。心电图表现为同侧电压增高，心电轴偏向肥大侧。②心室肥厚、心室腔扩大及心肌纤维变性，影响传导功能，使心室去极化时间延长，心电图表现为 QRS 波群时限增宽、R 峰时间延长、QT 间期延长。③心室肥大时去极化时间延长，心外膜下心肌去极化尚未结束，心内膜下心肌已开始复极化，导致继发性 ST-T 改变；当伴有冠心病心肌缺血或严重心肌肥厚、心肌纤维化引起相对性心肌缺血时，又可导致原发性 ST-T 改变，心电图表现为 ST 段压低和 T 波倒置。

左心室肥大时，心电图异常主要表现在三个方面：①心肌纤维增粗，截面积增大，使心室去极化综合向量增大，心电图各导联 QRS 波群图形和正常大致相同，面向左心室的导联（Ⅰ、aVL、V₅ 和 V₆）R 波振幅增加，而面向右心室的导联（V₁ 和 V₂）则出现较深的 S 波。②心壁增厚、心腔扩大及心肌细胞变性所致的传导功能低下，使心室肌激动传导时间延长。③由于左心室壁肥厚，从心内膜到达心外膜的去极化时间延长，当去极化尚未到达外膜时复极化即先从心内膜开始并向外膜扩展，复极化方向与正常时相反，产生继发性ST-T改变。

正常右心室壁只为左心室壁厚度的1/3，只有右心室肥大达到相当程度时，才会使综合向量由左心室优势转为右心室优势。右心室肥大时向量向右前下明显增大，使位于右室面导联（$V_1$、$V_2$、aVR）的R波增高，而位于左室面导联（I、aVL、$V_5$、$V_6$）的S波变深。在额面电轴上几乎无一例外地表现为QRS电轴右偏。由于右心室肥大很少能超过正常左心室壁厚度，所以整个心室去极化时间并不延长，但右室R峰时间可见延长。同左心室肥大一样，右心室肥大也影响和延缓了去极化过程，使复极化过程发生变化而出现ST-T变化。

### 3. 原发性 ST-T 改变与继发性 ST-T 改变

ST-T共同反映心室复极化情况。ST-T改变可分为原发性与继发性两种。

原发性ST-T改变是指心室去极化程序正常而ST-T异常者，多提示心肌损害。

继发性ST-T改变为心室去极化程序异常而ST-T随之发生相应改变者，不一定有心肌损害，如室性QRS波群、束支传导阻滞、心室预激等。还包括：①生理因素：如体位、体温、过度通气、焦虑、食物（葡萄糖）、心动过速、神经源性影响、体育锻炼、年龄等；②药物因素：如洋地黄、抗心律失常药物和抗精神失常药物；③心包疾病；④心脏外疾病：如电解质紊乱、脑血管意外、休克、贫血、过敏反应、感染、内分泌失调、急腹症、肺栓塞等。故需结合临床资料进行鉴别诊断。

### 4. 三种早搏鉴别（表22-1）

表22-1　三种早搏的鉴别

| | 室性早搏 | 房性早搏 | 交界性早搏 |
|---|---|---|---|
| P′波 | QRS波群前没有 | 有，大多直立，也可逆行 | 逆行P′波，在QRS波群前、后或之中 |
| P′R间期 | 不存在 | ≥0.12秒 | < 0.12秒或RP′< 0.20秒 |
| QRS波群 | 宽而畸形 | 正常 | 正常 |
| T波 | 异常 | 正常 | 正常 |
| 代偿间歇 | 完全 | 不完全 | 多完全 |

### 5. 心房扑动、心房颤动、房性心动过速的鉴别

心房扑动、心房颤动、房性心动过速都是发生于心房的主动性心动过速。QRS波群形态和时限一般正常，也可因室内差异性传导而增宽。

心房扑动波为间距匀齐、波形一致、连续呈锯齿状的F波。F波间无等电位线，频率为250～350次/分，在Ⅱ、Ⅲ、aVF导联上明显。房室传导比例以2：1或4：1多见。

心房颤动波为一系列大小不等、间距不均、形态各异的f波，其频率为350～600次/分，通常在$V_1$导联最清楚，其次为Ⅱ、Ⅲ、aVF导联。心室律完全不规则。

房性心动过速可见房性P′波，且P′R间期≥0.12秒，可见等电位线，频率为150～250次/分，节律一般绝对

规则。

### 6. 房性早搏伴心室内差异性传导与室性早搏的鉴别

房性早搏伴心室内差异性传导与室性早搏均属期前收缩，心电图可见提前出现的宽大 QRS 波群。

房性早搏伴心室内差异性传导，表现为提前出现的异位 P'波，P'R 间期≥0.12 秒，后随 QRS 波群，呈束支阻滞图形，常伴随不完全代偿间歇。提早的房性冲动传到房室传导系统时，由于束支的反应性存在不一致，一侧束支已脱离不应期，而另一侧束支仍处于不应期，冲动只能沿一侧束支下传，则引起 QRS 形态异常增宽而呈现束支阻滞图形。

室性早搏表现为提前出现的、宽大畸形的 QRS 波群，时限通常≥0.12 秒，其前无相关 P 或 P'波。室性早搏在心室内的除极顺序与正常明显不同，且在心室内的传导缓慢，故 QRS 波群形态宽大畸形。

### 7. 宽 QRS 波心动过速的鉴别诊断

宽 QRS 波群心动过速可见于室性及非室性心动过速。后者包括：①快速性室上性心律失常（窦性心动过速、室上速、心房颤动或心房扑动等）伴心室内差异性传导。②快速性室上性心律失常（窦性心动过速、室上速、心房颤动或心房扑动等）伴原已存在的左束支或右束支传导阻滞。③逆向性房室折返性心动过速（预激旁路前传）。④心室预激合并心房颤动（心房颤动经预激旁路前传）。如 QRS 波群宽度≥0.16 秒，或见到房室分离、心室夺获或室性融合波，是判断室性心动过速可靠的依据。

由于70%～80%的宽 QRS 波心动过速最后都被证实为室速，所以临床如情况紧急无暇细辨，则按照室速的处理方式来处理宽 QRS 波心动过速是合理的。

**8. 早搏与逸搏的鉴别**

早搏与逸搏都是窦房结以外的异位起搏点发出的激动。早搏是指起源于窦房结以外的异位起搏点提前发出的激动所引起的一次（或两次）心脏搏动，又称期前收缩。逸搏为当高位起搏点激动停止或延缓发放冲动或者冲动传导受阻时，作为一种保护性措施，低位起搏点发出的冲动。逸搏的 QRS 波群形态特点与各部位相应的早搏相似。二者的差别是早搏提前发生，为主动节律，而逸搏则在长间歇后出现；属被动节律。

## 二、名词解释

1. **窦性 P 波**——是心脏激动起源于窦房结的标志。P 波在 I、II、aVF、$V_3 \sim V_6$ 导联直立，aVR 导联倒置。

2. **肺型 P 波**——引起右心房异常的病因，常见于肺源性心脏病、肺动脉狭窄，因此右心房异常的 P 波，传统称为"肺型 P 波"。

3. **二尖瓣型 P 波**——左心房异常的 P 波改变，最早被发现于二尖瓣狭窄的患者，故旧称为"二尖瓣型 P 波"。

4. **冠状 T 波**——心外膜下（或透壁性）心肌缺血时，心外膜下心肌整个除复极时间明显延迟。复极由心内膜下向心外膜下进行，复极顺序发生异常，面对缺血区的导联出现 T 波倒置。倒置的 T 波尖深、双支对称，称冠状 T 波。

5. **早搏**——是指起源于窦房结以外的异位起搏点提前发出的激动所引起的一次（或两次）心脏搏动，又称期前收缩。

6. **联律间期**——异位搏动与其前窦性搏动之间的时距称

配对间期，又称联律间期，反映期前收缩的提前程度，也是判断单源、多源性期前收缩和并行心律等的重要依据。

**7. 三联律**——每2个窦性心搏后出现1次早搏，或1个窦性心搏后出现2次早搏，连续发生3次或3次以上，称为三联律。

**8. 代偿间歇**——提前出现的异位搏动代替了一个正常窦性搏动，其后出现一个较正常心动周期长的间歇，称代偿间歇。

**9. "Ron T" 型室性早搏**——室性早搏落在前一窦性心搏的易损期（T波顶点及其附近），称为"RonT"型室性早搏，易引发阵发性室性心动过速或心室颤动。

**10. 房室分离**——因生理性干扰或病理性房室传导阻滞而造成心房、心室各由一个起搏点控制的现象。

**11. 心室夺获**——房室分离时，室上性激动（常为窦性激动）偶尔可下传至心室，引起一次正常的 QRS 波群，称为心室夺获。

**12. 尖端扭转型室性心动过速**——一种特殊类型的多形性室性心动过速，其 QRS 波群围绕基线上下扭转，伴有 QT 间期延长。

**13. 文氏现象**——心脏传导系统任何部位的传导逐次减慢，随后发生一次脱漏的心电图表现，称为文氏现象。

## 三、常考问题

1. 心电图有哪些波段？它们的正常形态、电压或时限是多少？如何进行准确的测量？

2. 比较左、右心房异常的心电图特征。

3. 比较左、右心室肥大的心电图特征。

4. 心肌梗死的三种心电图基本图形特点是什么？

5. ST 段抬高型心肌梗死的心电图演变特点是什么？

6. 如何通过心电图对心肌梗死做出完整的诊断，包括定性、分期及定位。

7. 典型心绞痛的心电图表现是什么？

8. 常见的快速性心律失常有哪些？他们的诊断标准是什么？

9. 常见的缓慢性心律失常有哪些？他们的诊断标准是什么？

10. 高血钾、低血钾、高血钙、低血钙分别会对心电图产生什么样的影响？

11. 洋地黄化和洋地黄中毒的心电图表现分别是什么？

12. 心电图运动试验的适应证、禁忌证及阳性标准是什么？

13. 心电图的临床应用与局限性是什么？

## 四、难点释疑

### 1. 心电轴的概念

心室除极过程中全部瞬间综合向量进一步综合而成的总向量（平均心电向量），称为平均 QRS 心电轴，简称心电轴。这一立体向量在心电图中通常指它投影在额面上的心电轴，用额面平均心电轴与Ⅰ导联轴正侧段所构成的夹角的度数，来标记心电轴的方向。心电轴的偏移一般与心脏在胸腔内的解剖位置、两侧心室的重量比、激动在心室内的传导状态以及年龄、体型等因素有关。正常心电轴在 0°～+90°（WHO规定在 -30°～+90°）。心电轴轻度右偏，可见于正常婴幼儿、垂位心脏、肺气肿和轻度右心室肥大。心电轴显著右偏，多为病态，可见于左束支后分支传导阻滞、右心室肥大，也可见于左心室起源的室速、广泛心肌梗死等。心电轴轻度或中度左偏，可见于妊娠、肥胖、腹水、横位心脏和轻度左心室肥大。心电轴显著左偏，多为病态，见于左束支前分支传导阻滞、左心室肥大，也可见于右心室起源的室速等。

### 2. 心电轴偏移的发生机制

左心室肥大，心脏位置左移，且重量比例增加，心室去极向量向左增大，致 QRS 综合向量向左上方扩大，因而电轴左偏。右心室肥大，右室向量向右增大，电轴右偏。大量腹水、肥胖、妊娠、横位心脏，横膈位置高，心脏向上上移位（尤其是左室移位），使综合心电向量偏向左上，因而电轴左偏。肺气肿、垂直位心脏，横膈位置低，心脏向右下移位，电轴右偏。正常婴幼儿因右室优势，电轴右偏。右室起源的室速，心室去极方向改变，右室先去极，左室后去极，向量由右指向左，综合心电向量偏向左，因而电轴左偏。反之，左室起源的室速，电轴右偏。广泛心肌梗死指左心室坏死，坏死处心肌失去兴奋能力，使左室向量变小，右室向量相对增大，综合心电向量右移位，因而电轴右偏。左前分支阻滞时，左室激动只有通过左后分支下传，先引起室间隔左后半部及左心室后下壁去极，通过浦氏纤维网逆行向左前支分布的区域，造成最后的指向左上后方的最大向量，形成 QRS 平均电轴显著左偏。左后分支阻滞时，左心室的激动只有通过左前分支下传，首先引起室间隔左前半部及左心室前壁去极，然后通过浦氏纤维绕向左后分支的支配区，使左心室的后下壁去极，从而使 QRS 环的初始向量指向左上，最大向量指向右下方，与左前分支阻滞恰恰相反，因而电轴右偏。

### 3. 交界性过早搏动时心房与心室的关系

交界性过早搏动时，异位激动可向下传入心室产生 QRS 波群，也可逆行传入心房产生逆行 P 波（P'）。由于同时向上和向下传，使心房和心室激动的时间间隔缩短（异位交界区起搏点到心房传导时间减去交界区起搏点到心室传导的时间），故 P'R 间期 < 0.12 秒。P' 与 QRS 波群的关系取决于激动传入心房、心室的速度。当上传速度快于下传速度时，P' 在 QRS 波群之前；上传速度慢于下传时，P' 在 QRS 波群之后；如上传速度与下传速度相等，P' 在 QRS 波群之中不易发现。

### 4. 钟向转位

正常成人胸导联自 $V_1 \sim V_5$，R 波逐渐增大，而 S 波逐渐变小，但一般 $R_{V6} > R_{V5}$。$V_1$、$V_2$ 导联多呈 rS 型，R/S < 1，$R_{V1}$ < 1.0mV。$V_5$、$V_6$ 导联以 R 波为主（可呈 qR、Rs、qRs 或 R 型），R/S > 1，$R_{V5}$ < 2.5mV。$V_3$、$V_4$ 导联呈 RS 型，R/S 接近于 1，称为过渡区波形。若过渡区（$V_3$、$V_4$ 导联）图形（RS 型）出现于 $V_5$、$V_6$ 导联，右心室波形出现在过渡区，提示心脏沿长轴发生顺钟向转位（从心尖往上看），此时右心室向前、向左旋转；若过渡区图形出现于 $V_1$、$V_2$ 导联，左心室波形出现在过渡区，提示心脏沿长轴发生逆钟向转位，此时左心室向前、向右旋转。顺钟向转位可见于右心室肥大；逆钟向转位可见于左心室肥大。但这种转位图形亦可见于正常人。

### 5. QRS 波群低电压的发生机制

①传导因素：心电传到体表的过程中发生"短路"，如心包积液、缩窄性心包炎；心电传导阻力增加，如肺气肿、全身水肿、黏液性水肿等，致使传至体表的电流减少，QRS 波

群电压降低。②心肌电动力降低：心肌变性、纤维化、坏死，如心肌炎、心肌病、心梗等，去极能力降低或丧失，正常能够去极的心室肌细胞的数量减少，产生的电动力降低，致QRS波群电压降低。

### 6. QT 间期改变的发生机制

心肌损害、缺血、心室肥大或室内阻滞等，心肌去极和复极时间都延长，故 QT 间期延长。低血钙时，2 位相膜内外 $Ca^{2+}$ 浓度梯度减小，$Ca^{2+}$ 内流减慢、时间延长，ST 段延长致 QT 间期相应延长。反之，高血钙时 QT 间期缩短。低血钾时，细胞膜 $K^+$ 的通透性降低，$K^+$ 外流减慢，以致 3 位相复极延缓，QT 间期延长。奎尼丁抑制 $Na^+$、$K^+$、$Ca^{2+}$ 的通透性，去极和复极时间均延长，致 QT 间期延长。胺碘酮阻滞细胞膜 $K^+$、$Ca^{2+}$ 通道，2、3 位相复极延长，致 QT 间期延长。洋地黄作用使 $Ca^{2+}$ 内流增快，复极加速，QT 间期缩短。特发性 QT 间期延长综合征的共同特点是 QT 间期显著延长，有家族史，常伴 T 波宽大而有切迹，情绪激动、劳累可诱发晕厥甚至猝死。

### 7. 代偿间歇

期前收缩时，提前出现的异位搏动代替了一个正常窦性搏动，其后出现一个较正常心动周期长的间歇，称代偿间歇。完全性代偿间歇是指早搏前后的两个窦性 P 波间距等于正常 PP 间距的两倍。室性异位起搏点距窦房结远，且激动逆向传导困难，因而提早发生的室性异位激动很难逆传到心房并侵入窦房结，故窦房结仍按其固有节律发放激动，从而形成完全性代偿间歇。而房性异位激动常易逆传侵入窦房结，使其提前释放激动，引起窦房结节律重整，因此房性早搏的代偿间歇多不完全，即早搏前后两个窦性 P 波的间距小于正常 PP

间距的两倍，称为不完全代偿间歇。

### 8. 折返现象

折返是指心脏激动进入环形传导途径，又回到或指向激动的起始部位的现象。折返激动的形成与持续，一般需要以下基本条件：①心脏至少两个部位的传导性与不应期各不相同，相互连接形成一个闭合的折返环；②折返环的一条通道在一定条件（如适时的早搏）下发生单向阻滞；③另一通道传导减慢，使原先发生阻滞的通道有足够的时间恢复兴奋性；④原先阻滞的通道再次激动从而完成一次折返。

### 9. 心室预激

心室预激是一种房室传导的异常现象，冲动经正常房室传导系统以外的先天性房室附加通道（简称旁路）下传，提早兴奋心室的一部分或全部，引起部分心室肌提前激动。

预激的附加传导路径可分为以下 3 类：①房室旁道（Kent 束）：大多位于左、右两侧房室沟或间隔旁，直接连接心房肌和心室肌。此种旁道最为常见。②房结旁道（James 束）：连接心房与房室结下部或希氏束的纤维束。③结室、束室连接（Mahaim 纤维）：连接房室结下部、希氏束或束支近端至室间隔肌部的纤维束。不同患者可有不同的旁道，同一患者亦可有多条旁道。

心室预激本身不引起症状，但由于旁路的存在，冲动易在旁路和正常下传通路间形成折返而产生心动过速，其所产生的临床综合征称为预激综合征。

### 10. "慢快综合征"与"快慢综合征"

"慢快综合征"，又称为心动过缓-心动过速综合征，是在显著窦性心动过缓基础上，常出现房性快速心律失常（房速、房扑、房颤等）。由于房性快速性心律失常均发生在缓慢性心律失常的基础上，可以定义为原发性窦房结功能障碍伴继发性房性快速性心律失常。

"快慢综合征"表现为原发性房性快速性心律失常和继发性窦房结功能障碍。患者平时不伴有症状性窦性心动过缓和窦性停搏，但有各种主动性的房性快速性心律失常，主要是频发房性期前收缩、短阵房扑和阵发性房颤。心律失常发生前为正常窦性心律，在各种房性快速性心律失常终止后出现一过性的窦房结功能的明显抑制，从而出现 RR 长间歇，临床表现为头昏、胸闷、黑矇，也可以出现晕厥。

### 11. 三度房室传导阻滞异常心电图的产生机制

三度房室传导阻滞时，心房激动完全不能传到心室，此时心房与心室分别由两个起搏点控制，各自有独立的节律，故 P 波和 QRS 波群完全无关而各有其固定的规律。由于心室率较慢，当心室收缩时窦房结血供改善，兴奋性增高；如适逢心室收缩暂停则窦房结血供较差，兴奋性降低；故 PP 间距可有心室时相性窦律不齐。心房由窦房结或房性异位起搏点控制，自律性较高；心室由交界区或心室起搏点控制，自律性较低，故 P 波频率高于 QRS 波群频率。如起搏点位于希氏束分叉以上，则心室内激动传导正常，QRS 波群形态正常，此为交界性逸搏心律。若起搏点位于希氏束分叉以下，则心室内激动传导异常，QRS 波群增宽、畸形，此为室性逸搏心律。起搏点位于右心室，心室内去极自右向左进行，产生向量投影在 I、$V_5$、$V_6$ 导联轴的正侧段，描记出向上的波，投影在 $V_1$、$V_2$ 导联轴的负侧段，描记出向下的波，故呈左束支传导阻滞图形。起搏点位于左心室则情况正好相反。

# 第二十三章 ▶ 肺功能检查

## 教学大纲

★★★掌握肺功能检查的适应证和禁忌证。

★★★掌握肺功能检查（通气功能检查、换气功能检查、小气道功能检查）的临床意义。

★★熟悉肺功能检查项目的合理选用及结果判断。

★了解肺功能检查的检查原理、技术要求及操作程序。

## 重点提示

### 肺功能检查的适应证 ★★★

①鉴别呼吸困难、慢性咳嗽的原因；②诊断支气管哮喘、慢性阻塞性肺疾病；③评价肺功能损害的性质和类型以及严重程度，判断预后；④胸腹部手术及其他手术的术前评估；⑤评定药物或其他治疗方法的疗效；⑥职业性肺疾病劳动力鉴定；⑦鉴别气道阻塞的类型等。

### 肺功能检查的禁忌证 ★★★

①近3个月患心肌梗死、脑卒中、休克、严重心功能不全、心律失常、不稳定型心绞痛、未控制的高血压、主动脉瘤；②大咯血、气胸及呼吸道传染性疾病；③癫痫发作；④严重甲状腺功能亢进症；⑤不能配合肺功能检查的患者等。

# 第一节  通气功能检查

肺通气功能检查是呼吸功能检查中最基本的检查项目，分为肺容量检查和通气功能检查。

## 一、肺容量检查★★★

肺容量是指肺内气体的含量，即呼吸道与肺泡的总容量，反映了外呼吸的空间。呼吸过程中，随着呼吸肌肉运动、胸廓扩张和回缩，肺容量随之发生变化。肺容量是肺通气和换气功能的基础，具有重要的临床意义。肺容量指标包括4个基础容积，即潮气容积（VT）、补吸气容积（IRV）、补呼气容积（ERV）和残气容积（RV）。基础肺容积的组合则构成4个常用的肺容量，即深吸气量（IC）、肺活量（VC）、功能残气量（FRC）和肺总量（TLC）。残气容积和肺总量需先测出功能残气量后通过计算得出。

## 二、通气功能检查★★★

通气功能是指在单位时间内随呼吸运动出入肺的气量和流速，又称为动态肺容量。

### （一）肺通气量★★★

1. **每分钟静息通气量**  指静息状态下每分钟吸入或呼出肺内的气量。由潮气容积（VT）乘以每分钟呼吸次数（R）而测得。

2. **肺泡通气量**  指在静息状态下每分钟吸入气量中能达到呼吸性细支气管及肺泡进行气体交换的有效通气量。

3. **最大自主通气量** 指单位时间内用最大的速度和幅度
重复最大自主呼吸所得到的通气量，通常单位时间取 1 分钟。
可用来评估肺组织弹性、气道阻力、胸廓弹性和呼吸肌的力
量，是临床上常用于通气功能障碍、通气功能储备能力考核
的指标。

**（二）用力肺活量**★★★

用力肺活量（FVC）是指深吸气至肺总量（TLC）位后
以最大力量及最快速度所能呼出的全部气量。正常人 FVC =
VC。FVC 由于不受时间限制，故对阻塞性通气障碍的诊断作
用有限。

**（三）通气功能检查临床应用**★★

临床上通气功能测定是肺功能测定的基本内容，是一系
列肺功能检查中的初筛项目。根据上述各项指标，可对通气
功能做出初步判断，判断肺功能状况和通气功能障碍类型。

通气功能障碍一般分为阻塞性、限制性、混合性 3 种类
型，其中阻塞性通气功能障碍的特点以流速降低为主，限制
性通气功能障碍以肺容量减少为主。

**（四）支气管舒张试验与支气管激发试验**★★

1. **支气管舒张试验** 通过给予支气管舒张药物的治疗，
观察阻塞气道的舒缓反应的方法，称为支气管舒张试验。

2. **支气管激发试验** 指通过化学、物理、生物等人工刺
激，使支气管平滑肌收缩，并通过肺功能检查指标的变化来
判定支气管是否缩窄及其程度的方法，是检测气道高反应性
最常用、最准确的临床检查。

# 第二节 换气功能检查

外呼吸进入肺泡内的氧通过肺泡毛细血管进入血液循环，与此同时血液中的二氧化碳通过弥散排到肺泡，这个过程即"换气"过程，也称为"内呼吸"。肺换气功能与气体在肺内分布状态、通气量、血流量、通气/血流比值及气体的弥散等因素有密切的关系。

## 一、气体分布★★★

气体交换的基本单位是肺泡，但正常人肺内气体分布不均匀，存在着区域性差异，这与气道阻力、肺顺应性、胸腔内压的变化有关。但当有阻塞性气道病变时，肺泡通气不足，则导致气体分布明显不均匀，通气不足的肺泡区域的通气/血流比值下降，导致静-动脉样分流效应，引起低氧血症。

## 二、通气/血流比值 (V/Q)★★★

有效的肺泡气体交换要求肺泡通气量和肺血流量不但充足，而且要二者在数量上比例适当。健康人肺泡通气量约每分钟4L，肺血流量约每分钟5L，V/Q比值为0.8。V/Q大于0.8说明肺泡无效腔气增多，临床上可见于肺动脉栓塞等。V/Q小于0.8提示有无效血流灌注，导致静-动脉样分流效应，见于支气管痉挛与阻塞、阻塞性肺不张、肺炎、肺水肿、急性呼吸窘迫综合征 (ARDS) 等。V/Q比值严重失调，会导致换气功能障碍，可引起缺氧，但常无二氧化碳潴留。

### 三、弥散功能

1. **概念★★★** 反映弥散功能的指标称为肺弥散量（pulmonary diffusing capacity，$D_L$）。肺弥散量是指肺泡膜两侧气体分压差在 1mmHg 的条件下，每分钟透过肺泡膜的气体量（mL）。肺的气体弥散主要是 $O_2$ 和 $CO_2$ 的弥散，一般不存在 $CO_2$ 弥散障碍。正常成人参考值：男性 18.23～38.41mL/（mmHg·min），女性 20.85～23.9mL/（mmHg·min）。

2. **临床意义★★** 肺弥散量受年龄、性别、身高、体重、吸烟、血红蛋白、运动、体位等因素影响，一般男性大于女性，成人大于儿童，卧位大于立位，运动时大于静息时。若肺弥散量低于正常预计值的 80%，则提示有弥散功能障碍。$D_L$ 降低见于：①弥散距离增加，如间质性肺疾病、肺水肿；②肺泡破坏引起肺毛细血管床减少，如肺水肿、肺叶切除；③肺血管病，如肺动脉高压、肺栓塞等；④贫血等引起血红蛋白下降。$D_L$ 升高，见于肺毛细血管流量增加，如世居高原、运动、肥胖、平卧体位等。

## 第三节　小气道功能检查

小气道是指在吸气状态下，内径 ≤2mm 的气道。小气道总的横断面积大（100cm$^2$ 以上），因此气流阻力小（占气道总阻力的 20% 以下）。临床上小气道容易发生反复的慢性炎症，比大气道更易阻塞。当其发生病变时临床上可无症状和体征，普通的肺功能检测也无异常改变。当其病变出现临床症状和大气道阻力增加时，则病变已较重。小气道功能检查能早期发现小气道疾病，从而有助于慢性阻塞性肺疾病的早期诊断。

## 一、闭合容积和闭合总量

1. **概念**★★★　　闭合容积（closing volume，CV）指从平静呼气至残气位时，肺低垂部位小气道开始闭合时所能继续呼出的气体量。小气道开始闭合时的肺内存留气量，则称为闭合总量（closing capacity，CC），CC＝CV+RV。CV 与 CC 是反映小气道功能的重要指标。

2. **临床意义**★★　　小气道有病变时，低垂部小气道可提前闭合于功能残气位，因而 CV 与 CC 增大。慢性阻塞性肺疾病、吸烟、大气污染等往往是引起小气道疾病的常见原因。

## 二、最大呼气流量-容积曲线

1. **概念**★★★　　最大呼气流量-容积曲线（maximal expiratory flow-volume curve，MEFV），也称 V-V 曲线，是反映小气道功能的指标。

2. **临床意义**★★　　一般以 50% VC 和 25% VC 时的呼气瞬时流量（Vmax50 和 Vmax25）作为检测小气道阻塞的指标。Vmax50 和 Vmax25 受性别、年龄、身高的影响。如两项指标的实测值与预计值之比小于 70%，且 Vmax50/Vmax25 ＜ 2.5，则提示小气道功能障碍。

## 三、最大呼气中段流量★★★

最大呼气中段流量（MMEF）也是反映小气道功能的指标。

## 四、频率依赖性肺顺应性

**1. 概念★★★** 肺顺应性是指单位压力改变时所引起肺的容积变化，反映肺组织的弹性。肺顺应性分为静态肺顺应性与动态肺顺应性两种。正常人的肺顺应性不受呼吸频率影响，故静态肺顺应性与动态肺顺应性基本一致。但小气道有病变时，随着呼吸频率加快，肺顺应性下降，此现象为频率依赖性肺顺应性（FDC）。目前认为FDC是检测小气道疾病最敏感的指标。

**2. 临床意义★** 检测时，常分别检测每分钟20次呼吸频率时的肺顺应性（$C_{1dyn20}$）与每分钟60次呼吸频率时的肺顺应性（$C_{1dyn60}$）。正常人 $C_{1dyn60}/C_{1dyn20} \geq 0.75$，如 $< 0.75$ 则反映小气道病变。

## 难点提示

### 一、鉴别诊断

**1. 通气功能障碍的常见类型及其肺功能特点（表23-1）**

通气功能检查主要反映大气道（内径 > 2.0mm）通气的状况。通气功能障碍一般分为阻塞性、限制性、混合性3种类型，其中阻塞性通气功能障碍的特点以流速降低为主，限制性通气功能障碍以肺容量减少为主。

表23-1  3种类型的通气功能障碍的通气功能指标鉴别比较

|  | FVC | $FEV_{1.0}$/FVC% | MVV | RV | FRC | PV/TLC% |
|---|---|---|---|---|---|---|
| 阻塞性 | N 或 ↓ | ↓↓ | ↓↓ | ↑↑ | ↑↑ | ↑ |
| 限制性 | ↓↓ | N 或 ↑ | N 或 ↓ | ↓↓ | ↓↓ | N 或 ↑ |
| 混合性 | ↓ | ↓ | ↓ | 不等 | 不等 | 不等 |

注：N 为正常。

**2. 肺通气功能障碍的程度（表23-2）**

表23-2  肺通气功能障碍的程度分级

| 严重程度 | $FEV_{1.0}$占预计值百分比 |
|---|---|
| 轻度 | ≥70% |
| 中度 | 60%~69% |
| 中重度 | 50%~59% |
| 重度 | 35%~49% |
| 极重度 | <35% |

## 二、名词解释

1. **支气管舒张试验**——通过给予支气管舒张药物的治疗，观察阻塞气道的舒缓反应的方法，称为支气管舒张试验。临床意义：慢性阻塞性肺疾病的诊断及严重程度分级；支气管哮喘的诊断；评价某种支气管舒张药物的疗效，以指导用药。

2. **支气管激发试验**——指通过化学、物理、生物等人工刺激，使支气管平滑肌收缩，并通过肺功能检查指标的变化来判定支气管是否缩窄及其程度的方法，是检测气道高反应性最常用、最准确的临床检查。临床意义：支气管激发试验阴性者可考虑排除哮喘。但阳性者并不一定就是哮喘，也可是其他疾病，如慢性支气管炎、变应性鼻炎、支气管扩张症及长期吸烟者，也可能出现气道高反应性，表现为支气管激发试验阳性，需结合临床及其他检查进行判断。

**3. 肺弥散量**——反映弥散功能的指标称为肺弥散量。若肺弥散量低于正常预计值的 80%，则提示有弥散功能障碍。肺弥散量降低见于：①弥散距离增加，如间质性肺疾病、肺水肿；②肺泡破坏引起肺毛细血管床减少，如肺水肿、肺叶切除；③肺血管病，如肺动脉高压、肺栓塞等；④贫血等引起血红蛋白下降。肺弥散量升高，见于肺毛细血管血流量增加，如世居高原、运动、肥胖、平卧体位等。

## 三、常考问题

1. 肺功能检查的适应证和禁忌证有哪些？

2. 通气功能障碍的常见类型及其肺功能特点。

3. 支气管激发试验的结果评定与临床意义。

4. 支气管舒张试验的结果评定与临床意义。

5. 反应肺弥散功能的常用指标是什么？肺弥散功能障碍临床常见于哪些疾病？

6. 小气道功能检查包括哪些内容？临床意义如何？

## 四、难点释疑

### 1. 慢性阻塞性肺疾病的病理生理变化有哪些

慢性阻塞性肺疾病的病理生理变化是持续气流受限致肺

通气功能障碍。随着病情的发展，肺组织弹性日益减退，肺泡持续扩大，回缩障碍，则残气量及残气量占肺总量的百分比增加。使用支气管扩张剂后 $FEV_{1.0}/FVC\% < 70\%$ 可确定为持续气流受限。肺总量、功能残气量和残气量增高，肺活量减低，表明肺过度充气。

## 2. 如何定义支气管哮喘

支气管哮喘是多种细胞和细胞组分参与的气道慢性炎症性疾病。气道对多种刺激因素呈现高反应性及广泛多变的可逆性气流受限。因此，哮喘发作时呈阻塞性通气功能障碍。用支气管激发试验可测定气道反应性；支气管舒张试验可测定气道的可逆性改变。

## 3. 如何定义特发性肺纤维化

特发性肺纤维化是一种慢性、进行性、纤维化性、间质性肺炎。肺功能主要表现为限制性通气功能障碍、弥散量降低，伴低氧血症或 I 型呼吸衰竭。早期静息肺功能可以正常或接近正常，但运动肺功能表现为肺泡-动脉氧分压差 $[P_{(A-a)}O_2]$ 增加和氧分压降低。

# 第二十四章 ➡ 内镜检查

## 教学大纲

★★熟悉胃镜、肠镜、支气管镜、膀胱镜和腹腔镜检查的适应证及禁忌证。

★了解胃镜、肠镜、支气管镜、膀胱镜和腹腔镜检查的注意事项。

## 重点提示

### 一、上消化道内镜检查★★

【适应证】

食管、胃、十二指肠疾病诊断不明者，均可进行此项检查。主要适应证如下：

1. 原因不明的吞咽困难、上腹部疼痛、饱胀、食欲下降等上消化道症状。

2. 不明原因的上消化道出血。

3. 食管、胃黏膜病变和疑有肿瘤者，X 线钡餐检查不能确诊或不能解释。

4. 消化性溃疡、萎缩性胃炎、术后胃、Barrett 食管等需要随访观察的病变。

5. 手术后随访或药物治疗前后疗效对比观察。

6. 需进行内镜下治疗的患者，如镜下止血、异物取出、食管静脉曲张硬化剂注射与套扎、食管狭窄的扩张治疗、支架置入、上消化道息肉摘除及早癌的内镜下切除等。

**【禁忌证】**

1. 严重心肺疾患。如急性心肌梗死、心力衰竭、严重心律失常、哮喘发作期、严重呼吸功能不全等。

2. 上消化道大出血生命体征不稳定者。

3. 休克、昏迷等危重状态者，精神不正常不能配合检查者。

4. 咽部急性炎症者。

5. 主动脉瘤。

6. 腐蚀性食管炎急性期。

7. 疑有胃肠穿孔者。

8. 传染性疾病属相对禁忌证。开放性肺结核、病毒性肝炎等活动期不宜进行检查。必须检查者，可用专用胃镜，并严格消毒。

# 二、下消化道内镜检查★★

**【适应证】**

1. 不明原因的便血或持续大便潜血阳性者。

2. 大便习惯改变，或有腹痛、腹块、消瘦、贫血等征象，怀疑有结、直肠及末端回肠病变者。

3. 钡剂灌肠检查结肠有狭窄、溃疡、息肉、癌肿、憩室等病变，需进一步确诊者。

4. 转移性腺癌、血肿瘤标志物升高（CEA、CA199 等），需寻找原发病灶者。

5. 溃疡性结肠炎、克罗恩病等肠道炎症的诊断与随访。

6. 内镜下治疗，包括镜下止血、息肉切除、结肠早癌镜下治疗、整复肠扭转和肠套叠、结肠狭窄扩张及支架置入解除肠梗阻等治疗。

7. 结肠癌术前确诊，术后随访；息肉摘除术后随访。

8. 大肠癌高危人群普查。

**【禁忌证】**

1. 严重心肺功能不全、休克、腹主动脉瘤、急性腹膜炎、肠穿孔等。

2. 肛门、直肠严重狭窄。

3. 急性重度结肠炎，如重症溃疡性结肠炎、多发性结肠憩室炎。

4. 曾有腹腔或盆腔手术史、腹膜炎或腹部放疗史、腹腔内粘连者。

5. 妊娠期妇女，不合作的患者、昏迷或肠道准备不良的患者。

6. 高热、衰弱、剧烈腹痛和血流动力学不稳定者。

# 三、支气管镜检查★★

**【适应证】**

1. 咯血或痰中带血，需明确出血部位和咯血原因者。

2. X线胸片或 CT 示块影、阻塞性肺炎，疑为肺癌者；或 X线胸片阴性，但痰肿瘤细胞学阳性者。

3. 肺弥漫性病变、肿块或孤立性结节，需钳取或针吸肺组织做病理切片或细胞学检查者。

4. 不明原因的肺不张或胸腔积液者。

5. 不明原因的喉返神经麻痹和膈神经麻痹者。

6. 不明原因的持续性咳嗽或局限性喘鸣者，反复发作或吸收缓慢的肺炎。

7. 取肺深部细支气管的分泌物做病原学培养，以避免口腔污染。

8. 了解病变范围，确定外科手术方式，评价治疗效果等。

9. 用于治疗，如取支气管异物、肺化脓症吸痰及局部用药、手术后痰液潴留吸痰，肺癌局部瘤体的注药、冷冻、激光治疗等。气道狭窄患者，可在纤维支气管镜下行球囊扩张或放置支架等介入治疗。

【禁忌证】

1. 对麻醉药过敏以及不能配合检查者。

2. 颈椎畸形或气管狭窄无法进镜者。

3. 有严重心肺功能不全、严重心律失常、频发心绞痛者。

4. 极度衰弱不能耐受检查者。

5. 出凝血功能严重障碍者。

6. 严重高血压病或主动脉瘤有破裂危险者。

7. 新近有上呼吸道感染或高热、哮喘发作、大咯血者需控制症状后再考虑做支气管镜检查。

## 四、膀胱尿道镜★★

【适应证】

1. 经过一般检查及 B 超、X 线检查等手段，仍不能明确诊断的膀胱、尿道及上尿路疾患。

2. 诊断膀胱尿道肿瘤并活检。

3. 需要进行输尿管插管，以备逆行尿路造影，或收集上尿路尿做特殊检查或作为盆腔手术的术前准备等。

4. 明确膀胱、尿道的结石、畸形、狭窄、异物、瘘等。

5. 经膀胱尿道镜进行治疗，如取异物、活检、电灼、电切、输尿管扩张、肾盂内灌药等。

6. 原因不明的反复泌尿系感染。

**【禁忌证】**

1. 泌尿生殖系的急性炎症或妇女月经期、妊娠期，原则上不做膀胱镜检查。

2. 尿道狭窄、包茎、尿道内结石嵌顿，膀胱镜无法插入者。

3. 膀胱容量小于 50mL。

4. 有全身出血性倾向的患者，应避免做此项检查。

5. 体质极度虚弱、心肺衰竭者。

6. 由于骨、关节疾病，因体位关系不能进行检查者。

# 五、腹腔镜★★

**【适应证】**

腹腔镜的应用范围较大，可用于外科急腹症、慢性腹痛的诊断及处理，腹部外伤的诊断，腹部肿瘤的诊断与分期、诊断性组织活检等。

在治疗方面，腹腔镜外壳已不仅局限于胆囊切除，而且逐渐扩展到胆管切开取石、胆管癌切除、脾切除、肝叶切除、胃穿孔缝合修补、胃高位迷走神经切断、阑尾切除、左或右半结肠切除、直肠癌根治术、疝修补术等。妇科疾病的治疗如卵巢囊肿剥除、盆腔粘连分解、输卵管通液、子宫肌瘤切除、宫颈息肉切除等。泌尿科的精索静脉曲张结扎、盆腔淋巴结清扫、肾切除、肾囊肿去顶等手术。

【禁忌证】

1. 严重的心、肺、肝、肾功能不全。

2. 盆腔、腹腔巨大肿块。肿块上界超过脐孔水平或妊娠子宫大于 16 孕周，子宫肌瘤体积超过 4 孕周，盆腔、腹腔可供手术操作空间受限，肿块妨碍视野，建立气腹或穿刺均可能引起肿块破裂。

3. 弥漫性腹膜炎伴肠梗阻。由于肠段明显扩张，气腹针或套管针穿刺时易造成肠穿孔的危险。

4. 腹部疝或横膈疝。人工气腹的压力克将腹腔内容物压入疝孔，引起腹部疝的嵌顿。腹部内容物经膈疝进入胸腔，可影响心肺功能。

5. 严重盆腔粘连。多次手术如肠道手术、多发性子宫肌瘤剥除术等，造成重要脏器或组织周围致密、广泛粘连，如输尿管、肠曲的粘连，在分离粘连过程中易造成重要脏器或组织的损伤。

6. 缺乏经验的手术者。

# 第二十五章 ⮞ 脑电图及脑电地形图检查

## 教学大纲

★★★掌握脑电波的式样、正常脑电图的特点、异常脑电图的特点。

★★熟悉脑电图的检查方法；熟悉脑电地形图的原理。

★了解脑电图产生的原理。

## 重点提示

### 一、脑电图检查

脑电图检查是通过记录脑的自发性生物电活动而了解脑功能的一种无创性生物物理检查方法，既可了解脑生理功能，又能反映脑病理变化，并可帮助了解脑部疾病和其他疾病引起的脑功能改变。

#### （一）产生原理★

脑电活动是大脑皮层神经元活动的产物。大脑皮层电活动的节律性是由丘脑的节律性所决定的。

#### （二）脑电图机★

脑电图机是将极其微弱的脑生物电信号进行多级放大，

并记录下来的一种装置。

## （三）检查方法★★

头皮脑电图记录采用 10~20 系统电极放置法，参考电极通常置于双耳垂。此外，还有颅内皮层电极脑电监测，可直接记录皮层或深部电信号。导联组合可采用单极和双极的连接方法。

## （四）诱发试验★★

脑电图诱发试验是通过各种生理性或非生理性的方式诱发异常波，特别是癫痫样波的出现，以提高脑电检测的阳性率。

**1. 睁-闭眼试验** 在清醒状态下，让患者闭目放松，每隔 10 秒左右让患者睁眼 3~5 秒，反复 2~3 次。主要观察枕区节律的反应，以了解大脑的机能状态，诱发癫痫样放电，鉴别癔症、诈病等情况。

**2. 过度换气试验** 在清醒、闭目状态下，进行连续 3 分钟的深呼吸，呼吸频率在 20 次/分左右。过度换气能有效诱发 3Hz 棘慢波节律暴发并伴有失神发作。

**3. 闪光刺激** 测试时患者取坐位，将闪光刺激器的闪光灯置于患者眼前 30cm 处，节律性闪光刺激持续 10 秒，前 5 秒睁眼，后 5 秒闭眼，前后两次至少间隔 7 秒，给予不同的频率刺激。可发现光敏性反应和光敏性癫痫。

**4. 睡眠诱发** 睡眠时脑干网状结构上行激活系统受到抑制，大脑皮层和边缘系统固有的电活动释放，浅睡期纺锤的同步化机制可激活发作间期癫痫样放电。

## （五）脑电波的式样★★★

1. 频率

（1） α 波：频率 8~13Hz，波幅平均 20~100μV，是构成脑电图的最基本要素。α 波以枕、顶、后颞区明显。α 波在清醒、安静、闭目时即出现，波幅先由小逐渐变大，再由大逐渐变小，如此反复而形成梭状。睁开眼睛或接受其他刺激时，α波立即消失而呈现快波，这一现象称为α波阻断。当再次安静闭眼时，则α波又重现。同一成人在同一次记录过程中，α的频率变化在两侧半球对应区域不能超过1Hz，全头的频率变化不应超过2Hz。

（2）β波：频率14～30Hz，波幅在5～30μV，分布较广泛，以颞、中央、额区较明显。约有6%的正常人脑电图可以β波为主。

（3）θ波：频率4～7.5Hz，正常清醒状态时仅有少量散在低幅θ波，主要分布在额、中央、颞、顶区，青少年及成人常在睡眠状态下出现。

（4）δ波：频率0.3～3.5Hz，正常可散在出现于额区，指数＜5%。成人常在睡眠状态出现。

（5）γ波：频率大于30Hz，波幅在25μV以下，多见于额、颞区。

**2. 波幅** 波幅是两个电极之间电位差的大小，也就是电压的高低，是指波顶到波底的垂直高度。成人低波幅低于25μV，中波幅25～75μV，高波幅75～150μV，极高波幅超过150μV。

**3. 波形** 波形指在一个波的周期内电位差的变动形式，即波的形状。常见的脑波波形有：

（1）正弦样波：波的上升支及下降支清楚光滑，波顶和波底较圆钝似正弦曲线，负相与正相成分基本相当。正常α、θ、δ波都为正弦样波。

（2）双相波：脑电波沿基线向上、向下各偏转一次，形成正负或负正双相。

（3）三相波：脑电波沿基线上下偏转三次，形成"负-正-负"三相，频率多在 1.5～2.5Hz，一般为中至高波幅慢波。

（4）棘波：波顶尖锐，形似尖钉，每个波持续时限在 20～70 毫秒以下，波幅多大于 $100\mu V$，多以负相为主。

（5）尖波：波顶尖而波底宽，上升支较陡，下降支较缓，时限在 70～200 毫秒。

（6）复合波：由两个或两个以上的波组成的不可分割的整体。

（7）重叠波：是在较慢的脑电波上重叠以波幅较低、频率较快的波，当重叠波的切迹深度达主峰的 2/3 时应视作两个波。

**4. 位相**　位相亦称时相，指脑电波形与时间的关系。以基线为准，某一脑电波波顶位于基线以上者称为负相波，位于基线以下者称为正相波。在同一时间点两个不同部位的脑电波位相一致，即同位相。另有 90° 位相差及 180° 位相差。通常两半球对应部位的电活动位相是相同的，同侧前头部和后头部可以有 90° 的位相差。

## （六）正常脑电图★★★

**1. 成人正常脑电图**　在清醒、安静和闭目放松的状态下，脑电的基本节律以 α 节律为主，约占 75%，双侧枕区 α 节律波幅最高，调幅最好，生理反应最明显；β 活动在 20% 以下，主要分布在额叶和颞叶；并可见少量 θ 波，偶见 δ 波。脑电波分布有正常的部位差别，左右对称，波幅在正常范围，诱发试验有正常反应；睡眠周期及睡眠波正常出现；且无异常阵发性电活动。

**2. 儿童正常脑电图** 以慢波为主，随年龄增加慢波逐渐减少，而 α 波逐渐增加。14 ~ 16 岁儿童的 EEG 接近成人。

**3. 正常成人睡眠脑电图**

（1）非快速眼动睡眠（NREM）：①睡眠Ⅰ期：从 α 波解体到出现顶尖波；②睡眠Ⅱ期（浅睡期）：出现睡眠纺锤波、K 综合波、顶尖波；③睡眠Ⅲ、Ⅳ期（深睡期）：出现广泛的高波幅慢波。

（2）快速眼动睡眠（REM）：出现类似于睡眠Ⅰ期图形，去同步化快波，但无顶尖波，眼动图可见快速眼球运动。

## （七）异常脑电图★★★

**1. 背景活动异常**

（1）正常节律改变：指正常 α 节律的改变，包括一侧性 α 节律的异常、α 节律的反应性消失、调节异常等。

（2）慢波性异常：是最常见的异常脑电波，但无特异性，常伴调节、调幅的不良。

（3）快波性异常：指广泛性或局部性快波活动增多，药物性快波减少或消失的异常。需要注意少数正常人脑电波的基本背景以低波幅快波活动为主。

（4）暴发-抑制：是大脑皮层和皮层下广泛损伤或抑制的表现，高波幅暴发性活动与低电压或电抑制交替出现。

（5）低电压和电静息：是严重异常的脑电现象，提示脑功能严重抑制或已基本丧失。

**2. 阵发性异常（癫痫样放电）** 癫痫样放电包括棘波、尖波、棘慢复合波、尖慢复合波、多棘波、多棘慢复合波等。不同的放电通常提示不同类型的癫痫发作或癫痫综合征。

### 3. 其他异常波形

（1）三相波：产生机制可能与体内生化代谢紊乱有关。

（2）周期性波：是指某种突出背景的脑电波或波群以相似间隔反复出现，波形重复刻板。

## （八）临床应用★★

EEG 检查可以帮助脑部疾病的诊断与鉴别诊断，帮助脑部病灶的定性定位诊断，帮助了解脑部疾病的演变过程和脑功能状态，判断疗效，估计预后及指导治疗等。

## 二、脑电地形图检查★★

脑电地形图是将脑电信号通过频谱分析，得出瞬间的平面数据，然后将分析的结果显示在头颅模式图上，是继 CT 和磁共振之后又一新的成像技术。脑电地形图检查无创伤，无痛，能客观准确地反映大脑损伤的范围、程度，重复性好，灵敏度高，能直观地把脑损伤的程度、面积以数字的等级显示在模式图上，有助于临床医师识图和了解病情的发展。

## ✎ 难点提示

## 一、名词解释

1. **脑电图**——脑电是大脑皮层神经细胞的一种自发性电活动，记录头皮上两点之间或头皮和无关电极或特殊电极之间的电位差，放大并经荧光屏显示或经各种描记方式记录的脑电曲线，即为脑电图。

2. **脑电图诱发试验**——是通过各种生理性或非生理性的

方式诱发异常波，特别是癫痫样波的出现，以提高脑电检测的阳性率。

3. **脑电地形图**——亦称脑生物电地形图，是将脑电信号通过频谱分析，得出瞬间的平面数据，然后将分析的结果显示在头颅模式图上，是继 CT 和磁共振之后又一新的成像技术。

4. **频带**——脑电波频率范围在 0.1 ~ 100Hz，主要在 0.3 ~ 70Hz。将脑电波频率分为若干频率组，称为频带，用希腊字母命名为 α 波、β 波、θ 波、δ 波、γ 波。

## 二、常考问题

1. 成人脑电图有何特点？
2. 常见的脑电波波形有哪些？
3. 阵发性异常（癫痫样放电）脑电波波形有何表现？
4. 脑电地形图检查有哪些适应证？
5. 脑电图主要适应证及临床应用价值有哪些？
6. 临床脑电图有哪些频带？各有何临床意义？

## 三、难点释疑

### （一）脑电的发生机制

1. **兴奋性突触后电位** 是突触前膜释放兴奋性递质，作用于突触后膜上的受体，引起细胞膜对 $Na^+$、$K^+$ 等离子的通透性增加（主要是 $Na^+$），导致 $Na^+$ 内流，出现局部去极化电位。

2. **抑制性突触后电位** 是突触前膜释放抑制性递质（抑制性中间神经元释放的递质），导致突触后膜主要对 $Cl^-$ 的通透性增加，$Cl^-$ 内流，产生局部超极化电位。

3. **返回性抑制** 中枢神经元兴奋时，传出冲动沿轴突外

传，同时又经轴突侧支兴奋另一抑制性中间神经元。后者释
放抑制性递质，反过来抑制原先发生兴奋的神经元及同一中
枢的其他神经元。

## （二）异常脑电图相关疾病的释义、临床特点

**1. 婴儿痉挛症**　发生在出生后几天到 30 个月，半岁前
是发病高峰。临床表现为鞠躬、点头、闪电样痉挛，痉挛停
止后，可遗留神经损伤症状和体征（如语言障碍、部分失明、
斜视、肢体瘫痪等），或有其他类型的癫痫发作。本病死亡率
占 13%，而 90% 以上智能低下。因此，认清疾病，及时予以
控制是非常重要的。

**2. 早发肌阵挛性脑病**　非常少见。病因是多因素的，最
常见的为严重的遗传性代谢障碍。多发病于出生后第 1 天或
者数天内，表现为难治性频繁的肌阵挛发作。病情严重，死
亡率高，存活者常有神经系统发育迟滞，预后不良。

**3. 亚急性硬化性全脑炎**　又称为 Dawson 病、亚急性硬
化性白质脑炎，是一种以大脑白质和灰质损害为主的全脑炎。
本病的发生是由于缺损型麻疹病毒慢性持续感染所致的一种
罕见的致命性中枢神经系统退变性疾病。早期以炎症性病变
为主，晚期主要为神经元坏死和胶质增生，核内包涵体是本
病的特征性改变之一。患麻疹后数月至数年（通常数年）发
生进行性、致命性的神经系统（大脑）紊乱，伴典型的智力
损害、阵发性肌痉挛和癫痫。

**4. 克-雅病**　是一种罕见的主要发生在 50~70 岁的传染
性脑病。受感染的人可以有睡眠紊乱、个性改变、共济失调、
失语症、视觉丧失、肌无力、肌肉萎缩、肌阵挛及进行性痴
呆等症状，并且会在发病的 1 年内死亡。

# 第五篇　病历书写与诊断方法

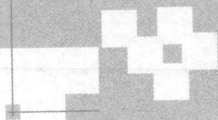

# 第二十六章 ▶ 病历书写

## 教学大纲

　　★★★掌握完整病历的格式、内容及书写方法。

　　★★熟悉入院记录、病程记录、转科记录、出院记录、会诊记录和死亡记录等的格式、内容及书写方法。

## 重点提示

# 第一节　病历书写的重要性、基本要求和规则

## 一、病历书写的重要性★★★

　　病历是医疗活动的全面、客观记录和总结，是医师对疾病进行诊断、治疗和预防的客观依据；能反映医疗质量和学术水平；能反映疾病的发生、演变和诊疗的全过程。病历能为临床教学、医学科研、法律提供素材与资料。病历为医疗保险和健康档案提供信息与依据。病历是医院管理的统计源，是医院信息化和数字化建设的内涵。

## 二、病历书写的基本要求★★★

　　1. 内容真实，书写及时。

2. 条理清楚，系统完整。

3. 格式规范，表述准确。

4. 字迹清晰，修改规范。

## 三、病历书写的基本规则★★★

1. **病历书写的资格人** 实习医师书写住院病历。入院记录、首次病程记录由住院医师认真书写。日常病程记录也可由实习医师或试用期医务人员书写，但须经住院医师审阅、修改并签名。

2. **病历书写的时效** 门诊病历及时书写。急诊病历应在接诊同时或处置完成后及时书写。住院病历、入院记录须在次日上级医师查房之前完成，但最迟应在患者入院后24小时内完成书写。

3. **病历书写的时间格式** 病历书写时应注明年、月、日。急诊、抢救和手术记录等，应注明至时、分，采用24小时制和国际记录方式。

4. **病历书写的墨水要求** 病历应当使用蓝黑墨水、碳素墨水书写。计算机打印的病历应当符合病历保存的要求。

5. **病历书写的眉栏要求** 每张记录用纸均须完整填写眉栏及页码。

6. **使用规范名称书写病历** 疾病诊断、手术、各种治疗操作的名称书写和编码应符合《国际疾病分类》（ICD-10、ICD-9-CM-3）的规范要求。患者述及的诊断和手术名称应加引号。

7. **病历书写的签名要求** 病历书写结束时书写者应在右下角签全名。

# 第二节　病历书写的格式与内容

## 一、住院期间病历

住院期间应书写的病历：包括住院病历和入院记录、病程记录、手术记录、会诊记录、转科记录、出院记录或死亡记录等。如同一疾病再次住院应书写再次入院记录。

### （一）住院病历（完整病历）的格式和内容★★★

**1. 一般项目**　患者姓名、性别、年龄、婚姻、民族、职业、出生地、住址、工作单位、入院日期、记录日期、病史陈述者和可靠程度。

**2. 病史**

（1）主诉：是指促使患者就诊的主要症状（或体征）以及持续时间。书写应简明精练，不超过20个字。

（2）现病史：应围绕主诉，按时间顺序详细书写从发病至就诊时疾病发生、发展、演变和诊治的全病程。包括：①发病时间、起病情况、可能的病因或诱因；②主要症状特点；③伴随症状；④病情进展情况；⑤诊治经过；⑥一般情况；⑦目前未愈的伴发疾病（可在现病史后另起一段记录）。

（3）既往史：是指患者过去的健康和疾病情况。包括既往健康状况、疾病史、过敏史、传染病史、预防接种史、外伤及手术史、输血史和系统回顾。

（4）个人史：包括患者的出生地、居留地、生长史、职业与生活条件、饮食与嗜好、居住与工作环境、冶游史等。

(5) 婚姻史：包括患者的婚姻状况、结婚年龄、夫妻关系、配偶健康状况、子女状况等。

(6) 月经及生育史：记录患者的月经情况（如经血的量和色、经期症状、白带等情况）。记录格式：

$$初潮年龄 = \frac{行经期天数}{月经周期天数} \quad 末次月经时间（或绝经年龄）$$

记录患者的生育史：足月分娩数–早产数–流产或人流数–存活数（按格式书写）。并记录计划生育措施。

(7) 家族史：直系亲属的健康状况，有无与患者同样的疾病；如已死亡，应记录其死亡原因及年龄。家族成员有无家族性遗传性疾病和传染病等。

**3. 体格检查**

生命体征：体温、脉搏、呼吸、血压。

一般状况：发育、营养、意识、面容与表情、体位、步态、语言情况、检查能否合作。

皮肤、黏膜：颜色、温度、湿度、弹性、毛发的生长及分布，有无水肿、皮疹、皮下出血、皮下结节、肿块、蜘蛛痣、肝掌、溃疡和瘢痕。

淋巴结：全身或局部浅表淋巴结有无肿大及肿大的部位、大小、数目、压痛、硬度、移动性，局部皮肤有无红肿、波动、瘘管、瘢痕等。

**头部及其器官**

头颅：大小、形态、运动、压痛、肿块、头发。

眼：眉毛、睫毛、眼睑、眼球、结膜、巩膜、角膜、瞳孔。

耳：有无畸形、分泌物，乳突有无压痛，听力。

鼻：有无畸形、鼻翼扇动、分泌物、出血、阻塞，鼻中隔有无偏曲或穿孔，鼻旁窦有无压痛等。

口腔：气味、口唇、牙齿、牙龈、舌、口腔黏膜、扁桃体、咽、喉。

腮腺：大小、硬度、压痛。

颈部：是否对称，颈部皮肤及肿块，有无强直、颈静脉怒张、肝-颈静脉回流征、颈动脉或颈静脉异常搏动，气管位置，甲状腺。

**胸部**

胸廓：是否对称，有无畸形、局部隆起、凹陷、压痛，呼吸，乳房，胸壁有无静脉曲张、皮下气肿等。

**肺脏**

视诊：呼吸运动，呼吸类型，呼吸频率、节律、深度，肋间隙增宽或变窄。

触诊：呼吸活动度，语颤，有无胸膜摩擦感、皮下捻发感。

叩诊：叩诊音、肺上界、肺下界及肺下界移动度。

听诊：呼吸音，有无干、湿啰音和胸膜摩擦音，语音传导情况。

**心脏**

视诊：心前区是否隆起，心尖搏动或心脏搏动的位置、范围及程度。

触诊：心尖搏动的位置、强度，有无震颤（部位、期间）、心包摩擦感。

叩诊：心脏左、右浊音界（表26-1）。

表 26-1 心脏相对浊音界

| 右（cm） | 肋间 | 左（cm） |
|---|---|---|
|  | Ⅱ |  |
|  | Ⅲ |  |
|  | Ⅳ |  |
|  | Ⅴ |  |

注：左锁骨中线距前正中线的距离为（　）cm。

听诊：心率、心律、心音、额外心音、杂音、有无心包摩擦音。

**血管**

桡动脉：脉率、节律、有无奇脉和交替脉等、搏动强度、动脉壁弹性和紧张度。左、右桡动脉脉搏比较。

周围血管征：有无毛细血管搏动征、枪击音、水冲脉、Duroziez 双重杂音、颈动脉异常搏动等。

**腹部**

视诊：呼吸运动状况，形状，脐的情况，有无皮疹、色素沉着、条纹和瘢痕，有无疝、静脉曲张、胃肠蠕动波和上腹部搏动。腹围测量。

触诊：腹壁紧张度，有无压痛、反跳痛、液波震颤和包块。

肝脏：大小、质地、表面及边缘情况，有无压痛和搏动。

胆囊：大小、形态、墨菲征，有无压痛。

脾脏：大小、硬度、表面及边缘状况，有无压痛及摩擦感。

肾脏：大小、形状、硬度、移动度、压痛，有无肾及输尿管点压痛。

膀胱：有无膨胀，有无压痛等。

叩诊：肝、脾浊音界，有无肝区叩击痛、移动性浊音、高度鼓音和肾区叩击痛等。

听诊：肠鸣音，有无振水音、血管杂音和摩擦音。

**肛门、直肠** 根据病情需要检查。有无痔、肛裂、脱肛、肛瘘。直肠指诊有无狭窄、包块、出血、压痛、前列腺肿大及压痛。

**外生殖器** 根据病情需要检查。

男性：有无发育畸形、包茎、鞘膜积液，睾丸、附睾、精索状况。

女性：外生殖器和内生殖器。检查时必须有女性医护人员在场，必要时请妇产科医师检查。

**脊柱** 活动度，有无畸形、压痛和叩击痛等。

**四肢** 有无畸形、杵状指（趾）、静脉曲张、骨折，关节有无红肿、疼痛、压痛、积液、脱臼、活动度受限、畸形、强直，有无水肿、肌肉萎缩、肢体瘫痪或肌张力增强，记录肌力。

**神经系统**

生理反射：浅反射包括角膜反射、腹壁反射、提睾反射，深反射包括肱二头肌反射、肱三头肌反射、桡骨骨膜反射、膝反射、踝反射。

病理反射：Babinski 征、Oppenheim 征、Gordon 征、Chaddock 征、Gonda 征、Hoffmann 征。

脑膜刺激征：颈强直、Kernig 征、Brudzinski 征。

必要时做运动、感觉及神经系统其他检查。

**专科情况** 外科、妇科、眼科、神经科、精神科等专科特殊情况由专科医师记录书写。

**4. 实验室与器械检查** 应分类按检查日期顺序记录。如其他医院的检查，应注明该医院名称及检查日期。

（1）实验室检查。

（2）器械检查。

**5. 摘要** 归纳病史、体格检查、实验室及器械检查等主要资料（包括有重要鉴别意义的阴性结果），为临床诊断和鉴别诊断提供依据。

**6. 入院诊断** 第一诊断必须与主诉和现病史吻合或一致。应列出已确定的诊断或可能诊断的病名，包括病因诊断、病理解剖诊断、病理生理诊断。

**7. 签名** 病历书写者签署全名。

## （二）入院记录★★★

内容同住院病历，但不需逐项列标题进行描述，而是按主诉、现病史、既往史等顺序分段书写，最后按病名主次顺序书写初步诊断。应简明扼要，重点突出，可省略系统回顾和病历摘要。

## （三）病程记录★★★

病程记录是指经治医师对患者在住院期间的病情和诊疗过程的连续记录，能反映经治医师的诊疗水平和职业道德。

**1. 首次病程记录** 包括病史、体格检查、实验室及器械检查、初步诊断、诊断依据、鉴别诊断和诊疗计划。经治医师或值班医师应在患者入院后8小时内完成。

**2. 日常病程记录** 包括病情变化情况、重要的辅助检查结果及临床意义、原诊断修改的理由与新诊断确立的依据、所采取的诊疗措施及效果、医嘱更改及依据、向患者及其家属告知的重要事项、上级医师查房和会诊情况。病程记录要真实及时，记录时文字要清晰简练，重点突出，讨论分析有根有据。病程记录一般每天记录一次；病情稳定者至少 3 天记录一次；病情稳定的慢性病或恢复期患者至少 5 天记录一次；危重病例应随病情变化及时记录，并具体时间；手术后患者应连续记录 3 天，以后视病情需要记录。

3. **上级医师查房记录** 主要对病史和体征进行补充，对患者病情、诊断、鉴别诊断、当前治疗措施及疗效进行分析，制定下一步诊疗方案等。记录查房日期、上级医师姓名和专业技术职务。主治医师首次查房记录，应在患者入院 48 小时内完成。

4. **疑难病例讨论记录** 由科主任或具有副主任医师以上专业技术职务的医师主持，召集有关医务人员对诊断困难、疗效不满意的病例进行讨论。记录内容包括时间、地点、主持人、参加人员姓名及专业技术职务、讨论意见及主持人总结等。

5. **会诊记录** 是指患者在住院期间需要本院其他科室或其他医疗机构协助诊疗时，分别由申请医师和会诊医师书写的记录。会诊记录应另页书写。内容包括申请会诊记录（应简要载明病情及诊疗情况、申请会诊的理由和目的、申请会诊医师签名等）、会诊记录内容（会诊意见、会诊医师所在的科别或者医疗机构名称、会诊时间及会诊医师签名等）。申请会诊医师应在病程记录中记录会诊意见和执行情况。

6. **交（接）班记录** 是指患者的经治医师发生变更，交班和接班医师分别对其病情及诊疗情况进行简要总结的记录。

交班记录应当在交班前由交班医师书写完成。接班记录应当由接班医师于接班后 24 小时内完成。记录内容包括入院日期，交、接班日期，一般情况、入院情况、入院诊断、诊疗过程、目前情况、交班注意事项和接班后的诊疗计划，交班和接班医师分别签名。

**7. 转科记录** 患者需要转科时，由转出科室医师书写转出记录，应在患者转出科室前完成书写（紧急情况除外），包括病历摘要、诊疗经过、患者现状和转科理由。转入科室医师于患者转入后 24 小时内完成转入记录，包括转入原因、转入前病情、转入后的症状及体格检查、重要实验室及器械检查结果、转入后的诊疗计划等。

**8. 阶段小结** 是指经治医师对长期住院者每月所做的病情及诊疗情况的总结。记录内容包括入院日期、小结日期、患者姓名、性别、年龄、主诉、入院情况、入院诊断、诊疗经过、目前情况、目前诊断、诊疗计划、医师签名等。交、接班记录和转科记录均可代替阶段小结。

**9. 有创诊疗操作记录** 患者需要行胸腔穿刺、腹腔穿刺等有创诊疗操作时，医师需向患者或其法定代理人告知操作的名称、操作中和操作后可能发生的并发症及意外情况，患者或其法定代理人签字同意后方可实施操作。医师完成操作后及时记录操作名称、时间、步骤、结果及患者情况，操作过程是否顺利，有无不良反应，术后注意事项，操作医师签全名。

**10. 术前小结** 是指经治医师对患者术前病情的总结，包括病史摘要、术前诊断、手术指征、拟施手术名称、术式、日期，拟施麻醉方式和术前准备等。

11. **术前讨论记录** 术前由科主任或具有副主任医师以上专业技术职务的医师主持下，对病情较重或手术难度较大者进行讨论，包括术前准备、手术指征、手术方案、可能出现的意外及防范措施、具体讨论意见及主持人小结意见、参加人员姓名及专业技术职务、讨论日期、记录者签名等。

12. **手术记录** 是手术过程的具体、详细记录，包括手术日期及时间、术前诊断、术中诊断、手术名称、手术医师、麻醉医师、手术过程、术中出现意外情况及处理措施等。由术者在手术后24小时内完成。

13. **术后首次病程记录** 是指由术者或第一助手于术后即时完成的病程记录，包括手术时间、术中诊断、麻醉方式、手术方式、手术简要经过、术后处理措施、术后需严密观察注意的事项等。

14. **麻醉术前访视记录** 是指麻醉医师在麻醉实施前对患者拟施麻醉进行风险评估的记录，包括一般情况、简要病史、与麻醉相关的辅助检查结果、拟行手术方式、拟行麻醉方式、麻醉适应证、术前麻醉医嘱、麻醉中需注意的问题、麻醉意外的防范、麻醉医师签字并填写日期。

15. **麻醉记录** 是指麻醉医师对麻醉实施的经过及处理措施的记录，包括患者一般情况、术前诊断、术中诊断、麻醉前用药、麻醉期间用药、麻醉方式、麻醉效果、术中患者出现的异常情况和处理经过、手术起止时间、麻醉医师签名。

16. **麻醉术后访视记录** 麻醉医师对术后患者麻醉恢复情况进行访视的记录，包括一般情况、麻醉恢复情况、清醒时间、术后医嘱、是否拔除气管插管等。

17. **抢救记录** 对病情危重患者实施抢救操作的记录，

包括病情变化时间和情况、抢救时间（具体到分钟）、抢救措施、参加抢救的医护人员姓名及职称。参加抢救的医师在抢救结束后 6 小时内据实补记。

18. **死亡记录** 是指经治医师对死亡患者住院期间诊疗和抢救经过的记录，包括入院日期、死亡时间（具体到分钟）、入院情况、入院诊断、诊疗经过（重点为病情演变、抢救经过）、死亡原因、死亡诊断等。应在患者死亡后 24 小时内完成。

19. **出院记录** 是指经治医师对患者住院期间诊疗情况的总结，包括一般项目、入院日期、出院日期、入院情况、入院诊断、诊疗经过、出院情况、出院诊断、出院医嘱和医师签名等。应在患者出院后 24 小时内完成。

20. **病重（病危）患者护理记录** 由护士根据医嘱和病情观察对病重患者住院期间护理过程所做的记录。

## 二、门诊病历★★★

### 1. 门诊首诊病历

（1）病历首页：患者姓名、性别、年龄、单位、住址、药物过敏情况、X 线号、心电图及其他特殊检查号等。

（2）病历内容：①一般项目：就诊日期、科别。②主诉：患者就诊的主要症状及持续时间。③现病史：本次就诊的主要病史。④既往史。⑤体格检查。⑥诊断。⑦处理意见：如各种检查、治疗措施、处方等。⑧医师签署全名。

（3）辅助检查：各种检查申请单、检查项目及结果都应记录于病历中。

（4）其他：需做有创性检查、治疗或手术者，应向患者或家属告知病情、并发症及意外等事项，并记录在案，嘱其在知情同意书上签名。

2. **门诊复诊病历** 首次就诊后的病情变化、疗效、下一步处理方案等。

3. **急诊留观病历** 急诊患者留院观察期间的记录，包括病情变化、诊疗措施和患者去向等。

# 第三节　医嘱及常用检查申请单书写要求

医嘱为医师在医疗活动中所下达的医学指令，分为长期医嘱和临时医嘱。

## 一、医嘱书写要求★★★

①医嘱内容及起始、停止时间由医师书写。②医嘱内容宜准确清楚，每项医嘱只包含一个内容，并注明下达时间。③医嘱不得涂改。如需取消医嘱时，应用红色墨水标注"取消"字样并签名。④因抢救急危患者需下达口头医嘱时，护士应复述一遍后再执行；抢救结束后，医师应即刻据实补开医嘱。

## 二、检查申请单书写要求★★★

①字迹清楚、整洁，简要明了。②应提供给辅助科室可以参考的病史、体征、相关临床资料和初步诊断。③检查部位和要求要准确具体。④急诊或需紧急检查者应在申请单右上角注明"急"字。⑤复查者需注明前次检查的编号和结果。⑥实习医师不能替代执业医师在辅助检查申请单上签名。

# 第四节 电子病历与表格式住院病历

## 一、电子病历

电子病历系统是指医疗机构内部提供的信息处理和智能化服务，用以支持电子病历的计算机信息系统。电子病历是医务人员在医疗活动过程中，使用电子病历系统所形成的文字、符号、图表、影像和切片等资料的医疗数据化信息，并能实现采集、存储、管理、传输、访问和在线帮助的医疗记录。其优点：①能做到信息集成、信息共享、信息智能化，易于保存，提高临床工作效率和质量，节约时间与资源；②便于医疗管理、远程网上会诊、患者自我健康管理；③电子病历在医疗活动中作为主要信息源，提供了超越纸质病历的服务，可满足医疗、管理和法律上的需求。

## 二、表格式住院病历

表格式住院病历是指除主诉和现病史外的病历内容进行表格化书写。要求：①应根据表格式病历规范和格式要求印制；②结合专科病种特点，由医院高年资临床专家负责研究设计，经院长批准，报省级卫生行政部门备案审批后使用；③表格式住院病历的内容和格式与前述住院病历基本相同；④记录简便、省时，有利于资料储存和病历的规范化管理；⑤应由住院医师及以上技术职称的医师书写；⑥实习医师应书写完整病历，而不是表格式住院病历，其目的是掌握病历的书写方法，熟悉病历的书写规范与要求。

# 三、表格式住院病历参考格式（参考教材）

## 难点提示

## 一、鉴别诊断

### 1. 完整住院病历与住院病历的区别

完整住院病历由实习医师、进修医师及低年资住院医师书写。书写内容包括完整住院病历格式的所有内容。完整病历由高年资住院医师审查修改签字后入病案。

住院病历是完整住院病历的缩影，要求简明扼要，重点突出，能反映疾病的全貌。由高年资住院医师以上技术职称书写。

### 2. 旧病复发再次入院与新患疾病再次入院的病历书写有哪些不同

因旧病复发而再次住院，需将过去病历摘要及上次出院后至本次入院前的病情与治疗经过详细记入病历，而对既往史、个人史等可以从略，但如有新的情况应加以补充。

如因新患疾病而再次住院，需按完整的住院病历格式书写，并将过去的住院诊断列入既往史中。

## 二、名词解释

### 1. 病历——是指医务人员在医疗过程中所形成的文字、符号、图表、影像和切片等医学资料的总和，分为门诊病历、急诊病历和住院病历（也包括电子病历）。

2. **病程记录**——是指经治医师对患者在住院期间的病情和诊疗过程的连续记录,能反映经治医师的诊疗质量和水平。

3. **医嘱**——为医师在医疗活动中所下达的医学指令,分为长期医嘱和临时医嘱。

4. **电子病历**——是医务人员在医疗活动过程中使用电子病历系统所形成的文字、符号、图表、影像和切片等医疗数据化信息,并能实现采集、存储、管理、传输、访问和在线帮助的医疗记录。

## 三、常考问题

1. 病例摘要的书写要求有哪些?

2. 完整住院病历包括哪些内容?

3. 住院患者病程记录有哪些内容?

# 第二十七章 ▶ 诊断步骤与临床思维方法

### 📖 教学大纲

★★★掌握诊断的完整内容、诊断步骤、注意事项及思维方法。

### 📖 重点提示

#### 概述★★★

正确的诊断是防治疾病的重要依据和前提。诊断是指医师通过诊察患者，获得其临床资料，并进行整理和评价，做出推理判断，得出符合客观实际的结论。诊断疾病是医师最重要、最基本的临床实践活动。医师既要有广博而系统的医学知识和娴熟的诊疗技术，又要有严谨、科学的临床思维方法。临床思维方法是指医师在临床实践过程中，收集和评价临床资料，并做出诊断和处理判断的逻辑推理方法。诊断疾病过程中的临床思维是指应用疾病的一般规律，对特定个体所患疾病进行判断的思维过程。

## 第一节　诊断步骤

确定诊断的过程是医师透过疾病的表面现象去探求疾病

本质的过程，实质上也是医师认识疾病的过程。步骤如下：

## 一、调查研究，搜集资料★★★

临床资料是建立诊断的依据。搜集资料主要有病史采集、体格检查、实验室检查及器械检查等。

**1. 搜集资料的原则** 客观性、全面性、系统性。

**2. 搜集资料的内容**

（1）病史：病史是最基础的临床资料。完整、详尽的病史可为进一步的辅助检查、疾病诊断提供线索与依据。掌握疾病的发生、发展与演变规律，厘清症状的特征和症状之间的内在关系，分析症状所反映的病理与病理生理改变，对疾病的诊断具有重要意义。

（2）体格检查：应全面系统，重点突出，既要关注支持诊断的阳性体征，也要关注对诊断和鉴别诊断有重要意义的阴性体征。

（3）实验室及辅助检查：根据病史和体格检查，合理选择实验室及辅助检查，为临床诊断提供更准确、更可靠的依据。在选择检查项目和评价检查结果时，应注意以下因素：①检查的目的；②检查的时机；③检查的安全性；④检查的灵敏度与特异性；⑤检查的影响因素和个体差异；⑥检查的成本与效益比等。

## 二、综合分析，提出诊断

临床医师根据获得的临床资料进行综合分析，便可形成诊断印象。诊断的方式有3种：①直接诊断；②肯定或排除诊断；③鉴别诊断。

**1. 归纳整理，分析评价★★★** 临床实践中，早期对疾病的认识还停留在感性认识阶段，获得的资料比较零乱，缺乏系统性和关联性，甚至不客观、不真实。通过对这些临床资料进行归纳整理，去伪存真，去粗取精，由表及里，由局部到整体，才能使临床资料更真实、完整和系统地反映疾病的内在关系，抓住疾病的本质。分析评价临床资料时，需考虑如下因素：①检查结果的灵敏度与特异性；②检查结果的误差大小；③检查结果的影响因素及个体差异；④检查结果对鉴别疾病的价值有多大；⑤检查结果与其他临床资料是否相符合，怎样解释。

**2. 推理判断，提出诊断★★★**　　通过对临床资料进行整理、分析和评价，结合当今的医学知识和医师的临床经验，列出可能的几个疾病，并进行鉴别，形成初步诊断。临床思维过程就是通过思维推理来认识疾病的过程。临床诊断常用的思维推理有：

（1）**演绎推理★★**：演绎诊断是医师依据患者出现的临床表现和某一种疾病的"诊断标准"。如该患者临床表现基本符合这一疾病的诊断标准，便可初步诊断为该疾病。但演绎诊断也有一定的局限性，原因如下：①疾病的复杂性；②对疾病的认识过程受医学理论知识、科学技术和时间等诸多主客观因素的影响和制约。

（2）**归纳推理★★**：是指从个别和特殊的事物中推导出一般性或普遍性结论的一种推理方法。如急性腹膜炎（可能是胃肠穿孔、肝脾破裂、急性胰腺炎或胆囊炎等所导致）都有这样一组临床表现，即压痛、反跳痛和腹肌紧张，如患者出现了压痛、反跳痛和腹肌紧张，便可诊断为急性腹膜炎。鉴于临床上的归纳推理一般只能是不完全归纳推理，故得出的结论有不同程度的偶然性。

（3）**类比推理★★**：常用于鉴别诊断。临床上有同病异症、异病同症的现象，即根据两个或两个以上疾病有某些相同或相似之处，亦有不同之处，对其比较、鉴别（尤其是特征性的差别），推论并确立诊断。这种类比必须是疾病本质的类比，而不是表面现象的类比，故类比诊断不适合用于一些不典型的病例。

（4）拟诊循证★★：诊断常是对疾病的一个认识过程，首先依据搜集的诊断线索和信息得出比较可靠的印象（即拟诊），然后按照拟诊的疾病再去搜寻更多的诊断依据，以便确定或否定拟诊的疾病。

**3. 临床病例诊断思维程序★★★**　下列 11 个临床思维程序有利于提高临床病例的诊断水平。

（1）从解剖的角度，有何结构异常？

（2）从生理的角度，有何功能改变？

（3）从病理生理的角度，提出病理变化和发病机制的可能性。

（4）考虑几种可能的致病原因？

（5）注意病情的轻重，勿放过严重情况。

（6）寻找特殊的临床表现，进行鉴别诊断。

（7）缩小诊断范围，考虑诊断的最大可能性。

（8）提出 1～2 个特殊的假说。

（9）检验该假说的真伪，判断支持与不支持的临床表现（即症状与体征）。

（10）提出进一步的检查及处理措施。

（11）诊断性治疗有助于明确诊断。

## 三、反复实践，验证诊断

鉴于疾病的复杂性、医学科学发展的局限性和医师对疾病认识能力的不足，所以对疾病的诊断通常不是一次就能完成的，尚需在临床实践中反复加以验证。如果疾病的演变、检查结果和对治疗的反应符合拟诊疾病的客观规律，证明诊断是正确的，否则就是错误的或不全面的。必须再调查、评价和分析，以利修正诊断。

主要临床实践：①对某些资料进行复查、核实和验证。②进一步选择必要的辅助检查。③查阅文献，开展会诊讨论。④观察病情演变和对治疗的反应，如给予对应治疗或诊断性治疗。

诊断性治疗的条件：①病情不容等待；②无其他检查措施可供选择；③必须是特异性强、疗效确切、治疗终点和观察评价指标明确的疗法，如硝酸甘油缓解劳累性心绞痛等。

# 第二节　临床思维方法

临床思维方法是医师认识疾病、诊断疾病和治疗疾病等临床实践过程中的一种逻辑推理方法，贯穿于疾病诊断和治疗的全过程。

## 一、临床思维要素★★★

临床思维的两大要素是临床实践与科学思维。

1. **临床实践**　是指临床医师获取第一手诊治资料的重要过程，包括床旁接触患者，通过问诊、体格检查、实验室检查、器械检查和观察病情，搜集临床资料，发现、分析和解决问题。

2. **科学思维**　在科学思维的指导下，开展临床实践，搜集临床资料，对病情进行分析、推理和判断，由感性认识上升到理性认识，确立对疾病的诊断。这个思维过程是任何先进仪器设备都不可能代替的思维活动，对诊治具有非常重要的意义。当然，科学思维不是孤立的，如果临床资料越翔实，医学科学越发展，医师的医学知识越广博，临床经验越丰富，思维就可能更正确，更能做出正确的诊断。

没有临床实践，科学思维就会成为无源之水、无本之木；没有科学思维的指导，临床实践则是盲目的。

## 二、临床思维哲学★★★

**1. 现象与本质**　疾病的临床表现属于事物的现象，疾病的病理及病理生理改变则属于事物的本质。如何透过疾病的现象去认识其本质，这就要求医师必须掌握各种临床表现和检查结果与疾病病理和病理生理的内在联系，这是诊治疾病最基本的哲学思想。如心脏杂音是血流产生湍流的反映，而血液湍流是产生杂音的基础。

**2. 主要表现与次要表现**

**3. 共性与个性**

**4. 典型与不典型**

**5. 局部与整体**　机体各系统、器官功能既相对独立，又密切相关；既相互配合，又相互制约。局部病变可影响整体，整体病变也可表现在某一局部；局部的症状、体征可以是全身性疾病表现的一部分，全身性表现又可由局部病变所致。诊断时要抓住疾病局部和整体的内在联系，抓住本质。如扁桃体炎属于局部病变，但常引起发热、寒战、白细胞升高和血沉加快等全身性表现。慢性粒细胞白血病是造血干细胞克隆增生性疾病，但可突出地表现为脾脏肿大。

## 三、临床诊断思维原则★★★

在诊断疾病的过程中，医师为远离思维误区，提高诊断的正确率，应依据科学与医学伦理学原理，遵循下列临床诊断思维的基本原则：

**1. 实事求是原则**

**2. 一元论原则**　当如疾病有多种临床表现时，应抓住主要表现，尽可能用一种疾病去解释多种临床表现，如确实不能用一种疾病解释时，应考虑合并存在其他疾病的可能性。

**3. 优先考虑常见病、多发病原则**

**4. 优先考虑器质性疾病的原则**

**5. 优先考虑可治愈性疾病的原则**

**6. 简化思维程序原则**　医师获得临床资料，并依据医学知识与临床经验，抓住疾病的主要表现及规律特点，形成初步诊断，再逐一对照和排除，在最小范围内选择最可能的诊断。

**7. 以患者为整体原则**　人与社会、自然是一个整体。人本身也是一个整体。现代医学模式为生物-心理-社会的模式。这就要求医师在考虑疾病的影响因素时，既要病因、病理生理等生物学因素，还应考虑年龄、性别、家庭、文化程度、生活环境、工作情况、心理状态、宗教信仰等因素。避免见病不见人的现象，这样才能使患者得到及时、恰当的诊治。

## 四、临床诊断误区★★★

疾病的复杂性与多样性、医学科学发展的局限性、医师实践与认识的不足常致诊断偏离疾病的本质，出现诊断失误，表现为漏诊与误诊、病因判断错误、疾病性质判断错误和延误诊断等。诊断失误的常见原因如下：

**1. 临床资料缺陷**

**2. 观察检测误差**

**3. 疾病复杂罕见**

**4. 思维判断有误**　先入为主，主观臆断，不利于客观而全面地搜集、分析和评价临床资料，易使判断偏离疾病的本质，走入误区。

5. 知识经验不足

# 第三节　诊断内容和书写要求

## 一、诊断内容★★★

诊断应反映疾病的本质与全貌，包括疾病的病因、性质、部位、病理形态、功能状态和患者的全面健康状况，是制订治疗方案的依据。完整的诊断包括病因诊断、病理解剖诊断、病理生理诊断、并发症诊断和伴发疾病诊断。临床诊断应书写在病历记录末页的右下方，并有医师签全名。

1. **病因诊断**　应明确致病原因，反映疾病的性质，揭示疾病的发生、发展、转归和预后，对疾病的治疗和预防具有决定性的意义。病因明确者，如风湿性心瓣膜病等。病因目前还不明确的，临床诊断可用"原发"来表示，如原发性高血压等。

2. **病理解剖诊断**　反映病理形态特点和病变部位、范围、性质、组织结构的改变，列在第二位，如二尖瓣关闭不全等。

3. **病理生理诊断**　是疾病引起的机体功能变化，如心功能不全和肾衰竭等。既能判断机体和脏器的功能，又能判断预后和对劳动力进行鉴定。

4. **疾病的分型与分期**　疾病的分型和分期可对治疗抉择及预后判断有指导意义。

不同的疾病有不同的分型与分期，其治疗及预后亦不相同，诊断时应明确。如肝硬化分为肝功能代偿期与失代偿期；传染性肝炎分为甲、乙、丙、丁、戊、己、庚等多种类型。

5. 并发症诊断

6. 伴发疾病诊断

## 二、诊断书写要求★★★

1. 病名要规范准确

2. 选择好第一诊断

3. 诊断要完整

4. 注意诊断顺序　通常将主要的、急性的、原发的、本科的疾病排列在前，将次要的、慢性的、继发的、他科的疾病排列在后。

## 三、临床诊断举例★★★

1. 风湿性心瓣膜病　　　　（病因诊断）

　二尖瓣狭窄伴关闭不全　　（病理解剖诊断）

　持续性心房颤动　　　　　（病理生理诊断）

　心力衰竭

　心功能Ⅲ级

2. 左心房附壁血栓　　　　（并发症诊断）

3. 膀胱结石　　　　　　　（伴发疾病诊断）

# 第四节　循证医学与临床诊断

20世纪90年代，循证医学（evidence－based medicine，

EBM）开始兴起。EBM 是遵循现代最佳医学研究的证据（成果），将其应用于临床，并对患者进行科学诊治决策的一门学科。其核心思想是"遵循科学证据"。EBM 是一种全新的医学实践模式和医学方法学。运用循证医学和循证思维指导临床诊治，是临床医学发展的必然趋势。

## 一、循证医学的基本概念

牛津大学循证医学中心首任主任 David Sackett 和该校卫生科学研究院首任院长 Muir Gray 于 1996 年在《英国医学杂志》发表论文，诠释了循证医学的概念："循证医学是有意识地、明确地、审慎地利用现有最好的证据制定关于个体患者的诊治方案。实施循证医学意味着医师要参酌最好的研究证据、临床经验和患者的意见。"这就是循证医学的内涵，其核心思想是将最佳临床证据、专业知识与临床经验、患者的具体情况与意愿这三大要素紧密结合，缺一不可，为患者制定最佳的医疗决策，即获得更敏感和更可靠的诊断方法，采用更有效和更安全的治疗方案。

## 二、循证医学与传统医学的区别★★★

1. **传统医学** 传统医学注重医师所学的医学知识与临床经验。诊疗疾病时，常以所学的医学理论为基础，参考教科书的知识，依据非实验性的个人临床经验，遵从上级医师的意见来认识疾病，诊治疾病。21 世纪，临床医学面临诸多挑战，如现代信息科学与生物医学的高速发展、各种全新诊疗手段的问世、医疗模式的改变、疾病谱的变化、多因素疾病等，知识不断"更新换代"，使得临床医师在诊治疾病时会遇到许多新问题。如仍沿用传统经验医学理念认识疾病，就会导致临床医师的认识很不全面，并无法选择最切实有效的诊疗方法。在面对同一疾病，不同国家、不同地域、不同医院的医师，同一医院的不同医师，可能会有不同的诊疗观点，不同规范的诊疗程序、诊疗方法与手段，将出现不同的诊疗效果。这正是传统经验医学诊疗疾病的弊端所在。当然，传统医学在人类防治疾病方面也发挥过积极作用。

2. **循证医学**　EBM 要求临床医师循证选择，强调"最佳证据"。这类证据是采用科学标准，严格分析与评价得出的结论，是真实、有临床重要意义、适用于临床实践与现代最佳科学的证据。随着科学的发展和技术的进步，证据将不断被充实、论证、更新，永居前沿。EBM 充分体现了"以人为本、患者至上"的原则，使患者在接受诊疗过程中，体现自身的价值取向和愿望。这样医患关系和谐融洽，容易取得诊治共识，形成统一联盟，使患者获得目前最佳的诊疗效果。

## 三、循证医学在疾病诊疗中的作用

运用 EBM 诊治疾病，目的是科学规范疾病的诊断程序、诊疗方法和手段，缩小不同地域、不同医院、不同医师之间诊治疾病的差异，拉近医患距离，改善医患关系，全面提高诊疗效果。现已颁布了许多疾病的防治指南，如《高血压防治指南》《中国高血压基层管理指南》《中国成人血脂异常防治指南》《冠心病防治指南》《中国脑血管病防治指南》和《中国慢性乙肝防治指南》等，使临床医师诊疗此类疾病时有证可查，有据可依，突出体现了 EBM 在指导临床医师诊疗疾病时具有重要作用。

## 四、循证医学诊断疾病的基本要求

临床医学已开始从经验医学向 EBM 转变，这是临床医学发展的趋势和主流。临床医师必须转变临床思维模式，培养建立在 EBM 基础之上的现代临床思维模式。将 EBM 作为终身学习的内容，领悟其精髓，不断丰富和更新知识，应用多种途径搜集科学证据，积累和更新医学信息，完善自己的知识结构。证据是 EBM 的基石，遵循证据是 EBM 的本质。在诊断疾病时，临床医师要正确运用 EBM 的方法，认真广泛地搜集反映患者真实病情的各种资料，仔细分析，发现问题，带着问题有目的地进行检索，寻找现有的最佳证据，进一步评价、研究证据的真实性和适用性，结合患者的具体情况，恰当地运用所获得的证据，指导对疾病的诊断，并评价运用之后的效果。坚持"以患者为中心"，理解其价值观与社会观，尊重患者的意愿与选择，构建互相信任、互相理解、互相依从的医患关系，实现 EBM 的科学决策，获得最佳的诊疗效果。

### 难点提示

## 一、鉴别诊断

### 1. 主要表现与次要表现

有时有些疾病的临床表现和过程比较复杂，常涉及多个系统，因此必须分清哪些是原发或继发的；哪些是直接或间接的；哪些是主要或次要的。只有厘清临床表现之间的内在关系，才能反映疾病的本质。缺乏主要表现的资料，临床诊断不能成立。次要表现虽不是疾病的主要诊断依据，但可作为临床诊断的旁证。

多数情况下，主要表现就是患者就医时的主诉，但有时不是这样。如胆石症、胆囊炎患者可能的主诉是"右上腹绞痛、发热、黄疸反复发作2年，再次发作3小时"。根据患者的主诉可能想到患者是胆道感染性疾病。进一步行超声检查发现有胆囊结石、胆囊壁的水肿及胆囊积液，这可能是诊断胆石症、胆囊炎的最重要的依据。

患者的特异性表现越强，越有可能是患者的主要表现。比如风心病二尖瓣狭窄患者可以表现为呼吸困难、水肿、食欲不振、颈静脉怒张、肝-颈静脉反流征阳性、肝肿大压痛、肺底部湿啰音、心房颤动、心尖部舒张期隆隆样杂音和肺底部湿啰音等表现。呼吸困难可见于呼吸系统疾病和循环系统疾病；水肿可见于肾脏疾病、心脏疾病、肝脏疾病及营养不良；颈静脉怒张可见于右心衰竭、缩窄性心包炎、心包积液和上腔静脉回流受阻；肝脏肿大压痛可见于肝炎、肝脓肿、肝肿瘤、肝寄生虫病、肝淤血；肝-颈静脉反流征阳性可见于右心衰竭和支气管肺炎；心房颤动可见于风心病、冠心病、高血压心脏病和甲状腺功能亢进症等；但心尖部舒张期隆隆样杂音仅见于二尖瓣狭窄。将心尖部舒张期隆隆样杂音作为主要表现，便可诊断为风湿性心脏病二尖瓣狭窄；还须进一步确定是否所有的次要表现都能依据这个诊断获得圆满解释，否则诊断可能不正确或同时存在其他疾病。

2. 共性与个性

共性是指不同疾病出现的相同表现；个性是指不同疾病

的同一表现，又具有不同的临床特点。抓住共性可避免漏诊；抓住个性有利于鉴别诊断，可减少误诊。如肾脏病、心脏病、肝脏病及营养不良都可能出现同一症状（即共性），即水肿，而不同疾病的水肿各有其特点（即个性）。肾性水肿的特点为首先发生于皮下疏松组织，如眼睑等；心源性水肿的特点是下垂性水肿并伴体循环静脉压增高；肝性水肿的特点是腹水并伴门静脉高压；营养不良性水肿的特点是低蛋白血症。

### 3. 典型与不典型

典型与不典型是相对的。典型表现相对较为常见，多为临床医师所熟知；不典型表现则相对少见、特殊。造成疾病临床表现不典型的因素：①患者因素：如年老、体弱、婴幼儿、机体反应能力、个体差异等。②疾病因素：如疾病的不同时期（早期或晚期）、多种疾病的相互影响。③医师认识水平的差异。④治疗的干扰。⑤器官解剖的变异。⑥地域与季节等。

### 4. 并发症与伴发疾病

并发症和伴发疾病都可能是与主要疾病同时存在的疾病。

（1）并发症诊断：并发症虽然与主要疾病性质不同，但与其发病机制密切相关。并发症是在原发病的基础上产生并导致机体脏器的进一步损害，或是原发疾病的进一步发展，属于主要疾病的附属疾病，排在主要疾病之后，并不属于另一种疾病。如胃溃疡并发穿孔，胃溃疡是主要疾病，胃穿孔是并发症，没有胃溃疡就不会有胃穿孔。

（2）伴发疾病诊断：伴发疾病是指与主要诊断的疾病同时存在，对机体和主要疾病可能产生影响，但与其发病机制无关的疾病。其与主要疾病没有因果关系，属于次要疾病，排在主要疾病之后的第二种疾病。如胃癌同时有糖尿病等。

## 二、难点释疑

### 入院或门诊未明确诊断时应如何书写诊断

鉴于疾病的复杂性、医学科学发展的局限性、客观条件的限制和医师认识的有限性，有时某些疾病暂时难以做出完整诊断或正确诊断。

病因未明者，应依据疾病的病理和（或）功能改变，做出病理解剖诊断和（或）病理生理诊断，如肺纤维化、心包积液等。目前病因还不明确的，临床诊断可用"原发"来表示，如原发性血小板减少性紫癜等。

病因一时无法查清，又难于做出病理解剖诊断和病理生理诊断的疾病，可用主诉的原因待诊作为临时诊断，或可以用其突出症状或体征为主题的"待查"方式来处理，如"血尿原因待查"等。对于待诊病例应尽可能根据临床资料进行分析和综合，按诊断的可能性大小排列（反映诊断的倾向性），做出一些可能的诊断，如"血尿原因待查：①肾结核？②肾结石？③泌尿系统肿瘤？"还应选择下一步的检查和治疗，尽早明确诊断。如仅给一个症状的待诊或待查，没有提出诊断的倾向性，等于未做诊断。

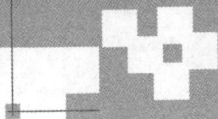

附录

模拟试卷

# 模拟试卷 A

一、单项选择题（每小题五个备选答案中只有一个正确答案）

1. 一位发热患者，体温在39℃以上，24小时内体温波动在2℃以上，最低时体温仍高于正常。这种热型是（　）

   A. 稽留热　　　　　　　　B. 间歇热

   C. 弛张热　　　　　　　　D. 不规则热

   E. 回归热

2. 心力衰竭患者水肿通常首先出现在（　）

   A. 眼睑　　　　　　　　　B. 颜面

   C. 身体下垂部位　　　　　D. 腹部

   E. 下肢

3. 发热最常见的原因是（　）

   A. 感染　　　　　　　　　B. 无菌坏死物质吸收

   C. 免疫性疾病　　　　　　D. 内分泌疾病

   E. 内出血

4. 青年男性突然左胸撕裂样剧痛，伴大汗、发绀、端坐，气管右偏，左胸叩诊呈鼓音，语颤消失，未闻及呼吸音。最可能的诊断是（　）

   A. 胸膜炎　　　　　　　　B. 心包炎

   C. 气胸　　　　　　　　　D. 肺炎

   E. 心肌梗死

5. 面色晦暗，双颊紫红，口唇轻度发绀，可判断为（　）

   A. 肝病面容　　　　　　　B. 甲亢面容

C. 二尖瓣面容　　　　　　　D. 慢性病容

E. 黏液性水肿面容

6. 单侧上睑下垂见于 （　　）

  A. 先天性上睑下垂　　　　B. 重症肌无力

  C. 面神经麻痹　　　　　　D. 动眼神经麻痹

  E. 三叉神经麻痹

7. 前胸壁计数肋骨的主要标志是 （　　）

  A. 胸骨柄　　　　　　　　B. 胸骨角

  C. 锁骨　　　　　　　　　D. 胸骨上窝

  E. 乳头

8. 肺部叩诊呈过清音，提示 （　　）

  A. 肺萎缩　　　　　　　　B. 肺组织含气量减少

  C. 肺组织含气量增加　　　D. 肺内有大空洞

  E. 肺组织炎变

9. 关于乳房触诊检查的叙述，不正确的是 （　　）

  A. 触诊先健侧后患侧　　　B. 应从外上象限开始

  C. 检查者以并拢的手指指腹平贴于乳房，以旋转或者来回滑动的方式触诊

  D. 检查右侧乳房按顺时针方向进行

  E. 最后触诊乳头

10. 坐位叩诊时心浊音界呈三角烧瓶样提示 （　　）

  A. 左右心同时增大　　　　B. 二尖瓣狭窄

  C. 心包积液　　　　　　　D. 纤维素性心包炎

  E. 主动脉瓣关闭不全

11. 下列哪种疾病引起的杂音较局限且不易传导 （　　）

  A. 二尖瓣狭窄　　　　　　B. 主动脉瓣狭窄

C. 二尖瓣关闭不全　　　D. 主动脉瓣关闭不全

E. 三尖瓣关闭不全

12. 胸骨左缘第 1、2 肋间及其附近闻及连续性杂音，伴连续性震颤，应考虑（　　）

A. 房间隔缺损　　　　　B. 室间隔缺损

C. 肺动脉瓣关闭不全　　D. 肺动脉瓣狭窄

E. 动脉导管未闭

13. 尿毒症酸中毒患者的呼吸节律特点是（　　）

A. Kussmaul 呼吸　　　B. Cheyne–Stokes 呼吸

C. Biot's 呼吸　　　　　D. 叹息样呼吸

E. 抽泣样呼吸

14. 周围血管征不包括（　　）

A. 颈动脉搏动明显　　　B. 毛细血管搏动

C. 水冲脉　　　　　　　D. 枪击音

E. 颈静脉怒张

15. 第一心音的组成主要是由于（　　）

A. 半月瓣开放　　　　　B. 房室瓣关闭

C. 心房收缩　　　　　　D. 乳头肌收缩

E. 血流冲击大血管

16. 腹部移动性浊音阳性，提示腹水量至少达（　　）

A. 300mL　　　　　　　B. 500mL

C. 800mL　　　　　　　D. 1000mL

E. 3000mL

17. 诊断消化性溃疡急性穿孔的最重要体征是（　　）

A. 板状腹　　　　　　　B. 肝浊音界消失

C. 肠鸣音消失　　　　　D. 全腹压痛、反跳痛

E. 移动性浊音

18. Murphy 征阳性常见于 （　　）

    A. 急性胆囊炎　　　　　　B. 急性胰腺炎

    C. 胰头癌　　　　　　　　D. 急性阑尾炎

    E. 急性胃肠炎

19. 老年患者，急性腹痛 10 小时入院。体检可见肠型，
左中下腹饱满，轻度压痛。听诊肠鸣音 12 次/分，响
亮高亢，呈金属调音。提示该患者为 （　　）

    A. 急性胃肠炎　　　　　　B. 机械性肠梗阻

    C. 麻痹性肠梗阻　　　　　D. 肠穿孔

    E. 急性胰腺炎

20. 板状腹常见于 （　　）

    A. 肝硬化腹水　　　　　　B. 肾性腹水

    C. 结核性腹膜炎　　　　　D. 急性弥漫性腹膜炎

    E. 腹腔巨大卵巢囊肿

21. 呕吐隔日食物（宿食）见于 （　　）

    A. 急性肠炎　　　　　　　B. 急性胆囊炎

    C. 胃溃疡穿孔　　　　　　D. 幽门梗阻

    E. 急性胰腺炎

22. 肾盂肾炎常见的管型为 （　　）

    A. 透明管型　　　　　　　B. 颗粒管型

    C. 红细胞管型　　　　　　D. 蜡样管型

    E. 白细胞管型

23. 缺铁性贫血时血象呈现 （　　）

    A. 小细胞低色素性贫血　　B. 正常细胞正常色素性贫血

    C. 大红细胞　　　　　　　D. 镰形红细胞

E. 红细胞缗钱状凝集

24. 正常心尖搏动位置在 （ ）

　A. 第 4 肋间左锁骨中线内侧 0.5～1cm

　B. 第 5 肋间左锁骨中线内侧 0.5～1cm

　C. 第 5 肋间左锁骨中线内侧 1～1.5cm

　D. 第 5 肋间锁骨中线外侧 0.5～1cm

　E. 第 6 肋间锁骨中线内侧 1～1.5cm

25. 肺炎实变时，下列哪项体征是错误的 （ ）

　A. 可闻及支气管呼吸音　　B. 有水泡音

　C. 叩诊呈浊音　　　　　　D. 病变部位语颤减弱

　E. 患侧呼吸运动减弱

26. 粪便颜色变浅灰或呈白陶土色，见于 （ ）

　A. 溶血性黄疸　　　　　　B. 肝细胞性黄疸

　C. 梗阻性黄疸　　　　　　D. 先天性非溶血性黄疸

　E. 正常大便

27. 下列哪种疾病浓缩-稀释试验可正常 （ ）

　A. 慢性肾小球肾炎　　　　B. 急性肾小球肾炎

　C. 慢性肾盂肾炎　　　　　D. 高血压晚期

　E. 肾动脉硬化晚期

28. 有利于防止动脉粥样硬化发生的指标是 （ ）

　A. 乳糜微粒　　　　　　　B. HDL

　C. LDL　　　　　　　　　D. VLDL

　E. 三酰甘油

29. 下列哪种疾病粒细胞核左移特别明显 （ ）

　A. 出血　　　　　　　　　B. 烧伤

　C. 急性化脓性感染　　　　D. 肿瘤晚期

E. 恶性贫血

30. 血氨增高主要用于诊断 （ ）

    A. 休克             B. 上消化道出血

    C. 尿毒症         D. 肝性脑病

    E. 重症肝炎

31. 观察患者的胸锁乳突肌和斜方肌有无萎缩，有无斜颈和垂肩，然后嘱患者耸肩、转头以了解其对抗力。此为检查 （ ）

    A. 副神经          B. 三叉神经

    C. 滑车神经       D. 面神经

    E. 前庭神经

32. 下列哪项属现病史的内容 （ ）

    A. 生育史          B. 习惯与嗜好

    C. 本次发病到就诊的时间  D. 曾患过的疾病

    E. 职业及工作条件

33. 能清除乙肝病毒，对机体具有保护作用的抗体是 （ ）

    A. 抗–HBc       B. 抗–HBs

    C. 抗–HBe       D. 抗–HBc IgG

    E. 抗–HBc IgM

34. 检查扁桃体发现已超过咽腭弓，未接近中线，应为几度 （ ）

    A. Ⅰ～Ⅱ度      B. Ⅰ度

    C. Ⅱ度        D. Ⅲ度

    E. Ⅳ度

35. 患者，25岁，近1个月来，以夜间咳嗽为主，痰中带血丝，伴低热、盗汗。应首先考虑的是 （ ）

A. 肺结核　　　　　　　B. 支气管扩张

C. 肺癌　　　　　　　　D. 二尖瓣狭窄

E. 急性肺水肿

36. 胸骨中上段后方疼痛，向左肩部放射，最常见的病因是（　　）

A. 胸膜疾病　　　　　　B. 心绞痛

C. 肋间神经病变　　　　D. 食管炎

E. 肋骨骨折

37. 下肢伸直并外旋，举步时将患侧骨盆抬高以提起下肢，然后以髋关节为中心，脚尖拖地，向外划半个圆圈跨前一步。这种步态见于（　　）

A. 脑性瘫痪　　　　　　B. 震颤麻痹

C. 腓总神经麻痹　　　　D. 急性脑血管疾病

E. 小脑疾病

38. 胸腔积液患者多喜哪种体位（　　）

A. 健侧卧位　　　　　　B. 患侧卧位

C. 俯卧位　　　　　　　D. 仰卧位

E. 高枕卧位

39. 女，32岁，2天来发热38℃左右，开始有上腹部疼痛、恶心，8小时以后出现右下腹疼痛，并逐渐加重，月经正常。查体：麦氏点有压痛，无反跳痛和肌紧张，腰大肌征阳性。最可能的诊断是（　　）

A. 急性胃炎　　　　　　B. 急性肠炎

C. 宫外孕　　　　　　　D. 急性阑尾炎

E. 泌尿系结石

40. 代表心室肌去极和复极过程的总时间是（　　）

A. P 波      B. PR 间期

C. QRS 波群      D. T 波

E. QT 间期

41. 巨大高耸的 T 波和（或）斜行上升 S-T 段，见于心肌梗死的（   ）

   A. 进展期（早期）      B. 急性期

   C. 愈合期      D. 急性充分发展期

   E. 陈旧期

42. 心电图机上绿色导线应安置在（   ）

   A. 右上肢      B. 胸壁

   C. 左上肢      D. 右下肢

   E. 左下肢

43. Ⅲ导联主波向上，Ⅰ导联主波向下，电轴（   ）

   A. 不偏      B. 左偏

   C. 右偏      D. 不确定性心电轴

   E. 0° ~ +90°

44. 诊断左心室肥大的基本条件是（   ）

   A. $R_{V5} > 2.5mV$      B. $VAT_{V5} > 0.05$ 秒

   C. 电轴右偏      D. ST-T 改变

   E. QRS 时间延长

45. 患者口腔中能闻到大蒜味，提示（   ）

   A. 口腔炎      B. 有机磷中毒

   C. 肝脓肿      D. 尿毒症

   E. 糖尿病酮症酸中毒

46. 女，52 岁，咳嗽、呼吸困难 1 周余。查体：T 36.7℃，右侧肋间隙变宽，右下肺叩诊呈浊音，呼

吸音及触觉语颤明显减弱。该患者肺部病变最可能
的情况是 (  )

A. 肺实变　　　　　　　　B. 肺不张

C. 气胸　　　　　　　　　D. 胸腔积液

E. 胸膜炎

47. 肺下界移动度的正常平均值为 (  )

A. 1～2cm　　　　　　　　B. 2～4cm

C. 4～6cm　　　　　　　　D. 8～10cm

E. 6～8cm

48. 粪便呈细条状，常见于 (  )

A. 克罗恩病　　　　　　　B. 直肠癌

C. 慢性便秘　　　　　　　D. 直肠结核

E. 痔疮

49. 心肌梗死的特征性心电图改变出现在 Ⅱ、Ⅲ、aVF 导
联，梗死部位是 (  )

A. 前壁　　　　　　　　　B. 侧壁

C. 下壁　　　　　　　　　D. 后壁

E. 广泛前壁

50. 上消化道出血，伴慢性、节律性、周期性上腹痛，诊
断为 (  )

A. 反流性食管炎　　　　　B. 消化性溃疡

C. 食管静脉曲张破裂　　　D. 急性胃黏膜病变

E. 胆道出血

**二、多项选择题 (每小题五个备选答案中有两个或两个
以上的答案是正确的，多选、少选均不得分)**

1. 右侧大量胸腔积液可出现的体征有 (  )

A. 胸廓右侧饱满　　　　　B. 右侧语颤增强

C. 右侧叩诊呈实音或浊音  D. 气管偏向右侧

E. 右侧呼吸音减弱或消失

2. 正常人可以叩出的叩诊音包括（　　）

A. 清音　　　　　　　　　B. 浊音

C. 实音　　　　　　　　　D. 鼓音

E. 过清音

3. 血涂片中嗜酸性粒细胞增多见于（　　）

A. 寄生虫病　　　　　　　B. 支气管哮喘

C. 荨麻疹　　　　　　　　D. 慢性粒细胞白血病

E. 肺炎

4. 能使肺下界上升的有（　　）

A. 妊娠晚期　　　　　　　B. 大量胸腔积液

C. 大量腹水　　　　　　　D. 肺气肿

E. 腹腔内脏下垂

5. 外周血涂片网织红细胞增多，常见于（　　）

A. 溶血性贫血　　　　　　B. 再生障碍性贫血

C. 急性白血病　　　　　　D. 巨幼细胞贫血

E. 急性失血性贫血

6. 心房颤动的听诊特点是（　　）

A. 心律绝对不规则　　　　B. 第一心音强弱不等

C. 脉搏短绌　　　　　　　D. 心律规则

E. 心律基本规则

7. 膀胱刺激征是指（　　）

A. 尿痛　　　　　　　　　B. 尿频

C. 尿急　　　　　　　　　D. 排尿困难

E. 尿流突然中断

8. 出现电轴左偏的有（　　）

A. 左后分支传导阻滞　　B. 左前分支传导阻滞

C. 肺气肿　　　　　　　D. 左心室肥大

E. 右心室肥大

9. 二尖瓣狭窄杂音的特点有（　）

A. 杂音于左侧卧位呼气末明显

B. 舒张中、晚期　　　　C. 杂音较局限

D. 伴 $S_1$ 亢进　　　　　E. $P_2$ 亢进伴分裂

10. 胸痛伴咳嗽、呼吸困难，见于（　）

A. 气胸　　　　　　　　B. 大叶性肺炎

C. 重症肺结核　　　　　D. 渗出性胸膜炎

E. 肺动脉栓塞

### 三、填空题

1. 胆囊点位于_____。

2. 患者主观感受到的异常或不适，称为_____；医师客观检查到的病态表现，称为_____。

3. 24 小时尿量少于_____为无尿，少于_____为少尿。

4. 右眼直接角膜反射消失，间接角膜反射存在，见于_____侧_____神经损害。

5. 皮肤下黏膜出血点直径_____，紫癜直径_____，瘀斑直径_____。

### 四、判断是非题

1. 干啰音通常是肺实质病变的表现；湿啰音的出现常提示支气管病变。

2. 如果肿块与邻近组织粘连，且压痛明显、不易推动，以炎性肿块最为可能；如果肿块边界模糊、表面不平、质地坚硬、移动度差，则癌性肿块的可能性大。

3. 深吸气时，剑突下搏动增强见于腹主动脉搏动；深呼气时，剑突下搏动增强见于心脏搏动。

4. 急、慢性肾炎患者，尿液检查主要阳性发现是白（脓）细胞；肾盂肾炎患者，尿液检查主要阳性发现是红细胞。

5. 再生障碍性贫血出血时间延长；血友病出血时间正常。

**五、名词解释**

1. 蜘蛛痣

2. 脉搏短绌

3. 湿啰音

4. 核左移

5. 早搏

**六、简答题**

1. 简述二尖瓣狭窄时可出现的体征。

2. 简述呕血与咯血的鉴别要点。

**七、论述题**

1. 试述中性粒细胞增多的临床意义。

2. 肝硬化患者有哪些体征？

# 模拟试卷 A 参考答案

**一、单项选择题**

1. C  2. C  3. A  4. C  5. C  6. D  7. B  8. C  9. D  10. C

11. A  12. E  13. A  14. E  15. B  16. D  17. B  18. A  19. B

20. D  21. D  22. E  23. A  24. B  25. D  26. C  27. B  28. B

29. C  30. D  31. A  32. B  33. B  34. C  35. A  36. B  37. D

38. B  39. D  40. E  41. A  42. E  43. C  44. A  45. B  46. D

47. E  48. B  49. C  50. B

**二、多项选择题**

1. ACE  2. ABCD  3. ABCD  4. ABC  5. ADE  6. ABC

7. ABC  8. BD  9. ABCDE  10. ABCDE

**三、填空题**

1. 右腹直肌外缘（或者右锁骨中线）与右肋弓下缘的交界处。

2. 症状；体征。  3. 100mL；400mL。

4. 右；面。  5. 小于2mm；3～5mm；大于5mm。

**四、判断是非题**

1. 错误。  2. 正确。  3. 错误。

4. 错误。  5. 正确。

**五、名词解释**

1. 蜘蛛痣——皮肤小动脉末端分支扩张所形成的血管痣，形似蜘蛛，多出现在上腔静脉分布区域内，因体内雌性激素含量增加所致。

2. 脉搏短绌——听诊心脏同时数心率和脉率，若脉率少于心率，则称为脉搏短绌。

3. 湿啰音——又称不连续性呼吸附加音，是因为气道或空洞内有较稀薄的液体（渗出物、黏液、血液、漏出液、分泌物），呼吸时气流通过液体形成的水泡破裂时所产生的声音，很像用小管插入水中吹气时所产生的水泡破裂音，故也称水泡音。

4. 核左移——周围血白细胞分类中性粒细胞杆状核大于5%或出现杆状核以前阶段的幼稚粒细胞，称为核左移。

5. 早搏——窦房结以下某一异位起搏点的自律性增高，不待窦房结传下来的激动达到该部而抢先发出的激动所引起的一次心脏搏动。

## 六、简答题

1. 答：

视：二尖瓣面容；心尖搏动向左移。

触：心尖搏动向左移；心尖部可触及舒张期震颤。

叩：心浊音界早期向左，以后向右扩大；心腰部膨出；心浊音区呈梨形。

听：心尖部第一心音亢进；心尖部较局限的递增型隆隆样舒张中晚期杂音，可伴开瓣音，$P_2$亢进、分裂；肺动脉瓣区舒张期杂音；右房室瓣区收缩期杂音。

2. 答：呕血与咯血鉴别

|  | 咯血 | 呕血 |
|---|---|---|
| 病史 | 肺结核、支气管扩张、肺癌等 | 消化性溃疡、肝硬化等 |
| 出血前症状 | 喉部痒感、胸闷、咳嗽等 | 上腹不适、恶心、呕吐等 |
| 出血颜色 | 鲜红 | 棕黑或暗红色，有时鲜红色 |
| 血内混合物 | 泡沫或痰 | 食物残渣或胃液 |
| 黑便 | 无 | 有，可在呕血停止后仍持续数日 |

## 七、论述题

1. 答：反应性粒细胞增多：①感染：化脓性感染为最常见的原因，如流行性脑脊髓膜炎、肺炎、阑尾炎等；还见于某些病毒感染和某些寄生虫感染，如乙型脑炎、狂犬病、急性血吸虫病、肺吸虫病等。②严重组织损伤：如较大手术后12～36小时、急性心肌梗死后1～2日内较常见。③急性大出血、溶血：如脾破裂或宫外孕输卵管破裂后，急性溶血时红细胞大量破坏导致相对缺氧，以及红细胞破坏的分解产物刺激骨髓贮存池中的粒细胞释放，使白细胞增高。④中毒：如糖尿病酮症酸中毒、安眠药中毒、有机磷农药中毒等。⑤恶性肿瘤：特别是消化道肿瘤（胃癌、肝癌）。⑥其他：器官移植术后出现排异现象、类风湿关节炎、自身免疫性疾病等。

异常增生性粒细胞增多：为造血干细胞疾病所致，如急、慢性粒细胞性白血病、骨髓纤维化、真性红细胞增多症等。

2. 答：肝硬化早期患者面色萎黄，肝脏轻度肿大，质地偏硬，表面光滑，压痛不明显。晚期患者面色灰暗，皮肤、巩膜多有黄染，于面部、颈部及上胸部可见毛细血管扩张、蜘蛛痣及肝掌，男性患者乳房发育，下肢出现浮肿，肝脏缩小变硬，表面呈结节状。除上述肝功能障碍表现外，并有以下门静脉高压表现：①腹水：腹部膨隆，仰卧时呈蛙腹状，叩诊有移动性浊音，大量腹水时有液波震颤，有时可见脐疝。②静脉侧支循环的形成与开放：脐周及腹壁静脉曲张，但血流方向正常。③脾肿大。

# 模拟试卷 B

**一、单项选择题（每小题五个备选答案中只有一个正确答案）**

1. 眼裂增大，眼球突出，目光闪烁，呈惊恐貌，兴奋不安，烦躁易怒，见于（　　）

    A. 二尖瓣狭窄　　　　　　B. 严重脱水

    C. 甲状腺功能亢进症　　　D. 震颤麻痹

    E. 破伤风

2. 胸痛伴咯血和大量脓臭痰，最常见于（　　）

    A. 肺炎　　　　　　　　　B. 肺癌

    C. 肺梗死　　　　　　　　D. 肺脓肿

    E. 支气管炎

3. 强迫仰卧位见于（　　）

    A. 胸膜炎　　　　　　　　B. 胸腔积液

    C. 心力衰竭　　　　　　　D. 气胸

    E. 急性腹膜炎

4. 可将气管拉向患侧的是（　　）

    A. 胸腔积液　　　　　　　B. 气胸

    C. 甲状腺肿大　　　　　　D. 阻塞性肺不张

    E. 纵隔肿瘤

5. 女，20岁，间断喘息2月余，发作时以吸气性呼吸困难为主。查体：可见"三凹征"，吸气相延长，双肺未闻及哮鸣音及湿啰音。该患者发生呼吸困难最可能的原因是（　　）

A. 支气管哮喘　　　　　B. 阻塞性肺炎

C. 慢性阻塞性肺疾病　　D. 上气道阻塞

E. 慢性支气管炎

6. 心尖搏动向左下移位见于 （ ）

A. 左心室增大　　　　　B. 右心室增大

C. 右位心　　　　　　　D. 正常瘦长型人

E. 正常人左侧卧位

7. 下列哪项有助于对器质性心脏病的诊断 （ ）

A. 心脏（听诊区触及）震颤

B. 心尖区三级收缩期吹风样杂音

C. 第三心音　　　　　　D. $P_2$分裂

E. 脉搏短绌

8. 男，60岁，神志不清1天。查体：血压140/90mmHg，双侧瞳孔等大，呼气有烂苹果味，尿糖（++++）。可能的原因是 （ ）

A. 脑出血　　　　　　　B. 脑膜炎

C. 酒精中毒　　　　　　D. 有机磷农药中毒

E. 糖尿病酮症酸中毒

9. 呕血最常见的病因是 （ ）

A. 肝硬化胃底静脉曲张　B. 白血病

C. 胃黏膜损伤　　　　　D. 流行性出血热

E. 消化性溃疡

10. 全腹壁紧张度增加，触诊呈揉面感，常见于 （ ）

A. 急性胃炎　　　　　　B. 急性肠炎

C. 急性胃肠穿孔　　　　D. 结核性腹膜炎

E. 急性胃扩张

11. 急性左心功能不全，常伴有（　　）

　　A. 咳铁锈色痰　　　　　　B. 咳粉红色泡沫痰

　　C. 咳大量鲜血　　　　　　D. 干咳无痰

　　E. 咳砖红色胶冻样痰

12. 胸骨特别是胸骨下部显著前凸，两侧肋骨凹陷，胸廓前后径增大而横径缩小，胸廓上下径较短，见于（　　）

　　A. 肺气肿　　　　　　　　B. 佝偻病

　　C. 肺结核　　　　　　　　D. 心脏肥大

　　E. 胸膜广泛粘连

13. 确定心脏收缩期开始的心音是（　　）

　　A. 第一心音　　　　　　　B. 第二心音

　　C. 第三心音　　　　　　　D. 第四心音

　　E. 第五心音

14. 男，52 岁，饮酒史 30 余年，每天饮酒约 2 两。某日劳动时突然呕血约 500mL，呈喷射状，面色苍白，肝未触及，脾在肋下触及，腹壁静脉可见。最可能的疾病是（　　）

　　A. 慢性病毒性肝炎　　　　B. 肝硬化

　　C. 胃癌　　　　　　　　　D. 消化性溃疡

　　E. 慢性胃炎

15. 右侧胸痛，伴气管左移，右胸语颤减弱，叩诊为浊音，呼吸音和语音传导消失。应当考虑右侧有（　　）

　　A. 大叶性肺炎　　　　　　B. 胸腔积液

　　C. 自发性气胸　　　　　　D. 胸膜增厚粘连

　　E. 肺不张

16. 肺实变区较小且与正常肺组织掺杂存在，或实变肺组

织被正常肺组织所覆盖时出现 ( )

A. 肺泡呼吸音增强      B. 病理性支气管呼吸音

C. 病理性支气管肺泡呼吸音

D. 肺泡呼吸音减弱或消失

E. 肺泡呼吸音的呼气音延长

17. 双侧上眼睑下垂常见于 ( )

A. 重症肌无力      B. 脑炎

C. 脑脓肿      D. 蛛网膜下腔出血

E. 甲亢

18. MCV 75fL、MCH 26pg、MCHC$_3$ 10g/L，见于 ( )

A. 再生障碍性贫血      B. 巨幼细胞贫血

C. 尿毒症      D. 急性失血

E. 缺铁性贫血

19. P 波时间 > 0.11 秒，且切迹显著，双峰间距离 ≥0.04 秒，提示 ( )

A. 左心房肥大      B. 右心房肥大

C. 左心室肥大      D. 右心室肥大

E. 一度房室传导阻滞

20. 女，23 岁，风湿性心瓣膜病史 5 年，突发心悸。急查心电图显示：P 波消失，代之以一系列大小不等、形态不同、间隔不一的 f 波，其频率平均 420 次/分，QRS 波群正常，RR 间距绝对不齐，R 波频率平均 120 次/分。应考虑诊断为 ( )

A. 室性心动过速      B. 心室颤动

C. 心室扑动      D. 心房颤动

E. 心房扑动

21. 正后壁心肌梗死的定位导联是（ ）

A. Ⅰ、aVL　　　　　　　B. Ⅱ、Ⅲ、aVF

C. $V_1$、$V_2$、$V_3$　　　　D. $V_4$、$V_5$、$V_6$

E. $V_7$、$V_8$、$V_9$

22. 体温过低常见于下列原因，但需除外（ ）

A. 休克　　　　　　　　B. 急性脑血管疾病

C. 慢性消耗性疾病　　　D. 甲状腺功能低下

E. 严重营养不良

23. 临床上，以下哪种可作为计数胸椎棘突或胸椎的标志

（ ）

A. 第 1 胸椎棘突　　　　B. 第 7 颈椎棘突

C. 肩胛冈　　　　　　　D. 肩胛下角

E. 肋脊角

24. 气管位置居中见于（ ）

A. 肺不张　　　　　　　B. 肺气肿

C. 气胸　　　　　　　　D. 纵隔肿瘤

E. 胸膜粘连

25. 支气管哮喘、喘息型慢性支气管炎及慢性阻塞性肺气

肿时，都可表现为（ ）

A. 肺泡呼气音延长　　　B. 粗糙性呼吸音

C. 断续性呼吸音　　　　D. 肺泡呼吸音减弱或消失

E. 呼吸音增强

26. 胸骨压痛或叩击痛，见于（ ）

A. 胸壁炎症　　　　　　B. 肋软骨炎

C. 带状疱疹　　　　　　D. 胸膜炎症

E. 白血病

27. 心室快速充盈期，血液快速进入心室，在心肌处于衰弱的状态下，肌张力减低，引起心室壁的震动增强，可致（　　）

　　A. 收缩期喷射性杂音　　　B. 收缩期喀喇音

　　C. 舒张早期奔马律　　　　D. 收缩期前奔马律

　　E. 开瓣音

28. 反映远端肾小管功能的试验是（　　）

　　A. 血清尿酸（UA）测定

　　B. 尿 $\beta_2$-微球蛋白（$\beta_2$-MG）测定

　　C. 浓缩–稀释试验　　　　D. 血胱抑素 C 测定

　　E. 血浆二氧化碳结合力（$CO_2CP$）测定

29. 含蛋白质最多、体积最小、比重最大，与冠心病发病呈负相关的脂蛋白是（　　）

　　A. 乳糜微粒（CM）

　　B. 极低密度脂蛋白（VLDL）

　　C. 低密度脂蛋白（LDL）

　　D. 高密度脂蛋白（HDL）

　　E. 游离脂肪酸

30. P 波电压在肢体导联 $\geq 0.25mV$，胸导联 $\geq 0.20mV$，常提示（　　）

　　A. 左心房肥大　　　　　　B. 右心房肥大

　　C. 双心房肥大　　　　　　D. 左心室肥大

　　E. 右心室肥大

31. 心电图上 P 波与 QRS 波群各有自己固定的节律，P 波数多于 QRS 波群数，心室率 38 次/分，律齐，诊断应考虑（　　）

A. 窦性心动过缓　　　　　B. 二度房室传导阻滞

C. 高度房室传导阻滞　　　D. 三度房室传导阻滞

E. 心室内传导阻滞

32. 外伤、青光眼、视神经萎缩、濒死状态、颈交感神经
　　刺激等可出现（　　）

A. 瞳孔缩小　　　　　　　B. 瞳孔扩大

C. 椭圆形瞳孔　　　　　　D. 不规则形状瞳孔

E. 双侧瞳孔大小不等

33. 生理状态下的体温变化与下列哪项内容不符（　　）

A. 妊娠妇女略高　　　　　B. 运动后稍高

C. 下午略高　　　　　　　D. 老年人略低

E. 妇女月经后稍高

34. 呕吐伴贫血、水肿、高血压，可见于（　　）

A. 慢性肾炎　　　　　　　B. 慢性肝炎

C. 慢性胰腺炎　　　　　　D. 慢性胆囊炎

E. 慢性胃炎

35. U 波高大多见于（　　）

A. 高血压　　　　　　　　B. 高血钙

C. 低血糖　　　　　　　　D. 低血钾

E. 冠心病

36. 女，46 岁，半小时前家人发现其神志不清。既往无
　　特殊病史。查体：神志不清，多汗，双侧瞳孔缩小，
　　呼吸及汗液有大蒜味。诊断应考虑（　　）

A. 急性巴比妥类药物中毒

B. 海洛因中毒　　　　　　C. 急性有机磷杀虫剂中毒

D. 急性酒精中毒　　　　　E. 糖尿病酮症酸中毒

37. 直接作用于体温调节中枢，引起发热的是 （ ）

A. 病原体产生的外源性致热原

B. 病原体产生的内源性致热原

C. 白细胞产生的内源性致热原

D. 白细胞产生的外源性致热原

E. 白细胞及病原体产生的代谢产物

38. 肺实变时触诊可出现 （ ）

A. 气管偏向健侧，语颤减弱

B. 气管偏向患侧，语颤减弱

C. 气管偏向患侧，语颤增强

D. 气管居中，语颤增强

E. 气管居中，语颤减弱

39. 导致脉压增大的疾病是 （ ）

A. 主动脉瓣狭窄　　　　B. 心力衰竭

C. 感染中毒性休克　　　D. 主动脉瓣关闭不全

E. 缩窄性心包炎

40. 深反射不包括 （ ）

A. 肱二头肌反射　　　　B. 肱三头肌反射

C. 膝反射　　　　　　　D. 提睾反射

E. 跟腱反射

41. 负性心尖搏动常见于 （ ）

A. 急性心包炎　　　　　B. 粘连性心包炎

C. 胸腔积液　　　　　　D. 渗出性胸膜炎

E. 左心室肥厚

42. 下列哪种疾病可引起脾脏高度肿大 （ ）

A. 早期肝硬化　　　　　B. 感染性心内膜炎

C. 败血症　　　　　　　　D. 慢性溶血性贫血

E. 慢性粒细胞性白血病

43. 男，52岁，1周来饭后上腹胀痛不适，每晚或次晨发生呕吐，呕吐物为大量酸臭宿食，吐后感舒适，食欲正常。腹部检查发现胃型及蠕动波。该患者最可能的诊断是（　）

A. 急性胃扩张　　　　　　B. 急性胃炎

C. 急性胆囊炎　　　　　　D. 肠梗阻

E. 幽门梗阻

44. 触及液波震颤时，游离腹水量至少达到（　）

A. 1000mL　　　　　　　B. 1500mL

C. 2000mL　　　　　　　D. 2500mL

E. 3000mL

45. 第二心音的产生机制主要是（　）

A. 心房收缩　　　　　　　B. 心室收缩

C. 二、三尖瓣关闭　　　　D. 主、肺动脉瓣关闭

E. 主、肺动脉瓣开放

46. 意识障碍伴瞳孔缩小，可见于（　）

A. 颠茄类中毒　　　　　　B. 有机磷农药中毒

C. 酒精中毒　　　　　　　D. 氰化物中毒

E. 癫痫

47. 男，19岁，突发脐周疼痛，呈进行性加重并逐渐转移至右下腹，伴恶心呕吐，右下腹局部压痛。最可能是（　）

A. 急性阑尾炎　　　　　　B. 急性胆囊炎

C. 急性胃穿孔　　　　　　D. 胆道蛔虫症

E. 胆结石

48. $V_1$、$V_2$、$V_3$导联出现梗死图形，则心肌梗死发生的部位是（　　）

    A. 下壁梗死　　　　　　　B. 前壁梗死

    C. 前间壁梗死　　　　　　D. 右心室梗死

    E. 高侧壁梗死

49. 抗核抗体阳性常见于（　　）

    A. 多发性骨髓瘤　　　　　B. 甲型肝炎

    C. 系统性红斑狼疮　　　　D. 甲状腺肿大

    E. 急性肾盂肾炎

50. 尿素氮增高而肌酐不增高，见于（　　）

    A. 慢性肾炎　　　　　　　B. 上消化道出血

    C. 肾动脉硬化症　　　　　D. 慢性肾盂肾炎

    E. 肾功能衰竭

二、多项选择题（每小题五个备选答案中有两个或两个以上的答案是正确的，多选、少选均不得分）

1. 类风湿因子阳性见于（　　）

    A. 系统性红斑狼疮　　　　B. 硬皮病

    C. 皮肌炎　　　　　　　　D. 类风湿关节炎

    E. 肺结核

2. 三度房室传导阻滞的心电图特征包括（　　）

    A. PP 和 RR 间距各有其固定的规律

    B. P 波和 QRS 波群间无固定关系

    C. 心房率 > 心室率　　　　D. PR 间期呈进行性延长

    E. PR 间期呈进行性缩短

3. 中性粒细胞增多可见于（　　）

    A. 系统性红斑狼疮　　　　B. 脾功能亢进

    C. 大叶性肺炎　　　　　　D. 慢性粒细胞白血病

E. 真性红细胞增多症

4. 右心房肥大的心电图特点包括 （　　）

A. P 波电压 < 0.25mV　　　　B. P 波电压 < 0.1mV

C. P 波高尖　　　　　　　　　D. P 波电压 > 0.25mV

E. P 波电轴左偏

5. 语音震颤增强见于 （　　）

A. 肺实变　　　　　　　　　　B. 肺空洞

C. 胸腔积液的上方　　　　　　D. 胸壁瘦薄

E. 肺气肿

6. 小细胞低色素性贫血见于 （　　）

A. 再生障碍性贫血　　　　　　B. 缺铁性贫血

C. 慢性炎症　　　　　　　　　D. 珠蛋白生成障碍性贫血

E. 巨幼细胞贫血

7. 肝-颈静脉反流征阳性见于 （　　）

A. 右心衰　　　　　　　　　　B. 渗出性心包炎

C. 缩窄性心包炎　　　　　　　D. 肾性水肿

E. 肝硬化

8. 肺气肿患者可出现下列哪些体征 （　　）

A. 心浊音界缩小　　　　　　　B. 心音遥远

C. 肺下界移动度减小

D. 肺泡呼吸音减弱，呼气时间延长

E. 触觉语颤减弱

9. 血涂片中嗜酸性粒细胞增多见于 （　　）

A. 寄生虫病　　　　　　　　　B. 支气管哮喘

C. 荨麻疹　　　　　　　　　　D. 慢性粒细胞白血病

E. 肺炎

10. 问诊的内容包括 (    )

    A. 年龄、性别          B. 现病史

    C. 既往史              D. 月经婚育史

    E. 配偶的家族史

## 三、填空题

1. 一般情况下肺下界平静呼吸时位于锁骨中线_____肋间，腋中线_____肋间，肩胛线_____肋间。

2. 胸膜摩擦感最易触及的部位是_____。

3. 心脏任何部位的心肌不应期延长所引起的激动传导延缓或阻断，统称为_____；心脏传导系统任何部位的传导逐次减慢，随后发生一次脱漏的心电图表现，称为_____。

4. 心律失常按其发生机制，可分为_____和_____两大类。

5. 代谢性酸中毒和呼吸性碱中毒时，血浆二氧化碳结合力_____；代谢性碱中毒和呼吸性酸中毒时，血浆二氧化碳结合力_____。

## 四．判断是非题

1. 腹部触诊时，医生手要温暖，动作应轻柔，从病变区开始，逐渐移向健康部位，边检查边观察患者的表情。

2. 瞳孔缩小常见于有机磷中毒、毒蕈中毒等，瞳孔散大见于阿托品药物影响及青光眼等。

3. 慌张步态见于腓总神经麻痹；黏液性水肿面容是甲状腺功能亢进症的重要表现。

4. 心电图 P 波高尖见于右心室肥大；左心室肥大可致QRS 波群增宽。

5. 消化性溃疡粪便隐血试验呈间断阳性；消化道癌症则

呈持续阳性。

### 五、名词解释

1. 周围血管征

2. 反跳痛

3. 类白血病反应

4. 腹膜刺激征

5. 主诉

### 六、简答题

1. 简述三种常见黄疸类型的鉴别要点。

2. 简述干啰音的发生机制和特点。

### 七、论述题

1. 试述昏迷时神经系统检查要点及其临床意义。

2. 何谓血尿、脓尿？各有何临床意义？

# 模拟试卷 B    参考答案

### 一、单项选择题

1. C   2. D   3. E   4. D   5. D   6. A   7. A   8. E   9. E   10. D
11. B   12. B   13. A   14. B   15. B   16. C   17. A   18. E   19. A
20. D   21. E   22. B   23. B   24. B   25. A   26. E   27. C   28. C
29. D   30. B   31. D   32. B   33. E   34. B   35. D   36. C   37. D
38. D   39. D   40. D   41. B   42. E   43. E   44. E   45. D   46. B
47. A   48. C   49. C   50. B

### 二、多项选择题

1. ABCD   2. ABC   3. CDE   4. CD   5. ABCD   6. BD
7. ABC   8. ABCDE   9. ABCD   10. ABCD

### 三、填空题

1. 第6；第8；第10。

2. 腋中线第5~7肋。

3. 心脏传导阻滞；文氏现象。

4. 激动起源异常；激动传导异常。

5. 降低；升高。

### 四、判断是非题

1. 错误。　　　　2. 正确。　　　　3. 错误。

4. 错误。　　　　5. 正确。

### 五、名词解释

1. 周围血管征——是一组脉压差增大的体征。包括头部随脉搏呈节律性点头样运动、颈动脉明显搏动、毛细血管搏动、水冲脉、枪击音和杜氏双重杂音。

2. 反跳痛——当医师用手触诊腹部出现压痛后，手指可于原处稍停片刻，使压痛感觉趋于稳定，然后迅速将手抬起，此时如患者感觉腹痛骤然加重，并伴有痛苦表情或呻吟，称为反跳痛。

3. 类白血病反应——是指机体受某些疾病或外界因素刺激而产生白细胞总数显著增多，和（或）外周血中出现幼稚细胞，类似白血病表现的血象反应。

4. 腹膜刺激征——腹肌紧张，同时伴有压痛、反跳痛，称为腹腹刺激征，常见于急性腹膜炎。

5. 主诉——是迫使患者就医的最明显、最主要的症状或体征及其持续时间，也就是本次就诊的最主要原因。

## 六、简答题

1. 答：

| | 溶血性黄疸 | 肝细胞性黄疸 | 胆汁淤积性黄疸 |
|---|---|---|---|
| 病史 | 有溶血因素可查，有类似发作史 | 肝炎或肝硬化病史，肝炎接触史，输血及服药史 | 结石患者反复腹痛伴黄疸，肿瘤患者常伴有消瘦 |
| 症状与体征 | 贫血、血红蛋白尿、脾肿大 | 肝区胀痛或不适，消化道症状明显，肝脾肿大 | 黄疸波动或进行性加深，胆囊肿大，皮肤瘙痒 |
| 血胆红素 | UCB↑ | UCB↑，CB↑ | CB↑ |
| 尿胆红素 | (－) | (＋) | (＋＋) |
| 尿胆原 | 增加 | 轻度增加 | 减少或消失 |
| ALT、AST | 正常 | 明显增高 | 可增高 |
| ALP | 正常 | 可增高 | 明显增高 |
| 其他 | 溶血的实验室表现，如网织红细胞增加 | 肝功能实验检查结果异常 | 影像学发现胆道梗阻病变 |

2. 答：干啰音系由气管、支气管、细支气管狭窄或部分阻塞，空气吸入或呼出时发生湍流所产生的声音。呼吸道狭窄或不完全阻塞的病理基础有炎症引起的黏膜充血水肿和分

泌物增加、支气管平滑肌痉挛、管腔内肿瘤或异物阻塞，以及管壁被管外肿大的淋巴结或纵隔肿瘤压迫引起的管腔狭窄等。其特点有：①持续时间长；②吸气及呼气时均可听见，以呼气相较明显；③强度、性质和部位的易变性大。

**七、论述题**

1. 答：观察瞳孔大小：双侧瞳孔缩小见于吗啡、有机磷杀虫剂及巴比妥类药物中毒；双侧瞳孔扩大见于阿托品及酒精中毒；双侧瞳孔不等大见于颅内疾患所致的颅内高压，尤其要注意脑疝。

检查有无脑膜刺激征：昏迷伴脑膜刺激征阳性，见于脑膜炎及蛛网膜下腔出血。

检查有无局灶性神经体征，如面瘫、肢瘫、偏瘫等，考虑有否脑血管疾病及颅内占位性病变。

2. 答：离心后的尿沉渣，若每个高倍镜视野均见到 1～2 个红细胞，即为异常表现；若每个高倍镜视野超过 3 个以上红细胞，尿外观无血色者，称为镜下血尿；尿内含血量较多，外观呈红色，称肉眼血尿。血尿常见于急性肾炎、慢性肾炎急性发作、急性膀胱炎、肾结核、肾结石及肾盂肾炎，亦可见于出血性疾病或肿瘤。

尿沉渣离心后每高倍镜视野超过 5 个白细胞或脓细胞，称镜下脓尿，见于肾盂肾炎、膀胱炎、尿道炎及肾结核等。成年女性若生殖系统有炎症，尿内常混入阴道分泌物，镜下除成团的脓细胞外，还可看到大量扁平上皮细胞，故应与泌尿系感染相鉴别，需取中段尿复查。

# 模拟试卷 C

一、单项选择题（每小题五个备选答案中只有一个正确答案）

1. 体温持续在 39.0~40.0℃以上，数天或数周，24 小时内波动范围 < 1℃，称为（ ）

   A. 稽留热　　　　　　　　B. 间歇热

   C. 回归热　　　　　　　　D. 波状热

   E. 弛张热

2. 青年男性，饱餐后突发剧烈上腹部刀割样疼痛。查体：板状腹，肝浊音界缩小，立位腹平片见右膈下游离气体。最可能的诊断是（ ）

   A. 急性胰腺炎　　　　　　B. 急性胆囊炎

   C. 消化性溃疡并穿孔　　　D. 急性胃炎

   E. 以上都不对

3. 被动体位见于下列哪种疾病（ ）

   A. 极度衰竭或意识丧失者

   B. 急性腹膜炎　　　　　　C. 大量胸腔积液

   D. 心力衰竭　　　　　　　E. 脊柱疾病

4. 触诊时语音震颤增强，最常见于（ ）

   A. 大叶性肺炎　　　　　　B. 胸壁皮下气肿

   C. 肺气肿　　　　　　　　D. 支气管肺炎

   E. 慢性支气管炎

5. 梨形心最常见于（ ）

   A. 主动脉瓣关闭不全　　　B. 肺动脉瓣关闭不全

C. 二尖瓣狭窄　　　　　　D. 三尖瓣关闭不全

E. 三尖瓣狭窄

6. 牛肉舌见于（　　）

A. 营养不良　　　　　　　B. 猩红热

C. 烟酸缺乏　　　　　　　D. 急性感染

E. 心功能不全

7. 关于呕血的颜色，正确的是（　　）

A. 出血量大时咖啡色　　　B. 出血速度快时咖啡色

C. 出血量大且出血速度快时鲜红色

D. 出血量小时鲜红色　　　E. 出血速度慢时鲜红色

8. 心肺功能不全的患者多采取何种体位（　　）

A. 自主体位　　　　　　　B. 被动体位

C. 强迫仰卧位　　　　　　D. 端坐位

E. 强迫左侧卧位

9. 男性患者，面色憔悴，面色晦暗或苍白无华，目光暗
淡。该患者属何种面容（　　）

A. 黏液性水肿面容　　　　B. 慢性病容

C. 肝病面容　　　　　　　D. 肾病面容

E. 伤寒面容

10. 老年男性，胸部体检示胸廓前后径明显增宽，肋间隙
饱满，腹上角增大。此胸廓形态为（　　）

A. 桶状胸　　　　　　　　B. 漏斗胸

C. 扁平胸　　　　　　　　D. 鸡胸

E. 正常胸廓形态

11. 关于干啰音的叙述，下列哪项是正确的（　　）

A. 吸气和呼气都可以听到，但常在呼气时更加清楚

B. 部位固定，咳嗽后可增多、减少、消失或出现

C. 音调低，每个音响持续时间较长

D. 由呼吸时气流通过稀薄的液体时产生

E. 哨笛音即鼾音

12. 支气管肺泡呼吸音正常出现在（　　）

A. 喉部　　　　　　　　B. 胸骨上窝

C. 背部第 7 颈椎附近　　D. 第 1、2 胸椎附近

E. 胸骨角附近

13. 引起第二心音逆分裂的是（　　）

A. 左束支传导阻滞　　　B. 右束支传导阻滞

C. 房间隔缺损　　　　　D. 动脉导管未闭

E. 始于左室的异位心律

14. 脊柱过度后弯称脊柱后凸，多发生于（　　）

A. 颈段　　　　　　　　B. 胸段

C. 胸腰段　　　　　　　D. 腰段

E. 骶段

15. 对肝细胞癌最具诊断价值的是（　　）

A. 白蛋白/球蛋白比值倒置

B. γ 球蛋白明显增高　　C. 甲胎蛋白 > 400μg/L

D. 癌胚抗原 > 5μg/L　　E. 异常凝血酶原 > 30μg/L

16. 下列哪项检查是坐骨神经根受到刺激的表现（　　）

A. Babinski 征　　　　　B. Kernig 征

C. Hoffmann 征　　　　 D. Lasegue 征

E. Chaddock 征

17. 鉴别癌性胸水和结核性胸水，下列项目最有价值的是
（　　）

A. 外观 　　　　　　B. 比重测定

C. 细胞计数 　　　　D. 蛋白定量

E. 细胞学检查

18. 男，48 岁，突发心慌 1 小时，查心电图 P 波消失，代之以连续的大锯齿状 F 波，频率 300 次/分，心室率 150 次/分。应考虑 （　）

A. 心房颤动 　　　　B. 心房扑动

C. 完全性房室传导阻滞　D. 早搏

E. 窦房传导阻滞

19. 反映心室早期复极的电位和时间变化的是 （　）

A. PR 间期 　　　　B. ST 段

C. TP 段 　　　　　D. PR 段

E. QT 间期

20. 俗称乙肝"大三阳"，提示 HBV 正在大量复制，有较强传染性的是 （　）

A. HBsAg、HBcAg 及抗–HBe 阳性

B. HBsAg、HBeAg 及抗–HBe 阳性

C. HBsAg、抗–HBc 及抗–HBe 阳性

D. 抗–HBs、HBeAg 及抗–HBc 阳性

E. HBsAg、HBeAg 及抗–HBc 阳性

21. PT 延长可见于下列情况，但哪项除外 （　）

A. 严重肝病 　　　　B. 维生素 K 缺乏

C. DIC 早期 　　　　D. 先天性Ⅶ因子缺乏

E. 先天性Ⅱ因子缺乏

22. 男，50 岁，右上腹痛。查体：皮肤巩膜黄染。B 超发现胆总管扩张，内见数个强回声团，伴声影，改变

体位未见移动。考虑（  ）

A. 胆总管结石　　　　　　B. 化脓性胆管炎

C. 胆管癌　　　　　　　　D. 胰头癌压迫胆总管

E. 胆道蛔虫

23. 男，35 岁，持续性右上腹疼痛 3 天，疼痛放射至右
肩部，腹部体检发现右上腹肌紧张、压痛、反跳痛。
该患者最可能的诊断是（  ）

A. 急性胃炎　　　　　　　B. 急性胰腺炎

C. 急性胆囊炎　　　　　　D. 急性肝炎

E. 右肾结石

24. 下列哪种疾病血沉不增快（  ）

A. 严重贫血　　　　　　　B. 慢性肾炎

C. 活动性肺结核　　　　　D. 心绞痛

E. 风湿性关节炎

25. 关于杂音的临床意义，下列叙述正确的是（  ）

A. 听到杂音便可诊断心脏病

B. 舒张期杂音可分为功能性和器质性

C. 器质性杂音是指产生杂音的部位有器质性损害

D. 功能性杂音均无重要临床意义

E. 相对性关闭不全或狭窄引起的杂音无临床意义

26. 下列哪项是右心室肥大的心电图改变（  ）

A. $R_{V1} + S_{V5} > 1.2mV$　　　B. $R_{V1} > 1.5mV$

C. $R_{V5} > 2.5mV$　　　　　D. $R_{V5} + S_{V1} > 4.0mV$

E. $R_{aVR} < 0.7mV$

27. 血清淀粉酶增高常见于（  ）

A. 高血压　　　　　　　　B. 糖尿病

C. 急性胰腺炎　　　　　　D. 高脂血症

E. 手术后

28. 下列哪项不属于既往史（　　）

A. 传染病史　　　　　　　B. 外伤手术史

C. 预防接种史　　　　　　D. 过敏史

E. 血吸虫疫区接触史

29. 隐性黄疸是指血总胆红素值（　　）

A. ＜ 17.1μmol/L　　　　B. ＞ 44.2μmol/L

C. ＞ 34.2μmol/L　　　　D. 17.1 ~ 34.2μmol/L

E. 1.71 ~ 3.42μmol/L

30. 下列哪种检查不属于共济运动试验（　　）

A. 卧立位试验　　　　　　B. 闭目难立征

C. 指鼻试验　　　　　　　D. 跟膝胫试验

E. 轮替动作

31. 甲状腺功能减低时，下列哪项可升高（　　）

A. $TT_3$　　　　　　　　　B. $TT_4$

C. $FT_3$　　　　　　　　　D. TSH

E. $FT_4$

32. 患者呈熟睡状，不易唤醒，虽在强烈刺激下可被唤醒，但很快又再入睡，醒时答话含糊或答非所问。患者处于（　　）

A. 嗜睡　　　　　　　　　B. 昏睡

C. 意识模糊　　　　　　　D. 谵妄

E. 昏迷

33. 患者胸骨左缘第 2 肋间触及收缩期震颤，可能是（　　）

A. 主动脉瓣狭窄　　　　　B. 肺动脉瓣狭窄

C. 室间隔缺损　　　　　　D. 动脉导管未闭

E. 二尖瓣狭窄

34. 下列哪项结果不符合典型的严重感染患者（　　）

A. 白细胞总数增多

B. 中性粒细胞出现核左移及退行性变

C. 淋巴细胞相对减少　　　D. 嗜酸性粒细胞明显增多

E. 中性粒细胞出现中毒颗粒

35. 局部皮肤发红，压之褪色，且高出皮面的皮损是（　　）

A. 斑疹　　　　　　　　　B. 玫瑰疹

C. 丘疹　　　　　　　　　D. 荨麻疹

E. 小红痣

36. 肺下界下移见于（　　）

A. 大量胸腔积液　　　　　B. 胸膜粘连

C. 肺气肿　　　　　　　　D. 肺不张

E. 大量腹水

37. 女性，37 岁，心脏检查发现心尖搏动位于左胸第 6 肋间锁骨中线处，心界向左下扩大，心尖部第一心音减弱并可闻及 4/6 级粗糙收缩期杂音，向左腋下传导。应诊断为（　　）

A. 二尖瓣狭窄　　　　　　B. 二尖瓣关闭不全

C. 三尖瓣关闭不全　　　　D. 主动脉瓣关闭不全

E. 主动脉瓣狭窄

38. 局限性肝肿大见于（　　）

A. 肝炎　　　　　　　　　B. 肝淤血

C. 脂肪肝　　　　　　　　D. 肝脓肿

E. 白血病

**39. 深反射亢进见于（　　）**

　　A. 脊髓前角细胞受损　　　　B. 锥体束损害

　　C. 传出神经元病变　　　　　D. 传入神经元病变

　　E. 关节病变

**40. 肋间神经痛时胸痛的性质为（　　）**

　　A. 压榨痛　　　　　　　　　B. 刺痛

　　C. 钝痛　　　　　　　　　　D. 闷痛

　　E. 隐痛

**41. 骨髓象中成熟巨核细胞减少常见于（　　）**

　　A. 急性白血病　　　　　　　B. 溶血性贫血

　　C. 原发性血小板减少性紫癜

　　D. 失血性贫血　　　　　　　E. 脾功能亢进

**42. 女，17岁，近来出现头晕、乏力、面色苍白，医院诊断为贫血，显微镜下发现较多中心淡染区染色过浅的小红细胞。可能的诊断是（　　）**

　　A. 缺铁性贫血　　　　　　　B. 增生性贫血

　　C. 遗传性球形红细胞增多症

　　D. 溶血性贫血　　　　　　　E. 再生障碍性贫血

**43. 高侧壁心肌梗死特征性心电图改变出现在（　　）**

　　A. $V_5$、$V_6$ 导联　　　　　　B. I、aVL 导联

　　C. $V_1$、$V_2$ 导联　　　　　　D. $V_3$、$V_4$ 导联

　　E. II、III 导联

**44. 提早出现的 QRS 波群宽而畸形，其前无 P' 波。应考虑（　　）**

　　A. 房性早搏伴室内差异性传导

　　B. 室性逸搏　　　　　　　　C. 房性早搏

　　D. 交界性早搏　　　　　　　E. 室性早搏

45. 昏迷伴有偏瘫、高血压，应怀疑 （ ）

    A. 中毒性脑病          B. 脑血管疾病

    C. 肝昏迷               D. 流行性脑膜炎

    E. 肺性脑病

46. 关于脉搏短绌的叙述，下列哪项是错误的 （ ）

    A. 脉率小于心率       B. 常伴心律不规则

    C. 见于频发早搏       D. 见于心房颤动

    E. 脉律整齐

47. 超声心动图对下列哪种疾病有特征性诊断价值 （ ）

    A. 冠心病             B. 心肌病

    C. 动脉导管未闭       D. 高血压心脏病

    E. 心肌炎

48. 咯血最常见的病因是 （ ）

    A. 肺炎               B. 肺结核

    C. 支气管扩张        D. 肺脓肿

    E. 肺癌

49. 大便隐血试验阳性提示消化道出血量大于 （ ）

    A. 5mL              B. 10mL

    C. 15mL            D. 20mL

    E. 8mL

50. 心肌梗死的"损伤型"心电图改变主要表现在 （ ）

    A. R 波电压降低      B. 异常 Q 波

    C. T 波直立高耸      D. ST 段抬高

    E. T 波对称性

**二、多项选择题（每小题五个备选答案中有两个或两个以上的答案是正确的，多选、少选均不得分）**

1. 腹痛可见于下列哪些疾病 （ ）

A. 心肌梗死　　　　　　　B. 肠梗阻

C. 肝炎　　　　　　　　　D. 大叶性肺炎

E. 消化性溃疡

2. 反映肾小管功能的检测包括（　　）

　　A. 尿渗量及血浆渗量测定　B. 血尿素氮

　　C. 浓缩-稀释实验　　　　　D. 血肌酐

　　E. 内生肌酐清除率

3. 第一心音的听诊特点为（　　）

　　A. 音调较高，强度较响　　B. 性质较钝

　　C. 历时较长　　　　　　　D. 与心尖搏动同时出现

　　E. 心尖部听诊最清楚

4. 阵发性室性心动过速的心电图特点有（　　）

　　A. 连续 3 个以上的室性异位搏动

　　B. 频率 100～200 次/分

　　C. 代偿间歇不完全

　　D. 可见室性融合波或心室夺获

　　E. 逆行 P 波可出现在 QRS 波群之前

5. 关于主诉的叙述，下列哪些是正确的（　　）

　　A. 咽痛、发热 2 天

　　B. 畏寒、发热、右胸痛、咳嗽、食欲不振、头晕 3 天

　　C. 反复心悸、气促 2 年，下肢水肿 10 天

　　D. 患糖尿病 1 年，多饮、多食、多尿、消瘦明显 2 个月

　　E. 发现胆囊结石 5 天

6. 病理反射包括（　　）

　　A. 颈项强直　　　　　　　B. Babinski 征

　　C. Kernig 征　　　　　　　D. Gordon 征

　　E. Brudzinski 征

7. 腹腔积液的体征包括 （ ）

 A. 蛙腹 B. 波动感

 C. 移动性浊音 D. 振水音

 E. 脐疝

8. 脉压增大的疾病有 （ ）

 A. 严重贫血 B. 休克

 C. 甲亢 D. 心包积液

 E. 主动脉瓣关闭不全

9. 舒张期杂音见于 （ ）

 A. 二尖瓣狭窄 B. 主动脉瓣狭窄

 C. 主动脉瓣关闭不全 D. 三尖瓣关闭不全

 E. 肺动脉瓣狭窄

10. 体温过低见于 （ ）

 A. 慢性消耗性疾病 B. 严重营养不良

 C. 年老体弱 D. 休克

 E. 甲状腺功能减退

## 三、填空题

1. 脉压增大指脉压 > _____，脉压减小指脉压 < _____。

2. 血红蛋白正常参考值：男_____；女_____。

3. 甲状腺肿大可分为三度，其标准为：I 度_____，II 度_____，III 度为超过胸锁乳突肌外缘者。

4. 正常男性和儿童以_____呼吸为主，女性则以_____呼吸为主。

5. 肋脊点位于_____；肋腰点位于_____。

## 四、判断是非题

1. 肾上腺髓质、皮质功能与血压高低密切相关。

2. 双侧眼睑闭合障碍常见于甲状腺功能亢进症；单侧眼睑闭合障碍常见于中枢型和周围型面神经麻痹。

3. 舒张期杂音都是病理性的，大多数由相对性改变引起，少数由器质性病变所致。

4. 中性粒细胞核左移程度与感染轻重及机体抗感染能力密切相关。机体抗感染能力越差，骨髓造血功能减退，核左移越显著。

5. 骨髓象和血象应进行对照分析判断。

## 五、名词解释

1. 奇脉

2. TORCH 感染

3. 酶胆分离

4. 猫喘

5. 症状

## 六、简答题

1. 二度房室传导阻滞有几型？如何区别？

2. 何谓中性粒细胞核左移？有什么临床意义？

## 七、论述题

1. 叙述湿啰音的产生机制、听诊特点和临床意义。

2. 听到心脏杂音，应从哪几个方面分析判断杂音的临床意义？并举一例说明。

# 模拟试卷 C 参考答案

## 一、单项选择题

1. A  2. C  3. A  4. A  5. C  6. C  7. C  8. D  9. B  10. A
11. A  12. E  13. A  14. B  15. C  16. D  17. E  18. B  19. B
20. E  21. C  22. A  23. C  24. D  25. C  26. A  27. C  28. E
29. D  30. A  31. D  32. B  33. B  34. D  35. C  36. C  37. E
38. D  39. B  40. B  41. C  42. A  43. B  44. E  45. B  46. E
47. C  48. B  49. A  50. D

## 二、多项选择题

1. ABCDE  2. AC  3. BCDE  4. ABD  5. ACE  6. BD
7. ABCE  8. ACE  9. AC  10. ABCDE

## 三、填空题

1. 40mmHg；30mmHg。

2. 120～160g/L；110～150g/L。

3. 不能看出肿大但能触及者；能看到肿大又能触及，但在胸锁乳突肌以内者。

4. 腹式；胸式。

5. 脊柱与第12肋构成的角部；第12肋与腰大肌构成的角部。

## 四、判断是非题

1. 正确。　　　2. 错误。　　　3. 错误。

4. 错误。　　　5. 正确。

## 五、名词解释

1. 奇脉——指吸气时脉搏明显减弱或消失的现象，又称为吸停脉。常见于心包积液和缩窄性心包炎，是心包填塞的重要体征之一。

2. TORCH 感染——指在妊娠期以病毒为主的微生物，包括弓形虫、其他微生物（包括 EB 病毒、水痘-带状疱疹病毒、HIV 等）、风疹病毒、巨细胞病毒、单纯疱疹病毒。通过胎盘或产道引起的宫内感染，直接影响胚胎、胎儿的发育，严重危害优生优育。

3. 酶胆分离——肝脏损害严重时，黄疸进行性加深，而ALT 仅轻度增高或先升后降，形成酶胆分离现象。

4. 猫喘——用手触及心前区的一种细微震动感，其感觉类似在猫的颈部或前胸部所触及的震动感，又称为"震颤"，是器质性心脏病的特征性体征之一。

5. 症状——患病时机体功能发生异常，患者主观感觉到的异常和不适，如头痛、恶心、乏力等。

六、简答题

1. 答：根据心电图的不同表现，二度房室传导阻滞通常分为两型。

（1）二度Ⅰ型房室传导阻滞：又称莫氏（Mobitz）Ⅰ型或文氏型传导阻滞。心电图表现为：①窦性 P 波规律出现；②PR 间期进行性延长（而 RR 间期则进行性缩短），直至出现一次心室漏搏，其后 PR 间期又恢复为最短，再逐渐延长，直至再次出现心室漏搏。这种周而复始的现象，称为房室传导的文氏周期。

（2）二度Ⅱ型房室传导阻滞：又称莫氏Ⅱ型房室传导阻滞，即没有文氏现象的二度房室传导阻滞。心电图表现为：①窦性 P 波有规律出现；②发生心室漏搏之前和之后的所有下传搏动的 PR 间期都恒定（正常范围或延长）；③QRS 波群成比例地脱漏，形态一般正常或增宽畸形，房室传导比例常为 2 : 1、3 : 2、4 : 3 等。

二度Ⅱ型房室传导阻滞中，房室传导比例呈 3 : 1 或 3 : 1以上（连续 2 个或 2 个以上 P 波后面无 QRS 波群）者，又称为高度房室传导阻滞。

2. 答：周围血白细胞分类中性粒细胞杆状核大于5% 或出现杆状核以前阶段的幼稚粒细胞，称为核左移。常见于各种病原体所致的感染、大出血、大面积烧伤、大手术、恶性肿瘤晚期等，特别是急性化脓性感染。核左移伴白细胞总数增高者，称为再生性左移。核左移程度与感染轻重及机体抗感染反应能力密切相关。仅有杆状核粒细胞增多（0.05 ~ 0.10），称轻度核左移，表示感染轻，机体抵抗力较强；如杆状核粒细胞在 0.10 ~ 0.25，并伴有少数晚幼粒细胞甚至中幼粒细胞时，称为中度核左移，表示感染严重；如杆状核粒细胞超过 0.25 并出现更幼稚的粒细胞（早幼粒、原粒）时，称为重度核左移或类白血病反应，表示感染更为严重。

核左移而白细胞总数不增高，甚至减少，称为退行性左移。再生障碍性贫血、粒细胞缺乏症出现这一情况提示骨髓造血功能减低，粒细胞生成和成熟受阻。严重感染出现退行性左移，表示机体反应性低下，病情极为严重。

### 七、论述题

1. 答：湿啰音是伴随呼吸音的附加音。

湿啰音是因为气道或空洞内有较稀薄的液体，在呼吸时，气流通过液体形成水泡并立即破裂所产生的声音。

湿啰音是不连续性的，以吸气末时多而清楚，部位较恒定，性质不易改变，大、中、小湿啰音常同时存在，常数个水泡音成串或断续发生，咳嗽后可增多、减少或消失。

湿啰音是肺与支气管病变的征象。两肺散在性分布常见于支气管炎、支气管肺炎、血行播散型肺结核、肺水肿。两肺底分布多见于肺淤血、肺水肿及支气管肺炎。一侧或局限性分布常见于肺炎、肺结核（多在肺上部）、支气管扩张症（多在肺下部）、肺脓肿、肺癌及肺出血。

2. 答：应根据杂音最响的部位、出现时期、性质、强度、传导方向及杂音与体位、呼吸运动的关系来分析判断杂音的临床意义。

（1）最响的部位：一般而言，杂音在某瓣膜听诊区最响，提示病变在该区相应的瓣膜。

（2）时期：收缩期或舒张期。

（3）性质：吹风样、隆隆样、叹气样、机器样声等。

（4）强度：收缩期杂音分6级，舒张期一般不分级；呈递增或递减型。

（5）传导方向：杂音常沿着产生杂音的血流方向传导。

（6）杂音与体位的关系。

（7）杂音与呼吸的关系：深吸气时，三尖瓣、肺动脉病变杂音增强；深呼气时，二尖瓣、主动脉瓣病变杂音增强。

（8）杂音与运动的关系：如二尖瓣狭窄杂音在心尖区最响，舒张期中晚期，隆隆样，递增型，局限性，左侧卧位时更明显，深呼气时增强，运动后增强。

# 模拟试卷 D

**一、单项选择题（每小题五个备选答案中只有一个正确答案）**

1. 关于蜘蛛痣，以下说法错误的是（ ）
    A. 其发生认为与体内雌性激素灭活障碍有关
    B. 是皮肤小动脉末端分枝扩张所致
    C. 大小不等，直径可以针帽大至数厘米
    D. 检查时常常有压痛
    E. 常见于肝硬化或急、慢性肝炎

2. 严重吸气性呼吸困难最主要的特点为（ ）
    A. 呼吸不规则
    B. 发绀明显
    C. 呼吸深而慢
    D. 出现三凹征
    E. 呼吸频率增快，变浅

3. 诊断主动脉瓣关闭不全重要的体征是（ ）
    A. 周围血管征
    B. 主动脉瓣区舒张期叹气样杂音向心尖传导
    C. 主动脉瓣区第二心音减弱或消失
    D. 心尖抬举样搏动
    E. 主动脉瓣区收缩期吹风样杂音向颈部传导

4. 心电图检查对下列哪种疾病具有决定性诊断意义（ ）
    A. 房室肥大
    B. 电解质紊乱和药物中毒
    C. 心肌缺血
    D. 心包疾病和心肌疾病
    E. 心律失常和急性心肌梗死

5. 在正常人，任何导联 ST 段下移均不应超过（ ）

A. 0. 01mV　　　　　　　B. 0. 10mV

C. 0. 03mV　　　　　　　D. 0. 15mV

E. 0. 05mV

6. 某患者外周血的血红蛋白为50g/L，则该患者属于 （　）

A. 极重度贫血　　　　　　B. 重度贫血

C. 中度贫血　　　　　　　D. 轻度贫血

E. 重度–极重度贫血

7. 不符合渗出液的是 （　）

A. 比重高于1. 018　　　　B. 呈现不同颜色或混浊

C. 自凝　　　　　　　　　D. Rivalta 试验 （–）

E. 细胞数常大于 $5×10^6/L$

8. 下列不属于感染性发热的是 （　）

A. 大叶性肺炎　　　　　　B. 肺脓肿

C. 中暑　　　　　　　　　D. 伤寒

E. 流行性脑脊髓膜炎

9. 肾源性水肿的特点 （　）

A. 水钠潴留　　　　　　　B. 血浆胶体渗透压降低

C. 水肿常从眼睑、颜面开始延及全身

D. 水肿部位可随体位变动而改变

E. 水肿常从下肢开始向上延及全身

10. 当乳房有病变时，在检查乳房后还须常规检查的
　　是 （　）

A. 腹股沟淋巴结　　　　　B. 妇科

C. 腹部　　　　　　　　　D. 腋窝淋巴结

E. 肾脏

11. 患者，男，28岁，反复上腹痛10余年，近1周来每

晚 11 点上腹痛。昨晚 10 点突然出现持续性剧烈腹痛，继之烦躁，面色苍白，大汗。查体：腹肌紧张，压痛、反跳痛（+），肝浊音界消失，肠鸣音减弱。该患者拟诊为（ ）

A. 十二指肠球部溃疡急性穿孔

B. 急性胰腺炎

C. 急性阑尾炎

D. 十二指肠球部溃疡并出血

E. 急性胆囊炎

12. 为早期测定肾小球的滤过功能，应当选择的检查是（ ）

A. 血清尿素氮      B. 血清肌酐

C. 内生肌酐清除率      D. 血清尿酸

E. 尿渗透压测定

13. 水冲脉的发生机制是（ ）

A. 脉压变小      B. 脉压变大

C. 脉压正常      D. 收缩压变小

E. 舒张压变大

14. 风心病二尖瓣狭窄最常合并的心律失常是（ ）

A. 房室传导阻滞      B. 室性期前收缩

C. 心房颤动      D. 心室颤动

E. 阵发性室上性心动过速

15. Graham-Steell 杂音见于下列哪种疾病（ ）

A. 二尖瓣狭窄      B. 高血压性心脏病

C. 急性心肌梗死      D. 主动脉瓣关闭不全

E. 二尖瓣关闭不全

16. 下列哪项不是深反射检查 （　　）

   A. 肱二头肌反射检查     B. 膝腱反射检查

   C. 提睾反射检查          D. 跟腱反射检查

   E. 桡骨骨膜反射检查

17. 急性前间壁心肌梗死时出现梗死图形的导联是 （　　）

   A. II、III、aVF        B. I、aVF

   C. $V_1$、$V_2$、$V_3$       D. $V_4$、$V_5$、$V_6$

   E. I、aVL、$V_5$、$V_6$

18. 急性黄疸型肝炎时，不需检测下列哪项 （　　）

   A. STB              B. 尿胆原

   C. 尿胆红素          D. ALT

   E. 总蛋白、白蛋白、球蛋白

19. 临床怀疑为系统性红斑狼疮，应当选择的检查是 （　　）

   A. 补体 $C_3$          B. 免疫球蛋白

   C. 抗线粒体抗体     D. 狼疮细胞

   E. 抗核抗体

20. 正常尿中可出现的是 （　　）

   A. 透明管型          B. 上皮细胞管型

   C. 颗粒管型          D. 蜡样管型

   E. 红细胞管型

21. 血中间接（非结合）胆红素、直接（结合）胆红素都增高，最常见于 （　　）

   A. 急性重型肝炎     B. 新生儿黄疸

   C. 胆道蛔虫症      D. 急性溶血

E. 胰头癌

22. 下列关于肺气肿的描述，哪项不正确（　）

　　A. 肺泡含气量增多　　　　B. 肺下界下移

　　C. 肺叩诊呈过清音　　　　D. 心影为靴形

　　E. 肋骨上移，肋间隙增宽

23. 左心衰竭时，患者出现的脉搏是（　）

　　A. 水冲脉　　　　　　　　B. 奇脉

　　C. 交替脉　　　　　　　　D. 重搏脉

　　E. 短绌脉

24. 阻塞性黄疸时，大便性状可为（　）

　　A. 脓血便　　　　　　　　B. 鲜血便

　　C. 柏油样便　　　　　　　D. 白陶土样便

　　E. 稀汁样便

25. 下列哪种疾病，可见黏液脓性鲜血便伴里急后重、肛门重坠感（　）

　　A. 幽门梗阻　　　　　　　B. 肠结核

　　C. 直肠息肉　　　　　　　D. 急性细菌性痢疾

　　E. 胃及十二指肠溃疡

26. 尿中出现大量管型，说明病变部位在（　）

　　A. 肾实质　　　　　　　　B. 输尿管

　　C. 前列腺　　　　　　　　D. 膀胱

　　E. 尿道

27. 下列哪项既是症状又是体征（　）

　　A. 下肢浮肿　　　　　　　B. 咳嗽

　　C. 恶心　　　　　　　　　D. 头痛

　　E. 皮肤瘙痒

28. 观察患者的咀嚼肌和颞肌有无萎缩，用手按压患者的颞部和咀嚼肌部，比较两侧肌力，并注意其下颌有无偏斜。此为检查（　）

  A. 面神经　　　　　　　　B. 三叉神经

  C. 滑车神经　　　　　　　D. 副神经

  E. 迷走神经

29. 查体发现颈静脉怒张，心尖搏动不明显，心界向两侧扩大，心音遥远，奇脉。应考虑（　）

  A. 心肌病　　　　　　　　B. 左、右心室增大

  C. 心包积液　　　　　　　D. 双侧胸腔积液

  E. 上腔静脉回流受阻

30. 右心功能不全的表现是（　）

  A. 颈动脉搏动明显　　　　B. 肝-颈静脉反流征阳性

  C. 水冲脉　　　　　　　　D. 交替脉

  E. 颈静脉搏动

31. 做心电图时，应以何色导线连接患者右上肢（　）

  A. 红色导线　　　　　　　B. 黄色导线

  C. 绿色导线　　　　　　　D. 黑色导线

  E. 白色导线

32. 胆囊超声检查对诊断下列哪项疾病没有价值（　）

  A. 胆囊炎　　　　　　　　B. 胆结石

  C. 胆囊积液　　　　　　　D. 胃肠炎

  E. 阻塞性黄疸

33. 甲状腺吸$^{131}$碘百分率增高，且高峰值提前，可见于（　）

  A. 缺碘性甲状腺肿　　　　B. 单纯性甲状腺肿

  C. 甲状腺功能亢进症　　　D. 甲状腺功能减退症

E. 亚急性甲状腺炎

34. 剑突下出现心脏搏动，吸气时加强，提示（　　）

　　A. 左心房扩大　　　　　　B. 右心房扩大

　　C. 左心室扩大　　　　　　D. 右心室扩大

　　E. 血压升高

35. 由 Mahaim 纤维传导的预激综合征的心电图特点是（　　）

　　A. PR 间期正常，QRS 增宽，有 δ 波

　　B. PR 间期正常，QRS 增宽，无 δ 波

　　C. PR 间期缩短，QRS 正常，无 δ 波

　　D. PR 间期缩短，QRS 增宽，有 δ 波

　　E. PR 间期缩短，QRS 增宽，无 δ 波

36. 严重代谢性酸中毒时，患者可以出现（　　）

　　A. 间停呼吸　　　　　　　B. 潮式呼吸

　　C. 库斯莫尔呼吸　　　　　D. 不规则呼吸

　　E. 叹息样呼吸

37. 胸骨特别是胸骨下部显著前凸，见于（　　）

　　A. 鸡胸　　　　　　　　　B. 桶状胸

　　C. 扁平胸　　　　　　　　D. 漏斗胸

　　E. 佝偻病

38. 空洞巨大、位置表浅且腔壁光滑，或为张力性气胸
　　时，叩诊呈（　　）

　　A. 过清音　　　　　　　　B. 清音

　　C. 破壶音　　　　　　　　D. 鼓音

　　E. 空瓮音

39. 红细胞体积分布直方图显示主峰曲线的波峰左移，波
　　峰基底增宽，见于（　　）

A. 缺铁性贫血　　　　　B. 珠蛋白生成障碍性贫血

C. 巨幼细胞贫血　　　　D. 再生障碍性贫血

E. 骨髓增生异常综合征

40. 粒红比值正常见于（　　）

A. 慢性粒细胞白血病　　B. 粒细胞缺乏症

C. 增生性贫血　　　　　D. 再生障碍性贫血

E. 原发性血小板减少性紫癜

41. 血清铁明显降低，总铁结合力升高，见于下列哪

种疾病（　　）

A. 肝硬化　　　　　　　B. 巨幼细胞贫血

C. 缺铁性贫血　　　　　D. 溶血性贫血

E. 慢性感染

42. 女性患者，18 岁，急性起病，发热，左下腹疼痛，里急

后重，腹泻，粪便以黏液和脓为主。镜检发现大量白细

胞，并可见红细胞和吞噬细胞。最可能的诊断是（　　）

A. 急性胃肠炎　　　　　B. 细菌性痢疾

C. 阿米巴痢疾　　　　　D. 溃疡性结肠炎

E. 结肠癌

43. 引起嗜酸性粒细胞增多的是（　　）

A. 伤寒　　　　　　　　B. 应激状态

C. 湿疹　　　　　　　　D. 应用皮质激素后

E. 库欣综合征

44. 支持漏出液的是（　　）

A. 易于凝固　　　　　　B. 蛋白定量 30g/L

C. 葡萄糖含量减少　　　D. 细胞数 $80 \times 10^6$/L

E. 比重 1.019

45. 主动脉瓣区第二心音增强见于（ ）

A. 主动脉瓣狭窄      B. 主动脉瓣关闭不全

C. 肺心病      D. 高血压

E. 心肌炎

46. P'R 间期≥0.12 秒的异位搏动是（ ）

A. 室性早搏      B. 房性早搏

C. 交界性早搏      D. 并行收缩性室性早搏

E. 交界性早搏伴心室内差异性传导

47. 关于呕血，下列叙述不正确的是（ ）

A. 病因最多为消化性溃疡

B. 出血前有上腹部不适、恶心、呕吐等

C. 出血方式为呕出

D. 出血前有喉部痒感、咳嗽等

E. 血中混有食物残渣和胃液

48. 关于类白血病反应的叙述，不正确的是（ ）

A. 病因以感染和恶性肿瘤最多见

B. 中性粒细胞型最常见

C. 嗜酸性粒细胞型常见于寄生虫感染

D. 单核细胞型多见于急性细菌性肺炎

E. 多能查到原发疾病

49. 血清白蛋白减少而球蛋白增高，主要见于（ ）

A. 急性病毒性肝炎      B. 肝硬化

C. 肝细胞性肝癌      D. 肾病综合征

E. 酒精性肝病

50. 老年患者突然发生寒战高热、咳嗽咳痰，痰呈砖红色胶状，引起肺部感染最可能的病原菌是（ ）

A. 葡萄球菌      B. 肺炎链球菌

C. 嗜肺军团杆菌      D. 肺炎克雷伯杆菌

E. 支原体

**二、多项选择题（每小题五个备选答案中有两个或两个以上的答案是正确的，多选、少选均不得分)**

1. 全身淋巴结肿大常见于（ ）

A. 淋巴细胞白血病      B. 系统性红斑狼疮

C. 转移性淋巴结肿大      D. 传染性单核细胞增多症

E. 淋巴瘤

2. 下列哪些属浅反射检查（ ）

A. 角膜反射      B. 腹壁反射

C. 提睾反射      D. 肱二头肌反射

E. 桡骨骨膜反射

3. 关于心脏震颤，下列说法正确的是（ ）

A. 触及震颤，一定有器质性心脏病

B. 有震颤，一定能听到相应的杂音

C. 瓣膜关闭不全均有震颤

D. 通常杂音越响，震颤越强

E. 震颤常见于瓣膜狭窄及血流分流

4. 肺动脉瓣区第二心音亢进见于（ ）

A. 原发性高血压      B. 肺心病

C. 心肌病      D. 二尖瓣狭窄

E. 主动脉瓣狭窄

5. 能引起非感染性发热的原因包括（ ）

A. 皮肤散热减少      B. 无菌坏死物质的吸收

C. 寄生虫      D. 真菌

E. 支原体

6. 左侧大量气胸的体征，下列说法正确的是（　）

　　A. 气管向右移位　　　　　　B. 左侧胸廓饱满

　　C. 左侧语颤减弱　　　　　　D. 左侧叩诊呈鼓音

　　E. 左侧呼吸音减弱或消失

7. 房颤的听诊特点有（　）

　　A. 心律完全不规则　　　　　B. 心音遥远

　　C. 脉搏短绌　　　　　　　　D. 心室率极快

　　E. 第一心音强弱不等

8. 二尖瓣关闭不全，心尖部杂音的特点有（　）

　　A. 收缩期吹风样杂音，左侧卧位更清楚

　　B. 粗糙，常在 3/6 级以上

　　C. 吸气末增强

　　D. 递减型全收缩期杂音，可遮盖第一心音

　　E. 向左腋下传导，甚至可达肩胛下区

9. 左心室肥大的心电图表现有（　）

　　A. 左心室高电压　　　　　B. 心电轴左偏

　　C. QRS 波群时间达 $0.10 \sim 0.11$ 秒

　　D. $V_5$、$V_6$ 导联 VAT $\geq 0.05$ 秒

　　E. 心电轴右偏

10. 引起贫血的原因有（　）

　　A. 血浆容量明显增多，血液被稀释

　　B. 造血原料供应不足　　　C. 造血功能障碍

　　D. 红细胞破坏过多　　　　E. 红细胞丢失过多

**三、填空题**

1. 心包大量积液时，心浊音界呈_____。

2. 呼吸频率超过_____次/分，称为呼吸过速；呼吸频率低于_____次/分，称为呼吸过缓。

3. 中枢性面瘫时，表现为病变_____颜面瘫痪；周围性面瘫时，表现为病变_____颜面瘫痪。

4. 尿红细胞呈多形型变化，提示血尿来源于_____；红细胞形态完全正常，呈均一性，提示血尿来源于_____的出血。

5. 一般情况下，瓣膜狭窄越重，_____，_____，则震颤越强。但瓣膜_____，反而无震颤。

**四、判断是非题**

1. 肝癌、胃癌时，癌细胞转移到左锁骨上窝淋巴结；肺癌、食道癌时，癌细胞转移到右锁骨上窝淋巴结。

2. 幽门梗阻可出现移动性浊音；振水音是肝硬化腹水的重要表现。

3. 心包摩擦音和摩擦感在心脏舒张期时更明显。心包摩擦音比心包摩擦感更易发现。

4. 乙型肝炎表面抗原、乙型肝炎核心抗体阳性说明为乙型肝炎患者或乙型肝炎病毒携带者，具有传染性。

5. $CO_2CP$ 降低见于代谢性碱中毒；$CO_2CP$ 增高见于呼吸性碱中毒。

**五、名词解释**

1. 体征

2. 热型

3. 肝掌

4. 支气管呼吸音

5. 镜下脓尿

## 六、简答题

1. 简述主诉的定义。现病史应包括哪些内容?

2. 简述第一、二心音的发生机制及鉴别要点。

## 七、论述题

1. 试述主动脉瓣关闭不全可能出现的体征。

2. 试述红细胞和血红蛋白增多、减少的临床意义。

# 模拟试卷 D　参考答案

## 一、单项选择题

1. D　2. D　3. B　4. E　5. E　6. B　7. D　8. C　9. C　10. D
11. A　12. C　13. B　14. C　15. A　16. C　17. C　18. E　19. E
20. A　21. A　22. D　23. C　24. D　25. D　26. A　27. A　28. B
29. C　30. B　31. A　32. D　33. C　34. D　35. A　36. C　37. A
38. E　39. A　40. E　41. D　42. B　43. C　44. D　45. D　46. B
47. D　48. D　49. B　50. D

## 二、多项选择题

1. ABDE　2. ABC　3. ABDE　4. BD　5. AB　6. ABCDE
7. ACE　8. ABDE　9. ABCD　10. ABCDE

## 三、填空题

1. 烧瓶形。

2. 24；12。

3. 对侧下部；同侧全部。

4. 肾小球；肾小球以下部位和泌尿通道上。

5. 血流速度越快；压力差越大；过度狭窄。

## 四、判断是非题

1. 正确。　　　　2. 错误。　　　　3. 错误。

4. 正确。　　　　5. 错误。

## 五、名词解释

1. 体征——是指医师客观检查到的病态表现，如肺部啰音、腹部包块、皮疹等。

2. 热型——连接每日体温测量点而成的曲线图，能反应体温波动的规律。

3. 肝掌——慢性肝病患者手掌大、小鱼际肌处常发红，加压后褪色，称为肝掌。

4. 支气管呼吸音——是由呼吸道吸入或呼出的气流在声门及气管、支气管内形成的湍流或摩擦所产生的声音。

5. 镜下脓尿——离心后每高倍镜视野超过 5 个白细胞或脓细胞，见于泌尿系统感染。

**六、简答题**

1. 答：主诉是迫使患者就医的最明显、最主要的症状或体征及其持续时间，即本次就诊的主要原因。

现病史的主要内容：

（1）起病情况与患病时间。

（2）主要症状特点：包括主要症状出现的部位、性质、范围、强度、频度（阵发或持续）、程度、加重和缓解因素、有无放射或者牵涉等。

（3）病因与诱因。

（4）病情的发展和演变。

（5）伴随症状及有临床意义的阴性症状。

（6）诊治经过。

（7）病程中的一般情况：精神、睡眠、饮食、大小便和体重变化等。

2. 答：

| 区别点 | 第一心音 | 第二心音 |
|--------|----------|----------|
| 发生机理 | 二、三尖瓣骤然关闭产生的振动 | 主、肺动脉瓣骤然关闭产生的振动 |
| 最强部位 | 心尖部 | 心底部 |

续表

| 区别点 | 第一心音 | 第二心音 |
|---|---|---|
| 与心尖搏动及颈动脉搏动的关系 | 与心尖搏动及颈动脉搏动的向外搏动几乎同时出现 | 在心尖搏动之后出现 |
| 声音特点 | 音强、调低、时限长 | 音弱、调高、时限短 |
| 与心动周期的关系 | $S_1$ 与 $S_2$ 之间的间隔（收缩期）短 | $S_2$ 到下一心动周期 $S_1$ 的间隔（舒张期）长 |

## 七、论述题

1. 答：主动脉瓣关闭不全的体征如下：

视诊：颜面较苍白，可见点头运动，颈动脉搏动明显，心尖搏动向左下移位且范围较广。

触诊：心尖搏动向左下移位并呈抬举样，有水冲脉及毛细血管搏动征等。

叩诊：心界向左下扩大而心腰不大，心浊音界呈靴形。

听诊：心尖部 $S_1$ 减弱，主动脉瓣区 $S_2$ 减弱或消失。主动脉瓣区及主动脉第二听诊区闻及叹气样递减型舒张期杂音，以主动脉瓣第二听诊区更明显，并可传导到心尖部。有相对二尖瓣关闭不全时，心尖部可听到柔和的吹风样收缩期杂音；如有相对性二尖瓣狭窄，心尖部可听到柔和的舒张中期隆隆样杂音（Austin-Flint murmur）。可听到股动脉枪击音及杜氏双重杂音。

2. 答：红细胞和血红蛋白减少见于：①生理性：见于孕妇妊娠中后期、6个月至2岁婴幼儿。②病理性：见于造血原料不足（如缺铁性贫血、巨幼细胞贫血）、造血功能障碍（如再生障碍性贫血、白血病）或红细胞破坏过多（如溶血性贫血、血红蛋白病、脾功能亢进）以及失血等。

红细胞和血红蛋白增多见于：①相对性增多：见于大量出汗、连续呕吐、反复腹泻、大面积烧伤、糖尿病酮症酸中毒等导致大量失水。②绝对性增多：生理性见于新生儿、高山居民、登山运动员和重体力劳动者；病理性见于肺气肿、肺心病、发绀型先天性心脏病及真性红细胞增多症。